Leben mit Borderline für Dummies

Schummelseite

DIE SYMPTOME DER BORDERLINE-PERSÖNLICHKEITSSTÖRUNG

Die Diagnose einer Borderline-Persönlichkeitsstörung (BPS) ist komplex. Selbst ausgebildete Fachkräfte für psychische Gesundheit können Schwierigkeiten bei der Diagnose haben, da die Symptome der BPS von Person zu Person stark variieren können. Die verschiedenen BPS-Symptome werden in neun Kategorien eingeteilt. Für die Diagnose einer BPS müssen mindestens fünf dieser neun Symptome häufig auftreten:

- ✔ Intensive Angst vor dem Verlassenwerden und starke Bemühungen, dies zu vermeiden
- ✔ Unberechenbare, schwierige Beziehungen
- ✔ Unsicherheit in Bezug auf die eigene Identität
- ✔ Rücksichtsloses, riskantes Verhalten
- ✔ Selbstverletzendes Verhalten
- ✔ Stark schwankende Emotionen
- ✔ Tiefgreifende Gefühle der Leere
- ✔ Leicht zu provozierende Wut
- ✔ Kurzfristige Realitätsflucht

WICHTIGE INFORMATIONEN ÜBER DIE BORDERLINE-PERSÖNLICHKEITSSTÖRUNG

Verzweifeln Sie nicht, wenn bei Ihnen eine Borderline-Persönlichkeitsstörung diagnostiziert wird. Wenn Sie Hilfe in Anspruch nehmen und die richtige Behandlung finden, kann eine Besserung eintreten. Beachten Sie Folgendes:

- ✔ Denken Sie daran, dass die BPS nicht definiert, wer Sie sind. Versuchen Sie, Ihre Symptome als Auswirkungen Ihrer BPS zu betrachten – nicht als Ausdruck Ihrer Persönlichkeit.
- ✔ Wenn Sie eine BPS haben, sollten Sie wissen, dass Sie nicht allein sind. Viele Millionen Menschen haben dasselbe Problem.
- ✔ Machen Sie sich klar, dass eine Behandlung der BPS wirkt, aber Zeit und Mühe erfordert.
- ✔ Verlassen Sie sich bei der Behandlung Ihrer BPS nicht allein auf Medikamente – sie reichen nicht aus.
- ✔ Seien Sie sich bewusst, dass andere Probleme wie Angstzustände, Depressionen und Substanzmissbrauch häufig mit einer BPS einhergehen. Diese Probleme erfordern möglicherweise eine gesonderte Behandlung zusätzlich zu der Behandlung, die Sie für die BPS erhalten.
- ✔ Versuchen Sie zu erkennen, dass Ihr Therapeut auf Ihrer Seite ist. Ihre Angst, verlassen zu werden, kann dazu führen, dass Sie Ihren Therapeuten von sich stoßen – versuchen Sie, dieser Neigung zu widerstehen.

Leben mit Borderline für Dummies

Schummelseite

TIPPS FÜR FREUNDE UND FAMILIENANGEHÖRIGE VON MENSCHEN MIT EINER BPS

- ✔ Informieren Sie sich so gut wie möglich über die BPS – wenn Sie über die Störung Bescheid wissen, können Sie besser damit umgehen.
- ✔ Wenn Sie mit jemandem zusammenleben, der an einer BPS leidet, schließen Sie sich einer Selbsthilfegruppe an oder ziehen Sie eine Therapie in Betracht, um mit den Problemen, mit denen Sie konfrontiert sind, besser umgehen zu können.
- ✔ Machen Sie sich bewusst, dass BPS-Verhaltensweisen nichts mit Ihnen zu tun haben. Versuchen Sie, das Geschehen zu entpersonalisieren.
- ✔ Selbst wenn Sie BPS-Verhaltensweisen verstehen, müssen Sie Ihre eigenen Grenzen kennen und sich daran halten – lassen Sie niemals zu, dass Sie missbraucht werden.
- ✔ Kennen und respektieren Sie die wunden Punkte Ihres Partners oder Angehörigen und versuchen Sie, sie nicht zu reizen – aber seien Sie sich bewusst, dass Ihnen das nicht immer gelingen wird.
- ✔ Erkennen Sie, dass Sie manchmal keine andere Möglichkeit haben, als die Beziehung zu beenden, wenn Ihr Partner oder Angehöriger wiederholt Ihre Grenzen überschreitet oder sich weigert, sich behandeln zu lassen.

NÜTZLICHE TIPPS FÜR MENSCHEN MIT BORDERLINE-PERSÖNLICHKEITSSTÖRUNG

Menschen mit einer BPS fallen häufig durch drastische Verhaltensweisen, Gefühle und Gedanken auf. Die folgenden Tipps können dazu beitragen, dass Sie mit impulsivem Verhalten und extremen Gedanken im Zusammenhang mit einer BPS besser umgehen können:

Impulsivität verlangsamen

- ✔ Wenn Sie eine Frage oder ein Kommentar verärgert, warten Sie mindestens fünf Sekunden, bevor Sie antworten, und wiederholen Sie in Gedanken mehrmals »Beruhige dich«.
- ✔ Wenn Sie einen starken Impuls verspüren, erinnern Sie sich daran, dass sofortiges Handeln in diesen Momenten in der Regel zu schlechten Ergebnissen führt.
- ✔ Besprechen Sie mit Ihrem Therapeuten alle neuen, großen Pläne, die Sie für Ihr Leben haben könnten, bevor Sie handeln.
- ✔ Machen Sie regelmäßig Atemübungen.

Extreme Gedanken abkühlen lassen

- ✔ Wenn Sie einen extremen oder aufbrausenden Gedanken haben, fragen Sie sich, wie ein Freund das gleiche Problem vielleicht anders betrachten würde.
- ✔ Wenn Ihre Gedanken stark und extrem sind, überlegen Sie, wie Sie das auslösende Ereignis in sechs Monaten betrachten würden, und achten Sie auf den Unterschied.
- ✔ Denken Sie daran, dass extreme Wörter und Ausdrücke wie *immer, nie, ich halte es nicht aus, schrecklich* und *furchtbar* fast immer unzutreffend sind. Versuchen Sie, die Abstufungen dazwischen zu finden.

Leben mit Borderline für Dummies

Charles H. Elliott und Laura L. Smith

Leben mit Borderline

für dummies®

Übersetzung aus dem Amerikanischen
von Hartmut Strahl
Fachkorrektur von Frank Jacobi
und Anna-Maria Weiland

WILEY
WILEY-VCH GmbH

Leben mit Borderline für Dummies

Bibliografische Information der Deutschen Nationalbibliothek

Die Deutsche Nationalbibliothek verzeichnet diese Publikation in der Deutschen Nationalbibliografie; detaillierte bibliografische Daten sind im Internet über `http://dnb.d-nb.de` abrufbar.

1. Auflage 2025

Coverillustration: © Printemps – `stock.adobe.com`
Korrektur: Johanna Rupp, Nußloch
Satz: Straive, Chennai, India
Druck und Bindung:

Print ISBN: 978-3-527-72338-6
ePub ISBN: 978-3-527-85265-9

Über die Autoren

Laura L. Smith arbeitet als klinische Psychologin mit Kindern und Erwachsenen, die unter emotionalen und Persönlichkeitsstörungen leiden. Daneben hält sie Workshops und Kurse im Rahmen des Weiterbildungsprogramms für Erwachsene an der University of New Mexico und hat zahlreiche Artikel und Bücher publiziert.

Charles H. Elliott ist klinischer Psychologe und verfügt über umfangreiche Erfahrung in der Behandlung von emotionalen und Persönlichkeitsstörungen. Dr. Elliott ist Autor zahlreicher Fachartikel, Buchkapitel und Bücher im Bereich Psychologie und kognitive Verhaltenstherapie.

Dr. Smith und Dr. Elliott haben gemeinsam die folgenden Bücher verfasst: *Nicht mehr rauchen für Dummies, Nicht ärgern für Dummies, Angstfrei leben für Dummies, Zwänge meistern für Dummies, Depressionen überwinden für Dummies* und *Gesunder Umgang mit Narzissmus für Dummies,* alle bei Wiley-VCH erschienen. Sie haben es sich zur Aufgabe gemacht, die Wissenschaft der Psychologie für die Öffentlichkeit relevant und zugänglich zu machen.

Danksagung der Autoren

Wir möchten unserem hervorragenden Team bei Wiley danken. Wie immer waren seine Fachkenntnisse, Unterstützung und Anleitung eine unschätzbare Hilfe. Von Anfang an hat uns unsere Lektorin Tracy Boggier bei der Ausarbeitung und Umsetzung eines Plans für die Entwicklung dieser Buches unterstützt. Tim Gallan, Entwicklungs- und Lektoratsmitarbeiter, hat dafür gesorgt, dass unser Text auf den Punkt kommt und fehlerfrei ist. Wir danken auch Lin Ames, unserer technischen Redakteurin, für ihre Beiträge.

Auf einen Blick

Inhaltsverzeichnis

Einleitung

In den vergangenen zehn Jahren ist die Behandlung der Borderline-Persönlichkeitsstörung (BPS) weiterentwickelt und verbessert worden. Studien konnten zunehmend nachweisen, dass eine solche Behandlung wirksam ist und dass die betroffenen Menschen mit einer Besserung rechnen können. In diesem Buch beschreiben wir die neuen Strategien und gehen auf die aktuellen Erkenntnisse ein, die einen optimistischeren Blickwinkel rechtfertigen.

Wir möchten mit dieser Ausgabe von *Borderline-Persönlichkeitsstörung für Dummies* einen umfassenden Überblick über dieses komplexe emotionale und verhaltensbezogene Problem geben. Die meisten Leser ohne BPS werden feststellen, dass diese Informationen ihnen helfen, das Problem besser zu verstehen und zu lernen, besser mit Menschen umzugehen, die eine BPS haben. Menschen, die in engen Beziehungen zu Menschen mit einer BPS leben, können sich von einer Therapeutin oder einem Therapeuten zusätzliche Unterstützung holen.

Wenn Sie an einer Borderline-Persönlichkeitsstörung (BPS) leiden, wird Ihnen dieses Buch helfen, sich selbst und die Menschen, die Ihnen wichtig sind, besser zu verstehen. Wir empfehlen Ihnen jedoch dringend, sich auch an einen Psychotherapeuten oder eine Psychotherapeutin zu wenden, die in der Behandlung von BPS geschult sind. Die BPS ist ein Problem, mit dem Sie sich nicht alleine auseinandersetzen sollten. Wenn Sie dieses Buch in Zusammenarbeit mit einem Therapeuten verwenden, empfehlen wir Ihnen, Notizen zu machen und Ihre Antworten auf die von uns bereitgestellten Übungen schriftlich festzuhalten – sei es auf Ihrem Computer, Tablet, Smartphone oder schlicht und einfach in einem Notizbuch. Dabei sollten Sie auf jeden Fall Ihre Aufzeichnungen auch mit einem Passwort schützen oder anderweitig sichern, denn schließlich sind Ihre Notizen nur für Sie (und Ihren Therapeuten) bestimmt und für niemanden sonst.

Wenn Sie Therapeut sind, kann Ihnen dieses Buch dabei helfen, Menschen mit BPS schneller zu erkennen und bei der Behandlung bessere Grenzen zu setzen. Sollte die Behandlung einer BPS jedoch noch Neuland für Sie sein, sollten Sie sich auf jeden Fall durch ergänzende Schulungen und Weiterbildungen dafür rüsten.

Über dieses Buch

Wenn Sie oder jemand, der Ihnen persönlich wichtig ist, an einer Borderline-Persönlichkeitsstörung leiden, verstehen wir die Herausforderungen und schmerzhaften Hindernisse, mit denen Sie konfrontiert sind. Dieses Buches soll einen umfassenden Überblick über die Symptome, Ursachen und Behandlung von BPS bieten. Wir bemühen uns, Menschen mit einer BPS und den Personen, die sich um sie sorgen, dabei zu helfen, diese komplizierte psychische Erkrankung zu verstehen. Da die Behandlung einer BPS eine professionelle Intervention erfordert, ist dieses Buch nicht als eigenständiges Selbsthilfeprogramm konzipiert. Sie können es jedoch durchaus als Ergänzung zur Psychotherapie verwenden.

Zusammen mit anderen Fachleuten teilen wir die Überzeugung, dass es für Patienten von Vorteil ist, wenn sie über ihre Störungen, die vermuteten Ursachen und wirksame Behandlungsmethoden informiert werden.

Wir glauben, dass sich viele Ideen am besten durch Geschichten und Beispiele vermitteln lassen. Deshalb verwenden wir durchgehend viele Beispiele, um unsere Punkte zu veranschaulichen. Die Geschichten und Fälle, die wir hier beschreiben, basieren auf Erfahrungen mit Menschen, die wir sowohl in unserem Privatleben als auch in unserer Praxis kennengelernt haben. Keine dieser Geschichten entspricht jedoch einer wahren, konkret erkennbaren Darstellung einer bestimmten Person. Jegliche Ähnlichkeit mit einer lebenden oder verstorbenen Person ist rein zufällig.

Borderline-Persönlichkeitsstörung ist ein etwas sperriger Begriff, daher kürzen wir ihn in diesem Buch mit BPS ab. Übrigens heißt die offizielle Diagnose, die im Deutschen Gesundheitssystem verwendet wird, »Emotional-instabile Persönlichkeitsstörung« (mit den Untergruppen »Impulsiver Typus« und »Borderline-Typus« in der sogenannten ICD-10-Codierung).

Darüber hinaus verwenden wir häufig Formulierungen wie »die meisten Menschen mit BPS« oder »Menschen mit BPS tun in der Regel dies oder das«. Uns ist durchaus bewusst, dass BPS bei jeder Person anders ausgeprägt ist. Wörter wie »typisch« oder »überwiegend« machen in der Welt der BPS keinen Sinn. Für eine gründliche Erörterung aller Varianten und Permutationen der BPS würden wir jedoch weitere tausend Seiten benötigen. (In Kapitel 3 werden die zahlreichen Symptomkonstellationen – oder Symptomenkomplexe – der BPS erörtert.) Um es also klarzustellen: Wenn wir »die meisten« sagen, meinen wir nicht »alle, die eine BPS haben«.

Törichte Annahmen über den Leser

Wir nehmen einfach mal an, dass die meisten Menschen, die dieses Buch lesen, sich für BPS interessieren. Dieses Interesse kann in eigenen emotionalen Problemen gründen oder aber in Sorgen, die Sie sich in Bezug auf eine Person machen, die Ihnen wichtig ist und die Symptome aufweist, die bei einer BPS auftreten können.

Andererseits sind Sie vielleicht beruflich mit dem Thema befasst und suchen nach leicht zugänglichen Informationen, die Sie an Ihre Klienten weitergeben können. Oder Sie benötigen vielleicht ein paar Tipps zum Umgang mit schwierigen therapeutischen Problemen. Vielleicht studieren Sie aber auch Psychologie oder sind in der Beratung, Sozialarbeit oder Psychiatrie tätig und suchen nach einer verständlichen Einführung in dieses komplexe Problem.

Symbole, die in diesem Buch verwendet werden

Dieses Symbol weist auf eine bestimmte Erkenntnis oder Strategie im Umgang mit BPS hin. Es empfiehlt sich, einige dieser praktischen Ideen zu notieren.

Mit diesem Symbol weisen wir Sie auf mögliche Fallstricke oder Gefahren hin, auf die Sie achten sollten. Diesen Symbolen sollten Sie besondere Aufmerksamkeit schenken.

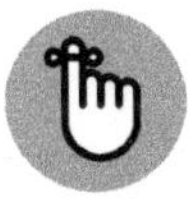

Durch dieses Symbol wird eine Kernaussage hervorgehoben. Konzentrieren Sie sich auf diese Informationen und halten Sie sie gegebenenfalls fest.

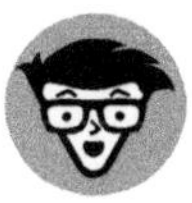

Dieses Symbol kennzeichnet Informationen, die Sie nicht lesen müssen, wenn Sie nicht daran interessiert sind. Es handelt sich um zusätzliche Information für diejenigen unter Ihnen, die sich gerne etwas eingehender mit dem Thema befassen möchten.

Wie es weitergeht

Sie finden in diesem Buch zahlreiche Informationen über BPS. Sie sind so zusammengestellt, dass Sie sich die Themen in jeder beliebigen Reihenfolge heraussuchen können. Orientieren Sie sich am Inhaltsverzeichnis und am Index, um zu dem Thema zu gelangen, das Sie interessiert. Oder nehmen Sie den konventionellen Weg und beginnen Sie mit Kapitel 1 und lesen Sie von dort aus weiter.

Sie wissen immer noch nicht, wo Sie anfangen sollen? Teil I gibt Ihnen einen Überblick über die BPS. Teil II befasst sich eingehend mit den Symptomen der BPS. In den Teilen III und IV erfahren Sie, wie Sie Hilfe in Anspruch nehmen können und welche Behandlungsmethoden es gibt. Teil V ist für diejenigen gedacht, die sich um Menschen sorgen, die möglicherweise eine BPS haben oder Anzeichen einer BPS zeigen.

Teil I
Die Merkmale der Borderline-Persönlichkeitsstörung

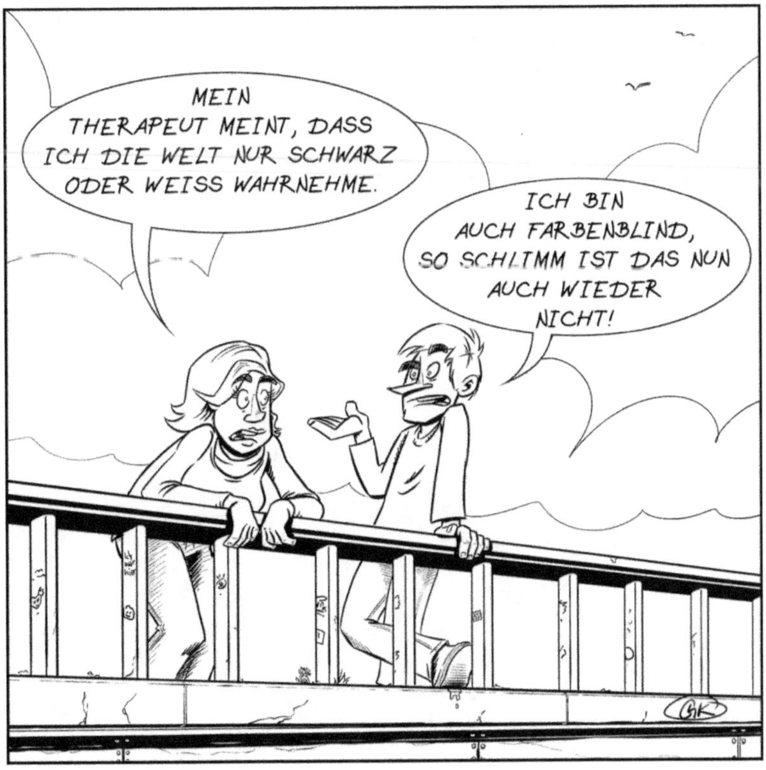
MEIN THERAPEUT MEINT, DASS ICH DIE WELT NUR SCHWARZ ODER WEISS WAHRNEHME.
ICH BIN AUCH FARBENBLIND, SO SCHLIMM IST DAS NUN AUCH WIEDER NICHT!

IN DIESEM TEIL …

Erfahren Sie mehr über die Borderline-Persönlichkeitsstörung.

Lernen Sie verschiedene – hilfreiche und weniger hilfreiche – Persönlichkeitsmerkmale kennen.

Werfen Sie einen genaueren Blick auf die Symptome der Borderline-Persönlichkeitsstörung.

Lernen Sie die verschiedenen Ursachen der Borderline-Persönlichkeitsstörung und deren Wechselwirkungen kennen.

IN DIESEM KAPITEL

Charakteristische Merkmale der Borderline-Persönlichkeitsstörung

Ursachen der Borderline-Persönlichkeitsstörung

Kosten der Borderline-Persönlichkeitsstörung

Beistand in Form von Psychotherapie und Medikamenten suchen

Wie man jemandem mit Borderline-Persönlichkeitsstörung helfen kann

Kapitel 1
Die Borderline-Persönlichkeitsstörung näher betrachtet

Eine charmante, interessante, vertraute, intelligente, lebenslustige Person zeigt sich plötzlich gemein, träge, wütend, selbstzerstörerisch und düster – eine radikale Veränderung ohne erkennbaren Grund. Was verursacht die unvorhersehbaren Schwankungen von Angst zu Wut, von Intimität zu Distanz und von Euphorie zu Verzweiflung, die manche Menschen täglich erleben? Die Borderline-Persönlichkeitsstörung (BPS) ist die wohl häufigste und lähmendste aller Persönlichkeitsstörungen. Sie verursacht Chaos und Leid sowohl bei den Betroffenen als auch bei den Menschen, die sich um sie sorgen.

Dieses Buch führt Sie in die Welt der BPS ein und zeigt Ihnen, wie das Leben mit dieser Störung wirklich aussieht. Im Gegensatz zu einigen Büchern und Artikeln über die BPS haben wir uns bemüht, uns den betroffenen Menschen mitfühlend und wohlwollend zu nähern. Vielleicht lesen Sie dieses Buch, weil Sie wissen oder vermuten, dass Sie selbst eine BPS oder einige ihrer Hauptsymptome aufweisen. Wenn dies der Fall ist, erwartet Sie eine Fülle von Informationen über die BPS und ihre Ursachen. Schöpfen Sie Hoffnung, wenn Sie mehr über wirksame Behandlungsmethoden erfahren.

Wenn Sie zu den Lesern gehören, die einen Menschen mit BPS kennen oder lieben, können Sie durch die Lektüre dieses Buches herausfinden, warum BPS-Betroffene so handeln, wie sie handeln, und wie Sie besser mit ihnen umgehen können. Selbst wenn Sie nicht in einer engen Beziehung zu einer betroffenen Person stehen, haben Sie wahrscheinlich in Ihrem näheren Verwandten- und Bekanntenkreis eine Person, die BPS hat oder zumindest einige der auffälligen Symptome zeigt. Bereits oberflächliche Beziehungen zu Menschen mit einer BPS können überraschende Herausforderungen mit sich bringen. Dieses Buch hilft Ihnen, besser zu verstehen, was in diesen Menschen vorgeht, und zu lernen, wie Sie mit den Problemen umgehen können, die eine BPS für Sie mit sich bringt.

Wenn Sie Therapeut sind, können Sie dieses Buch nutzen, um Ihr Verständnis der BPS zu erweitern. Sie erfahren, worauf Sie beim Aufbau einer tragfähigen therapeutischen Beziehung mit Ihren Klientinnen und Klienten besonders achten sollten, wie Sie mit schwierigen therapeutischen Problemen umgehen können und gleichzeitig auf sich selbst achten.

In diesem Kapitel beschreiben wir die Grundlagen der BPS in Bezug auf die Auswirkungen der Störung sowohl auf die Menschen, die sie haben, als auch auf diejenigen, die mit ihnen in Beziehung stehen. Wir stellen die bekannten Ursachen der BPS vor. Wir beziffern auch die Kosten der BPS für die Betroffenen und für die Gesellschaft, in der sie leben. Zum Schluss geben wir einen Überblick über die wichtigsten Behandlungsmöglichkeiten für BPS und zeigen denjenigen unter Ihnen, die sich um jemanden mit BPS sorgen, welche Hilfe sie anbieten können.

Die Borderline-Persönlichkeitsstörung aufschlüsseln

Die *Persönlichkeit* eines Menschen setzt sich aus der vergleichsweise konstanten Art und Weise zusammen, wie dieser Mensch fühlt, sich verhält, denkt und mit anderen umgeht. Ihre Persönlichkeit spiegelt die Art und Weise wider, wie andere Menschen Sie im Allgemeinen beschreiben – beispielsweise als ruhig, ängstlich, leicht reizbar, gelassen, nachdenklich, impulsiv, neugierig oder unnahbar. Alle Menschen weichen von Zeit zu Zeit von ihrer *üblichen* Persönlichkeit ab, aber im Großen und Ganzen bleibt die Persönlichkeit im Laufe der Zeit relativ stabil. (Mehr über das Thema Persönlichkeit finden Sie in Kapitel 2.)

Denken Sie beispielsweise an jemanden, der im Allgemeinen eine fröhliche Persönlichkeit besitzt. Diese Person hat Freude am Leben und an Menschen. Wenn sie jedoch von einer Tragödie betroffen ist, ist zu erwarten, dass diese im Allgemeinen fröhliche Person normale Trauer und Traurigkeit zeigt. Jemand mit einer Persönlichkeitsstörung, wie zum Beispiel einer BPS, hat dagegen anhaltende, tiefgreifende Probleme mit Emotionen, Verhaltensweisen, Gedanken und/oder Beziehungen. In den folgenden Abschnitten werden die Kernprobleme beschrieben, mit denen Menschen mit einer BPS häufig zu kämpfen haben.

Die American Psychiatric Association veröffentlicht ein Handbuch, das spezifische Symptome der Borderline-Persönlichkeitsstörung (BPS) beschreibt. In diesem Handbuch werden diese Symptome in neun Kategorien eingeteilt. Wir beschreiben diese neun Symptome in Kapitel 3 etwas ausführlicher. Damit Sie hier nicht den Überblick verlieren, fassen wir diese neun Symptomkategorien in diesem Kapitel in vier größere Lebensbereiche zusammen.

Obwohl die BPS eine Reihe von identifizierbaren Symptomen aufweist, variieren die spezifischen Symptome und deren Intensität von Person zu Person stark.

Unberechenbare Beziehungen

Menschen mit einer Borderline-Persönlichkeitsstörung sehnen sich oft verzweifelt nach guten Beziehungen. Auf der anderen Seite sabotieren sie jedoch häufig ihre Bemühungen, positive Beziehungen aufzubauen und zu pflegen, immer wieder unabsichtlich. Sie wundern sich vielleicht, warum sie immer wieder in schwierigen Beziehungen landen.

Das liegt darin begründet, dass ihr Wunsch nach Beziehungen von dem intensiven Bedürfnis angetrieben wird, das bodenlose Loch zu füllen, das sie in sich selbst spüren. Menschen mit BPS sehnen sich danach, dieses Loch mit einem Gefühl für sich selbst, einem höheren Maß an Selbstachtung und einem hohen Maß an Fürsorge, bedingungsloser Liebe und Anerkennung durch andere Menschen zu füllen. Allerdings kann kein Mensch eine so große persönliche Kluft schließen. Partner und Freunde geben häufig schon kurz nach Beginn der Beziehung wieder auf. Zu oft scheitern ihre Versuche, ihre von einer BPS betroffenen Freunde glücklich zu machen. Diese reagieren auf die nachlassenden Bemühungen ihrer Freunde reflexartig mit plötzlicher Enttäuschung, Schmerz, eventuell Rückzug und manchmal sogar Wut.

Die Partner der von einer BPS betroffenen Menschen sind daraufhin verwirrt, weil diese normalerweise mit Enthusiasmus, Wärme und Begeisterung in eine Beziehung hineingehen. Neue Partner fühlen sich zu Beginn ihrer Beziehung oft von Liebe und Fürsorge umgeben, aber immer wieder läuft etwas ganz und gar schief.

Was passiert, wenn eine Beziehung voller Liebe und Aufregung zu Schmerz und Verwirrung führt? Viele Menschen mit BPS fürchten sich vor allem vor dem Verlassenwerden. Gleichzeitig glauben sie jedoch nicht, dass sie es wert sind, das zu bekommen, was sie wirklich wollen. Sie können sich kaum vorstellen, dass eine andere Person sie tatsächlich liebt. Wenn ihre Partner dann zwangsläufig nicht alle ihre Bedürfnisse erfüllen, glauben sie, dass sie bald alleine dastehen werden.

Diese Schlussfolgerung erfüllt die von einer BPS Betroffenen gleichzeitig mit Angst und Wut, die sie veranlasst, ihre Partner zurückzuweisen. Sie ergreifen lieber selbst die Initiative, als von ihren Partnern zurückgewiesen zu werden. Diese Kette von Reaktionen ist äußerst selbstzerstörerisch, aber sie entsteht aus Angst und nicht aus Böswilligkeit. Weitere Informationen zu Beziehungen im Rahmen einer BPS finden Sie in Kapitel 8. In Kapitel 18 erfahren Sie, wie Sie diese Beziehungen verbessern können

Handeln, ohne nachzudenken

Das menschliche Gehirn verfügt über eingebaute Bremssysteme, Sie sind mit den Hilfssystemen vergleichbar, die Lkws helfen, besser mit steilen Bergabfahrten zurechtzukommen. Im menschlichen Gehirn kommen sie zum Einsatz, wenn die Intensität von Emotionen in bestimmten Situationen stark zunimmt. Leider verfügen die meisten Menschen mit BPS über Bremssysteme, die für Kleinwagen – nicht jedoch für Lkws – geeignet sind. Sie reichen kaum aus, die heftigen Emotionen zu bewältigen, die häufig mit einer BPS einhergehen.

Denkbremsen, wie wir sie gerne nennen, halten Menschen davon ab, zu handeln, ohne vorher über die Konsequenzen ihres Handelns nachzudenken. Wie das Würfeln bei einem Glücksspiel führt impulsives Verhalten selten zu langfristigen Erfolgen. Zu den häufigsten impulsiven Verhaltensweisen bei Menschen mit BPS gehören:

- ✔ Impulsives Konsumverhalten
- ✔ Glücksspiel
- ✔ Ungeschützter oder auch unbedachter Sex
- ✔ Leichtsinniges (aber nicht rücksichtsloses) Fahren
- ✔ Exzessives Essen
- ✔ Alkohol- oder Drogenmissbrauch
- ✔ Selbstverletzung
- ✔ Suizidales Verhalten

In Kapitel 5 erhalten Sie einen Einblick in das gefährliche, leichtsinnige Verhalten von Menschen mit BPS. Kapitel 15 klärt darüber auf, wie man dieser Impulsivität Zügel anlegen kann.

Unbeständige Emotionen

Die emotionalen Schwankungen von Menschen mit einer Borderline-Persönlichkeitsstörung sind fast so unvorhersehbar wie Erdbeben. Sie haben auch die gleiche destabilisierende Wirkung und ziehen die Aufmerksamkeit auf sich. Haben Menschen mit BPS einmal ihren Emotionen freien Lauf gelassen, gelingt es ihnen in der Regel nicht oder nur sehr schwer, wieder festen Boden unter den Füßen zu gewinnen.

Der sich schnell verändernde emotionale Zustand von Menschen mit BPS führt dazu, dass ihre Mitmenschen vorsichtig mit ihnen umgehen. Am selben Tag oder sogar innerhalb derselben Stunde können die Betroffenen Gelassenheit, Wut, Verzweiflung und Euphorie zeigen. Weitere Informationen zu diesem emotionalen Drama finden Sie in Kapitel 6. In Kapitel 16 erfahren Sie, wie es sich kontrollieren lässt.

Verwirrende Gedanken

Personen mit BPS denken auch anders als die meisten Menschen. Sie neigen dazu, Situationen und Menschen in Schwarz-Weiß-Kategorien zu sehen, mit nur wenigen Grautönen dazwischen. Infolgedessen betrachten sie Ereignisse entweder als wunderbar oder schrecklich, Menschen in ihrem Umfeld entweder als Engel oder Teufel und ihren Lebensstatus entweder als gehoben oder hoffnungslos.

Mitunter bewegen sich die Gedanken von Menschen mit BPS noch näher am Abgrund der Realität. So glauben sie beispielsweise manchmal sogar, dass andere Menschen sich gegen sie verschworen haben. Sie neigen auch dazu, die Realität so stark zu verzerren, dass sie kurzzeitig verwirrt oder psychotisch wirken. Menschen in einem psychotischen Zustand haben Schwierigkeiten zu unterscheiden, was real ist und was nicht, haben manchmal auch falsche Überzeugungen und sehen oder hören Dinge, die andere nicht wahrnehmen. Solche Abweichungen von der Realität sind in der Regel nur von kurzer Dauer.

Menschen mit BPS nehmen ihren Körper gelegentlich auch als von sich selbst losgelöst wahr, was als *Dissoziation* bezeichnet wird. Sie beschreiben diese Vorkommnisse so, als würden sie das Geschehen von einem anderen Ort aus beobachten. Weitere Informationen über die Denkprozesse von Menschen mit BPS, finden Sie in den Kapiteln 9 und 10. In Kapitel 19 erfahren Sie, wie man anpassungsfähigere Denkweisen entwickelt.

Die Ursprünge der Borderline-Persönlichkeitsstörung

Wenn Sie über einen Baumstamm stolpern und sich das Bein verletzen, ist die Ursache Ihrer Schmerzen offensichtlich. Ihr Arzt ordnet eine Röntgenuntersuchung an und entdeckt einen Bruch. Der Bruch wird gerichtet und mit einem Gipsverband stabilisiert, und Sie werden nach Hause geschickt, damit Sie sich ausruhen können. Sie wissen, woher die Schmerzen in Ihrem Bein kommen und was Sie dagegen tun können.

Wenn Sie einen Tomatensamen in fruchtbare Erde an einem sonnigen Standort einpflanzen und ihn regelmäßig gießen, werden Sie wahrscheinlich nach einigen Monaten Tomaten ernten können. Die Entstehungsgeschichte Ihrer Tomaten ist offensichtlich. Mit ziemlicher Sicherheit sind es der Samen, die Erde, die Sonne und die Pflege, die zum Wachstum der Tomaten beigetragen haben.

Im Gegensatz dazu scheint es bei der BPS keine eindeutige Ursache, kein einheitliches Symptommuster und nicht einmal eine zuverlässig vorhersehbare Reaktion auf die Behandlung zu geben. Dennoch erhöhen offenbar verschiedene Faktoren gemeinsam die Wahrscheinlichkeit, von einer BPS betroffen zu sein. Experten sind sich einig, dass biologische, psychologische und soziale Faktoren in hochkomplexer Weise zusammenwirken, die nicht immer vollständig verstanden wird. Zu diesen Risikofaktoren gehören:

- ✔ **Traumatische Erlebnisse:** Menschen mit BPS haben oft – aber *nicht* immer – eine Vorgeschichte von Missbrauch, Vernachlässigung oder Verlust.
- ✔ **Genetik:** Die BPS tritt oft familiär gehäuft auf.
- ✔ **Elterliche Erziehung:** Einige Menschen mit BPS berichten, dass ihre Eltern ihnen gesagt haben, dass ihre Gefühle nicht wichtig oder zutreffend seien.
- ✔ **Soziale und kulturelle Faktoren:** Instabile Familienverhältnisse, eine Kultur, die individuelle Bedürfnisse und Wünsche über die der Gemeinschaft stellt, und sogar typische Ängste in der Jugend und im jungen Erwachsenenalter können alle zu der hohen Verbreitung von BPS in bestimmten Bevölkerungsgruppen beitragen, zumindest in der westlichen Welt.

- **Biologische Faktoren:** Menschen mit BPS scheinen Unterschiede in der Funktionsweise ihres Gehirns und in der Art und Weise, wie die Neuronen in ihrem Gehirn kommunizieren, aufzuweisen.

Die vielfältigen Ursachen der Borderline-Persönlichkeitsstörung sollten dafür sorgen, dass wir den betroffenen Personen mit mehr Mitgefühl begegnen, denn sie machen deutlich, dass Menschen weder bewusst noch fahrlässig auf eine BPS zusteuern. Sie entwickeln diese Störung aus Gründen, die außerhalb ihrer Kontrolle liegen. Weitere Informationen zu den Ursachen der BPS finden Sie in Kapitel 4.

Die Kosten der BPS

Die BPS fordert einen erstaunlichen Tribut von den Betroffenen, ihren Familien und der Gesellschaft. Bei den deutschen Krankenkassen war im Jahr 2016 bei über 200.000 Versicherten die Diagnose »Emotional-instabile Persönlichkeitsstörung« verzeichnet; das entspricht einer Häufigkeit von 0,34 Prozent (Frauen: 0,45 Prozent, Männer 0,21 Prozent). In Studien, in denen repräsentative Stichproben zu psychischer Gesundheit befragt wurden, schätzte man, dass etwa 2 bis 3 Prozent der Allgemeinbevölkerung an einer BPS leiden (aber möglicherweise nicht deswegen in den Krankenkassendaten auftauchen). Es gibt auch Erkenntnisse, die nahelegen, dass diese Diagnose sogar bei einem noch größeren Anteil der Bevölkerung irgendwann (zumindest zeitweise) im Leben gestellt werden könnte.

In den nächsten Abschnitten werden die persönlichen physischen und finanziellen Kosten der BPS für die Betroffenen und die Menschen betrachtet, die sich um sie sorgen.

Trotz der düsteren Themen, die wir in den folgenden Abschnitten behandeln, machen viele Menschen mit einer BPS eine glänzende Karriere und führen ein langes, recht erfolgreiches Leben. Darüber hinaus verringert sich die Schwere der BPS-Symptome in der Regel mit der Zeit – eine Therapie kann diesen Prozess beschleunigen. Mit anderen Worten: Geben Sie nicht auf, denn es gibt viele Gründe zur Hoffnung!

Kosten für die Gesundheit

Experten betrachten die BPS als eine der schwersten psychischen Erkrankungen. Etwa zehn Prozent der Menschen mit BPS begehen irgendwann Suizid, und viele weitere verletzen sich ernsthaft bei ihren Suizidversuchen. Mehrere Studien, die von den 1940er-Jahren bis heute durchgeführt wurden, ergaben übereinstimmend, dass Menschen mit schweren psychischen Erkrankungen (wie BPS) im Durchschnitt deutlich jünger sterben als Menschen ohne psychische Erkrankungen. Und das nicht nur aufgrund von Suiziden oder Unfällen, sondern auch aufgrund sogenannter »natürlicher Ursachen« im Sinne körperlicher Erkrankungen.

Viele Faktoren tragen zu diesen vorzeitigen Todesfällen bei. Zum einen greifen Menschen mit psychischen Störungen, einschließlich BPS, in ihrer Verzweiflung oft zu nikotinhaltigen Produkten und Alkohol – offensichtliche Risikofaktoren. Darüber hinaus fällt es Menschen mit psychischen Erkrankungen in der Regel schwerer, ihre Impulse zu kontrollieren, was es schwieriger für sie macht, das Rauchen oder Alkoholkonsum aufzugeben.

Zudem stellen Forscher bei BPS-Patienten einen höheren Anteil an starkem Übergewicht und Diabetes fest. Beide Erkrankungen gelten bei Wissenschaftlern mittlerweile als fast genauso gesundheitsschädlich wie das Rauchen. Ein weiteres Risiko für Menschen mit BPS ist die erhöhte Wahrscheinlichkeit von Herzerkrankungen und Schlaganfällen. Leider verschlimmern einige der Medikamente, die von Psychiatern zur Behandlung psychischer Erkrankungen eingesetzt werden, die Situation zusätzlich, indem sie zu einer Gewichtszunahme führen. Dadurch wird das ohnehin schon erhöhte Risiko für Herzerkrankungen, Schlaganfall und Diabetes weiter erhöht (siehe Kapitel 20 für weitere Informationen zu Medikamenten und BPS-Behandlung). Auch können Schwierigkeiten bei der Inanspruchnahme von Gesundheitsleistungen eine Rolle spielen, sei es auf Betroffenenseite (zum Beispiel präventive Vorsorgeleistungen nicht in Anspruch nehmen) oder auf Behandlerseite (zum Beispiel Übersehen von körperlichen Erkrankungen, wenn die betroffene Person nur als BPS-Fall wahrgenommen wird).

Der Anteil der Unfalltoten und der durch Gewalt verursachten Todesfälle ist bei Menschen mit psychischen Erkrankungen wie BPS ebenfalls deutlich höher. Riskante, impulsive Verhaltensweisen bergen die Gefahr eines unbeabsichtigten Todes durch Verkehrsunfälle, Drogenüberdosierungen oder sexuell übertragbare Krankheiten. (Weitere Informationen zu Impulsivität und BPS finden Sie in den Kapiteln 8 und 15.) Menschen mit psychischen Erkrankungen sind auch häufiger obdachlos, was sie zusätzlichen Risiken in Form schlechter Ernährung, mangelnder Gesundheitsversorgung, schlechter Lebensbedingungen und Viktimisierung aussetzt.

Finanzielle und karrierebezogene Kosten

Die BPS kann verheerende Auswirkungen auf Beschäftigung und Karriere haben. Menschen mit BPS sind oft chronisch ohne Anstellung – zum Teil, weil sie neue Beschäftigungsmöglichkeiten zunächst idealisieren, dann aber desillusioniert und enttäuscht sind, wenn die Stellen nicht ihren überhöhten Erwartungen entsprechen. Wie wir in Kapitel 7 erläutern, haben Menschen mit BPS oft Probleme damit, ihre Identität zu finden. Das führt häufig dazu, dass sie von einer Arbeitsstelle zur nächsten wechseln, weil sie nicht wissen, welchen Lebensweg sie einschlagen wollen. Da viele Menschen mit BPS Schwierigkeiten im Umgang mit ihren Mitmenschen haben, verlieren oder kündigen sie ihre Arbeit oft aufgrund von Beziehungsproblemen am Arbeitsplatz.

Andererseits sind einige Menschen mit BPS in ihrer Karriere sehr erfolgreich. Sie erweisen sich als ungewöhnlich geschickt und begabt. Die meisten dieser erstaunlich erfolgreichen Menschen haben dennoch problematische Beziehungen zu ihren Kollegen. Beispielsweise interpretieren sie die Absichten ihrer Kollegen falsch und reagieren auf die geringste Provokation mit Überempfindlichkeit und Wut. Ihre erfolgreichen Karrieren stehen in krassem Gegensatz zu ihren gescheiterten Beziehungen.

Belastungen für Familie und Freunde

Menschen mit BPS heiraten nicht so oft wie Menschen ohne diese Störung. Und selbst wenn BPS-Betroffene heiraten, entscheiden sich im Vergleich zur Allgemeinbevölkerung nicht so viele von ihnen für Kinder. Es mag überraschen, dass ihre Scheidungsrate nicht wesentlich von der Scheidungsrate der übrigen Bevölkerung abweicht.

Familienmitglieder von Menschen mit BPS leiden gemeinsam mit ihren Angehörigen. Sie müssen mitansehen, wie ihre Liebsten Phasen von Selbstverletzung, Suizidversuchen, unkontrollierbaren Emotionen, riskanten Verhaltensweisen und Substanzmissbrauch durchlaufen. Partner, Eltern und Verwandte fühlen sich oft hilflos. Freunde versuchen zunächst zu helfen, wenden sich dann aber oft frustriert und verärgert ab.

Darüber hinaus müssen sich die Familien von Menschen mit BPS mit den Frustrationen durch fehlende Behandlungsprogramme, Diskriminierung und Stigmatisierung auseinandersetzen. Selbst wenn Familien eine Behandlung sicherstellen können, ist der Behandlungsprozess langwierig und kostspielig. Eine BPS kann ein weites Netz der Verzweiflung über die primären Opfer sowie viele andere Menschen in ihrem Umfeld werfen.

Die BPS behandeln

Viele Jahrzehnte lang betrachteten die meisten Therapeuten die BPS als praktisch unbehandelbar. Die wenigen vorhandenen Studien konnten keine zuverlässigen positiven Ergebnisse nachweisen. Glücklicherweise wurden in den letzten Jahrzehnten einige Ansätze entwickelt, die sich als erfolgreich erwiesen haben. Mehrere spezifische Arten der Psychotherapie scheinen die wirksamsten Behandlungsformen zu sein.

Psychotherapie

Unter *Psychotherapie* versteht man eine Vielzahl von Methoden, die Menschen dabei helfen, mit emotionalen Problemen sowie Schwierigkeiten in ihrem Leben und in ihren Beziehungen umzugehen. Die Psychotherapie findet im Kontext einer Beziehung zwischen einem Klienten und einem Psychotherapeuten statt. Zu den Techniken gehören der Dialog, vorgeschlagene Verhaltensänderungen, die Vermittlung von Einsichten, Kommunikation und der Aufbau von Fertigkeiten.

Wenn bei Ihnen eine BPS diagnostiziert wurde, sollten Sie möglichst eine Therapie in Anspruch nehmen, die auf Strategien basiert, deren Wirksamkeit bei der Behandlung einer BPS empirisch belegt ist.

Zum Zeitpunkt der Erstellung dieses Textes gehören zu den Psychotherapien, deren Wirksamkeit bei der Behandlung einer BPS durch empirische Studien untermauert ist, die folgenden:

- ✔ Dialektisch-Behaviorale Therapie (DBT)
- ✔ Kognitive Verhaltenstherapie (KVT)
- ✔ Übertragungsfokussierte Psychotherapie (Transference-Focused Therapy; TFP)
- ✔ Schematherapie (ST)
- ✔ Mentalisierungsbasierte Therapie (MBT)

Weitere Informationen zu diesen Therapien finden Sie in Kapitel 11. Darüber hinaus werden derzeit verschiedene andere Psychotherapien zur Behandlung von BPS entwickelt. Diese Ansätze sind recht interessant, aber es gibt derzeit nur wenige Daten zu ihrer Wirksamkeit. Die folgenden Therapien stellen vielversprechende Möglichkeiten dar:

- ✔ Metakognitive Therapie (MCT)
- ✔ STEPPS (Systems Training for Emotional Predictability & Problem Solving)
- ✔ Akzeptanz- und Commitment-Therapie (ACT)
- ✔ Mitgefühlsfokussierte Therapie (Compassion Focused Therapy; CFT)

Einige dieser Therapien, wie etwa die DBT und MBT, wurden von Forscherinnen und Forschern speziell für die BPS entwickelt. Andere traditionelle Therapieansätze, wie etwa die KVT, wurden ebenfalls modifiziert, um ihre Anwendung für die BPS zu verbessern. Bei der Überprüfung dieser Ansätze konnten wir keine grundlegenden Unvereinbarkeiten feststellen. Tatsächlich waren wir eher davon überrascht, dass sie sich mehr überschneiden als voneinander unterscheiden.

Wie Sie in Teil IV dieses Buches sehen können, verfolgen wir daher einen integrierten Ansatz zur Behandlung der BPS. Mit anderen Worten: Wir wählen Ideen und Strategien aus mehreren validierten Behandlungsansätzen aus und nutzen sie, um bestimmte BPS-Symptomcluster zu lindern. Wir erklären jedoch nicht, auf welcher Behandlung jede einzelne Technik basiert, da dies zu verwirrend wäre. Darüber hinaus tauchen viele der von uns verwendeten Strategien in der einen oder anderen Form in mehr als einem Behandlungsansatz auf.

Medikamente

Psychopharmaka sollen emotionales Leiden lindern oder beseitigen. Verschreibungspflichtige Medikamente können für viele Menschen mit emotionalen Problemen lebensrettend sein. Im Falle der BPS scheinen Medikamente jedoch nicht so hilfreich zu sein wie bei anderen emotionalen Problemen. Dennoch nehmen die meisten Menschen, die wegen einer BPS behandelt werden, das eine oder andere Medikament ein. Und manchmal sind es überraschend viele Medikamente.

Psychiater verschreiben ihren Patienten diese Medikamente oft in der Hoffnung, dass sie einige der auftretenden BPS-Symptome lindern. Bisher gibt es jedoch nur begrenzte Belege für die Wirksamkeit von Psychopharmaka bei der Behandlung einer BPS, und die deutschen Behandlungsleitlinien sagen, dass Medikamente nicht die primäre Therapie darstellen, sondern höchstens in Abstimmung mit psychotherapeutischen Maßnahmen ergänzend gegeben werden sollen. Weitere Informationen zu Medikamenten und BPS finden Sie in Kapitel 20.

Viele Menschen mit BPS weisen auch andere Störungen auf, etwa Depressionen oder Angststörungen, die erfolgreich mit Medikamenten behandelt werden können. Daher kann die Einnahme von Medikamenten zur Behandlung anderer Störungen bei Menschen mit BPS eine nützliche Behandlungsform darstellen.

Mit Menschen umgehen, die BPS haben

Falls Sie ein besorgter Freund oder Angehöriger einer Person mit BPS sind, kann es Ihnen helfen, die Komplexität der Störung besser zu verstehen, wenn Sie sich über die Symptome, Ursachen und Behandlungsmöglichkeiten von BPS informieren. In den Kapiteln 21 bis 24 bieten wir detaillierte Informationen für Partner, Eltern, Freunde und erwachsene Kinder von Menschen mit BPS. Hier haben wir zunächst ein paar Tipps zusammengestellt, die Sie beachten sollten:

- ✔ **Treten Sie einen Schritt zurück und versuchen Sie, BPS-Verhaltensweisen nicht persönlich zu nehmen.** Machen Sie sich bewusst, dass die BPS die Kontrolle von Emotionen erschwert. Menschen mit BPS verletzen jedoch manchmal die Menschen, die sie lieben. Wenn wir Ihnen sagen, dass Sie Verhaltensweisen und Äußerungen nicht persönlich nehmen sollen, bedeutet das nicht, dass Sie sich psychische oder körperliche Misshandlungen gefallen lassen sollen.
- ✔ **Lassen Sie sich von einer Selbsthilfegruppe oder einem Therapeuten dabei helfen, Ihre körperliche und geistige Gesundheit zu erhalten und einen klaren Kopf zu bewahren.** Menschen mit BPS können im Leben der Menschen in ihrem Umfeld für Verwirrung und Chaos sorgen. Achten Sie deshalb darauf, dass Sie den Bezug zur Realität bewahren.
- ✔ **Versuchen Sie nicht, die Rolle eines Therapeuten zu übernehmen.** Sie können die Probleme Ihres Angehörigen mit BPS nicht lösen. Tatsächlich verschlimmern Sie die Situation, wenn Sie es versuchen.
- ✔ **Verstehen, aber nicht akzeptieren.** Sie müssen vollständig verstehen, was vor sich geht und warum. Aber Sie müssen auch Ihre Grenzen kennen und Grenzen setzen. Lassen Sie sich nicht von jemandem mit BPS überrollen.

Wenn Sie Therapeut sind und mit BPS-Patienten arbeiten oder dies in Ihrer Praxis irgendwann einmal tun möchten, finden Sie in Kapitel 25 weitere Informationen zum Umgang mit BPS-Patienten. Gehen Sie die Sache nicht allein an, sondern suchen Sie sich Beistand oder Beratung – diese Fälle stellen eine Herausforderung dar und sind manchmal verwirrend. Objektive Rückmeldungen von anderen können Ihnen dabei helfen, auf dem richtigen Weg zu bleiben.

IN DIESEM KAPITEL

Persönlichkeit aufschlüsseln

Herausfinden, was psychisch gesund bedeutet und was nicht

Persönlichkeitsprobleme aufdecken

Kapitel 2
Persönlichkeit definieren, um BPS zu verstehen

Das Wort *Persönlichkeit* taucht in vielen Zusammenhängen auf. Die meisten Menschen glauben zu wissen, was es bedeutet. Für viele sind etwa die folgenden drei Aussagen unmittelbar verständlich und vermitteln auf prägnante Weise eine ganze Menge über eine Person:

- ✔ **Sie hat eine lebhafte Persönlichkeit.** Diese Person lacht wahrscheinlich viel, ist lebenslustig und verbringt gerne Zeit mit anderen Menschen.
- ✔ **Er hat keine Persönlichkeit.** Diese Person wirkt wahrscheinlich ausdruckslos und langweilig und vermeidet es, mit anderen Menschen zusammen zu sein.
- ✔ **Er hat eine reizbare Persönlichkeit.** Diese Person verliert vermutlich schnell die Geduld und wirkt auf andere Menschen abweisend.

Allerdings lässt sich die Persönlichkeit eines Menschen nicht wirklich in einem Satz, geschweige denn in ein oder zwei Worten erfassen. In diesem Kapitel untersuchen wir die umfassende Bedeutung von Persönlichkeit. Wichtig ist dabei, dass es hier niemals um die Persönlichkeit im Ganze gehen kann, sondern dass wir uns hier mit Persönlichkeitsmerkmalen beschäftigen, die gesund oder ungesund sein können. Mit »ungesund« meinen wir hier, wenn solche Persönlichkeitsmerkmale zu Beeinträchtigungen führen, insbesondere im zwischenmenschlichen Bereich.

Dieses Kapitel bildet die Grundlage für das Verständnis der Borderline-Persönlichkeitsstörung (BPS) und aller anderen Persönlichkeitsstörungen, die wir in Kapitel 3 behandeln. Schließlich haben all diese Störungen eines gemeinsam – die Persönlichkeit.

Wesentliche Merkmale der Persönlichkeit

Die Persönlichkeit setzt sich aus einer Reihe beständiger Muster in den Bereichen des Verhaltens, der Beziehungen und des Ausdrucks von Emotionen gegenüber anderen Menschen zusammen. Einige dieser Muster sind durchaus gesund und anpassungsfähig, andere wiederum nicht.

Der Begriff »Persönlichkeit« stammt vom lateinischen Wort *persona,* was so viel wie »Maske« bedeutet. Menschen verwenden Masken nicht nur, um eine Identität zu projizieren, die andere wahrnehmen sollen, sondern auch, um zu verbergen, was tatsächlich unter der Oberfläche liegt. *Persönlichkeit* steht für den Versuch, das Wesen einer Person zu beschreiben, doch wie bei einer Maske ist diese Beschreibung nur von dem bestimmt, was andere wahrnehmen. Nehmen wir zum Beispiel eine junge Frau, die an einer Party teilnimmt. Sie erzählt Witze, flirtet ein wenig und scheint sich prächtig zu amüsieren. Die Leute um sie herum beschreiben sie vielleicht als den »Mittelpunkt der Party«. In ihrem Inneren fühlt sie sich jedoch äußerst schüchtern und unsicher. In diesem Fall spiegelt die Persönlichkeit, die andere *wahrnehmen* und dieser Person zuschreiben, nicht ihre eigene Wahrnehmung wider.

Im Gegensatz dazu gibt es Menschen, deren Persönlichkeit ziemlich genau mit ihren inneren Gefühlen und Emotionen übereinstimmt. Ein Jugendlicher beispielsweise sieht sich selbst vielleicht als Klassenclown. Er spielt seinen Freunden und Lehrern häufig Streiche. Alle seine Klassenkameraden sehen ihn ihm den gleichen Klassenclown, für den er selbst sich auch hält.

Die Persönlichkeit setzt sich aus Mustern relativ beständiger Verhaltensweisen, Wahrnehmungen und Reaktionen auf andere und die Umwelt zusammen. Ähnliche Begriffe sind Temperament, Charakter, Veranlagung und Eigenschaften. Nur wenn diese Muster ins Extrem umschlagen, gelten sie als pathologisch oder ungesund.

Im nächsten Abschnitt werden die Kerndimensionen erörtert, die gesunde von ungesunden Persönlichkeitsmerkmalen unterscheiden.

Zwischen gesunden und ungesunden Persönlichkeitsmerkmalen unterscheiden

Menschen mit gesunden Persönlichkeitsmerkmalen berichten von einer hohen Zufriedenheit mit ihrem Leben. Sie erscheinen für Außenstehende im Allgemeinen gut an das Leben angepasst. Sie erreichen überwiegend ihre Ziele, stellen sich entschlossen den Herausforderungen und lassen sich von Widrigkeiten nicht unterkriegen.

Menschen mit ungesunden Persönlichkeitsmerkmalen beschreiben ihr Leben dagegen als unerfüllt und unglücklich. Sie sind in der Regel unzufrieden mit bestimmten Aspekten ihrer Person oder mit dem, was das Leben ihnen zu bieten hat. Auf andere wirken diese Personen in der Regel als chronisch schlecht angepasst. Diese Menschen haben Schwierigkeiten, ihre Emotionen zu kontrollieren und effektiv mit anderen Menschen in Beziehung zu treten. Menschen mit einer der Persönlichkeitsstörungen, die wir in Kapitel 3 beschreiben, weisen mindestens ein ungesundes Persönlichkeitsmerkmal und relativ wenige gesunde Persönlichkeitsmerkmale auf.

Die Grenze zwischen gesund und ungesund ist jedoch nicht so eindeutig, wie Sie vielleicht denken. Auch bei den meisten Menschen mit gesunden Persönlichkeitsmerkmalen gibt es eine Mischung aus hilfreichen, anpassungsfähigen und problematischen oder starren Eigenschaften. Fast jeder hat in bestimmten Lebensbereichen gelegentlich mit Problemen zu kämpfen. Man kann sich Persönlichkeitsmerkmale auf einem Kontinuum liegend vorstellen, also mit fließenden Übergängen zwischen gesunden und ungesunden Ausprägungen. Die folgenden Persönlichkeitsdimensionen spielen dabei eine Rolle:

- ✔ Offenheit
- ✔ Flexibilität
- ✔ Emotionsregulation
- ✔ Fähigkeit zum Belohnungsaufschub
- ✔ Gewissenhaftigkeit
- ✔ Zwischenmenschliche Effektivität
- ✔ Emotionale Belastbarkeit
- ✔ Selbstakzeptanz
- ✔ Realitätsgetreue Wahrnehmung
- ✔ Mäßigung

Diese Kerndimensionen, die in einem Persönlichkeitsmuster unterschieden werden können, hängen oft miteinander zusammen. So haben Menschen, die schnell in Wut geraten (also Menschen, denen es an der Fähigkeit mangelt, ihre Emotionen zu regulieren), in der Regel auch Schwierigkeiten, Freundschaften aufrechtzuerhalten (das heißt, sie haben eine geringe zwischenmenschliche Effektivität). Folglich sind Menschen, die ein oder zwei ungesunde Persönlichkeitsmerkmale aufweisen, anfällig dafür, weitere ungesunde Verhaltensweisen zu entwickeln. In den folgenden Abschnitten werden diese Dimensionen im Detail beschrieben.

Wir haben diese Liste von Persönlichkeitsmerkmalen aus einer Vielzahl akademischer und klinischer Quellen ausgewählt. Es gibt buchstäblich Tausende anderer Persönlichkeitsmerkmale, aber uns schien es sinnvoller, sie auf die unserer Meinung nach wichtigsten zu beschränken. Im Kasten »Das Big-Five-Persönlichkeitsmodell« weiter unten in diesem Kapitel finden Sie Informationen zu einer weitverbreiteten Liste von Persönlichkeitsdimensionen.

Offenheit: neue Erfahrungen suchen

Offene Menschen sind neugierig auf die Welt. Sie suchen nach Abenteuern und einzigartigen Erfahrungen. Sie genießen Abwechslung und sind bereit, ein gewisses Risiko einzugehen, um neue Erkenntnisse zu gewinnen. Sie sind oft kreativ und verfügen über eine lebhafte Vorstellungskraft. Offene Menschen beschreiben sich selbst eher als glücklich und ausgeglichen, auch wenn dieser Zusammenhang nicht stark ausgeprägt ist.

Weniger offene Menschen bevorzugen eher das Vertraute. Sie fühlen sich wohler, wenn sie Routinen und Regeln befolgen können und wagen sich nur ungern aus ihrer Komfortzone heraus. Sie sind etwas gehemmter als sehr offene Menschen.

Flexibilität: sich den Umständen anpassen

Gewohnheiten bestimmen einen Großteil unseres Lebens. Wahrscheinlich schlafen Sie jede Nacht auf derselben Seite des Bettes. Vielleicht haben Sie eine Routine, um sich morgens für die Arbeit fertig zu machen. Sie stehen auf, schalten die Kaffeemaschine ein, duschen, scrollen die Schlagzeilen des Tages durch und frühstücken – jeden Tag in der gleichen Reihenfolge, wie auf Autopilot. Gewohnheiten sind gut, weil man mit ihrer Hilfe Dinge schneller erledigen kann, ohne über jeden einzelnen Schritt nachdenken zu müssen.

Andererseits erfordern die Umstände manchmal Flexibilität. In den meisten Ländern fährt man beispielsweise auf der rechten Straßenseite. Wenn Sie jedoch in England, Wales, Schottland oder Irland auf der rechten Straßenseite fahren, ist ein Frontalzusammenstoß vorprogrammiert. Diejenigen unter Ihnen, die schon einmal in einem Land auf der anderen Straßenseite gefahren sind, wissen, wie ungewohnt das ist. Man muss stets wachsam und vorsichtig sein, um nicht in alte Gewohnheiten zu verfallen.

Die meisten Menschen haben keine unüberwindbaren Probleme damit, sich umzustellen. Die Fähigkeit, sich an veränderte Bedingungen anzupassen, nennt man *Flexibilität*. Wenn man solche Veränderungen nicht meistern kann, bringt das Nachteile im Leben mit sich. Flexibilität ist eine Schlüsseldimension einer Kombination aus gesunden Persönlichkeitsmerkmalen.

Unser Leben erfordert häufig ein gewisses Maß an Flexibilität. In einem Dorf zum Beispiel grüßt man die Leute, denen man auf der Straße begegnet, und lächelt oder nickt kurz. Diese höfliche Geste wird dort erwartet. In einer Großstadt dagegen, in der man Hunderten von Menschen begegnet, wird man selten jemand Unbekannten grüßen oder gezielt anblicken. Auch das ist für die Menschen dort nichts Ungewöhnliches. Verhielten wir uns dagegen in der Großstadt genauso wie auf dem Dorf, würden uns die Passanten dort mit Argwohn betrachten.

Menschen, deren Persönlichkeit durch Starrheit und Inflexibilität gekennzeichnet ist, haben Schwierigkeiten, sich an veränderte Erwartungen anzupassen. Diese unflexible oder unangepasste Verhaltensweise ist eine Dimension einer Kombination ungesunder Persönlichkeitsmerkmale. Menschen mit einer sehr unflexiblen Persönlichkeit stoßen auf Probleme, insbesondere wenn sie mit unterschiedlichen Umgebungen konfrontiert werden.

Ein unflexibler Mann hat beispielsweise feste Zeitpläne für tägliche Aktivitäten. Er steht jeden Tag zur gleichen Zeit auf und nimmt seine Mahlzeiten immer zu den gleichen Tageszeiten ein. Das funktioniert gut, bis er mit mehreren Freunden in Urlaub fährt. Er reagiert verärgert, wenn seine Freunde etwas länger schlafen wollen, als er es normalerweise tut, und zu anderen und wechselnden Zeiten essen. Seine starren Regeln und sein Ärger verärgern wiederum seine Freunde. Er würde besser mit anderen auskommen, wenn er etwas mehr Flexibilität entwickeln könnte.

Emotionsregulation: kontrollieren, was man zum Ausdruck bringt

Menschen mit gesunden Persönlichkeitsmerkmalen besitzen die Fähigkeit, ihre Emotionen zu modulieren, das heißt, sie drücken ihre Gefühle zu angemessenen Zeiten auf angemessene Weise aus. Das bedeutet nicht, dass sie emotionslos sind. Sie können durchaus bei einem traurigen Film weinen oder bei einer Komödie laut lachen. Sie empfinden Wut, drücken sie aber auf kluge Weise aus. Sie mögen beispielsweise wütend auf einen Polizisten sein, der ihnen einen ihrer Meinung nach ungerechtfertigten Strafzettel verpasst, aber sie schlagen dem Beamten nicht ins Gesicht. Wenn Sie sich oder jemand anderen jedoch schützen müssen, werden Sie feststellen, dass Wut Ihnen dabei hilft, sich mit mehr Kraft gegen den Angreifer zu verteidigen.

Menschen mit ungesunden Persönlichkeitsmerkmalen sind dagegen oft nicht in der Lage, ihre Emotionen zu kontrollieren. Ärger verwandelt sich leicht in Wut. Lachen eskaliert zu Hysterie. Angst führt zu Panik. Solche ungezügelten Emotionen beherrschen das Leben mancher Menschen mit problematischen Persönlichkeitsmerkmalen.

Die Fähigkeit zur Emotionsregulation wirkt sich positiv auf die körperliche Gesundheit aus. Menschen, die ihre Emotionen unter Kontrolle haben, weisen in der Regel auch folgende Merkmale auf:

- ✔ Weniger körperliche Schmerzen
- ✔ Bessere Herz-Kreislauf-Gesundheit
- ✔ Verbesserte Funktion des Immunsystems
- ✔ Längere Lebenserwartung
- ✔ Bessere Arbeitsleistung
- ✔ Bessere Beziehungen

Belohnungsaufschub: Impulskontrolle

Menschen mit hilfreichen, gesunden Persönlichkeitsmerkmalen sind in der Lage, Aufgaben zu bewältigen und auf Belohnungen zu warten. Sie wissen, wie man für schlechte Zeiten spart. Sie verbessern ihre Lebensqualität durch langfristige Planung und harte Arbeit. Sie können auf dem Weg zu größeren Zielen Frustration und sogar Unbehagen ertragen.

Psychologen haben viele Studien durchgeführt, die belegen, welche Vorteile die Fähigkeit zum Belohnungsaufschub mit sich bringt. Dazu gehören

- ✔ Verbesserte Gesundheit
- ✔ Bessere akademische Leistungen
- ✔ Weniger Suchtverhalten
- ✔ Weniger Trennungen
- ✔ Bessere psychische Anpassung

Im Gegensatz dazu ist die Unfähigkeit, auf eine Belohnung zu warten, ein Kennzeichen eines problematischen Persönlichkeitsmusters. Tatsächlich ist ein Großteil dessen, was Menschen als unmoralisch betrachten, mit der Unfähigkeit zur Impulskontrolle verbunden. Wie zum Beispiel Völlerei, die sich in übermäßigem Konsum und Genuss ausdrückt. Oder auch Zorn, der ohne Selbstbeherrschung zu Gewalt führt.

Gewissenhaftigkeit: verantwortungsbewusst und zuverlässig

Ein weiteres gesundes Persönlichkeitsmerkmal ist *Zuverlässigkeit* oder Gewissenhaftigkeit. Zuverlässige Menschen tun, was sie sagen. Man kann sich auf sie verlassen, sie sind diszipliniert und motiviert. Sie bewältigen Aufgaben mit Eifer, Begeisterung und Gründlichkeit. Wie Sie sich vorstellen können, erreichen sie mehr als Menschen, denen diese Eigenschaft fehlt.

Im Gegensatz dazu sind Menschen mit ungesunden Persönlichkeitsmerkmalen oft unzuverlässig. Sie haben häufig große Pläne und Ambitionen, tun aber nicht genug dafür, sie auch umzusetzen. Andere Menschen sind nicht bereit, sich auf sie zu verlassen. Ihre mangelnde Zuverlässigkeit und Motivation hindert sie in der Regel daran, nennenswerte Erfolge zu erzielen.

Zwischenmenschliche Effektivität: gute Beziehungen

Menschen mit gesunden Persönlichkeitsmerkmalen führen gute Beziehungen. Sie werden von anderen als angenehm und freundlich empfunden. Zwischenmenschlich effektive Menschen vertrauen anderen ohne übermäßigen Argwohn, gehen Beziehungen aber nicht naiv an. Sie sind in der Lage, die Motivationen, Gefühle und Perspektiven anderer Menschen genau wahrzunehmen. Sie suchen und erlauben Nähe zu anderen, während sie ihre eigene Autonomie bewahren. Sie beenden Beziehungen, die schädlich werden, aber sie arbeiten intensiv daran, die Verbindungen zu den Menschen aufrechtzuerhalten, die sie schätzen.

Menschen mit ungesunden Persönlichkeitsmerkmalen fällt es dagegen oft schwer, enge Beziehungen aufrechtzuerhalten oder gar zu beginnen. Manche vermeiden Beziehungen ganz – sie misstrauen anderen in der Regel und halten sie auf Distanz. Andere schlagen ins andere Extrem und entwickeln eine extreme Abhängigkeit von ihren engen Beziehungen. Infolgedessen fühlen sie sich in ihren Beziehungen oft extrem unsicher und ängstlich, anhänglich und eifersüchtig. Es fehlt ihnen an der Fähigkeit, die Ansichten anderer Menschen zu verstehen.

Psychologen haben untersucht, wie Säuglinge auf ihre primären Bezugspersonen reagieren. Bei einigen zeigt sich ein sogenannter *ängstlicher* oder *ambivalenter* Bindungsstil – sie reagieren traurig, wenn ihre Bezugspersonen sich entfernen, und ambivalent, wütend und widerwillig, wenn diese zurückkehren. Andere hingegen zeigen einen *vermeidenden* Bindungsstil und sind wenig verzweifelt, wenn ihre Bezugspersonen gehen; sie wirken oft distanziert, wenn diese zurückkehren. Im Gegensatz dazu neigen Säuglinge mit einem *sicheren* Bindungsstil zu Stress und sind verärgert, wenn ihre Bezugspersonen gehen, lassen sich aber leicht trösten, wenn diese zurückkehren. Ähnliche Bindungsstile lassen sich in den Beziehungen von Menschen im Laufe ihres Lebens beobachten, auch wenn Menschen ihren Bindungsstil zu verschiedenen Zeitpunkten in ihrem Leben ändern können. Menschen mit gesunden Persönlichkeitsmerkmalen weisen häufig den sicheren Bindungsstil auf. Diejenigen mit ungesunden Persönlichkeitsmerkmalen haben oft entweder einen ängstlichen oder einen vermeidenden Bindungsstil.

Emotionale Belastbarkeit: sich von Schicksalsschlägen erholen

Rückschläge, Widrigkeiten und sogar Traumata treffen uns alle im Laufe unseres Lebens. Menschen mit einer gesunden Persönlichkeit verfügen über *Resilienz* (oder *Belastbarkeit)*, das heißt die Fähigkeit, sich schnell wieder zu erholen. Nach Enttäuschungen oder Schicksalsschlägen sind sie besser in der Lage, ihre Kräfte zu sammeln und nach vorne zu blicken als Menschen ohne diese Fähigkeit. Emotional belastbare Menschen halten durch, auch wenn die Genesung lange dauert und große Anstrengungen erfordert.

Natürlich sind manche Ereignisse so schrecklich oder traumatisch, dass selbst für Menschen mit einer extrem widerstandsfähigen Persönlichkeit eine Genesung unerreichbar bleibt. Menschen mit gesunden Persönlichkeitsmerkmalen akzeptieren ihr Schicksal jedoch eher mutig als andere – sie geben nicht kampflos auf oder finden schneller neue Hoffnungsschimmer.

Im Gegensatz dazu erholen sich Menschen mit ungesunden Persönlichkeitsmerkmalen oft nur langsam von Widrigkeiten – wenn überhaupt. Sie neigen dazu, sich darauf zu konzentrieren, wie unfair, ungerecht und schrecklich das Leben mit ihnen umspringt. Sie verfügen nur über sehr begrenzte Bewältigungsfähigkeiten.

Selbstakzeptanz: sich so sehen, wie man wirklich ist

Menschen mit gesunden Persönlichkeitsmerkmalen sehen sich meist selbst so, wie andere sie wahrnehmen. Sie schätzen ihre Stärken, akzeptieren aber auch ihre Schwächen. Sie sonnen sich weder in ihrem eigenen Ruhm noch würdigen sie sich selbst herab.

Menschen mit ungesunden Persönlichkeitsmerkmalen neigen dagegen zu einer extremen Selbstwahrnehmung. Sie sehen sich entweder als vollkommen gut oder als vollkommen schlecht. Ein *Narzisst* beispielsweise – jemand, der sich selbst im Vergleich zu anderen Menschen auf ein Podest stellt – weist eine Ausprägung extremer Selbstwahrnehmung auf, wie sie für ungesunde Persönlichkeitsmuster typisch ist. Andere Menschen mit ungesunden Persönlichkeitsmerkmalen haben ein extrem geringes Selbstwertgefühl und betrachten sich selbst als so minderwertig, dass sie davon überzeugt sind, nur Verachtung und Verzweiflung zu verdienen. Wieder andere schwanken zwischen diesen beiden Extremen. Weitere Informationen darüber, wie sich das Problem der Instabilität bei Menschen mit einer BPS auswirkt, finden Sie in Kapitel 7.

Vor einigen Jahrzehnten vertraten einige Psychologen die Ansicht, dass es ein Zeichen psychischer Gesundheit sei, sich selbst für besser zu halten, als es der Realität entspricht. Sie glaubten, dass ein übersteigertes, übermäßig positives Selbstwertgefühl den Menschen dabei helfe, mehr zu erreichen, sich besser zu fühlen und mehr Freunde zu haben. Zahlreiche seitdem durchgeführte Studien deuten jedoch klar darauf hin, dass psychisch gesunde Menschen ein allgemein positives, *zutreffendes* Bild von sich haben, das weder selbstverherrlichend noch selbstkritisch ist.

Realitätsgetreue Wahrnehmung: die Welt so sehen, wie sie ist

Menschen mit gesunden Persönlichkeitsmerkmalen nehmen die Welt um sich herum realitätsgetreu wahr. Sie betrachten Menschen und Ereignisse so, wie sie sind. Sie setzen angesichts der hässlichen Seiten des Lebens keine rosarote Brille auf und reden sich Unannehmlichkeiten nicht schön. Sie nehmen wahr, was sie sehen und unterstellen anderen Menschen nicht von vorneherein negative Absichten. Daher nehmen sie Kommentare nur selten persönlich, es sei denn, es ist eindeutig gerechtfertigt.

Stellen Sie sich zum Beispiel vor, eine befreundete Person sagt Ihnen, dass sie nicht mit Ihnen ins Kino gehen kann. Mit gesunden Persönlichkeitsmerkmalen würden Sie wahrscheinlich davon ausgehen, dass diese Person einen guten Grund hat, nicht mit Ihnen zu gehen, und diese Mitteilung nicht als persönliche Kränkung auffassen. Wenn diese Person jedoch sagen würde, dass sie nie wieder mit Ihnen ins Kino gehen wird, weil sie Sie hasst, fühlen Sie sich vermutlich – und das zu Recht – persönlich beleidigt.

Wie Sie wahrscheinlich schon vermutet haben, verhalten sich Menschen mit ungesunden Persönlichkeitsmerkmalen oft ganz anders. Sie überbewerten negative Ereignisse und stufen positive Ereignisse häufig als unbedeutend ein. Sie denken in Schwarz-Weiß-Kategorien, gut oder schlecht, alles oder nichts. Sie reagieren entweder äußerst empfindlich auf Kritik oder missachten die Gefühle und Rechte anderer Menschen.

Mäßigung: Extreme vermeiden

Bereits in der antiken griechischen Philosophie heißt es: »Nichts im Übermaß« (Orakel von Delphi), und es wird zur Vermeidung von Extremen aufgefordert sowie die Tugend der

Mäßigung betont. In ähnlicher Weise haben sich viele heutige Psychologen für die Mäßigung als Voraussetzung für gesunde Persönlichkeitsmerkmale ausgesprochen. So ist beispielsweise jemand mit gesunden Persönlichkeitsmerkmalen weder übermäßig introvertiert noch übermäßig extravertiert.

Paradoxerweise ist es manchmal schwieriger, Mäßigung zu erreichen, als zwischen Extremen zu schwanken, insbesondere für Menschen mit problematischen Persönlichkeitsmerkmalen. So sind manche Menschen extrem passiv und lassen sich immer wieder ohne Protest von anderen schlecht oder missbräuchlich behandeln. Andere wiederum reagieren schon bei der kleinsten Kleinigkeit wütend und werden mehr oder weniger grundlos aggressiv. Ein gemäßigterer Ansatz würde bedeuten, sich gegen Missbrauch zu wehren, aber nicht wegen Kleinigkeiten in Rage zu geraten.

Selbst gute Eigenschaften verkehren sich ins Ungesunde, wenn sie auf die Spitze getrieben werden. Ehrlichkeit, Mut und Großzügigkeit gelten allesamt als positive Eigenschaften. Doch mehr ist nicht immer besser. Zu viel Mut lässt Menschen unnötige Risiken eingehen, übermäßige Großzügigkeit wird leicht ausgenutzt und übermäßige Ehrlichkeit kann andere beleidigen. Menschen mit gesunden Persönlichkeitsmerkmalen haben viele gute Eigenschaften, aber sie vermeiden Extreme.

Das »Big-Five-Persönlichkeitsmodell«

Die menschliche Persönlichkeit hat bereits die antiken griechischen Philosophen sehr interessiert. Hippokrates glaubte, dass Temperamente heiß oder kalt, oder feucht oder trocken seien. Platon dachte bei Persönlichkeitsbeschreibungen an die Begriffe künstlerisch, intuitiv, einfühlsam oder vernünftig. Freuds Persönlichkeitskonzept beinhaltete das Es, das Ich und das Über-Ich. Modernere Persönlichkeitstheoretiker haben sich mit gängigen Adjektiven befasst, die beobachtbare Verhaltensmuster beschreiben. Der Psychologe Gordon Alport beschrieb die Persönlichkeit anhand von über 4000 Adjektiven. In den 1980er-Jahren wurde das sogenannte Fünf-Faktoren-Modell (FFM) von Forschern und Forscherinnen bevorzugt. Diese Faktoren (einige Aspekte davon sind in unserer Liste der zehn zuvor in diesem Kapitel beschriebenen Persönlichkeitsdimensionen enthalten) sind:

- ✔ **Gewissenhaftigkeit:** Sehr gewissenhafte Menschen sind zuverlässig und zielorientiert. Personen mit geringer Gewissenhaftigkeit neigen dazu, Dinge aufzuschieben, mögen keine Strukturen und Regeln und erreichen ihre Ziele nicht.
- ✔ **Verträglichkeit:** Verträgliche Menschen sind freundlich, nett und kommen gut mit anderen aus. Personen mit geringer Verträglichkeit sind in der Regel manipulativ, selbstbezogen und unkooperativ.
- ✔ **Neurotizismus:** Neurotische Menschen sind emotional instabil und reagieren sehr empfindlich auf Stress. Personen mit geringem Neurotizismus sind stabil, entspannt und belastbar.

- ✔ **Offenheit:** Sehr offene Menschen sind neugierig, künstlerisch veranlagt und vielseitig interessiert. Weniger offene Menschen sind eher traditionell, vermeiden Veränderungen und haben eine geringere Vorstellungskraft.
- ✔ **Extrovertiertheit:** Extrovertierte Menschen mögen Partys und freuen sich darauf, neue Leute kennenzulernen. Sie schließen leicht Freundschaften. Introvertierte Menschen bevorzugen Einzelaktivitäten. Sie finden Smalltalk anstrengend und fühlen sich unwohl, wenn andere ihnen Aufmerksamkeit schenken.

Gemäß dem FFM weist ein Mensch mit problematischem Persönlichkeitsmuster diese Merkmale im Vergleich zu anderen in extrem hohem oder ungewöhnlich niedrigem Maße auf. Menschen mit einer Borderline-Persönlichkeitsstörung (BPS) zeigen in der Regel einen hohen Grad an Neurotizismus und ein geringes Maß an Verträglichkeit. Wie Sie jedoch in Kapitel 3 nachlesen können, weisen Menschen mit einer BPS eine Reihe zusätzlicher, spezifischer Merkmale auf, die im FFM nicht ausführlich behandelt werden. Daher bemängeln viele Psychologen, dass das FFM nicht ausreichend erscheint, um auf klinische Probleme wie eine BPS angewendet zu werden.

IN DIESEM KAPITEL

Die Symptome einer BPS

Die Entwicklung einer BPS-Diagnose

Andere Persönlichkeitsstörungen

BPS im Zusammenhang mit anderen emotionalen Störungen

Kapitel 3
Was eine BPS ausmacht

Für Menschen mit einer Borderline-Persönlichkeitsstörung (BPS) verändern sich Selbstbild, Gefühle und Beziehungen ständig vor ihren Augen. Stellen Sie sich eine App vor, die Bilder von Menschen, Situationen und Emotionen verzerrt, entstellt, deformiert, verbiegt oder verkrümmt. Eine solche App würde Ihre Wahrnehmung der Realität drastisch verändern. Sie könnten Illusion und Realität fast nicht mehr voneinander unterscheiden und Ihre Gedanken und Gefühle würden Außenstehenden unangemessen, scheinbar zufällig oder übertrieben erscheinen.

Menschen mit einer BPS sind solchen sich schnell verändernden Erfahrungen ausgesetzt und erleiden unerwartet Verunsicherung, Qualen und Verärgerung. Freunde und Familienangehörige machen sich Sorgen und verstehen oft nicht, wie ihre Angehörigen mit einer BPS sich selbst und die Welt wahrnehmen.

In diesem Kapitel beschreiben wir die Anzeichen und Symptome einer BPS. Wir geben Ihnen Beispiele dafür, wie diese Symptome Menschen mit einer BPS und ihre Angehörigen und Freunde quälen. Wir werfen auch einen Blick auf andere Persönlichkeitsstörungen, darunter histrionische, narzisstische, schizotype und antisoziale Störungen. Es mag Sie überraschen, dass Menschen oftmals Anzeichen von mehr als einer Persönlichkeitsstörung aufweisen. Abschließend besprechen wir andersartige emotionale Probleme, die nicht Teil der BPS sind, aber manchmal in Verbindung mit einer BPS auftreten.

Die neun Symptome einer BPS

Um festzustellen, ob Sie oder jemand, den Sie kennen, eine BPS hat, ist eine sorgfältige Untersuchung und der Rat eines erfahrenen Psychologen erforderlich. Selbst Fachleute haben mitunter Schwierigkeiten, diese Diagnose zu stellen, da sich die Symptome der BPS von Person zu Person stark unterscheiden. Menschen mit einer BPS erleben eine Reihe von Symptomen, die von Fachleuten für psychische Gesundheit in neun Hauptkategorien eingeteilt werden. Um derzeit die Diagnose einer BPS zu rechtfertigen, müssen Anzeichen von mindestens fünf dieser neun Symptome erkennbar sein.

1. Impulsivität

Um als Anzeichen für eine BPS gelten zu können, muss das Symptom der Impulsivität mindestens zwei Arten impulsiver, selbstzerstörerischer Verhaltensweisen umfassen. Impulsive Menschen neigen zum unüberlegten Handeln. Die impulsiven Verhaltensweisen lösen Adrenalinschübe und intensive Erregung aus und werden im Englischen daher auch als *Sensation Seeking* bezeichnet. Sie umfassen Folgendes:

- ✔ Sexuelle Ausschweifungen
- ✔ Substanzmissbrauch
- ✔ Unkontrolliertes Konsumverhalten
- ✔ Binge Eating (Essanfälle)
- ✔ Waghalsiges und rücksichtsloses Verhalten, unter anderem
  - aggressives Fahren
  - Extremsport
  - Ladendiebstahl
  - Zerstörung von Eigentum

Die impulsiven Verhaltensweisen, über die wir hier sprechen, sind sowohl riskant als auch selbstschädigend. Nicht selten gefährden sie das Leben und das Wohlergehen der Handelnden. Sexuelle Ausschweifungen können beispielsweise aus häufigen, zwanglosen, ungeschützten sexuellen Begegnungen mit völlig Fremden bestehen, die zu sexuell übertragbaren Krankheiten oder ungewollten Schwangerschaften führen können. Unkontrolliertes Konsumverhalten umfasst zahlreiche, unnötige Einkäufe, die zu hohen Schulden führen können. Ladendiebstahl wird oft aus reiner Lust am Stehlen begangen und kann zu Sozialstunden, Geldstrafen oder auch Freiheitsstrafen führen.

Die Neigung zu impulsivem Verhalten wird vermutlich durch vererbte Einflüsse verursacht. Impulsivität zeigt sich oft schon früh im Leben und setzt sich während der Kindheit, Jugend und im Erwachsenenalter fort. Allerdings kann sie durch Erfahrungen und Lernen beeinflusst werden. Darüber hinaus lässt sich Impulsivität zum Teil auch mit Medikamenten behandeln.

2. Selbstverletzung

Selbstverletzung ist ein besonders häufiges und auffälliges Symptom bei Menschen mit einer BPS. Betroffene, die dieses Symptom aufweisen, drohen oder versuchen häufig, sich das Leben zu nehmen. Andere verbrennen sich absichtlich mit Zigaretten, schneiden sich mit scharfen Klingen in die Arme, schlagen sich den Kopf an, verletzen auf andere Weise ihre Haut oder brechen sich sogar Knochen. Obwohl dieses Symptom nicht mit dem Sensation Seeking zusammenhängt, ist auch hier ein gewisses Maß an Impulsivität im Spiel. Menschen mit diesem Symptom müssen impulsiv genug sein, um immer wieder einen Suizidversuch zu unternehmen. In Kapitel 5 werden die Symptome 1 und 2 ausführlicher beschrieben.

Dass Suiziddrohungen selten zu echten Suizidversuchen führen, ist eine weitverbreitete Fehleinschätzung. Tatsächlich muss jede Suiziddrohung einer Person (unabhängig davon, ob sie an einer BPS leidet oder nicht) ernst genommen und sofort professioneller Beistand gesucht werden.

3. Schnelle Stimmungsumschwünge (Achterbahn der Gefühle)

Menschen mit einer BPS erleben extreme emotionale Schwankungen. Sie fühlen sich in einem Moment wie im siebten Himmel und stürzen im nächsten Moment in tiefe Verzweiflung. Diese Stimmungsumschwünge sind intensiv, aber in der Regel vorübergehend und halten nur ein paar Minuten oder Stunden an. Die emotionalen Wechselbäder treten oft als Reaktion auf scheinbar triviale Auslöser auf.

Ein Beispiel: Ein Kollege geht im Flur an einer Person mit BPS vorbei, ohne sie zu beachten. Dieses unbeabsichtigte und fälschlicherweise als Geringschätzung interpretierte Verhalten kann bei der betroffenen Person starke Angst und Verzweiflung auslösen. Diese emotionale Verzweiflung führt dann zu einer Überreaktion. Wenn man eine wie auch immer geartete Beziehung zu einer Person hat, die von einer BPS betroffenen ist, sind diese Stimmungsschwankungen nur schwer zu verstehen oder zu akzeptieren.

4. Explosivität

Menschen mit einer BPS leiden häufig unter starken Anfällen von Ärger und Wut. Auch hier mögen die Auslöser dieser Wutanfälle anderen Menschen als trivial oder belanglos erscheinen. Wie Sie sich vorstellen können, richten diese Wutausbrüche oft verheerenden Schaden in Beziehungen an und enden manchmal sogar in körperlichen Auseinandersetzungen. Menschen mit einer BPS geraten aufgrund ihres unpassenden Verhaltens manchmal in rechtliche Schwierigkeiten. Aggressionen im Straßenverkehr sind ein gutes Beispiel für dieses BPS-Symptom, obwohl nicht jeder, der sich im Straßenverkehr aggressiv verhält, an einer BPS leidet.

5. Sorge, verlassen zu werden

Menschen, bei denen dieses Symptom auftritt, sind von der Angst besessen, dass ein geliebter Mensch sie verlassen wird. Ihre Furcht vor dem Verlassenwerden lässt sie anhänglich, abhängig und maßlos eifersüchtig erscheinen. So kann es beispielsweise vorkommen, dass ein Ehemann mit einer BPS täglich die Handy-Protokolle, E-Mails und den Kilometerstand des Autos seiner Frau überprüft und dabei immer nach Beweisen für Untreue sucht.

Paradoxerweise führt die Besessenheit, geliebte Menschen an sich zu fesseln, früher oder später unweigerlich zur Trennung.

Um die Angst vor einer möglichen Trennung zu verringern, suchen BPS-Betroffene oft bei ihren Freunden und Angehörigen nach Bestätigung. So fragen sie beispielsweise mehrmals täglich: »Liebst du mich noch?« Sie geraten in Panik, wenn sie vermeintliche Kritik oder Kränkungen wahrnehmen, und nehmen an, dass man sich nicht mehr um sie sorgt. Falls auch nur entfernt die Möglichkeit besteht, dass eine Handlung als Ablehnung aufgefasst werden könnte, wird sie wahrscheinlich auch als solche wahrgenommen. Diese ständige Angst führt bei Menschen mit einer BPS zu viel ungewolltem Leiden.

6. Unklares und instabiles Selbstbild oder Selbstwertgefühl

Dieses Symptom beschreibt das Unvermögen, ein dauerhaftes, klares Identitätsgefühl zu entwickeln. Menschen mit dieser Symptomatik schätzen sich manchmal sehr positiv ein, strahlen aber zu anderen Zeiten Selbstverachtung aus. Sie haben oft keine klare Vorstellung davon, was sie vom Leben erwarten, und es fehlt ihnen an einem klaren Werte- oder Zielbewusstsein. Häufige Wechsel des Arbeitsplatzes, der Religion oder der sexuellen Identität können auf sich verändernde Werte und Ziele hinweisen. Ohne ein klares Selbstbild durchs Leben zu gehen, ist wie der Versuch, sich ohne Kompass über den Ozean zu bewegen.

7. Gefühl der Leere

Viele Menschen mit einer BPS berichten, dass sie in ihrem Inneren eine schmerzliche Leere verspüren. Sie haben ein überwältigendes Verlangen nach mehr, können aber nicht erkennen, was dieses »Mehr« ist. Sie fühlen sich gelangweilt, einsam und unerfüllt. Sie hungern nach etwas, das ihnen einen Sinn vermitteln oder eine Richtung geben könnte. Manche versuchen, ihre Bedürfnisse mit oberflächlichem Sex, Drogen oder Essen zu stillen, aber nichts scheint sie wirklich zufriedenzustellen. Es ist für sie so, als wenn sie ein bodenloses schwarzes Loch füllen wollen. Manchmal kann das Gefühl der Leere auch so unangenehm sein, dass es zu selbstverletzendem Verhalten führt. Vielen Menschen mit BPS fällt es aber auch sehr schwer, dieses Gefühl der Leere zu beschreiben.

8. Instabile, intensive Beziehungen

Beziehungen zwischen Menschen mit BPS ähneln Drehtüren. Für Menschen mit BPS sind andere Menschen oft entweder völlig gut oder durch und durch schlecht und diese Urteile können sich von Tag zu Tag oder sogar von Stunde zu Stunde ändern.

BPS-Betroffene verlieben sich häufig schnell und intensiv. Sie stellen ihre neuen Partner auf ein Podest, das jedoch bei der kleinsten Enttäuschung (egal ob real oder in der Vorstellung) unweigerlich zusammenbricht. Menschen, die mit BPS-Betroffenen in einer Beziehung stehen (egal ob als Liebespartner, Kollegen oder Freunde), leiden unter emotionalem Stress, da sie häufig zwischen Idealisierung und Dämonisierung hin- und hergerissen sind.

Infolgedessen fällt es vielen Menschen schwer, eine zufriedenstellende Beziehung zu BPS-Betroffenen aufrechtzuerhalten.

Menschen mit einer BPS können sehr interessant, aufregend, kreativ und unterhaltsam sein. Wir wollen hier nicht andeuten, dass langfristige Beziehungen mit ihnen niemals funktionieren. Mit Einsatz, Geduld und Verständnis auf beiden Seiten können Beziehungen auch aufrechterhalten und genossen werden. In Teil V finden Sie Tipps zu Beziehungen mit BPS-Betroffenen.

9. Dissoziation: sich nicht mehr mit der Realität verbunden fühlen

Fachleute beschreiben Dissoziation als ein Gefühl der *Unwirklichkeit*. Menschen, die sich dissoziiert oder der Realität entrückt fühlen, sagen, dass sie das Gefühl haben, auf sich selbst herabzuschauen und zu beobachten, wie sich ihr Leben entfaltet, ohne dass sie daran teilhaben. Manche Betroffene berichten auch, dass sie sich wie in einem Film fühlen oder so, als ob ihr Körper (oder Körperteile) nicht mehr zu ihnen gehören würde.

Wenn Menschen mit einer BPS den Bezug zur Realität verlieren, halten diese Phasen in der Regel nicht lange an. Manchmal hören sie jedoch Stimmen, die ihnen sagen, was sie tun sollen. Zu anderen Zeiten leiden sie unter starkem, ungerechtfertigtem Misstrauen gegenüber anderen.

Wie Sie zweifellos sehen können, überschneiden sich diese Anzeichen und Symptome und verstärken sich gegenseitig. Wenn also jemand unvermittelt oder bei der geringsten Provokation in Wut ausbricht, ungewöhnlich launisch ist und sich übermäßig an seine Liebsten klammert, ist es verständlich, dass die Beziehungen dieser Person darunter leiden. Und wenn Beziehungen schlecht laufen, sinkt das Selbstwertgefühl.

Im nächsten Abschnitt stellen wir Ihnen Beispiele von Menschen mit einer BPS vor, die einige ausgeprägte BPS-Symptome aufweisen (ausreichend, um die Diagnose einer BPS zu rechtfertigen), aber keine Anzeichen anderer wichtiger Symptome zeigen.

Eine BPS diagnostizieren

Da für die Diagnose einer BPS nur fünf von neun Hauptsymptomen erforderlich sind, lassen sich Dutzende von unterschiedlichen Kombinationen mit fünf Symptomen erstellen. So kann jemand die Symptome 1, 2, 3, 4 und 5 aufweisen, während bei einer anderen Person die Symptome 5, 6, 7, 8 und 9 beobachtet werden. Selbst bei unterschiedlichen Symptomen kann bei beiden Personen eine zutreffende BPS-Diagnose gestellt werden. Um dies besser zu verstehen, betrachten Sie die folgenden drei Diagnose-Beispiele.

Regina, eine 42-jährige alleinerziehende Mutter eines 18 Monate alten Jungen, hat drei ältere Kinder, die von ihren Großeltern großgezogen werden. Sie fühlt sich nicht in der Lage, sich um die älteren Kinder zu kümmern. Ihre vier Kinder haben alle verschiedene Väter. Regina wurde fünf Mal wegen Suizidversuchen ins Krankenhaus eingeliefert – jeder Versuch erfolgte nach einer Trennung und anschließenden Alkoholexzessen. Sie glaubt, ohne einen Mann nicht leben zu können, aber ihre Beziehungen haben noch nie länger als ein Jahr gehalten. Sie besucht häufig Kneipen in der Gegend und geht mit Fremden nach Hause.

Regina war eine hervorragende Schülerin. Sie besuchte vier verschiedene Hochschulen, schloss ihr Fachstudium der Massenkommunikation jedoch nie ab. Sie wechselte häufig die Stelle und hatte nie Lebensziele oder einen Karriereplan. Sie weiß nicht, was sie vom Leben will. Manchmal genießt sie die Aufmerksamkeit, die ihr Männer entgegenbringen, aber in anderen Phasen fühlt sie sich wertlos, weil sie ihre Kinder nicht erziehen kann. Regina scheint zeitweise recht ausgeglichen zu sein – vor allem, wenn sie schwanger ist.

Regina zeigt die folgenden Symptome einer BPS (eine vollständige Liste der Symptome finden Sie im Abschnitt *Die neun Symptome einer BPS*):

Symptom 1: Impulsivität. Regina trinkt exzessiv und hat ungeschützten Geschlechtsverkehr.

Symptom 2: Selbstverletzung. Regina hat mehrere Suizidversuche unternommen.

Symptom 5: Sorge, verlassen zu werden. Regina ist vollkommen überzeugt davon, dass sie ohne einen Mann nicht überleben kann. Wenn sie in einer Beziehung ist, entwickelt Regina übermäßige Eifersucht, weil sie sich einbildet, dass ihr Partner sie betrügt. Diese Eifersucht führt dazu, dass sie mit ihrem jeweiligen Partner streitet und ihn vertreibt.

Symptom 6: Unklares und instabiles Selbstbild oder Selbstwertgefühl. Regina hat weder Ziele noch eine Orientierung. Zeitweise fühlt sie sich gut, weil sie sich als sexuell attraktive Frau erlebt, zeitweise verachtet sie sich wegen ihrer Unfähigkeit, ihre Kinder zu erziehen.

Symptom 8: Instabile, intensive Beziehungen: Regina hatte viele turbulente Beziehungen, von denen keine länger als ein Jahr dauerte.

Trotz ihrer vielen Probleme gelingt es Regina, ihre Wut im Zaum zu halten. Sie fühlt sich weder besonders leer oder gelangweilt noch hat sie das Gefühl, den Bezug zur Realität zu verlieren. Ihre Stimmung im Alltag bleibt relativ stabil, außer wenn sie sich verlassen fühlt.

Franks Geschichte zeigt eine andere Symptomatik, auch wenn bei ihm ebenfalls eine BPS diagnostiziert wird.

Frank, ein 34-jähriger Zimmermann, verliert schon bei einer kleinen Provokation die Beherrschung. Obwohl er ein hoch qualifizierter Handwerker ist, kann er sich aufgrund seiner häufigen Ausbrüche bei keinem Arbeitsplatz etablieren. Seine letzte Vollzeitanstellung verlor er, nachdem er einen Schraubenzieher nach einem Kollegen geworfen hatte. Jetzt nimmt er jeden Gelegenheitsjob an, der sich ihm bietet. Franks Stimmung schwankt im Laufe eines einzigen Nachmittags von neutral und ängstlich über Furcht und Wut bis zu tiefer Depression. Frank glaubt an verschiedene Verschwörungstheorien und argwöhnt, dass die Regierung plant, die Gedanken aller Bürger zu kontrollieren.

Manchmal scheint er in seiner eigenen Welt verloren zu sein. Obwohl er sich einsam und leer fühlt, ist er noch nie mit jemandem ausgegangen oder hat auch nur Interesse an einer Beziehung gezeigt. Wenn er sich besonders niedergeschlagen fühlt, schneidet er sich mit einer Rasierklinge, bis er blutet. Er trägt lange Hosen und langärmelige Hemden, um die zahlreichen hässlichen Narben an seinen Armen und Beinen zu verbergen. Er gibt an, dass das Schneiden ihn beruhigt und seinen emotionalen Schmerz lindert.

Bei Frank treten die folgenden fünf Symptome einer BPS auf:

Symptom 2: Selbstverletzung. Frank schneidet sich mit einer Rasierklinge an Armen und Beinen, bis er blutet.

Symptom 3: Schnelle Stimmungsumschwünge (Achterbahn der Gefühle). Frank fühlt sich emotional selten gut, aber seine Stimmungen geraten außer Kontrolle. Manchmal grübelt er über seine Ängste nach, ein anderes Mal fühlt er sich von einer tiefen Depression überwältigt.

Symptom 4: Explosivität. Frank verliert die Kontrolle über sein Temperament.

Symptom 7: Innere Leere. Obwohl er einsam ist, sucht oder wünscht sich Frank nicht die Gesellschaft anderer. Er fühlt sich leer und unerfüllt, hat aber kaum eine Vorstellung davon, wie sich seine Situation verbessern ließe.

Symptom 9: Dissoziation (sich nicht mehr mit der Realität verbunden fühlen). Frank misstraut anderen Menschen und hat zeitweise paranoide Vorstellungen, dass die Regierung jeden verfolgt.

Es ist deutlich zu erkennen, dass die Persönlichkeiten von Regina und Frank sich deutlich unterscheiden. Im Gegensatz zu Regina sind Frank Beziehungen nicht wichtig und er hat keine Angst, verlassen zu werden. Er macht sich wenig Gedanken über seinen Selbstwert und sucht keine intensiven Gefühlserlebnisse durch Sex, Drogen, Alkohol oder rücksichtsloses Fahren.

Bei Maria wurde, wie bei Frank und Regina, eine BPS diagnostiziert, dennoch hat sie ihre ganz eigene Mischung an Symptomen.

Maria, eine 28-jährige Versicherungsvertreterin, gewinnt mit ihrem Charme leicht Kunden. Sie ist redegewandt und baut viele, oberflächlich enge Beziehungen auf. Sie macht ihre Kunden sofort zu besten Freunden, die sie dann auf ein Podest stellt und dann als Verbrecher abstempelt, wenn sie ihren hohen Erwartungen nicht gerecht werden. Wenn sie ihre Freunde anschnauzt, ist sie sich ihrer Gehässigkeit nicht bewusst. Nach ihren Wutausbrüchen versucht sie verzweifelt, die Situation wieder gutzumachen, indem sie Geschenke kauft und ihre Freundinnen mit Aufmerksamkeiten überhäuft. Weil Maria jedoch immer wieder die Kontrolle verliert, wenden sich diese irgendwann von ihr ab.

Nach einem Geschäftsabschluss lädt Maria oft das gesamte Büro zum Essen ein und gibt ihre hart erarbeitete Provision gleich wieder aus. Obwohl Maria viel Geld verdient, belastet sie ihre Kreditkarten bis zum Limit und steht kurz vor der Insolvenz. Sie hat ein Gewichtsproblem und isst Unmengen Eiscreme, wenn sie sich einsam fühlt. Auf diese Essanfälle folgen Hungerdiäten, die aber nicht lange anhalten. Ihre Stimmung schwankt wie ein Jo-Jo.

Maria zeigt die folgenden fünf Symptome einer BPS:

Symptom 1: Sensation Seeking (Impulsivität). Maria gibt unkontrolliert Geld aus und hat Essanfälle.

Symptom 3: Schnelle Stimmungsumschwünge (Achterbahn der Gefühle). Maria neigt bei positiven und negativen Ereignissen zur Überreaktion. Ihre Emotionen geraten außer Kontrolle.

Symptom 4: Explosivität. Maria regt sich über ihre Kollegen und Freunde auf. Sie versteht nicht, wie sie auf andere wirkt.

Symptom 5: Sorge, verlassen zu werden: Obwohl sie sich nicht bewusst ist, wie sie andere Menschen von sich stößt, versucht Maria verzweifelt, diese zurückzugewinnen, wenn sie sich von ihr abwenden.

Symptom 8: Instabile, intensive Beziehungen: Maria weiß, wann und wie sie Menschen an sich binden kann – in den frühen Phasen einer Beziehung. Wenn Menschen sie jedoch enttäuschen, reagiert sie mit Wut.

Andererseits schneidet Maria sich nicht und droht auch nicht mit Suizid. Ihr Selbstbild bleibt im Alltag einigermaßen stabil. Sie verweilt nicht in Gefühlen der Leere, hört keine Stimmen und leidet nicht unter Verfolgungswahn.

Regina, Frank und Maria weisen alle mindestens fünf BPS-Symptome auf und erhalten daher alle die BPS-Diagnose. Die meisten Menschen mit einer BPS haben jedoch mehr als fünf Symptome. Darüber hinaus leidet die überwiegende Mehrheit der Menschen mit einer BPS auch an einer oder mehreren anderen Persönlichkeitsstörungen. In den Abschnitten »Andere Persönlichkeitsstörungen« und »Emotionale Störungen, die mit einer BPS einhergehen« dieses Kapitels finden Sie Informationen zu diesen anderen emotionalen Problemen.

Neue Ansätze zur Diagnose der BPS

Die Diagnose ist ein Streitpunkt bei allen Persönlichkeitsstörungen. Besonderen Diskussionsbedarf sehen die Experten jedoch bei der Borderline-Persönlichkeitsstörung. Die Tatsache, dass verschiedene Personen mit BPS so unterschiedliche Krankheitsbilder aufweisen können, hat viele Psychologen und Psychiater dazu veranlasst, alternative Diagnoseansätze zu befürworten. Einige Experten sind der Meinung, dass ein Teil des diagnostischen Problems mit dem Begriff Borderline zusammenhängt.

Adolph Stern, ein früher amerikanischer Psychoanalytiker, prägte den Begriff Borderline 1938, um Patienten zu beschreiben, die an der Grenze zwischen Neurose und Psychose zu liegen schienen. Mit dem Begriff Neurose, der zu Beginn des 20. Jahrhunderts durch die Psychologie Freuds bekannt wurde, werden verschiedene Emotionen wie Angst, Depression und Verzweiflung beschrieben. Diese beunruhigenden Emotionen rühren nach Freud von unbewussten Konflikten her. Eine Psychose dagegen beschreibt einen Realitätsverlust, wie Halluzinationen, Wahnvorstellungen und ernsthafte Probleme mit rationalem Denken.

Die BPS-Experten Dr. John Gunderson und Dr. Mary Zanarini haben eine Befragung (das sogenannte »Diagnostic Interview for Borderline Patients Revised«) entwickelt, die zur Diagnose der BPS verwendet werden kann. Im Wesentlichen konzentriert sich der Ansatz von Gunderson und Zanarini auf die folgenden vier Symptome:

- ✔ **Instabile Beziehungen:** Die Beziehungen von Menschen mit BPS sind häufig recht stürmisch und unbeabsichtigt manipulativ. Sie sind oft von Anspruchsdenken, ständigen Forderungen und schnellen Umschwüngen von der Idealisierung zur Dämonisierung geprägt.
- ✔ **Stimmungsumschwünge:** Die Stimmung von Menschen mit BPS reagiert empfindlich auf Ereignisse und wechselt oft von einer Stimmung in die andere, weil sie die Absichten anderer Menschen falsch einschätzen. Gefühle von Leere, Wut, Angst und Zorn sind häufig die Folge dieses Problems. Menschen mit BPS haben nach dem Verlust der Kontrolle über ihre Emotionen große Schwierigkeiten, ihre Gefühle wieder auf ein normales Niveau zu bringen.
- ✔ **Impulsivität:** Menschen mit BPS handeln oft unüberlegt und neigen zu Selbstverletzungen, Suizidversuchen und/oder streben nach aufregenden Gefühlen.
- ✔ **Kognitive Beeinträchtigungen:** Menschen mit BPS haben oft Wahrnehmungs- und Denkstörungen. Dazu gehören starkes Misstrauen, Halluzinationen und Wahnvorstellungen.

Der Ansatz von Gunderson und Zanarini fasst die üblichen neun Symptome der BPS im Wesentlichen in vier Hauptkategorien zusammen. Sie empfehlen, den Begriff BPS nur für Personen zu verwenden, die alle diese Symptomcluster aufweisen.

In der aktuellen Ausgabe des *Diagnostischen und Statistischen Handbuchs Psychischer Störungen* (DSM-5), das 2013 von der American Psychiatric Association veröffentlicht wurde, wird das Neun-Symptome-System jedoch beibehalten. In der in Deutschland geltenden »ICD-10« (Internationale Klassifikation der Weltgesundheitsorganisation, in der Krankheiten definiert werden) verhält es sich ähnlich. Wir halten uns daher in diesem Buch an die aktuell vorherrschende Neun-Symptom-Perspektive. Möglicherweise wird etwa 2028 hier die neue Auflage »ICD-11« eingeführt, bei der die Diagnosefindung etwas anders funktioniert – aber auch dann werden die Behandlungsstrategien wahrscheinlich mit denen übereinstimmen, die wir in diesem Buch beschreiben.

Hohe oder niedrige Funktionsfähigkeit

Manche Menschen mit BPS kommen besser zurecht als andere. Mit anderen Worten: Nicht jeder, der an dieser Störung leidet, ist im gleichen Maße betroffen. Manche Menschen mit BPS arbeiten in wichtigen Positionen, führen relativ langfristige Beziehungen und ziehen großen Nutzen aus einer Psychotherapie. Es kann sein, dass sich die Symptome dieser Menschen mit der Zeit von selbst verbessern. Ihr Suizidrisiko ist relativ gering und sie kommen in der Regel gut mit ihrem Alltag zurecht.

Andere dagegen leiden erheblich stärker. Sie haben oft Suizidgedanken und müssen wegen ihrer emotionalen Instabilität immer wieder ins Krankenhaus. Sie haben Schwierigkeiten, ihren täglichen Verpflichtungen nachzukommen, und sind anfälliger für gravierenden Drogenmissbrauch und Psychosen. Auch profitieren sie nicht ohne Weiteres von einer Psychotherapie.

Die Kategorien »hohe« und »niedrige« Funktionsfähigkeit können mit der Zeit variieren. Erfreulicherweise können die meisten Menschen mit einer Borderline-Persönlichkeitsstörung durch eine angemessene Behandlung ihre Lebensqualität verbessern.

BPS im Laufe des Lebens

Bisher gibt es keinen einheitlichen Kindheitsverlauf, der zu einer BPS im Erwachsenenalter führt. Viele Menschen mit BPS berichten jedoch von Problemen in der Kindheit. Missbrauch, Vernachlässigung und zerrüttete Familien können eine spätere Diagnose wahrscheinlicher machen. Es scheint jedoch keinen direkten Kausalzusammenhang zu geben.

BPS-Symptome können jedoch in der Regel im Jugendalter erkannt werden. Die Teenagerjahre sind oft von Impulsivität geprägt. Menschen, bei denen später eine BPS diagnostiziert wird, neigen zu starker Impulsivität. Suizidversuche, Selbstverletzungen, Drogenmissbrauch und andere riskante Verhaltensweisen im Jugendalter sind oft Vorläufer für die Entwicklung einer voll ausgeprägten BPS.

Die meisten Erwachsenen, bei denen eine BPS diagnostiziert wurde, hatten in ihrer Jugend Symptome, insbesondere Impulsivität und emotionale Dysregulation. Das frühe Erwachsenenalter ist eine besonders gefährliche Zeit für Suizide und andere selbstverletzende Handlungen. Mit zunehmender Reife nehmen die impulsiven Symptome in der Regel ab, während zwischenmenschliche Probleme und emotionale Störungen in den Vordergrund treten. Im Verlauf der Zeit nehmen die Symptome wellenartig zu und ab.

Andere Persönlichkeitsstörungen

Alle Persönlichkeitsstörungen bereiten den Betroffenen Schwierigkeiten im Alltag. Ihre Emotionen sind unausgeglichen, und sie können schlecht mit anderen Menschen umgehen. Im Allgemeinen scheinen sie nicht sehr glücklich zu sein. Sie ringen mit ihrem Selbstkonzept. Manchmal fühlen sie sich unzureichend, unattraktiv, minderwertig oder beschämt. Manchmal fühlen sie sich aber auch übermäßig selbstbewusst und streben nach Macht, Größe und Überlegenheit gegenüber anderen. Es ist nicht ungewöhnlich, dass sie plötzlich von euphorischen Höhenflügen in Niedergeschlagenheit stürzen. Sie haben auch Probleme mit der Selbststeuerung, da sie keine klaren Ziele haben und ihr Leben nicht auf einheitlichen moralischen Standards basiert. Und schließlich haben Menschen mit Persönlichkeitsstörungen aller Art Schwierigkeiten, dauerhafte Beziehungen einzugehen. Sie wirken oft unsympathisch, unfähig, andere zu verstehen und eine Beziehung zu ihnen aufzubauen.

Psychologen und Psychiater haben zehn verschiedene Bezeichnungen für die verschiedenen Persönlichkeitsstörungen, die im *Diagnostischen und Statistischen Handbuch Psychischer*

Störungen (allgemein als DSM-5 bezeichnet) aufgeführt sind. Zu jeder Bezeichnung gehört eine spezifische Liste von Symptomen, wobei sich die für eine Persönlichkeitsstörung aufgeführten Symptome häufig mit den Symptomen einer anderen Störung überschneiden. Bei Menschen mit BPS werden oft eine oder mehrere zusätzliche Persönlichkeitsstörungen diagnostiziert. Daher kann eine Person mit BPS eine schwindelerregende Vielzahl von Symptomen aufweisen, von denen einige Teil der BPS sind, während andere Bestandteil einer anderen diagnostizierten Persönlichkeitsstörung sind.

Um Ihnen einen leichteren Zugang zu den verschiedenen Symptomen und Störungen zu ermöglichen, werden wir im nächsten Abschnitt die einzelnen Persönlichkeitsstörungen genauer betrachten. Sie lassen sich in drei Hauptgruppen einteilen:

- ✔ Sonderbar und exzentrisch
- ✔ Dramatisch und unberechenbar
- ✔ Besorgt und ängstlich

Sonderbar und exzentrisch

Zweifellos sind Ihnen schon Menschen begegnet, die eine oder mehrere Persönlichkeitsstörungen aus der Gruppe der sonderbaren und exzentrischen Störungen aufweisen, etwa die paranoide, die schizotype oder die schizoide Persönlichkeitsstörung. Es kann jedoch sein, dass Sie diesen Menschen nicht sehr viel Aufmerksamkeit geschenkt haben, weil Menschen mit dieser Art Persönlichkeitsstörung kein großes Bedürfnis nach anderen Menschen haben. Tatsächlich sind sie manchmal überhaupt nicht an Menschen interessiert. Sie haben ein geringer ausgeprägtes Bedürfnis nach sozialen Kontakten als die meisten Menschen, und ihre Gedanken sind oft etwas verzerrt, da sie Ereignisse anders wahrnehmen als die meisten Menschen. In den folgenden Abschnitten werfen wir einen Blick auf jede dieser Störungen.

Paranoide Persönlichkeitsstörung

Die paranoide Persönlichkeitsstörung tritt überraschend häufig auf und betrifft bis zu 4 bis 5 Prozent der Allgemeinbevölkerung. Die Forschung geht davon aus, dass genetische Faktoren bei der Entwicklung dieser Störung eine wichtige Rolle spielen. Menschen mit paranoider Persönlichkeitsstörung betrachten ihre Umwelt mit Argwohn und Misstrauen. Sie weisen vier oder mehr der folgenden Symptome auf:

- ✔ Sie fühlen sich von anderen schlecht behandelt, betrogen und ausgenutzt.
- ✔ Sie tragen ihren Groll über lange Zeit mit sich herum.
- ✔ Sie interpretieren positive Ereignisse oder gut gemeinte Bemerkungen anderer falsch.
- ✔ Sie gehen davon aus, dass die meisten Menschen es auf sie abgesehen haben.
- ✔ Sie vertrauen anderen nicht genug, um sich ihnen anzuvertrauen.
- ✔ Sie zweifeln an der Loyalität von Freunden, Partnern, Familienmitgliedern und Liebhabern.

- Sie sind eifersüchtig und suchen krampfhaft nach Anzeichen für Verrat.
- Menschen mit einer paranoiden Persönlichkeitsstörung interpretieren oft neutrale Ereignisse als für sie schädlich. Infolgedessen hegen sie starken Groll, nehmen eine feindselige Haltung ein und geben anderen die Schuld für ihre Probleme.

Trotz dieses gravierenden Störungsbildes nehmen die Betroffenen oft nur dann eine psychotherapeutische Behandlung in Anspruch, wenn sie gerichtlich dazu verpflichtet werden oder unter ihren Problemen erheblich leiden. Anderen Menschen – Freunden, Liebhabern, Bekannten oder Therapeuten – schenken sie in der Regel kein Vertrauen, sodass sie keinen Sinn darin sehen, sich von anderen helfen zu lassen. Sie glauben, dass alles, was sie einem Therapeuten anvertrauen, gegen sie verwendet wird. Weil sie darüber hinaus darauf bedacht sind, stark und unabhängig zu wirken, betrachten sie eine Therapie als Zeichen von Schwäche.

Das neunte Kriterium für eine Borderline-Persönlichkeitsstörung ist der mangelnde Bezug zur Realität. Es schließt auch eine paranoide Grundhaltung mit ein. Allerdings ist Paranoia kein besonders auffälliges Anzeichen für eine Borderline-Persönlichkeitsstörung. Es können sowohl eine paranoide Persönlichkeitsstörung als auch eine BPS diagnostiziert werden, wenn das Verhalten starke Anzeichen für beide Störungen aufweist.

Schizoide Persönlichkeitsstörung

Die schizoide Persönlichkeitsstörung betrifft etwa 1 bis 3 Prozent der Bevölkerung. Auch hier scheinen die Gene eine wichtige Rolle zu spielen. Genetische Faktoren gelten als bis zur Hälfte für das Risiko verantwortlich, diese Störung zu entwickeln. Menschen mit schizoider Persönlichkeitsstörung sind typische Einzelgänger. Sie weisen vier oder mehr der folgenden Symptome auf:

- Sie haben keine engen Beziehungen zu Freunden oder Familie.
- Sie wählen Aktivitäten, an denen keine anderen Menschen beteiligt sind.
- Sie haben wenig oder kein Interesse an Sex.
- Sie sind unfähig, irgendeine Aktivität zu genießen.
- Sie wirken distanziert, unnahbar oder abgehoben.
- Sie haben keine bedeutungsvollen Beziehungen zu anderen.
- Sie scheinen Lob oder Kritik gegenüber gleichgültig zu sein.

Mit anderen Worten: Sie pflegen keine engen Freundschaften und verspüren auch kein Verlangen danach. Sie werden von anderen als Außenseiter betrachtet und haben kaum Kontakt zu ihren eigenen Familien. Ihre sozialen Fähigkeiten sind schwach ausgeprägt und sie haben kein Gefühl für die Nuancen sozialer Interaktionen. Ihre Emotionen sind ausdruckslos und distanziert. Lob oder Kritik sind ihnen gleichgültig.

Außerdem ziehen es Menschen mit dieser Störung vor, fast alles allein zu machen. Sie haben wenig Freude an den meisten Aktivitäten, die andere Menschen genießen, insbesondere an solchen, die die Sinne anregen, wie etwa

- einen Sonnenuntergang beobachten,
- dem Rauschen des Meeres lauschen,
- in den Bergen wandern,
- umarmt werden oder jemanden umarmen,
- Sex mit einer anderen Person haben.

Wenn Menschen mit einer schizoiden Persönlichkeitsstörung arbeiten, entscheiden sie sich für Tätigkeiten, die sie unterfordern, weil es ihnen an Motivation mangelt. Wie Menschen mit einer paranoiden Persönlichkeitsstörung suchen auch Menschen mit einer schizoiden Persönlichkeitsstörung nicht oft psychologischen Beistand. Sie sehen keinen Grund dafür, weil sie mit ihrem Leben nicht besonders unzufrieden sind. Wenn man sie sich selbst überlässt, führen sie ein relativ ruhiges, zurückgezogenes Leben.

Schizotype Persönlichkeitsstörung

Schizotype Persönlichkeitsstörungen haben eines mit schizoiden Persönlichkeitsstörungen gemeinsam: Die Betroffenen meiden enge Beziehungen und zeigen wenig soziale Kompetenz. Menschen mit einer schizotypen Persönlichkeitsstörung neigen jedoch dazu, in sozialen Situationen ängstlicher zu sein als Menschen mit einer schizoiden Persönlichkeitsstörung. Darüber hinaus fallen sie aufgrund ihrer sonderbaren und exzentrischen Verhaltensweisen und Gedanken viel stärker auf. Für die Diagnose einer schizotypen Persönlichkeitsstörung müssen fünf oder mehr der folgenden Symptome vorliegen:

- Überzeugung, dass sich alles in der Welt um sie dreht –Zeitungsschlagzeilen, Fernsehnachrichten und so weiter
- Magisches Denken wie starker Aberglaube, bizarre Fantasien und der Glaube an Telepathie
- Seltsame Körperwahrnehmung, etwa das Gefühl, dass ihre Hände von äußeren Kräften kontrolliert werden
- Ungewöhnliche Sprache oder Gedanken, die für andere schwer nachvollziehbar sind, weil sie vage sind oder zu viele Metaphern enthalten
- Emotionen, die dem Geschehen um sie herum unangemessen erscheinen
- Seltsames Aussehen oder merkwürdiges Verhalten
- Ängstlichkeit in sozialen Situationen
- Wenige oder gar keine Freunde oder enge Beziehungen
- Paranoia (auch hier gilt, dass die Symptome verschiedener Persönlichkeitsstörungen in mehr als einer Störung auftauchen können)

Wie diese Symptome das Leben von Menschen mit dieser Störung beeinflussen, ist von Person zu Person sehr unterschiedlich. Die folgende Geschichte vermittelt jedoch einen ungefähren Eindruck von einer Person mit einer schizotypen Persönlichkeitsstörung.

Christof ist 37 Jahre alt und in seiner Nachbarschaft als »der Kappentyp« bekannt. Er lebt allein in der Einliegerwohnung im Haus seines Onkels. Sein Spitzname rührt von den vielen verschiedenen Baseballkappen her, die er immer trägt. Er besitzt Kappen von jedem Bundesligaclub und trägt sie in einer bestimmten Reihenfolge, die nur er versteht. Christof glaubt, dass die Spieler der Fußballbundesliga auf seinen Rat angewiesen sind und dass er bestimmte Kappen tragen muss, um während der Spiele mit ihnen zu kommunizieren. Er hat ein Fernseh-Abo, das ihm ermöglicht, alle Spiele zu sehen, und sitzt stundenlang allein vor dem Fernseher und schaut Fußball.

Wegen seiner psychischen Erkrankung erhält Christof verschiedene Sozialleistungen. Seit seiner Schulzeit wurden bei ihm mehrere Diagnosen gestellt, darunter Entwicklungsverzögerung, Schizophrenie und bipolare Störung. Im Rahmen einer aktuellen Begutachtung wurde bei ihm eine schizotype Persönlichkeitsstörung diagnostiziert.

Christof wird ambulant betreut und erhält Unterstützung im Bereich der Haushaltsführung und Gesundheit. Ohne diese Unterstützung würde er seine gesamte Zeit damit verbringen, seine Hutsammlung zu sortieren oder fernzusehen. Er hat eine Überweisung zu einer psychotherapeutischen Behandlung, weigert sich jedoch, dorthin zu gehen.

Christofs Beispiel zeigt, wie schwierig die Diagnose einiger psychischer Störungen ist. Obwohl die Diagnose einer schizotypen Persönlichkeitsstörung auf ihn zutrifft, schien sein Realitätsbewusstsein zu bestimmten Zeiten noch stärker beeinträchtigt gewesen zu sein, was die Diagnose einer Schizophrenie erklärt. *Schizophrenie* gilt als eine ernste psychische Erkrankung, die häufig mit Wahnvorstellungen, stark gestörtem Denken und/oder Halluzinationen einhergeht. Die Grenze zwischen den beiden Störungen kann sehr fließend und selbst für erfahrene Psychiater und Psychiaterinnen schwer zu erkennen sein.

Dramatisch und unberechenbar

Menschen mit Persönlichkeitsstörungen der dramatischen und unberechenbaren Art sind kaum zu übersehen. In diese Kategorie fallen die antisoziale Persönlichkeitsstörung, die BPS, die histrionische Persönlichkeitsstörung und die narzisstische Persönlichkeitsstörung. Von diesen Störungen betroffene Menschen ziehen die Aufmerksamkeit auf sich, indem sie entweder verführerisches, feindselig aggressives, übermäßig emotionales, schockierend regelwidriges oder selbstverherrlichendes Verhalten an den Tag legen – und das in der Regel, ohne auch nur kurz darüber nachzudenken.

Diese Personen sind auffallend egozentrisch und haben Schwierigkeiten zu verstehen, wie sich andere Menschen fühlen. Die BPS gehört zwar in diese Kategorie, aber da sie im Abschnitt *Die neun Symptome einer BPS* bereits ausführlich beschrieben wurde, bleibt sie hier außen vor.

Antisoziale Persönlichkeitsstörung

Eine antisoziale Persönlichkeitsstörung betrifft etwa 2 Prozent der Allgemeinbevölkerung, wobei Männer deutlich häufiger betroffen sind als Frauen. Wenn Sie jedoch in ein Gefängnis gehen, werden Sie feststellen, dass 50 bis 80 Prozent der Insassen an dieser Störung leiden.

Menschen mit einer antisozialen Persönlichkeitsstörung nehmen keine Rücksicht auf andere Menschen und deren Rechte oder Gefühle. Sie brechen ungeniert jegliche gesellschaftlichen Regeln und landen häufig im Gefängnis. Viele von ihnen sind extrem gewalttätig und zeigen weder Reue für ihre Handlungen noch Mitgefühl für ihre Opfer.

Einige Menschen mit einer antisozialen Persönlichkeitsstörung sind dagegen nicht besonders aggressiv, empfinden jedoch sadistische Freude, wenn sie andere Menschen täuschen können. Ein kleiner Prozentsatz dieser Menschen schafft es sogar in die Geschäftsführung großer Unternehmen – aber nur durch die Ausnutzung und Manipulation anderer. Paradoxerweise strahlen sie oft Charme und Charisma aus. Die Diagnose einer antisozialen Persönlichkeitsstörung ist an drei oder mehr der folgenden Merkmale gebunden. (Weitere Informationen darüber, inwiefern diese Störung, insbesondere bei Männern, mit einer BPS verwechselt werden kann, finden Sie im Abschnitt *Geschlechtsspezifische Aspekte bei der Diagnose der BPS* weiter hinten in diesem Kapitel.):

- ✔ Gesetzwidriges Verhalten, das zu einer Verhaftung führen könnte
- ✔ Betrug, einschließlich Lügen oder Täuschen anderer zum persönlichen Vorteil oder Vergnügen
- ✔ Gleichgültigkeit gegenüber der Sicherheit anderer oder der eigenen
- ✔ Impulsives Verhalten ohne Rücksicht auf Konsequenzen
- ✔ Aggressives und reizbares Verhalten, einschließlich körperlicher Auseinandersetzungen
- ✔ Verantwortungsloser Umgang mit Verpflichtungen
- ✔ Keine Schuldgefühle und Gleichgültigkeit gegenüber der Verletzung anderer

Menschen mit einer antisozialen Persönlichkeitsstörung sind mehr daran interessiert, ihre Macht und ihr Image zu wahren, als enge, langfristige Beziehungen einzugehen. Sie mögen zwar anfangs ihre Partner mit Zuneigung überschütten, beenden die Beziehung aber in dem Moment, in dem sie sich langweilen oder der Partner ihren Zwecken nicht mehr dienen kann.

Histrionische Persönlichkeitsstörung

Obwohl nur etwa 2 Prozent der Allgemeinbevölkerung von einer histrionischen Persönlichkeitsstörung betroffen sind, könnte man meinen, dass der Prozentsatz höher ist, da man Menschen mit dieser Störung selten vergisst. Sie sehnen sich nach Aufmerksamkeit wie aufstrebende Hollywoodstars.

Menschen mit einer histrionischen Persönlichkeitsstörung müssen mindestens fünf der folgenden Tendenzen erkennen lassen:

- ✔ Unbehagen, wenn sie keine Aufmerksamkeit erhalten
- ✔ Übermäßige Betonung der körperlichen Erscheinung, um Aufmerksamkeit zu erregen

- ✔ Überzeugung, dass oberflächliche Beziehungen in Wirklichkeit tiefgründig sind
- ✔ Sexuell verführerisches Verhalten
- ✔ Übertriebene Zurschaustellung von Emotionen
- ✔ Redestil, der beeindrucken soll, aber nichtssagend ist
- ✔ Starke Beeinflussbarkeit und Manipulierbarkeit
- ✔ Oberflächliche und schnell wechselnde Emotionen

Weil Menschen mit einer histrionischen Persönlichkeitsstörung Experten im Schmeicheln und Flirten sind, werden sie anfangs oft als interessant und attraktiv empfunden. Mit der Zeit kommen jedoch ihre Selbstbezogenheit und ihre Oberflächlichkeit zum Vorschein.

Narzisstische Persönlichkeitsstörung

Etwa 1 Prozent der Bevölkerung leidet an einer narzisstischen Persönlichkeitsstörung. Die Betroffenen sehnen sich wie Menschen mit einer histrionischen Persönlichkeitsstörung nach Aufmerksamkeit. Anders als diese fühlen sie sich jedoch ungewöhnlich selbstbewusst und haben das Gefühl, dass ihnen immer und überall eine Sonderbehandlung gebührt. Sie wirken arrogant und überheblich.

Menschen mit einer narzisstischen Persönlichkeitsstörung weisen fünf oder mehr der folgenden Merkmale auf:

- ✔ Übertriebene Selbstüberschätzung
- ✔ Selbstverliebtheit und Selbstgefälligkeit
- ✔ Überzeugung, nur von anderen besonderen Menschen verstanden oder geschätzt zu werden
- ✔ Mangelndes Einfühlungsvermögen
- ✔ Wunsch nach ständiger Aufmerksamkeit, Wertschätzung und Lob
- ✔ Ausbeutung und Ausnutzung anderer Menschen
- ✔ Unangemessene Erwartung, von anderen bevorzugt behandelt zu werden – in einem Wort: Anspruchsdenken
- ✔ Arroganz und Hochmut
- ✔ Neid auf die Leistungen anderer

Für Menschen mit einer narzisstischen Persönlichkeitsstörung sind andere Menschen nicht mehr als ein Publikum. Sie haben die Vorstellung, dass sie besondere Talente haben oder großen Ruhm oder Reichtum erlangen werden. Sicher fällt Ihnen jemand ein, der dieses Problem hat.

Besorgt und angstvoll

Diese Kategorie von Persönlichkeitsstörungen ist in erster Linie durch Besorgnis, Angst, Schüchternheit, Rückzug und übertriebene Rücksichtnahme auf die Meinung anderer gekennzeichnet. Die davon betroffenen Menschen vermeiden um jeden Preis, Schaden zu nehmen, und sind ungewöhnlich risikoscheu. Zu dieser Gruppe gehören die ängstlich-vermeidende Persönlichkeitsstörung, die abhängige Persönlichkeitsstörung und die zwanghafte Persönlichkeitsstörung.

Ängstlich-vermeidende Persönlichkeitsstörung

Früher hielten Forscher die ängstlich-vermeidende Persönlichkeitsstörung für nicht sehr verbreitet, doch Studien deuten darauf hin, dass möglicherweise 2 bis 3 Prozent der Bevölkerung an dieser Störung leiden. Die Betroffenen fühlen sich unzulänglich, sind schüchtern und haben Angst vor negativen Meinungen anderer. Sie ziehen sich von anderen Menschen zurück, nicht weil sie kein Interesse an Beziehungen haben (wie es bei der schizoiden Persönlichkeitsstörung der Fall ist, die wir im Abschnitt *Sonderbar und exzentrisch* beschreiben), sondern weil sie Angst vor Ablehnung und Kritik haben.

Ihre Ängste lassen sie sozial unbeholfen und gehemmt wirken. Sie nähern sich anderen Menschen nur, wenn sie so gut wie sicher sind, dass diese sie akzeptieren werden. Sie sind passiv und können sich nicht durchsetzen. Menschen mit dieser Störung arbeiten in der Regel in Berufen, die wenig zwischenmenschliche Fähigkeiten erfordern, und erreichen daher oft weniger, als sie ohne die Störung hätten erreichen können.

Bei Personen, bei denen eine ängstlich-vermeidende Persönlichkeitsstörung diagnostiziert wird, zeigen sich mindestens vier der folgenden Symptome:

- ✔ Vermeidung neuer oder riskanter Aktivitäten
- ✔ Vermeidung beruflicher Tätigkeiten, die möglicherweise mit Bewertungen oder Kritik verbunden sind
- ✔ Nach Möglichkeit Vermeidung unbekannter Menschen
- ✔ Vermeidung enger Beziehungen aus Angst vor Zurückweisung
- ✔ Betrachten sich selbst als unattraktiv, unzulänglich und minderwertig
- ✔ Sorgen sich ständig um Kritik oder Zurückweisung
- ✔ Sind übermäßig gehemmt aus Angst vor negativen Bewertungen

Abhängige Persönlichkeitsstörung

Abhängige Persönlichkeitsstörungen treten bei weniger als 1 Prozent der Allgemeinbevölkerung auf, werden jedoch häufiger bei Frauen als bei Männern diagnostiziert. Menschen mit dieser Störung empfinden sich selbst als hilflos und auf die Fürsorge anderer angewiesen. Sie sind unterwürfig und anhänglich und sehnen sich verzweifelt nach Anerkennung. Sie haben Schwierigkeiten, Entscheidungen zu treffen, und bitten andere übermäßig oft um Rat.

Sie vermeiden es, Verantwortung zu übernehmen, und versuchen stattdessen, andere dazu zu bringen, Verantwortung für sie zu übernehmen. Sie sind anfällig für Ausbeutung oder Missbrauch durch andere, weil sie so schüchtern sind und nicht für sich selbst eintreten können.

Menschen mit einer abhängigen Persönlichkeitsstörung neigen dazu, unter ihren Möglichkeiten zu bleiben. Dies ist auch bei Menschen mit einer vermeidenden Persönlichkeitsstörung der Fall. Ihr Versagen ist jedoch eher auf einen Mangel an Initiative und ein Gefühl der Unzulänglichkeit zurückzuführen als auf die Vermeidung zwischenmenschlicher Kontakte. Wie Sie sich vorstellen können, kann die übermäßige Bedürftigkeit, die von Menschen mit dieser Störung zum Ausdruck gebracht wird, ihre Freunde und Bekannten zermürben.

Die Diagnose einer abhängigen Persönlichkeitsstörung wird gestellt, wenn fünf oder mehr der folgenden Merkmale vorliegen:

- ✔ Unfähigkeit, anderen zu widersprechen, aus Angst vor Zurückweisung
- ✔ Mangelndes Selbstvertrauen und daraus folgende Untätigkeit
- ✔ Schwierigkeiten, grundlegende Lebensentscheidungen zu treffen, ohne andere zu konsultieren
- ✔ Starkes Bedürfnis nach Schutz und Rat von anderen
- ✔ Verzweifelte Angst vor dem Alleinsein
- ✔ Gefühl der Hilflosigkeit
- ✔ Möglichst anderen die Verantwortung für alltägliche Entscheidungen überlassen
- ✔ Sich mit unangenehmen oder abstoßenden Bedingungen abfinden, um Zuwendung zu erhalten

Zwanghafte Persönlichkeitsstörung

Zwanghafte Persönlichkeitsstörungen betreffen geschätzte 2 bis 7 Prozent der Allgemeinbevölkerung. Bei Männern wird diese Diagnose häufiger gestellt als bei Frauen. Menschen mit einer zwanghaften Persönlichkeitsstörung sind ordnungsliebend, unflexibel und extrem detailorientiert. Sie halten sich im Allgemeinen übertrieben streng an Regeln. Die meisten Menschen mit einer zwanghaften Persönlichkeitsstörung sind im Arbeitsleben sehr engagiert. Sie neigen auch dazu, sich zu überarbeiten. Das liegt zum einen daran, dass sie sich für die Einzigen halten, die ihre Arbeit gut genug machen können, und zum anderen an ihrem übertriebenen Ehrgeiz und Perfektionismus. Sie beschäftigen sich in einem Ausmaß mit Details, das sich die meisten Menschen einfach nicht vorstellen können. Sie organisieren ihre Arbeit und ihr Leben bis zum Überdruss. Menschen mit einer zwanghaften Persönlichkeitsstörung neigen zu übertriebener Sparsamkeit.

Selbst wenn die Betroffenen einem Hobby oder anderen Interessen nachgehen, verderben sie sich den Spaß daran, indem sie alles bis ins kleinste Detail hinterfragen und studieren. Beispielsweise könnte eine Person mit einer zwanghaften Persönlichkeitsstörung beschließen, zur Erholung in ein fremdes Land zu reisen. Anstatt sich zu entspannen und die üblichen Vorbereitungen zu treffen, könnte diese Person jedoch

- ✔ Monate damit verbringen, jeden erdenklichen Reiseführer zu lesen,
- ✔ die Geschichte und Kultur des Reiseziels eingehend studieren,
- ✔ die Sprache des Reiseziels erlernen und
- ✔ die Reise mit einem anstrengenden Zeitplan für Museumsbesuche und historische Sehenswürdigkeiten füllen.

Natürlich können einige dieser Aktivitäten ein Abenteuer bereichern. Aber jemand mit einer zwanghaften Persönlichkeitsstörung verbringt nicht gerne viel Zeit am Strand, um mit Romanen zu entspannen oder ein Nickerchen zu machen. Mit anderen Worten: Ziele und zielgerichtete Aktivitäten haben Vorrang vor Vergnügen und Entspannung.

Eine zwanghafte Persönlichkeitsstörung wird diagnostiziert, wenn vier oder mehr der folgenden Anzeichen vorliegen:

- ✔ Neigung zu Sparsamkeit und übertriebene finanzielle Vorsorge für vermeintliche zukünftige Notfälle
- ✔ Unfähigkeit, wertlose Besitztümer wegzuwerfen
- ✔ Neigung zur Sturheit
- ✔ Wunsch, für alles zuständig zu sein
- ✔ Übermäßige Fixierung auf Regeln und Details zulasten wichtigerer Dinge
- ✔ Übermäßige Gewissenhaftigkeit und mangelnde Flexibilität in Bezug auf Werte
- ✔ Übermäßige Fixierung auf das Arbeitsleben auf Kosten von Familie, Freunden und Freizeitgestaltung
- ✔ Perfektion ist wichtiger als die Fertigstellung von Projekten

Obwohl sie ähnliche Namen haben, ist eine Zwangsstörung nicht dasselbe wie eine zwanghafte Persönlichkeitsstörung. Ein besonders auffälliger Unterschied besteht darin, dass die meisten Menschen mit einer Zwangsstörung unter den Auswirkungen ihrer Störung sehr leiden. Menschen mit einer zwanghaften Persönlichkeitsstörung hingegen glauben in der Regel, dass ihre Lebensweise die richtige für sie ist, und wollen nichts an sich ändern.

Informationen über Zwangsstörungen finden Sie im Abschnitt »Ängste« weiter hinten in diesem Kapitel.

Wenn man Menschen mit einer zwanghaften Persönlichkeitsstörung fragt, ob ihr Leben sie zufriedenstellt, antworten die meisten, dass sie mit ihrem Leben zufrieden sind. Die folgende Geschichte über Paul beschreibt einen Tag im Leben eines Menschen mit zwanghafter Persönlichkeitsstörung.

Paul beginnt jeden Tag genau um 5:15 Uhr. Seine Duschroutine dauert genau neun Minuten. Um 5:45 Uhr ist er fertig angezogen. Zum Frühstück nimmt er immer

Haferflocken (wegen seines Cholesterinspiegels) zu sich, vier Trockenpflaumen (für die Verdauung), 100 Milliliter fettfreie Milch und eine Tasse schwarzen Kaffee. Er wirft einen Blick auf seinen Terminkalender für den Tag und macht sich um 6:15 Uhr auf den Weg in sein Büro. Wenn er um 6:55 Uhr eintrifft, ist er immer der Erste im Büro. Er genießt die ruhige Zeit, bevor die anderen um 8:00 Uhr eintreffen. Er überprüft seinen Zeitplan ein zweites Mal und priorisiert die anstehenden Aufgaben.

Um 7:30 Uhr und dann noch einmal am späten Nachmittag loggt sich Paul an seinem Computer ein und überprüft seine Altersvorsorge. Jeden Freitag gönnt er sich eine Freude und führt einen Online-Finanzcheck durch. Er freut sich, dass alle drei Online-Altersvorsorgeanalysen anzeigen, dass er mit einer Wahrscheinlichkeit von 98 Prozent seinen aktuellen Lebensstil bis zum Alter von 105 Jahren oder länger beibehalten kann. Pauls Sekretärin trifft um 8:00 Uhr morgens ein. Sie lächelt und begrüßt ihn. Paul nickt nur und sagt, ohne sie anzusehen: »Ich habe mir den Brief angesehen, um den ich Sie gestern gebeten habe, und ich habe 17 Änderungen vorgenommen. Ich möchte, dass Sie diese übernehmen und ihn mir noch einmal vorlegen.«

Sie rollt mit den Augen, weiß aber, dass er das nicht bemerken wird, weil er sie selten ansieht. Sie arbeitet seit zwölf Jahren für ihn und hat ihn fast nie lächeln sehen. Soweit sie weiß, hat er außerhalb der Arbeit kein wirkliches Leben, keine Familie oder Freunde.

Wenn jemand nicht in die Kategorien passt

Es widerspricht der Natur des Menschen, dass man einzelne Fälle immer eindeutig einer Persönlichkeitsstörung zuordnen könnte. Manchmal zeigt eine Person zwei Symptome einer BPS, zwei Symptome einer narzisstischen Persönlichkeitsstörung und ein ausgeprägtes Symptom einer histrionischen Persönlichkeitsstörung. Eine solche Person lässt sich nicht eindeutig einer dieser drei Persönlichkeitsstörungen zuordnen, hat jedoch höchstwahrscheinlich chronische Schwierigkeiten im Umgang mit Emotionen, zwischenmenschlichen Beziehungen und/oder im Arbeitsleben. Diese Person handelt möglicherweise auch ohne Rücksicht auf mögliche Konsequenzen. Jemand, der diese Symptome aufweist, zeigt zweifellos die allgemeinen Anzeichen einer Persönlichkeitsstörung, lässt sich aber keiner bestimmten Kategorie zuordnen.

Experten für psychische Gesundheit haben eine Lösung für dieses Dilemma gefunden und die Begriffe »Sonstige näher bezeichnete Persönlichkeitsstörung« und »Nicht näher bezeichnete Persönlichkeitsstörung« eingeführt. Die Diagnose »Sonstige näher bezeichnete Persönlichkeitsstörung« wird immer dann gestellt, wenn die Symptome einer Person gemischt sind und einfach nicht die Kriterien für eine bestimmte Persönlichkeitsstörung wie BPS, histrionische Persönlichkeitsstörung oder antisoziale Persönlichkeitsstörung erfüllen. Die Diagnose »Nicht näher bezeichnete Persönlichkeitsstörung« wird gestellt, wenn klar ist, dass eine Persönlichkeitsstörung vorliegt, aber nicht genügend Informationen vorliegen, um eine spezifische Diagnose zu stellen. Diese Diagnosen werden in der Kategorie der Persönlichkeitsstörungen am häufigsten gestellt, da sich die Probleme einer sehr großen Anzahl von Menschen nicht einfach kategorisieren lassen.

In diesem Kapitel werden alle Diagnosen von Persönlichkeitsstörungen beschrieben, die unser Berufsstand zum Zeitpunkt der Erstellung dieses Buches offiziell anerkennt, nach der schon erwähnten »ICD-10«. Die Art und Weise, wie Experten für psychische Gesundheit Diagnosen betrachten, verändert sich im Laufe der Zeit, und auch in der ICD-11 gibt es bei den Persönlichkeitsstörungen einige Änderungen – aber dadurch wird das hier Gesagte nicht ungültig werden (auch wenn sich einige Bezeichnungen und diagnostische Herangehensweisen ändern).

Mit der BPS einhergehende emotionale Störungen

Man kann den Unterschied zwischen einer Persönlichkeitsstörung (etwa einer BPS) und anderen Arten akuter emotionaler Störungen mit dem Unterschied zwischen Klima und Wetter vergleichen. Das Klima bezieht sich auf allgemeine Wettermuster, die über lange Zeiträume hinweg relativ vorhersehbar sind. Das Wetter bezieht sich auf zu einem bestimmten Zeitpunkt vorherrschende Faktoren wie Temperatur, Wind, Regen und Luftfeuchtigkeit.

Zum Beispiel ist das Klima in Florida mild mit einem anhaltenden Muster aus Sonnenschein und warmen Temperaturen. Allerdings wechselt das Wetter dort von sonnig zu gelegentlichen Gewittern und Stürmen. Wie das Klima halten Persönlichkeitsstörungen über lange Zeiträume an. Akute emotionale Störungen wie Angstzustände und Depressionen sind dagegen eher wie das Wetter – Gewitter und Stürme – und äußern sich in der Regel in intensiveren und oft kürzeren Schüben als Persönlichkeitsstörungen.

Menschen mit Persönlichkeitsstörungen weisen lang anhaltende Verhaltensmuster auf, die ihr Leben beeinträchtigen. Sie leiden jedoch auch häufig an emotionalen Störungen, die wie Gewitter über sie hereinbrechen. In den folgenden Abschnitten beschreiben wir kurz die emotionalen Störungen, die am häufigsten zusammen mit der BPS auftreten oder die manchmal mit der BPS verwechselt werden.

Sie fragen sich vielleicht, warum wir uns hier so eingehend mit Diagnosen befassen, die manchmal mit der BPS einhergehen oder damit verwechselt werden können. Stellen Sie sich folgendes Szenario vor: Wenn Sie an Malaria erkranken, möchten Sie, dass Ihr Arzt Malaria behandelt und nicht die Beulenpest. Wenn Sie jedoch das ungewöhnliche Pech haben, an beiden Krankheiten zu leiden, sind Sie sicher froh, wenn Ihr Arzt beide behandelt.

Bei der Unterscheidung zwischen akuten emotionalen Störungen und Persönlichkeitsstörungen kommt man mit einer klaren Analogie wie Wetter und Klima nicht weiter. Manche Menschen leiden beispielsweise viele Jahre lang, wenn nicht sogar ihr ganzes Leben lang, unter Angstzuständen und Depressionen, insbesondere wenn sie sich nie in Behandlung begeben. Fachleute sind sich immer noch uneinig, ob Persönlichkeitsstörungen und andere emotionale Störungen tatsächlich voneinander getrennte Krankheitsbilder sind.

Ängste

Wir alle verspüren von Zeit zu Zeit ein wenig Angst. Angst ist ein Gefühl des Unbehagens, der Bedrängnis, der Sorge oder Beunruhigung. Manche Menschen spüren Angst in ihrem Körper (etwa als Engegefühl im Magen oder als Atemnot). Andere wachen mitten in der Nacht auf, weil sie von Sorgen gequält werden. Und wieder andere meiden Orte, die Angstgefühle auslösen. Angst wird erst dann zu einer Störung, wenn sie die Lebensqualität oder Gesundheit einer Person erheblich beeinträchtigt.

Wenn Sie mehr über die häufigsten Angststörungen erfahren möchten, empfehlen wir Ihnen unser Buch *Angstfrei leben für Dummies* (Wiley-VCH). Darin finden Sie Einzelheiten zu den Diagnosen sowie fundierte Ratschläge zu den Behandlungsmöglichkeiten. Glücklicherweise lassen sich Angststörungen in der Regel recht erfolgreich behandeln.

Zu den am häufigsten vorkommenden Angststörungen gehören:

- **Generalisierte Angststörung:** Diese Störung ist durch einen fast konstanten Zustand der Sorge und Anspannung gekennzeichnet, der nicht nachlässt. Die Sorgen sind im Allgemeinen übertrieben und überzogen.
- **Soziale Angststörung:** Im Mittelpunkt dieser Störung steht die Angst vor öffentlicher Beobachtung und Bewertung durch andere. Menschen mit dieser Störung vermeiden es, Kontakte zu knüpfen, in der Öffentlichkeit zu sprechen, an Partys teilzunehmen und Fragen von Lehrpersonen zu beantworten.
- **Panikstörung:** Menschen mit einer Panikstörung erleben intensive Episoden überwältigender Angst, die in der Regel von körperlichen Symptomen wie Atemnot, Herzrasen und Schweißausbrüchen begleitet werden. Viele Menschen berichten, dass sie sich bei Panikattacken fühlen, als würden sie gleich sterben – tatsächlich werden Panikattacken manchmal mit Herzinfarkten verwechselt.
- **Agoraphobie:** Diese Störung tritt häufig (aber nicht immer) zusammen mit Panikstörungen auf. Agoraphobie geht mit einer irrational starken Angst einher, in Menschenmengen, Theatern oder Gruppen jeglicher Art gefangen zu sein und nicht entkommen zu können. Menschen mit dieser Störung schränken ihre Aktivitäten oft so stark ein, dass sie kaum noch das Haus verlassen.
- **Spezifische Phobien:** Phobien sind übersteigerte Ängste vor bestimmten Objekten, Situationen oder Tieren. Menschen mit Phobien vermeiden ihre Auslöser so konsequent, dass ihr Leben dadurch eingeschränkt wird, ähnlich wie bei Menschen mit Agoraphobie. Zu den häufigsten Phobien gehören extreme Angst vor Höhen, Schlangen, Spinnen, Flugzeugen, Insekten und Blitzen.

Wenn Sie eine schwere Panikattacke erleiden (insbesondere, wenn sie von Brustschmerzen oder Atemnot begleitet wird), müssen Sie einen Arzt aufsuchen, um festzustellen, ob Ihre Symptome mit einer Panikattacke oder einem anderen körperlichen Problem, wie etwa einem Herzinfarkt, zusammenhängen. Rufen Sie sofort den Notruf an. Nach der Untersuchung können Sie und Ihr Arzt daran arbeiten, wie Sie mit zukünftigen Anfällen umgehen und diese einschätzen können.

Angst kann auch mit medizinischen Erkrankungen (zum Beispiel Herz- oder Schilddrüsenerkrankungen oder bestimmten Tumoren) oder bestimmten Substanzen oder Medikamenten (wie Koffein, Amphetaminen und Alkoholentzug) zusammenhängen. Manche Angstzustände beginnen bereits in der Kindheit. So können Kinder beispielsweise übermäßige Angst entwickeln, wenn sie von ihren Eltern oder primären Bezugspersonen getrennt werden. Bei diesen Kindern wird eine Trennungsangst diagnostiziert. Andere ängstliche Kinder entwickeln einen sogenannten selektiven Mutismus, bei dem sie in bestimmten Situationen nicht sprechen, obwohl sie sprechen können.

Trauma- und stressbezogene Störungen

Fast jeder Mensch erlebt irgendwann in seinem Leben eine Art Trauma oder extremen Stress. Einige Menschen scheinen jedoch aufgrund verschiedener Faktoren wie Genetik, Lernen oder anderer Einflüsse in der Lage zu sein, sich zu erholen, ohne dass es zu anhaltenden, schwerwiegenden, lebensverändernden Auswirkungen kommt. Andere wiederum haben nach einem Trauma ernsthafte Anpassungsprobleme und können mit einer posttraumatischen Belastungsstörung (PTBS) diagnostiziert werden.

Eine PTBS tritt häufig nach einem lebensbedrohlichen oder schockierenden Ereignis auf. Die Betroffenen werden von unerwünschten Erinnerungen oder Flashbacks heimgesucht, vermeiden Erinnerungen an das Ereignis, sind aufgewühlt und in ständiger Alarmbereitschaft. Zu den traumatischen Ereignissen, die zu einer PTBS führen können, gehören unter anderem Autounfälle, Krieg und Gewaltverbrechen (unabhängig davon, ob man Zeuge oder Opfer ist). Die erlebten Ereignisse sorgen in der Regel dafür, dass die betroffenen Menschen um ihr Leben fürchten.

Da viele Menschen mit einer BPS eine traumatische Vorgeschichte haben, schlagen einige Experten vor, dass die BPS eine komplexe Form der PTBS ist. Die meisten Menschen, die ein Trauma erleben, entwickeln jedoch keine BPS, und einige Menschen mit einer BPS haben keine umfangreiche Vorgeschichte von Missbrauch oder Traumata. Daher glauben die meisten Experten, dass Missbrauch und Traumata zu den mit der BPS verbundenen Problemen beitragen können, aber keine direkten Ursachen sind.

Wenn Sie oder eine Ihnen nahestehende Person Symptome einer PTBS aufweist, sollten Sie in Erwägung ziehen, professionellen Beistand in Anspruch zu nehmen. Es handelt sich um eine behandelbare Erkrankung, die jedoch möglicherweise nie verschwindet, wenn Sie sie nicht behandeln lassen.

Die akute Belastungsstörung ähnelt der PTBS. Die Störung tritt jedoch sehr schnell nach dem traumatischen Ereignis auf und klingt oft nach etwa einem Monat ab. Bei einigen Menschen mit einer akuten Belastungsstörung entwickelt sich später eine voll ausgeprägte PTBS. Menschen können auch Anpassungsstörungen entwickeln, bei denen es nach einem Trauma zu Stimmungsschwankungen kommt.

Zwangsstörungen und verwandte Störungen

Eine Zwangsstörung umfasst entweder Zwangsvorstellungen (Obsessionen) oder Zwangshandlungen – oder auch beides. Zwangsvorstellungen sind unerwünschte Gedanken, Bilder oder Triebe, die sich wiederholen und beunruhigend sind. Ein Beispiel für eine Zwangsvorstellung ist die intensive Sorge um Keime oder Kontaminationen. Zwangshandlungen hingegen sind Handlungen, die man ausführt, weil man die mit Zwangsvorstellungen verbundenen Ängste reduzieren möchte. So waschen sich Menschen, die von dem Gedanken an Keimbelastungen besessen sind, immer wieder die Hände (ein Beispiel für eine Zwangshandlung), um ihre Besorgnis um die Keimbelastung zu beschwichtigen.

Die Zwangsstörung ist eine faszinierende, aber auch höchst beunruhigende und schwerwiegende Erkrankung. Wenn Sie mehr darüber erfahren möchten, lesen Sie unser Buch *Zwänge meistern für Dummies* (Wiley-VCH).

Zu den emotionalen Störungen, die mit Zwangsstörungen in Verbindung stehen, gehören:

- **Körperdysmorphe Störung:** Diese Störung geht mit extremer Besorgnis um das eigene Aussehen und den eigenen Körper einher, verbunden mit der Wahrnehmung nicht vorhandener oder trivialer Mängel. Personen mit diesem Problem verbringen übermäßig viel Zeit damit, sich im Spiegel zu betrachten, sich zu pflegen und Bestätigung von anderen zu suchen.
- **Horten:** Die Betroffenen sammeln im Grunde wertlose Gegenstände in übertriebenem Maße und haben extreme Schwierigkeiten, diese wieder zu entsorgen oder sich von ihnen zu trennen.
- **Trichotillomanie:** Bei dieser Störung kommt es zu zwanghaftem, häufigem Ausreißen der eigenen Haare, was letztlich zu erheblichem Haarausfall führt.
- **Dermatillomanie (Skin-Picking-Störung):** Diese Diagnose bezieht sich auf Menschen, die nicht aufhören können, an ihrer Haut zu kratzen oder zu zupfen und dadurch Wunden und Läsionen verursachen. Das kann manchmal ähnlich aussehen wie (automatisiertes) selbstverletzendes Verhalten bei der BPS.

Depressive Störungen

Stimmungen sind emotionale Zustände, die sich im Allgemeinen entweder gut oder schlecht anfühlen. Die Stimmung der meisten Menschen hängt davon ab, was gerade in ihrem Leben vor sich geht. So sind Sie wahrscheinlich gut gelaunt, wenn Sie angenehmen Aktivitäten nachgehen, etwa Tanzen oder Eis essen. Andererseits kann die Stimmung in den Keller abrutschen, wenn sie befürchten müssen, entlassen zu werden, weil das Unternehmen, in dem Sie arbeiten, in finanziellen Schwierigkeiten steckt.

Manchmal verselbstständigen sich Stimmungen jedoch und werden zu depressiven Störungen. Depressive Störungen sind durch negative Emotionen gekennzeichnet, die außer Kontrolle geraten und das Leben eines Menschen beherrschen.

Depressive Störungen können mit verschiedenen Methoden behandelt werden, darunter spezifische Psychotherapien, Medikamente, Änderungen des Lebensstils, Sport und in manchen Fällen sogar Lichttherapie.

Eine klinische Depression ist gekennzeichnet durch sehr gedrückte Stimmung, Freudlosigkeit, Verlust von Interessen und Energie, Appetitveränderungen, Schlafstörungen, geringes Selbstwertgefühl, Konzentrationsschwäche und oft auch Suizidgedanken. Depressionen können unterschiedlich schwer sein, sind aber immer ernst zu nehmen. Die anhaltende depressive Störung (früher als Dysthymie bezeichnet) ist eine etwas mildere Form der Depression. Auch bei dieser Störung ist die Stimmung gedrückt, aber es treten nicht so viele Symptome wie bei einer Depression auf. Sie verläuft in der Regel chronischer als eine typische schwere depressive Störung.

Wenn Sie oder eine Ihnen bekannte Person seit mehr als ein oder zwei Wochen unter starken Depressionssymptomen leidet, sollten Sie in Erwägung ziehen, professionellen Beistand in Anspruch zu nehmen – insbesondere (und sogar noch dringender) dann, wenn Suizidgedanken zu den Symptomen gehören.

Depressive Symptome können auch durch bestimmte Medikamente oder Erkrankungen verursacht werden. Frauen leiden häufig unter prämenstrueller Dysphorie, die mit dem Menstruationszyklus zusammenhängt. Bei manchen Menschen treten Depressionen saisonal auf, insbesondere in den Wintermonaten.

Bipolare und verwandte Störungen

Charakteristisch für eine bipolare Störung sind schwankende Stimmungen. Wir alle erleben gelegentlich Stimmungsveränderungen. Bei Menschen mit einer bipolaren Störung gehen die Stimmungen und Stimmungsschwankungen jedoch gelegentlich über das normale Maß hinaus. Diese Episoden werden je nach Schweregrad entweder als Manie oder als Hypomanie bezeichnet (wobei eine Manie als schwerwiegender gilt). Während einer manischen Phase erscheint die Welt für Menschen mit einer bipolaren Störung in einem übertrieben positiven Licht. Manische Phasen sind in der Regel durch folgende Symptome gekennzeichnet:

- Rasende Gedanken
- Übersteigertes, grandioses Selbstwertgefühl
- Schlechtes Urteilsvermögen
- Verminderter Schlafbedarf
- Schnelles Sprechen
- Reizbarkeit
- Hohe, aber ziellose Energie
- Riskantes, impulsives Verhalten
- Hohe Ablenkbarkeit

Die meisten (wenn auch nicht alle) Menschen mit einer bipolaren Störung erleben auch Phasen der Depression, die von leicht bis schwer reichen können. Die Stimmungen der Betroffenen scheinen ein Eigenleben zu führen und steigen und fallen unabhängig davon, was in ihrem Leben vor sich geht. Beachten Sie, dass Stimmungsschwankungen auch ein Symptom einer BPS sind. Bei einer BPS werden die Stimmungsumschwünge jedoch in der Regel durch positive oder negative Ereignisse ausgelöst.

Die meisten Menschen, die den Höhen und Tiefen einer bipolaren Störung unterworfen sind, benötigen zusätzlich zur Psychotherapie bestimmte Medikamente, um ihre Stimmungsschwankungen unter Kontrolle zu bekommen.

Es gibt verschiedene Untertypen der bipolaren Störung (einschließlich der zyklothymen Störung und den bipolaren Störungen I und II). Darauf weiter einzugehen, würde jedoch den Rahmen dieses Buches sprengen.

In den letzten Jahrzehnten wird die bipolare Störung immer häufiger diagnostiziert. Interessanterweise überschneiden sich einige Symptome der bipolaren Störung erheblich mit den Symptomen der BPS. In unserer Praxis haben wir beobachtet, dass bei einigen Menschen, bei denen eine bipolare Störung diagnostiziert wurde, eine BPS-Diagnose besser zu passen scheint. Die Unterscheidung zwischen diesen beiden Störungen ist jedoch möglicherweise weniger wichtig als die gezielte Behandlung der spezifischen Symptome einer Person.

Weitere Informationen über Stimmungsstörungen und ihre Behandlung finden Sie in unserem Buch *Depressionen überwinden für Dummies* (Wiley-VCH) und *Manisch-depressiv für Dummies* von Candida Fink und Joe Kraynak (Wiley-VCH).

Andere emotionale Störungen

Menschen mit einer BPS handeln oft impulsiv, konsumieren übermäßig Alkohol oder Drogen und verlieren gelegentlich den Bezug zur Realität. Die folgenden drei Störungen haben einige dieser Symptome mit der BPS gemeinsam, gelten jedoch als eigenständige Störungen und erfordern eine separate und gezielte Behandlung:

Aufmerksamkeitsdefizit-/Hyperaktivitätsstörung

Die Aufmerksamkeitsdefizit-/Hyperaktivitätsstörung (ADHS) beginnt im Kindesalter und ist durch folgende Symptome gekennzeichnet:

- ✔ Konzentrationsschwäche und mangelnde Ausdauer
- ✔ Vergesslichkeit
- ✔ Unorganisiertheit
- ✔ Flüchtigkeitsfehler
- ✔ Ablenkbarkeit
- ✔ Zappeln
- ✔ Impulsivität
- ✔ Ungeduld
- ✔ Unüberlegtes Herausplatzen

Diese Symptome verursachen Probleme in der Schule, am Arbeitsplatz und in Beziehungen. Bei Menschen mit BPS kann auch zusätzlich ADHS auftreten, muss aber nicht. Obwohl Menschen mit BPS dazu neigen, impulsiv zu sein, zeigen sie möglicherweise nicht die anderen kritischen Anzeichen von ADHS.

Ärzte unterscheiden zwischen ADHS vom vorwiegend unaufmerksamen Typ und ADHS vom vorwiegend hyperaktiv-impulsiven Typ. Beide Formen können einzeln oder zusammen auftreten. Deshalb ist es wichtig, eine psychische Störung richtig zu diagnostizieren.

Substanzmissbrauch

Substanzmissbrauch liegt vor, wenn Drogen, Alkohol oder verschreibungspflichtige Medikamente häufig übermäßig konsumiert werden. Dies führt zu Problemen am Arbeitsplatz, in Beziehungen, zu rechtlichen Schwierigkeiten oder zu gefährlichen Verhaltensweisen. Menschen mit einer BPS haben häufig, aber nicht immer Probleme mit Substanzmissbrauch. Die Diagnose und Behandlung von Substanzmissbrauch ist sehr wichtig, wenn bei einer Person mit einer BPS Anzeichen für dieses Problem vorliegen.

Psychose

Im Abschnitt *Die neun Symptome einer BPS* weiter vorne in diesem Kapitel stellen wir fest, dass ein Symptom der BPS der gelegentliche Realitätsverlust ist. Menschen mit BPS hören manchmal Stimmen, die nicht wirklich da sind, haben das Gefühl, dass andere es auf sie abgesehen haben, oder empfinden sich als von der Realität entrückt oder unwirklich. Menschen, bei denen eine Psychose diagnostiziert wird, machen ähnliche Erfahrungen, aber ihre Episoden dauern in der Regel länger und gehen mit einem stärkeren Realitätsverlust einher.

Realitätsverlust, einschließlich des Hörens oder Sehens von Dingen, die nicht da sind, die Unfähigkeit, logisch zu sprechen oder zu denken, und extreme Paranoia sind Anzeichen für eine ernsthafte Erkrankung. Diese Symptome erfordern eine sofortige medizinische Behandlung.

Geschlechtsspezifische Faktoren bei der Diagnose der BPS

Die BPS wird bei mehr Frauen als bei Männern diagnostiziert. Über die Gründe für dieses Ungleichgewicht sind sich die Experten uneinig. Es könnte daran liegen, dass Frauen bei psychischen Problemen eher (und häufiger) als Männer professionellen Beistand in Anspruch nehmen.

Geschlechtsspezifische Unterschiede bei der Diagnose von BPS können auch auftreten, weil Psychologen und Psychiater, Familienmitglieder, die Rechtsgemeinschaft und die Gesellschaft im Allgemeinen Verhaltensweisen bei Männern und Frauen nicht auf die gleiche Weise betrachten. So werden beispielsweise Gewalt und Aggression unterschiedlich interpretiert, je nachdem, ob es um einen Mann oder eine Frau geht. Die folgenden beiden Beispiele von Rudi und Tamara veranschaulichen dieses Problem.

Rudi hat in seiner Stammkneipe gerade sein fünftes Bier geleert und verlangt ein letztes Bier plus ein Wegbier. Der Wirt entgegnet: »Rudi, ich glaube, du hattest genug. Ich drehe den Hahn zu. Wie wär's mit einer Limo?« Rudi wirft seine Autoschlüssel über die Theke und verfehlt dabei nur knapp einen anderen Gast. Er ruft: »Ich fahr auch nicht – zapf mir noch eins!«

Der Wirt bleibt stur: »Ich ruf dir ein Taxi. Ich darf dir nichts mehr ausschenken.« Rudi fängt an zu fluchen und stößt den Wirt. Mehrere Gäste rufen sofort den Notruf an. Kurz darauf trifft die Polizei ein und nimmt Rudi in Gewahrsam.

Rudis Verhalten bringt ihn in die Ausnüchterungszelle. Im Gegensatz dazu zeigt Tamaras Beispiel, wie dasselbe Verhalten einer Frau eine völlig andere Reaktion auslöst und zu einem anderen Ergebnis führt.

Tamara hat in ihrer Stammkneipe gerade ihr fünftes Bier geleert und verlangt ein letztes Bier plus ein Wegbier. Der Wirt entgegnet: »Tamara, ich glaube, du hattest genug. Ich drehe den Hahn zu. Wie wär's mit einer Limo?« Tamara wirft ihre Autoschlüssel über die Theke und verfehlt dabei nur knapp einen anderen Gast. Sie ruft: »Ich fahr auch nicht – zapf mir noch eins!«

Der Wirt bleibt stur: »Ich ruf dir ein Taxi. Ich darf dir nichts mehr ausschenken.« Tamara fängt an zu fluchen und stößt den Wirt. Mehrere Gäste gehen auf Tamara zu. Einer legt einen Arm um Tamara und sagt: »Tamara, komm, ich bring dich nach Hause. Der Wirt muss sich an die Regeln halten, sonst wird die Kneipe dichtgemacht. Du kannst doch auch zu Hause noch ein Bier trinken.«

Tamara und Rudi hatten beide zu viel getrunken. Sie verhielten sich aggressiv und übertrieben. Allerdings empfinden Menschen aggressives Verhalten von Männern in der Regel als bedrohlicher als das von Frauen. Tamara und Rudi zeigen identische Symptome (Wut und Drogenmissbrauch), die häufig bei Menschen mit einer BPS auftreten. Wenn jedoch ein Psychologe oder Psychiater beide untersucht, könnte es sein, dass bei Tamara eine BPS und bei Rudi eine antisoziale Persönlichkeitsstörung diagnostiziert wird. (Weitere Informationen zu dieser Störung finden Sie im Abschnitt *Andere Persönlichkeitsstörungen* in diesem Kapitel.)

Beide Krankheitsbilder weisen einige überlappende Symptome auf. Die Diagnose einer antisozialen Persönlichkeitsstörung umfasst jedoch Verhaltensweisen, die noch empörender sind und noch stärker von den gesellschaftlichen Normen abweichen als Verhaltensweisen, die die Diagnose einer BPS umfassen. Aggressives Verhalten einer Frau wird in der Regel als weniger schwerwiegend eingestuft, da es auf andere nicht so bedrohlich wirkt wie das aggressive Verhalten eines Mannes.

IN DIESEM KAPITEL

Die Wechselwirkung zwischen Biologie und Persönlichkeit

Die Rolle von psychologischen und entwicklungsbedingten Faktoren

Soziale Einflüsse

Kapitel 4
Die Wurzeln der BPS

Nicht alle Menschen, die in ihrer Kindheit verstörende Erfahrungen oder Traumata erlebt haben, entwickeln eine Borderline-Persönlichkeitsstörung (BPS). Die meisten Menschen mit BPS berichten jedoch von gerade einer solchen Kindheit. Jüngste Studien deuten darauf hin, dass bei Menschen mit einer BPS in der Regel eine Kombination aus genetischen Einflüssen und äußerst herausfordernden psychologischen Faktoren vorliegt. Darüber hinaus schaffen kulturelle und soziale Einflüsse (einschließlich der sozialen Medien) Bedingungen, die die Entwicklung einer BPS entweder begünstigen oder hemmen.

Wissenschaftlerinnen und Wissenschaftler können keinen eindeutigen Weg benennen, der bei einer bestimmten Person zur Entstehung einer BPS führt. In dieser Hinsicht kann man die BPS grob mit einer Grippe vergleichen. Menschen erkranken nicht jedes Mal an einer Grippe, wenn sie dem Grippevirus ausgesetzt sind. Andere Faktoren, wie genetische Veranlagung, allgemeiner Gesundheitszustand, aktuelle Stressbelastung und Vorgeschichte (zum Beispiel ob eine Grippeimpfung durchgeführt wurde), entscheiden mit darüber, ob eine bestimmte Person an einer Grippe erkrankt oder nicht. Auch Menschen, die einem oder zwei Risikofaktoren ausgesetzt sind, entwickeln nicht unbedingt eine BPS.

In diesem Kapitel untersuchen wir die wichtigsten Risikofaktoren für die BPS. Wie bei den meisten emotionalen Störungen wirken psychologische, biologische und soziale Risikofaktoren in unterschiedlicher Weise zusammen, um eine BPS zu verursachen. Dieses vielschichtige Konzept wird oft als *biopsychosoziales* Modell bezeichnet. Wir zeigen Ihnen, wie verschiedene Kombinationen der Faktoren zur Entstehung der BPS beitragen.

Biologische Faktoren

Studien bestätigen, dass die BPS familiär gehäuft auftritt. Wenn ein Familienmitglied eine BPS hat, ist die Wahrscheinlichkeit, dass ein naher Verwandter ebenfalls eine BPS hat, etwa zehnmal höher. Man darf allerdings nicht vergessen, dass in derselben Familie viele Personen zusammenleben oder eine ähnliche Kindheit hatten. Daher kann auch die Kindheit und nicht die Gene für die höheren BPS-Raten in derselben Familie verantwortlich sein. An dieser Stelle fragen Sie sich vielleicht, wie man herausfinden kann, was auf die Gene und was auf das Umfeld zurückzuführen ist. In den folgenden Abschnitten werden die biologischen Faktoren und ihre Auswirkungen auf das BPS-Risiko näher betrachtet.

Die Gene

Grundsätzlich ist bekannt, dass alle Persönlichkeitsstörungen durch genetische Faktoren beeinflusst werden. Tatsächlich weisen Forschungsergebnisse darauf hin, dass genetische Faktoren rund 50 Prozent der Ursachen der meisten Persönlichkeitsstörungen ausmachen. Die Genetik liefert jedoch keine vollständige Erklärung dafür, wie sich Gene auf das Verhalten auswirken, welches sich letztendlich als eine BPS offenbart.

Studien mit Zwillingen helfen dabei, die Frage der Erblichkeit der BPS zu klären. Denken Sie daran, dass eineiige Zwillinge die gleiche genetische Ausstattung haben, zweieiige Zwillinge jedoch nicht. Die meisten Zwillinge, egal ob eineiig oder zweieiig, wachsen in einer ähnlichen Umgebung auf. Man kann die Beziehung zwischen den Genen und der BPS untersuchen, indem man diese beiden Zwillingstypen vergleicht. Zieht man die Anzahl der zweieiigen Zwillinge mit einer BPS von der Anzahl der eineiigen Zwillinge mit einer BPS ab, lässt sich besser einschätzen, welche Rolle die Gene bei der Entwicklung einer BPS spielt.

Es wurden nur wenige dieser Studien durchgeführt, da sie in der Regel teuer sind und es für Wissenschaftler schwierig ist, genügend Zwillinge mit BPS zu finden. Aber die Ergebnisse deuten darauf hin, dass 40 bis 60 Prozent der BPS durch genetische Faktoren bedingt sind.

Wir sagen nicht, dass die BPS ein vererbtes Merkmal ist, wie blaue oder braune Augen. Dazu ist die BPS viel zu komplex. Vererbt werden können aber zum Beispiel Neigungen zu

- ✔ impulsivem Verhalten und
- ✔ instabilen, hochreaktiven Emotionen.

Es wäre also zum Beispiel falsch zu glauben, dass wenn Sie ein Elternteil mit BPS haben, Ihr Risiko, selbst auch an einer BPS zu erkranken 50:50 beträgt – in Wirklichkeit ist das Risiko deutlich geringer, aber eben dennoch höher als bei Menschen ohne erkrankte Eltern.

Natürlich können Menschen auch dann hochgradig reaktiv und impulsiv sein, wenn sie keine BPS haben. Weitere Informationen zu diesen beiden Merkmalen und dem Problem der BPS finden Sie in Kapitel 3. Wenn jedoch einige vererbte Tendenzen zu Impulsivität und instabilen Emotionen mit anderen Risikofaktoren wie Traumata, einer schwierigen Kindheit oder einem schwierigen Umfeld zusammentreffen, kann dies die Entwicklung einer BPS begünstigen.

Chemie und Funktionsfähigkeit des Gehirns

Die Gene sorgen keineswegs unmittelbar dafür, dass jemand besonders impulsiv oder sehr emotional ist. Vielmehr verändern sie das Gehirn auf eine Weise, die impulsives Verhalten und starke emotionale Reaktionen wahrscheinlicher macht. Forscher untersuchen spezifische biologische Systeme im Gehirn auf deren Einfluss auf die BPS. Diese Bereiche betreffen die chemischen Stoffe im Gehirn und die Funktionsweise bestimmter Gehirnsysteme.

Die Chemie des Gehirns

Nervenzellen im Gehirn kommunizieren über chemische Botenstoffe, sogenannte *Neurotransmitter*. Serotonin, ein solcher Neurotransmitter, scheint bei der BPS besonders großen Einfluss zu haben. Serotonin steht in Zusammenhang mit Aggression, Impulsivität und Stimmungsstabilität. Studien haben ergeben, dass bei vielen Menschen mit einer BPS die Art und Weise des Einsatzes von Serotonin im Gehirn beeinträchtigt ist. Medikamente, die die Verfügbarkeit von Serotonin im Gehirn erhöhen, haben sich bei der Behandlung der BPS jedoch als weniger hilfreich erwiesen als bei der Behandlung anderer emotionaler Störungen wie Depressionen und Zwangsstörungen. Daher ist die genaue Rolle von Serotonin bei der BPS noch unklar.

Die Funktionsfähigkeit des Gehirns

Die *Funktionsfähigkeit des Gehirns* bezieht sich auf die Fähigkeit verschiedener Gehirnstrukturen, Informationen zu bewerten und in verschiedenen Situationen angemessene Handlungen auszuführen. Wenn ein Gehirn effektiv funktioniert, können Informationen interpretiert und es kann ermittelt werden, ob eine bestimmte Situation bedrohlich, belastend, angenehm oder lohnend ist. Normal funktionierende Gehirne haben damit in der Regel kein Problem. Wenn ein aus dem Zoo entwichener Tiger in der Nachbarschaft herumschleicht, erkennt das Gehirn richtig, dass eine Bedrohung vorliegt. Befindet sich der Tiger jedoch hinter Gittern in einem Zoo, stellt das Gehirn fest, dass der Tiger nicht gefährlich, sondern recht interessant ist. Leider funktioniert das Gehirn von Menschen mit einer BPS anders als das Gehirn von Menschen ohne diese Störung. Das *limbische* und das *exekutive System* führen häufig zu Fehlinterpretationen eingehender Informationen und schlecht geplanten Reaktionen.

Das hoch entwickelte limbische System steuert im Gehirn Emotionen, Erinnerungen und die Erregung. Dieses komplexe System reagiert bei Menschen mit einer BPS übermäßig stark, sodass sie Situationen und die Absichten anderer Menschen nicht angemessen interpretieren können. Sie reagieren oft auf harmlose oder unschuldige Interaktionen, als wären sie eine Bedrohung oder könnten großen Schaden anrichten.

Wenn das emotionale (limbische) System überreagiert, kann ein ordnungsgemäß funktionierendes Exekutivsystem helfen, das Chaos zu beseitigen. Das Exekutivsystem, das vom vorderen Teil des Gehirns gesteuert wird, ermöglicht es Menschen, rationale, durchdachte Entscheidungen zu treffen, die auf Logik und nicht auf reinen Emotionen basieren. Diese Entscheidungen berücksichtigen vergangene Erfahrungen sowie aktuelle Informationen und ziehen zukünftige Auswirkungen in Betracht. Bei Menschen mit einer BPS funktioniert das Exekutivsystem oftmals nicht effektiv. Daher fällt es ihnen schwer, vorauszuplanen, überlegt zu reagieren und logische Entscheidungen zu treffen.

Was war zuerst da? Das Huhn oder das Ei? Sind diese Defizite in der Chemie und Funktionsfähigkeit des Gehirns vor oder nach der BPS entstanden? Selbst Hirnforscher und Psychiater wissen das nicht. Es sind weitere Untersuchungen nötig, um diese Beziehungen zwischen Ursache und Wirkung besser zu verstehen.

Psychische Faktoren

Psychologen und Psychiater gehen allgemein davon aus, dass die Ereignisse in der Kindheit eines Menschen die psychische Gesundheit im Jugend- und Erwachsenenalter erheblich beeinflussen. Eltern und die konkrete Art und Weise ihrer Erziehungsbemühungen beeinflussen die psychische und emotionale Verfassung ihrer Kinder ein Leben lang. Auch andere Familienmitglieder, Gleichaltrige, Schulen, Nachbarschaften, Freunde und sogar Fremde üben Einfluss auf Kinder aus. Darüber hinaus können zufällige Ereignisse wie Naturkatastrophen, Gewaltverbrechen und Hausbrände das Leben junger Menschen für immer verändern.

So wichtig die Auswirkungen der Kindheit auf den Menschen auch sind, man darf nicht vergessen, dass Kinder sehr widerstandsfähig sind. Viele Psychiater haben ihre eigenen Meinungen über die Daten gestellt, indem sie Zusammenhänge zwischen Problemen in der Kindheit und Störungen im Erwachsenenalter herstellten. Wie die Forschung gezeigt hat, gehört zur Entwicklung einer BPS weit mehr als nur schlechte Erziehung oder gar traumatische Ereignisse. Viele Kinder erleben schwere Traumata und werden von ihren Eltern vernachlässigt, und doch schaffen sie es, ein emotional gesundes Leben zu führen. Eine biologische Anfälligkeit spielt in der Regel zumindest eine Rolle bei der Entwicklung einer BPS. (Weitere Informationen finden Sie im Abschnitt *Biologische Faktoren*.) Dennoch erhöht eine schwierige Kindheit das Risiko, eine BPS zu entwickeln.

Die vier Hauptfaktoren, die sich negativ auf die Kindheit auswirken und in einigen Fällen das Risiko für die Entwicklung einer BPS erhöhen können, sind:

- ✔ Problematische Erziehung einschließlich Vernachlässigung
- ✔ Missbrauch und Trauma
- ✔ Frühe Trennung und Verlust
- ✔ Desorganisierte und zerrüttete Familien

Die BPS lässt sich nicht auf eine einzelne Ursache zurückführen. Die meisten der in den folgenden Abschnitten beschriebenen Probleme müssen in extremer Form und/oder über einen sehr langen Zeitraum auftreten, um das Risiko einer BPS zu erhöhen. Selbst dann ist in der Regel eine Wechselwirkung mit biologischen und sozialen Faktoren erforderlich, damit eine BPS entsteht.

Problematische Erziehung

Das meiste, was Psychologen über die Eltern von Menschen mit einer BPS wissen, stammt aus Berichten der Betroffenen. Wenn Menschen jedoch unter großem Leidensdruck stehen, neigen sie dazu, sich viel mehr auf negative als auf positive Ereignisse zu konzentrieren und sich deutlicher an diese zu erinnern. Sobald es ihnen besser geht, sind ihre Erinnerungen an bestimmte Ereignisse etwas positiver. Daher streiten sich Forscher darüber, wie viel Gewicht Studien beigemessen werden sollte, die auf solchen Erinnerungen basieren.

Leider gibt es weitaus weniger Studien, die Erziehungsstile zu einem bestimmten Zeitpunkt objektiv untersuchen und dann die Ergebnisse im Hinblick darauf verfolgen, wie Kinder im Erwachsenenalter funktionieren. Es bleibt daher unklar, inwieweit und wie sich die Erziehung tatsächlich langfristig auswirkt. Gleichzeitig sind sich die Experten für psychische Gesundheit weitgehend einig, dass bestimmte Erziehungspraktiken Kindern schaden. In den nächsten Abschnitten werden einige problematische Erziehungsstile untersucht.

Retrospektive Studien blicken in die Vergangenheit und sammeln Informationen aus Erinnerungen an die Vergangenheit, alte Aufzeichnungen, Schuldaten und so weiter. Diese Daten lassen sich leider oft nicht auf ihre Richtigkeit überprüfen und sind in der Regel in gewissem Maße verzerrt. *Prospektive Studien* begleiten Menschen über einen längeren Zeitraum und sammeln Informationen systematischer und objektiver. Sie sind in der Regel recht teuer, zeitaufwendig und schwierig durchzuführen. Wissenschaftler sind auf beide Arten von Studien angewiesen, wobei sie sich der Schwächen bewusst sind, die mit der jeweiligen Art der Studie verbunden sind.

Die Psychologin Marsha Linehan vertritt die Ansicht, dass emotionale Entwertung (manchmal auch als »invalidierende Bedingungen« bezeichnet) eine entscheidende Rolle bei der Förderung der Entwicklung einer BPS spielt. *Emotionale Entwertung* bezieht sich auf eine Vielzahl von Verhaltensweisen, mit denen Eltern die emotionalen Erfahrungen ihrer Kinder herabsetzen, abwerten, missachten und disqualifizieren.

Eltern, die ihre Kinder emotional abwerten, vermitteln damit verschiedenartige Botschaften, die letztlich dazu führen, dass die Kinder ihren eigenen emotionalen Reaktionen misstrauen oder sie nicht für zutreffend halten. In der folgenden Auflistung untersuchen wir einige der am weitesten verbreiteten Botschaften, mit denen Eltern die Gefühle ihrer Kinder entwerten, und beschreiben, wie sich diese Botschaften auf die Gefühle der Kinder auswirken:

- ✔ **Du solltest nicht so empfinden.** Eltern senden Nachrichten wie diese aus, wenn ihre Kinder verletzt oder verärgert sind. Eltern fühlen sich möglicherweise unwohl bei dem Kummer ihrer Kinder und versuchen daher, ihn mit dieser Nachricht zu unterdrücken. Vielleicht denken sie, dass sie ihren Kindern helfen, sich zu beruhigen, aber der tatsächliche Effekt der Nachricht ist, Schuldgefühle zu erzeugen und die Gefühle der Kinder zu entkräften.
- ✔ **Warum weinst du?** Die meisten Menschen können nicht gut mitanhören, wenn andere weinen. Tatsächlich haben manche Eltern eine sehr geringe Toleranzschwelle, wenn es darum geht, mit dem extrem nervigen Geräusch des Weinens und Wehklagens umzugehen. Leider können Kinder auf diese Frage nicht wirklich antworten, weil sie sich überfordert fühlen und oft einfach keine Antwort darauf haben. Mit dieser Botschaft vermitteln Eltern, dass Kummer und Traurigkeit keine akzeptablen Emotionen sind.

- **Du übertreibst.** Diese Botschaft vermittelt Kindern im Wesentlichen, dass sie die Realität grundlegend falsch interpretieren. Infolgedessen lernen die Kinder, ihren Wahrnehmungen zu misstrauen. Diese Botschaft versucht, Emotionen zu unterdrücken, anstatt Kindern beizubringen, wie man sie regulieren kann.

- **Das ist einfach nicht wahr!** Manchmal äußern Kinder ihren Eltern gegenüber ihre Meinungen über Beziehungen, Schule oder sogar Politik. Anstatt unabhängiges Denken zu fördern, bringen Eltern ihre Kinder dazu, ihren eigenen Standpunkten zu misstrauen und sich stattdessen auf das vermeintlich überlegene Wissen der Eltern zu verlassen. Diese Aussage tötet auch ein Gespräch schon im Ansatz.

- **Du bist genau wie dein Vater (dein Bruder, Onkel, deine Tante oder wer auch immer).** Diese Aussage entwertet die Identität der Kinder. Im Allgemeinen sind die Vergleiche mit anderen Familienmitgliedern nicht besonders schmeichelhaft. Diese Aussage hemmt das innere Wachstum der Kinder und ihre Fähigkeit, an ihre eigenen Stärken zu glauben.

- **Ich wünschte, du wärst mehr wie deine Schwester (dein Cousin, dein Vater, deine Tante oder wer auch immer).** Diese Botschaft vermittelt Kindern, dass sie nicht gut genug sind und dass ihre Eltern von ihnen enttäuscht sind. Auch diese Botschaft untergräbt die Identität der Kinder.

- **Werde erwachsen!** Kinder sind von Natur aus manchmal laut, nervig – Kinder eben. Eltern, die frustrierte Äußerungen und Verhaltensweisen nicht ertragen können, tadeln ihre Kinder häufig für ihr ausgelassenes kindliches Verhalten. Diese Botschaft ändert nicht nur nichts am Verhalten der Kinder, sondern sorgt dafür, dass sie sich schuldig fühlen, weil sie sich wie Kinder verhalten.

- **Erzähl mir lieber etwas Schönes.** Manche Eltern sagen dies, wenn ihre Kinder von einem unglücklichen oder traurigen Ereignis berichten. Anstatt die Traurigkeit zu bestätigen, glauben diese Eltern, dass es dem Kind hilft, sich durch die Konzentration auf angenehmere Ereignisse besser zu fühlen. Stattdessen lehrt dieser Ansatz Kinder, ihre wahren Gefühle zu unterdrücken.

- **Du bist egoistisch.** Es lässt sich nicht leugnen, dass die meisten Kinder ein wenig egoistisch sind. Sie haben noch nicht gelernt, die Bedürfnisse, Wünsche und Perspektiven anderer voll und ganz zu schätzen oder diese Bedürfnisse mit ihren eigenen in Einklang zu bringen. Leider hilft ihnen diese Botschaft nicht dabei, weniger egoistisch zu werden. Vielmehr werden Kinder dafür abgewertet, dass sie ihrer Natur folgen.

- **Dafür bist du viel zu jung. Du könntest (dich verletzen, in Schwierigkeiten geraten, dich verlaufen oder was auch immer). Frag immer erst mich, bevor du irgendetwas tust!** Manche Eltern verwenden Botschaften wie diese aufgrund ihrer eigenen Unsicherheiten und dem Wunsch, ihre Kinder zu beschützen. Leider unterdrückt dieser Ansatz die Neugier, Unabhängigkeit, Motivation, das Selbstvertrauen und die Kompetenz der Kinder.

In einer Familie aufzuwachsen, in der emotionale Abwertung die Atmosphäre beherrscht, kann für Kinder sehr verletzend sein. Sie lernen entweder, sich passiv zurückzuziehen, um diesen Botschaften zu entgehen, oder extreme Emotionen und Verhaltensweisen zu zeigen, um Anerkennung und Aufmerksamkeit zu erhalten.

Emotionale Entwertung kann auch zu extrem gefährlichen Situationen führen. Bedenken Sie, wie die emotionale Abwertung, die ein Kind von seiner Mutter erfährt, zu einer Situation sexuellen Missbrauchs beitragen und das Kind weiter schädigen könnte. Die folgende Geschichte über Daniela veranschaulicht diesen Punkt:

> »Mami, bitte geh heute Abend nicht wieder aus«, jammert die achtjährige Daniela.
>
> »Ich brauche meine freie Zeit, um auch mal etwas ohne Kinder unternehmen zu können. Außerdem passt Onkel Günther auf dich auf«, entgegnet ihre Mutter.
>
> »Aber ich hasse Onkel Günther«, erklärt Daniela.
>
> »Sprich nicht so über deinen Onkel. Er war immer gut zu dir«, schimpft ihre Mutter.
>
> »Aber er ist unheimlich. Ich mag nicht, wie er riecht, und er gibt mir eklige nasse Küsse«, sagt Daniela.
>
> »Das stimmt nicht. Er ist ein netter Mann. Du musst ihn mit Respekt behandeln«, erwidert ihre Mutter.
>
> »Er packt mich immer und zwingt mich, auf seinem Schoß zu sitzen. Er wippt mich auf und ab wie ein Baby. Ich mag das nicht«, fleht Daniela.
>
> »Hör zu. Du musst nett zu deiner Familie sein. Onkel Günther ist ein netter Mann. Hör auf, dich zu beschweren. Ich will nichts mehr davon hören«, mahnt ihre Mutter.

Wie Daniela wissen viele Kinder, wenn etwas nicht stimmt, aber sie finden nicht die richtigen Worte, um ihre Bedenken prägnant und umfassend auszudrücken. Nach den abwertenden Kommentaren ihrer Mutter wird Daniela wahrscheinlich aufhören, sich zu beschweren, selbst wenn die unangemessenen Berührungen ihres Onkels langsam zu einem sexuellen Missbrauch eskalieren.

Danielas Geschichte enthält nicht genügend Informationen, um daraus schließen zu können, dass tatsächlich sexueller Missbrauch oder eine andere Kindeswohlgefährdung stattgefunden hat. Eltern können jedoch nicht entscheiden, ob die Bedenken ihres Kindes berechtigt sind, wenn sie die Emotionen und Aussagen ihrer Kinder häufig abwerten. Da Missbrauch oft auf einer niedrigen Ebene beginnt und im Laufe der Zeit langsam eskaliert, müssen Eltern außerdem sicherstellen, dass sich ihre Kinder absolut sicher fühlen, wenn sie ihnen ihre Bedenken mitteilen.

Missbrauch und Trauma

Zahlreiche Studien haben gezeigt, dass Menschen mit einer BPS in ihrer Kindheit häufig Missbrauch ausgesetzt waren – entweder durch ihre Eltern oder durch andere Personen, wie Verwandte, Mobber oder Fremde. Aufgrund dieser Daten gehen einige Experten davon aus, dass die BPS tatsächlich eine komplizierte Form der posttraumatischen Belastungsstörung (PTBS) ist. Diese äußerst belastende Störung tritt häufig nach einem traumatischen Ereignis auf. (Weitere Informationen zur PTBS finden Sie in Kapitel 3.) Die meisten Forscher sind jedoch der Meinung, dass die BPS *keine* Form von PTBS ist, auch wenn ein Trauma sicherlich das Risiko der Entwicklung einer BPS erhöht.

Ein Grund dafür, dass BPS und PTBS getrennt voneinander betrachtet werden sollten, ist darin zu sehen, dass die BPS auch bei Menschen auftritt, in deren Kindheit keine eindeutigen Anzeichen eines Traumas zu finden sind. Tatsächlich haben Berichten zufolge weit weniger als 50 Prozent der von einer BPS Betroffenen unter einem schweren Trauma gelitten. Biologische Anfälligkeiten treffen wahrscheinlich mit anderen Schwierigkeiten zusammen, wie beispielsweise emotional entwertenden Erfahrungen oder chaotischen Kindheitsverläufen, und können dann bei manchen Menschen zu einer BPS führen.

Andererseits erleben manche Menschen traumatische Ereignisse, ohne eine BPS oder eine PTBS zu entwickeln. Viele Menschen, die eine solche Widerstandsfähigkeit gegenüber Traumata zeigen, verdanken dies wahrscheinlich ihrer genetischen Veranlagung, die es ihnen ermöglicht, bestimmte Schwierigkeiten zu ertragen. Manche Menschen können sich nach traumatischen Ereignissen auf zusätzliche schützende Faktoren stützen, etwa die Unterstützung ihrer Familie, die Gegenwart eines besonders engagierten und fürsorglichen Erwachsenen oder eine Psychotherapie.

Darüber hinaus spielt die Art des erlebten Traumas eine Rolle dabei, ob Kinder später im Leben eine BPS oder andere emotionale Störungen entwickeln. Es wirkt sich anscheinend stärker aus, wenn ein Trauma von einem vertrauten Familienmitglied verursacht wird statt von einem Fremden. Über Jahre andauernder sexueller Missbrauch hat in der Regel eine größere Tragweite als ein einmaliges Missbrauchserlebnis. Sexueller Missbrauch durch Familienangehörige oder Bekannte erhöht das Risiko für eine BPS und andere emotionale Störungen in der Regel stärker als der Missbrauch durch einen Fremden.

Dabei ist jedoch zu bedenken, dass jeder Missbrauch und jedes Trauma bei Kindern Schaden anrichtet. Wenn jedoch keine genetische Anfälligkeit oder andere Risikofaktoren vorliegen, gelingt es einer großen Anzahl von Kindern schließlich, die schädlichen Auswirkungen weitgehend zu überwinden.

Wenn Sie eine BPS haben, sollten Sie nicht davon ausgehen, dass Sie als Kind missbraucht wurden. Im Gegensatz zu Behauptungen von schlecht ausgebildeten Therapeuten tauchen die meisten Traumata im Laufe der Jahre zumindest teilweise aus den Tiefen des Gedächtnisses auf. Therapien, die auf der Annahme basieren, dass jeder mit einer BPS missbraucht wurde, führen oft dazu, dass Menschen Erinnerungen an Ereignisse konstruieren, von denen sich später herausstellt, dass sie nie stattgefunden haben.

Trennung und Verlust

Unerwartete Trennungs- und Verlusterfahrungen in Bezug auf einen oder mehrere Elternteile über längere Zeiträume hinweg scheinen zu einem erhöhten Risiko für eine BPS beizutragen. Solche Verluste sind oft sehr traumatisch, weil sie die Entwicklung einer normalen Bindung zwischen Kindern und ihren Eltern stören. Kinder, die ihre Eltern verlieren, reagieren zum Teil oft ängstlicher und depressiver, weil sie sich Sorgen darüber machen, wer sich um sie kümmern wird.

Ähnlich wie bei Traumata und Missbrauch überwinden manche Kinder jedoch den Verlust eines Elternteils und seine Auswirkungen größtenteils. Eine solche Erholung ist wahrscheinlicher, wenn diese Kinder eine angeborene biologische Widerstandsfähigkeit besitzen und nicht die anderen Risikofaktoren für eine BPS aufweisen.

Desorganisierte und zerrüttete Familien

In einer alten Karikatur steht ein Mann allein in einem riesigen Konferenzsaal, über dessen Bühne ein Banner mit der Aufschrift »Weltweite Versammlung von Menschen mit funktionierenden Familien« gespannt ist. Auch wenn wir die Karikatur vielleicht nicht ganz richtig zitiert haben, geht es darum, dass die meisten Menschen zumindest ein gewisses Maß an Dysfunktion in ihren Familien erleben.

Im Gegensatz dazu sind in manchen Familien Dysfunktion und Desorganisation dominante Faktoren. Funktionsstörungen treten auf, wenn Eltern unter starker ehelicher Zwietracht und Konflikten leiden. Eltern tragen diese Konflikte häufig offen in Form lauter Streitereien aus, die bei den Kindern Angst und sogar die Befürchtung auslösen, dass ein oder beide Elternteile sie verlassen könnten. Andere Eltern tragen ihren Ehezwist hinter verschlossenen Türen aus. In diesen Fällen verschweigen die Eltern mitunter ihre Meinungsverschiedenheiten und sprechen nicht darüber. Obwohl dieser Ansatz für Kinder weniger belastend klingen mag, sind die meisten Fachleute der Meinung, dass unter den Teppich gekehrte Konflikte sich letztlich nur verschlimmern. Kinder nehmen subtile Anzeichen von Spannungen wahr, und wenn Eltern ihre Konflikte nicht offen miteinander lösen, lernen ihre Kinder nicht die Fähigkeiten, die sie zur Lösung ihrer eigenen Konflikte benötigen.

Fehlfunktionen entstehen auch, wenn Eltern ihren Kindern verwirrende Rollen und Erwartungen auferlegen. Manche Eltern fühlen sich praktisch unfähig, ihre Kinder zu erziehen, und übertragen ihren ältesten Kindern übermäßige Verantwortung – und damit im Prinzip die Rolle der Eltern für die jüngeren Kinder. Andere Eltern gehen den umgekehrten Weg und behandeln ihre Kinder als inkompetent – was im Wesentlichen einer Infantilisierung, einem »Kleinhalten« gleichkommt und die Entwicklung der Eigenständigkeit verhindert.

Manche Haushalte sind von unorganisiertem Chaos geprägt, das auch für Kinder schwer zu verstehen und zu bewältigen ist. Ein solches Chaos tritt in den unterschiedlichsten Formen auf, unter anderem:

- ✔ Finanzielle Probleme, unbezahlte Rechnungen und Besuche von Gerichtvollziehern
- ✔ Häufige Jobwechsel
- ✔ Ständige Umzüge von einem Stadtteil in einen anderen
- ✔ Konflikte, die dazu führen, dass verschiedene Haushaltsmitglieder ein- und ausziehen
- ✔ Substanzmissbrauch
- ✔ Inhaftierung

- Kriminalität in der Nachbarschaft
- Behinderung, ernsthafte Erkrankungen oder schwere emotionale Störungen bei einem oder mehreren Elternteilen

Solche chaotischen Atmosphären stellen für Kinder eine Herausforderung dar und erschweren es ihnen, ihre eigenen Emotionen und die anderer Menschen zu verstehen. Unorganisiertes Chaos verhindert auch, dass Kinder die für ihre weitere Entwicklung entscheidende Fähigkeit erlernen, ihre Emotionen zu regulieren oder kontrollieren.

Großfamilien, die aus mehreren Generationen bestehen – Cousins, Tanten, Onkel und Großeltern – sind nicht mehr so häufig anzutreffen wie früher. Infolgedessen sind die Quellen emotionaler Unterstützung weniger zuverlässig und stabil.

Darüber hinaus lebt in Deutschland fast ein Viertel der Kinder unter 18 Jahren bei einem alleinerziehenden Elternteil. Diese Familien leiden häufiger unter geringem Einkommen, Stress und Zeitdruck. Kinder getrennt lebender Eltern erleben auch häufiger emotionale Probleme aller Art, einschließlich einer BPS. Auch hier wissen wir nicht, inwieweit familiäre Instabilität zur Entwicklung einer BPS beiträgt. Durch die Sozialwissenschaften wissen wir jedoch seit Langem, dass soziale Unterstützung eine starke Schutzfunktion gegen eine Verschlechterung der psychischen und physischen Gesundheit bietet.

Soziale und kulturelle Einflüsse

Soziale Einflüsse bezeichnen die Art und Weise, wie Menschen sich verhalten, um den Anforderungen und Erwartungen anderer Menschen in ihrer Umgebung gerecht zu werden. Zu diesen Einflüssen gehören Menschen in der Nachbarschaft, Freunde, Familie und die größere Gemeinschaft. Die Erwartungen, Normen und Werte der Gemeinschaft werden zu einem großen Teil von der Kultur bestimmt. *Kultur* steht für dauerhafte Verhaltensmuster, Einstellungen, Überzeugungen und Ausdrucksweisen von Emotionen, die einer großen Gemeinschaft von Menschen gemeinsam sind und von einer Generation an die nächste weitergegeben werden. Kultur vermittelt starke Erwartungen an die konkrete Lebensweise einzelner Mitglieder einer bestimmten Gemeinschaft.

Die Kultur beeinflusst auch die Art und Weise, wie Menschen emotionalen Stress ausdrücken. In manchen ärmeren Ländern ist das absichtliche Ritzen von Körperstellen beispielsweise ein seltenes und verwirrendes Ereignis. In wohlhabenderen Kulturen ist die Art der Selbstverletzung jedoch relativ häufig, insbesondere bei Jugendlichen mit psychischen Problemen.

Einige emotionale Störungen, wie Schizophrenie und Zwangsstörungen, treten in den meisten Kulturen etwa gleich häufig und auf ähnliche Weise auf. BPS-Symptome zeigen sich jedoch in verschiedenen Kulturen unterschiedlich häufig. Die in verschiedenen Kulturen vorherrschenden unterschiedlichen sozialen Normen können diesen Unterschied in der Häufigkeit des Auftretens zumindest teilweise erklären. In den folgenden Abschnitten werden soziale und kulturelle Einflüsse erörtert, die sich auf die Wahrscheinlichkeit einer BPS auswirken können.

Eine BPS wird nicht direkt durch Nachbarn, Kultur, soziale Medien oder andere soziale Einflüsse verursacht. Sie entsteht vielmehr durch das Zusammenspiel biologischer, psychologischer und sozialer Faktoren.

Die Nachbarschaft

Das Wohnumfeld, in dem man aufwächst, kann tatsächlich Einfluss darauf nehmen, wie man seine Gefühle ausdrückt. Ein Wohnumfeld, in dem sich alle kennen, hemmt möglicherweise Aggressionen und impulsive Verhaltensweisen, die in gewissem Maße auf eine BPS hindeuten. Wenn ein Junge mit einem Nachbarskind in einen Streit gerät, erfahren alle umliegenden Familien von der Auseinandersetzung. Die Eltern werden informiert und es wird von ihnen erwartet, dass sie mit ihren Kindern über konstruktive Konfliktlösungen sprechen, Konsequenzen von Fehlverhalten aufzeigen und sie altersgemäß im Umgang mit Gefühlen wie Wut und Enttäuschungen begleiten. In solchen eng verbundenen Nachbarschaften können Großeltern, Lehrer und Nachbarn Einfluss auf unangemessenes Verhalten nehmen und so der Wahrscheinlichkeit wiederholter Verstöße entgegenwirken. Außerdem wirkt ein stabiles soziales Netzwerk in solchen Nachbarschaften als gute Ressource der gegenseitigen Unterstützung und Hilfe, was wahrscheinlich ebenfalls der Entwicklung einer BPS entgegenwirken kann.

In anderen Wohngegenden kennen sich nur wenige Menschen und jeder kümmert sich um seine eigenen Angelegenheiten. In diesen Umgebungen ist die Wahrscheinlichkeit geringer, dass junge Menschen von Verwandten und Nachbarn unmittelbares Feedback zu ihrem Verhalten und mögliche Unterstützung erfahren. Vor allem in Wohngegenden, in denen Erwachsene mit Armut oder schlechten Arbeitsbedingungen konfrontiert sind, sind Jugendliche oft auf sich allein gestellt und ihr Verhalten wird weniger von sozialem Druck beeinflusst.

Freunde und Gleichaltrige

Auch Freunde und Gleichaltrige können die Entwicklung emotionaler Störungen, einschließlich der BPS beeinflussen. Freundeskreise, in denen zum Beispiel regelmäßig Drogen konsumiert werden, rücksichtslos oder gewaltvoll untereinander und mit anderen umgegangen wird, begünstigen unter anderem impulsive Verhaltensweisen. In solch einem Umfeld fällt es schwerer, sich in Selbstkontrolle zu üben und angemessenem Umgang mit Rückschlägen und Frustrationen zu erlernen. In einem Freundeskreis und Umfeld von Gleichaltrigen, die sich gegenseitig unterstützen und einen respektvollen Umgang pflegen, gelingt dies wahrscheinlich besser.

Die Teenagerjahre

Was haben Teenager mit der BPS zu tun? Die *Adoleszenz* ist ein relativ modernes Modell, das die Übergangsphase zwischen Kindheit und Erwachsenenalter beschreibt. Sie entwickelte sich als Folge der industriellen Revolution, um Kinder in der Schule zu halten und vor Kinderarbeit in ausbeuterischen Betrieben zu schützen – keine schlechte Idee. Im Laufe der Zeit hat sich der Blick auf die Adoleszenz immer wieder gewandelt. Die Pubertät bringt heutzutage viele Freiheiten mit sich. Dadurch bieten sich den Jugendlichen zahlreiche Gelegenheiten, sich in verschiedene Richtungen auszuprobieren und Spaß, Freundschaften und erste große Lieben zu erleben. Jedoch mitunter auch Gelegenheiten, »es zu übertreiben« und sich selbstzerstörerisch zu verhalten.

Psychische Störungen, einschließlich Anzeichen von Persönlichkeitsstörungen wie der BPS, treten oft bereits in der Pubertät auf. Wir wollen damit keineswegs sagen, dass die Pubertät selbst eine emotionale Störung darstellt (obwohl das jugendliche Gehirn zum Beispiel mehr Stimmungsschwankungen und Impulsivität erzeugt als in früheren oder späteren Lebensphasen) oder emotionale Störungen verursacht. Schließlich reifen viele Jugendliche ohne Anzeichen emotionaler Störungen zu Erwachsenen heran.

Soziale Medien

Technologie in Form von Computern, Smartphones und mobilen Apps hat die Produktivität, den Zugang zu Informationen und die Kommunikationsfähigkeit verbessert. Wir persönlich lieben Computer und unsere Smartphones. Sie haben es uns ermöglicht, mehr zu schreiben und einfacher zu recherchieren als je zuvor. Da wir jedoch die echte, persönliche Kommunikation nicht verlieren wollen, versuchen wir, unsere Isolation im Auge zu behalten, damit wir es mit den sozialen Medien und dem Lesen von Online-Nachrichten nicht übertreiben.

Es gibt aber auch Menschen, die sich in eine digitale, virtuelle Welt hineinziehen lassen, die spannender wirkt als ihr reales Leben. Sie verbringen Tag für Tag damit, auf Instagram, TikTok, Facebook und X zu chatten und Online-Spiele zu spielen. Sie verlieren den realen Kontakt zu den Menschen in ihrer unmittelbaren Umgebung und gehen völlig in ihrem virtuellen Selbst auf.

Natürlich sind einige dieser »Internetbeziehungen« unterhaltsam und nützlich. Die sozialen Komponenten des Internets sprechen viele Menschen an, weil sie einfache, sichere und schnelle Möglichkeiten bieten, mit anderen in Kontakt zu treten. Wichtig ist jedoch grundsätzlich, eine ausgewogene Balance in der Nutzung sozialer Medien und anderer Technologien zu finden und seinen eigenen Konsum regelmäßig kritisch zu betrachten. Sich also zu fragen: »Tut mir das gut?« oder »Ist es das, was ich gerade wirklich brauche?« Denn niemand weiß wirklich, inwieweit die Isolation durch die übermäßige Nutzung technologischer Möglichkeiten, mit anderen Menschen in Kontakt zu treten, zur Entwicklung einer BPS oder anderen emotionalen Problemen beiträgt. Allerdings kann Technologie den persönlichen Kontakt verhindern, den man braucht, um Beziehungen und Vertrauen aufzubauen.

Um gesünder zu leben, brauchen Menschen mit einer BPS echte Beziehungen, echte soziale Unterstützung und echtes Feedback zu ihrem Verhalten.

Kulturelle Faktoren

Die breitere Gemeinschaft vermittelt allgemeine kulturelle Themen, die sich auch stark auf das Verhalten, die Werte und die Persönlichkeit auswirken. Zwei wichtige Themen sind *Individualismus* und *Anspruchsdenken*. Beim Individualismus liegt der Schwerpunkt auf Selbstständigkeit und Leistungen, die über die der Gemeinschaft gestellt werden. Anspruchsdenken ist der Glaube, dass man eine Sonderbehandlung, Privilegien und Wertschätzung verdient.

Individualismus: ich statt wir

Schon lange wird in der westlichen Kultur der Individualismus stark gefördert. Heutzutage ermutigen Eltern, Lehrer und andere Vorbilder junge Menschen dazu, selbstständig nach Leistung zu streben – ihr volles Potenzial auszuschöpfen. Erfolg wird oft daran gemessen, wie viel mehr man erreicht oder wie viel besser man eine bestimmte Fähigkeit beherrscht als die anderen.

In vielen modernen, westlichen Gesellschaften sind die Menschen mobil. Sie ziehen von ihren Familien weg, um ihr eigenes Leben zu verbessern oder etwas Neues zu erleben. Viele westliche Industrieländer stellen das Individuum in den Mittelpunkt ihrer Kultur.

Im Gegensatz dazu fördern eher kollektivistisch ausgerichtete Kulturen, wie überwiegend im asiatischen und arabischen Raum, die Familie und Wechselbeziehungen. Diese Kulturen legen Wert darauf, der Familie Ehre zu erweisen. In kollektivistischen Kulturen haben die Menschen mehr Struktur innerhalb ihrer Gemeinschaften. Familien – sowohl die Kernfamilie als auch die erweiterte Familie – unterstützen sich gegenseitig, und das Individuum tritt hinter die Gruppenzugehörigkeit zurück.

Was hat die Betonung des Individuums gegenüber der Gruppe mit der BPS zu tun? Forscher haben den erstaunlichen Mangel an Studien über die BPS in verschiedenen Kulturen beklagt. Obwohl die Symptome der BPS in verschiedenen Kulturen eindeutig unterschiedlich häufig auftreten, kennt niemand die genaue Verbreitung der BPS weltweit. Einige Forscher haben jedoch festgestellt, dass viele der BPS-Symptome offenbar häufiger in Kulturen auftreten, in denen die Bedürfnisse, Werte und Prioritäten des Einzelnen über die der Gemeinschaft im Allgemeinen gestellt werden. Um diese Ergebnisse zu bestätigen, sind weitere Studien erforderlich.

Diese Beobachtung wird nach Ansicht bestimmter Wissenschaftler durch das Konzept der Selbstbezogenheit gestützt. *Selbstbezogenheit* bezeichnet einen verengten Blickwinkel auf sich selbst und eine verstärkte Sorge um die Bewertung dieses Selbst. Sozialwissenschaftler haben herausgefunden, dass eine übermäßige Konzentration auf das Selbst das Risiko für eine Vielzahl körperlicher und emotionaler Probleme erheblich erhöht, darunter

- ✔ Essstörungen
- ✔ Wut
- ✔ Alkoholismus
- ✔ Substanzmissbrauch
- ✔ Selbstverletzung
- ✔ Depression
- ✔ Angst
- ✔ Suche nach Aufregung

Wie wir in Kapitel 3 erörtern, sind die meisten dieser Probleme typische Symptome einer BPS. Nicht wenige Psychologen haben darauf hingewiesen, dass eine übermäßige Betonung des Selbst zu Stress und Druck führt, die diese und ähnliche Symptome verursachen. Eine Gemeinschaft mit starken sozialen Bindungen und einem wirksamen Unterstützungssystem kann diesen Druck weitgehend ausgleichen.

Weiterhin gibt es viele Belege für einen deutlichen Zusammenhang zwischen emotionalen Problemen und einer übermäßigen Konzentration auf das Selbst. Beim *Grübeln* konzentriert man sich auf sich selbst und die Ursachen seiner Probleme, anstatt Lösungen zu finden. Ebenso wie Grübeln führt zunehmende Selbstfokussierung zu unerwünschten Anstiegen depressiver und ängstlicher Gefühle und hat auch eine verminderte Problemlösungsfähigkeit zur Folge.

Natürlich wollen wir Menschen mit einer BPS nicht dafür verantwortlich machen, dass sie zu sehr mit sich selbst beschäftigt sind. Niemand will eine BPS haben oder wünscht sie sich, und die meisten Menschen streben nicht aktiv nach Selbstbezogenheit. Unserer Meinung nach fördert die moderne Kultur diese Eigenschaft in der Bevölkerung. Darüber hinaus ist Selbstbezogenheit nur einer von vielen möglichen Faktoren, die zur Entwicklung einer BPS beitragen können.

Anspruchsdenken und sich wohlfühlen

In den letzten Jahren hat der Wert des Leidens – sowohl des körperlichen als auch des emotionalen – abgenommen. Vor einigen Hundert Jahren bewunderten die Menschen andere für ihre Fähigkeit, Härten zu ertragen. Alte religiöse Schriften sind voller Botschaften, die die Tugenden des Leidens preisen. Viele Menschen glaubten, dass Leiden den Charakter stärkt und den Menschen hilft, die Gaben des Lebens zu schätzen.

Diese Botschaft hat sich in modernen, industrialisierten Kulturen dramatisch verändert. Heutzutage greifen Menschen bei der geringsten emotionalen Belastung zu Tabletten, und die Werbung drängt die Menschen dazu, ihre Sorgenfalten, Fältchen und Flecken wie Krankheiten zu behandeln. Selbst normale Trauer als Reaktion auf einen Verlust ist zu einem abnormalen Zustand geworden, der medizinischer Behandlung bedarf.

Leider führt die Unfähigkeit, negative Gefühle zu akzeptieren, in der Regel dazu, dass man anfälliger dafür ist, von emotionalem Stress überwältigt zu werden. Wer die Auffassung vertritt, dass es ein Grundrecht des Menschen ist, sich immer gut zu fühlen, fühlt sich am Ende berechtigt, dass alle seine Bedürfnisse erfüllt werden. Wenn die Welt dann nicht auf jede Wunschvorstellung eingeht, ist die Enttäuschung groß.

Verstehen Sie uns nicht falsch; wir fühlen uns wie die meisten anderen Menschen auch gerne gut. Wir befürworten definitiv nicht die Idee, um des Leidens willen zu leiden. Wie wir jedoch in Kapitel 2 feststellen, sind die Fähigkeiten, Frustrationen zu ertragen, Belohnungen zurückzustellen und sich von Widrigkeiten zu erholen, Kennzeichen einer gesunden Persönlichkeit. Wer dazu nicht in der Lage ist, hat oft Schwierigkeiten, bei jedem kleinen Malheur ruhig und gelassen zu bleiben.

Das Zusammenspiel von Risikofaktoren

Manche Kinder werden mit einer genetischen Veranlagung für emotionale Störungen geboren. Studien zeigen jedoch, dass Gene selten allein dafür verantwortlich sind. Mit anderen Worten: Bei den meisten emotionalen Störungen müssen andere Faktoren mit den Genen zusammenwirken.

Gleichzeitig erleben manche Kinder eine schreckliche, traumatische Kindheit. Andere wachsen in einem benachteiligten Umfeld mit mangelnden Ressourcen auf. Trotz dieser Erfahrungen schafft es ein beträchtlicher Anteil der Kinder, die eine erstaunlich schwierige Kindheit überstanden haben, sich zu ausgeglichenen Erwachsenen zu entwickeln. Auch hier müssen in der Regel mehrere Faktoren zusammenkommen, um zu einer langfristigen emotionalen Belastung zu führen. Wie in der Einleitung zu diesem Kapitel erwähnt, bezeichnen Psychologen dieses vielschichtige Konzept als das biopsychosoziale Modell psychischer Störungen. Die Beispiele im folgenden Abschnitt veranschaulichen, wie dieser Prozess funktioniert.

Biologische und psychische Faktoren

Eineiige Zwillinge haben einen gemeinsamen Satz an Genen. Daher würde man erwarten, dass beide Zwillinge das gleiche Risiko haben, eine BPS zu entwickeln, insbesondere wenn sie im selben Haushalt aufgewachsen sind. Mit anderen Worten: Wenn ein Zwilling eine BPS entwickelt, würde dies in nahezu 100 Prozent der Fälle auch beim anderen der Fall sein. Aber so einfach ist es nicht. Tatsächlich trifft dies nur in etwa 50 Prozent der Fälle zu.

Warum sollte ein Zwilling eine BPS bekommen und der andere nicht, wenn beide die gleichen Gene und die gleiche Erziehung haben? Das folgende hypothetische Beispiel mag zur Klärung beitragen.

> **Richard** und **Robert** sind zehnjährige eineiige Zwillinge. Sie waren schon immer impulsiv und emotional reaktiv. Ihre Eltern haben es jedoch geschafft, eine stabile Struktur zu schaffen, in der sich die Jungen gut entwickeln konnten. Die Lehrer waren im Allgemeinen in der Lage, beiden Jungen Möglichkeiten zu bieten, ihre Energie auszuleben. Jetzt, in der vierten Klasse, sind die Jungen in verschiedenen Klassenräumen.
>
> Richards Lehrerin ist extrem streng, bestraft die Kinder und hat wenig Verständnis für seine Ausgelassenheit. Leider mag sie Richard nicht, da er sie sehr schnell auf die Palme bringt. Im Gegensatz dazu hat Roberts Lehrerin klare Konsequenzen für Fehlverhalten, ist aber warmherzig und ermutigend. Sie schätzt Roberts Ausdruckskraft und Kreativität.
>
> Richard hat ein schwieriges Schuljahr. Andere Lehrer in der Schule hören von seinem Fehlverhalten und erwarten von vorneherein, dass er Ärger macht. Richard erfüllt ihre Erwartungen. Der Ärger folgt ihm nach Hause. Seine Eltern halten ihm seinen Bruder als gutes Beispiel vor. Sie versuchen, vernünftig mit ihm zu reden und verlieren schließlich die Beherrschung. Richard fühlt sich verärgert, verwirrt und ungeliebt.
>
> In der Schule schneidet er weiterhin schlecht ab und gerät in Konflikte mit anderen. Seine Beziehung zu seiner Familie verschlechtert sich. Er erwartet Ablehnung und fürchtet, verlassen zu werden. Im Gegensatz zu seinem Bruder, der in der Schule gut ist und enge persönliche Beziehungen hat, liegt Richard ständig im Streit mit seinen

Freunden und wird oft von ihnen abgelehnt. Jahre später, nach einer langen Geschichte von Problemen in der Schule und mit seinen Eltern, wird bei ihm im Alter von 22 Jahren eine BPS diagnostiziert.

Wir geben Richards Lehrerin nicht die Schuld an seiner späterer Diagnose. Ihr Umgang mit ihm löste eine Kaskade negativer Einflüsse und psychischer Stressfaktoren aus. Die Kombination seiner genetischen Veranlagung zu Impulsivität und emotionaler Reaktivität in Verbindung mit psychischen Faktoren führte schließlich zur Entwicklung einer BPS.

In dieser Geschichte äußerten sich die genetischen Veranlagungen beider Zwillinge in ihrem Verhalten. Richards Neigung wurde jedoch durch negative psychische Erfahrungen verstärkt und verfestigt. Bei Robert wurde die Ausprägung des Gens durch positive psychische Erfahrungen gedämpft. In manchen Fällen kann eine genetische Veranlagung auch völlig unausgeprägt bleiben – es sei denn, es kommt ein zusätzlicher Faktor wie ein Trauma oder eine schwere Zurückweisung hinzu.

Biologische und soziale Einflüsse

Manche Babys werden mit Genen geboren, die zu einem erhöhten BPS-Risiko führen können. Sie haben aber Eltern, Familien und andere wichtige Beziehungen, die ihnen ein stabiles und fürsorgliches psychisches Umfeld bieten. Bei stressigen sozialen Einflüssen hingegen kann eine BPS auftreten. Das folgende Beispiel veranschaulicht dieses Problem.

Corinna ist eine fröhliche, lebhafte und intelligente neunzehnjährige Studentin. Sie war in der Schule immer gut und hatte viele Freunde. Corinna ist eine talentierte Schauspielerin und hat in vielen Aufführungen im örtlichen Stadttheater mitgewirkt.

Corinna steht ihrer Tante nahe, bei der eine BPS diagnostiziert wurde. Sie glaubt, dass sie viele Persönlichkeitsmerkmale ihrer Tante teilt. Sie reagiert überempfindlich auf Zurückweisung und wird schnell emotional. Manchmal neigt sie zu Launen und handelt impulsiver, als es gut für sie ist. Aber diese Eigenschaften haben ihr als Schauspielerin geholfen. Corinnas Publikum ist von ihrer dramatischen Darbietung begeistert. Corinna ist zuversichtlich, dass es ihr gut geht und sie die emotionalen Probleme ihrer Tante vermeiden wird.

Corinna spielt die weibliche Hauptrolle in einem Stück über eine junge Frau, die sich in einen älteren Mann verliebt. Ihr Schauspielpartner ist ein gutaussehender Mann Ende 30. Während der Proben flirtet er ungeniert mit ihr. Ihr Verstand sagt ihr, dass sie dieses Verhalten anstößig finden sollte, aber sie findet es überraschend verführerisch und anziehend.

Nach einigen Wochen Proben lädt er sie zu einer Party mit einigen seiner Freunde ein. Die meisten der Partygäste trinken und konsumieren verschiedene Suchtmittel. Weil sie nervös ist und sich anpassen möchte, nimmt sie ein paar Züge Marihuana und entspannt sich. Sie trinkt auch ein wenig und verbringt schließlich die Nacht mit ihrem Schauspielpartner. Es entwickelt sich eine heiße Beziehung.

Corinna geht weiterhin unter Leute, trinkt und konsumiert Suchtmittel. Nach nur sechs Wochen redet sie sich ein, dass sie diesen Mann über alles liebt. Das Theaterstück ist zu Ende und die Schauspieler feiern eine große Party. Corinna erwischt ihren Partner mit einer anderen Frau im Schlafzimmer. Sie gerät in eine Abwärtsspirale und trinkt und greift weiter zu Suchtmitteln. Schließlich stellt sie fest, dass die Substanzen ihr Bedürfnis, ihren Schmerz zu betäuben, nicht stillen. Sie ritzt sich schließlich selbst, was seltsamerweise zu wirken scheint.

Bei Corinna bestand möglicherweise ein biologisches Risiko, eine BPS zu entwickeln. Sie hatte eine recht stabile und glückliche Kindheit. Obwohl sie einige Anzeichen für BPS-Merkmale zeigte, waren diese nicht schwerwiegend. Die sozialen Einflüsse, die sich aus dem Umgang mit Menschen ergaben, die Substanzen und Alkohol missbrauchten, sowie die negativen Beziehungserfahrungen, führten jedoch letztendlich zur Entwicklung einer BPS.

Psychische und soziale Auslöser

Unabhängig davon, ob jemand ein biologisches BPS-Risiko aufweist oder nicht, können rein psychische und soziale Auslöser zusammenwirken und darauf hinwirken, dass jemand die Störung entwickelt. Das kann zum Beispiel der Fall sein, wenn ein Kind extremer Verarmung und Vernachlässigung ausgesetzt ist.

Ein Beispiel hierfür wäre **Adam**, dessen Mutter bereits in seinen frühen Jahren regelmäßig Zeiten der Wohnungslosigkeit und Gefängnisaufenthalte hatte, weshalb er seine Kindheit in unterschiedlichen Heimen und zeitweise leider auch in einer missbräuchlichen Pflegefamilie aufwachsen musste, in der einiges an emotionalem Missbrauch herrschte und er regelrecht ausgebeutet wurde. Auch wenn seine Mutter und sein biologischer Vater, den er nie kennengelernt hatte, *keine* Persönlichkeitsstörung hatten, entwickelt er mit der Zeit heftige Wutanfälle, ist zeitweise suizidgefährdet und gerät in eine Abwärtsspirale, die ihn mit Anfang 20 in die Kriminalität führt. Im Gefängnis wird bei ihm schließlich eine BPS diagnostiziert.

Auch wenn er vermutlich keine biologische Veranlagung für die Entwicklung einer BPS hatte, geschieht dies dennoch, weil psychische und soziale Faktoren ihn in diese Richtung drängten.

Eine komplexe biopsychosoziale Mischung

Natürlich kommen manchmal alle drei Faktoren des biopsychosozialen Modells zusammen. So könnte beispielsweise jemand mit einer biologischen Veranlagung geboren werden und in einer chaotischen und gewalttätigen Familie aufwachsen (was zu psychischen Problemen führt), die in extremer Armut lebt (ein sozialer Einfluss). Diese Kombination wäre nur schwer zu bewältigen.

Es ist auch wichtig, den »Grad« zu berücksichtigen, in dem jeder dieser Faktoren Einfluss ausübt. So kann es durchaus sein, dass ein leicht chaotisches Zuhause, eine leichte biologische Veranlagung und bescheidene soziale Belastungen nicht zu einer BPS führen. Insgesamt können wir nicht immer genau vorhersagen, wer eine BPS entwickeln wird und wann dies geschieht. Zum Glück ist es aber so, dass sich BPS-Betroffene in der Regel durch eine angemessene Behandlung besser fühlen.

Teil II
Die Hauptsymptome der BPS

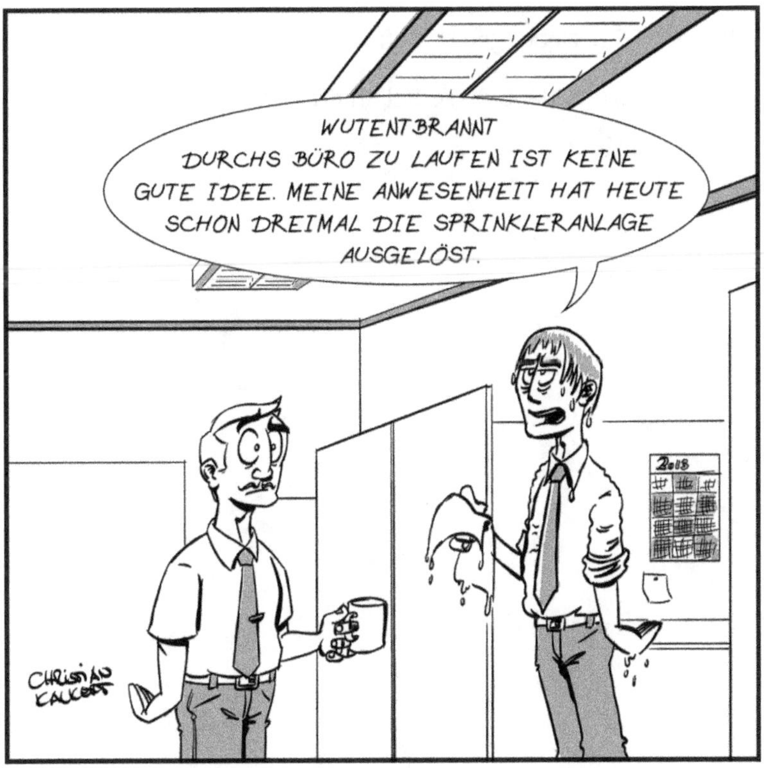
WUTENTBRANNT DURCHS BÜRO ZU LAUFEN IST KEINE GUTE IDEE. MEINE ANWESENHEIT HAT HEUTE SCHON DREIMAL DIE SPRINKLERANLAGE AUSGELÖST.
2018
CHRISTIAN KAUCERT

IN DIESEM TEIL ...

Impulsivität als Symptom der BPS

Wie die BPS-Symptome die Lebensqualität beeinträchtigen

Die großen Unterschiede bei Menschen mit einer BPS

Wie die BPS Beziehungen beeinflusst

Wie die BPS das Identitätsgefühl untergräbt

IN DIESEM KAPITEL

Sensation Seeking an gefährlichen Orten

Selbstverletzung und die Gründe dafür

Suizidgedanken und Suizidversuche

Kapitel 5
Sensation Seeking und Selbstverletzung: die Impulsivität der BPS

Wir empfinden großes Mitgefühl für Menschen mit einer Borderline-Persönlichkeitsstörung. Das liegt daran, dass diese Störung so viele Bereiche des Lebens beeinträchtigt und Chaos und Unruhe in Beziehungen, am Arbeitsplatz, im Gefühlsleben und bei der Entscheidungsfindung verursacht. Daher leiden Menschen mit einer BPS häufig unter quälendem emotionalem Schmerz. Viele versuchen, diesem Schmerz zu entkommen, etwa indem sie Substanzen missbrauchen, sich selbst verletzen oder Suizidversuche unternehmen. Obwohl diese Fluchtstrategien vorübergehende Linderung verschaffen, führen sie langfristig zu mehr Leid für die Betroffenen und die ihnen nahestehenden Menschen. In Kapitel 3 bezeichnen wir die ersten beiden Symptome von BPS – Sensation Seeking und Selbstverletzung – als impulsiv.

In diesem Kapitel gehen wir näher auf diese beiden Symptome und die damit verbundenen impulsiven Handlungen ein. Selbstverletzung und Sensation Seeking führen zu emotionalen und körperlichen Schäden und manchmal sogar zum Tod. Zunächst betrachten wir einige impulsive Verhaltensweisen, die Menschen mit einer BPS manchmal zeigen, wenn sie versuchen, ihr Bedürfnis nach intensiven Empfindungen und Gefühlen zu stillen oder eine tiefe emotionale Leere zu füllen. Im Anschluss an die Erörterung der Grundlagen der Impulsivität wenden wir uns den Selbstverletzungen zu, einem häufig vorkommenden Symptom der BPS, bei dem auch impulsives Verhalten eine Rolle spielt. Abschließend beschreiben wir die Gedanken und Gefühle, die hinter einer extremen Form impulsiven Verhaltens stehen – den Suiziddrohungen und -versuchen.

Gefährlicher Lebensstil: impulsives Verhalten

Impulsivität umfasst drei entscheidende Verhaltensweisen. Erstens blenden Menschen, die zu impulsivem Handeln neigen, die Zukunft aus, insbesondere die negativen Folgen, die sich aus ihrem gegenwärtigen Verhalten ergeben. Zweitens verarbeiten impulsive Menschen Informationen nicht vollständig, bevor sie handeln. Mit anderen Worten: Sie denken nicht ausreichend nach, bevor sie handeln. Drittens ziehen impulsive Menschen die Möglichkeit unmittelbarer negativer Folgen ihres Handelns nicht in Betracht oder nehmen sie leichtfertig in Kauf.

Manche Menschen mit einer BPS haben Schwierigkeiten, ihre *Impulse,* das heißt ihre unmittelbaren Bedürfnisse und Wünsche zu kontrollieren. Sie sehnen sich nach Aufregung (oft aus Gründen der Vermeidung von Unlust, Leere und Schmerz) und zwar sofort – daher der Begriff *Sensation Seeking,* der die Suche nach Erlebnissen beschreibt, die ein höheres Erregungspotenzial versprechen. Sie fühlen sich getrieben, die tiefe Leere in ihrem Inneren zu füllen. Mit jedem impulsiven Verhalten verstärken sie aber nur ihr Gefühl der Leere. Je mehr sie versuchen, ihr unstillbares Bedürfnis zu befriedigen, desto größer wird ihr Verlangen. Nach einer impulsiven Handlung berichten sie in der Regel, dass sie sich kurzzeitig besser fühlen. Dieses Gefühl der Zufriedenheit wird jedoch schnell durch enorme Schuldgefühle, Angst und Selbsthass ersetzt.

Menschen mit einer BPS versuchen, ihr Sensation Seeking auf viele verschiedene Arten zu befriedigen. Hier sind einige der häufigsten Verhaltensweisen, auf die Menschen mit einer BPS zurückgreifen, um ihre Bedürfnisse zu befriedigen:

- ✔ **Kaufrausch:** Ein Kaufrausch ist mehr, als im Supermarkt nach einer bunten Verpackung zu greifen und sie spontan zu kaufen. Die meisten Menschen kaufen von Zeit zu Zeit etwas aus einem Impuls heraus. Im Gegensatz dazu handelt es sich bei einem Kaufrausch um problematische, impulsive und unkontrollierte Konsumausgaben. Manche Menschen mit einer BPS versuchen mit dem übermäßigen Kauf völlig unnötiger *Dinge,* eine innere Leere zu füllen. Menschen, die impulsiv Geld ausgeben, leisten sich extravagante Urlaube, geben zu viel für Luxusgüter aus und füllen ihre Kleiderschränke mit Kleidung, die sie selten tragen – alles, um die Leere in ihrem Inneren zu füllen. Das kann bei einigen Betroffenen zu finanziellen Problemen wie hohen Schulden führen.
- ✔ **Glücksspiel:** Glücksspiel ist in den meisten Industrieländern ein rasch wachsendes Problem. Wer gelegentlich in ein Casino geht und einen vorher festgelegten Geldbetrag ausgibt, gilt nicht als impulsive Spieler. Die meisten Menschen wissen, dass der Gewinner letztendlich das Casino ist und nicht die Spieler. Trotzdem ignorieren manche Menschen mit einer BPS diese Wahrscheinlichkeiten und spielen mit Hingabe. Mitunter nehmen sie einen zweiten Kredit auf, um ihre Spielleidenschaft zu finanzieren. Sie greifen möglicherweise zu Fälschungen, Veruntreuung und Diebstahl, um das Geld zu beschaffen, das sie für ihr Glücksspiel benötigen. In den meisten Fällen besteht auch hier die Motivation darin, die innere Leere mit einem Rausch der Aufregung zu füllen. Aber das funktioniert nie – zumindest nicht auf lange Sicht.

- ✔ **Essanfälle:** Menschen mit einer BPS versuchen mitunter, ihre Emotionen zu regulieren und das Gefühl der Leere durch übermäßiges Essen zu füllen. Sie verschlingen eine ganze Schachtel Kekse, eine ganze Packung Eiscreme oder eine riesige Tüte Kartoffelchips. Sie essen manchmal so große Mengen, dass sie sich übergeben müssen oder zumindest akutes Unwohlsein verspüren, anstatt sich satt zu fühlen.

- ✔ **Ladendiebstahl:** Gelegentlich liest man von einem Filmstar oder einer anderen berühmten, wohlhabenden Person, die beim Ladendiebstahl erwischt wird. Sie fragen sich wahrscheinlich, warum Menschen mit viel Geld eine Strafe für etwas riskieren, das sie sich ohne Weiteres leisten können. Die Antwort liegt in ihrem Bedürfnis nach intensiven Erlebnissen. Menschen mit einer BPS, die impulsive Ladendiebstähle begehen, füllen die Leere in ihrem Leben mit der Aufregung – und vielleicht sogar Angst – aus, die sie beim Ladendiebstahl spüren. Manchmal stehlen sie relativ wertlose Gegenstände, nur um sie zu verschenken. Impulsive Ladendiebe stehlen jedenfalls nicht, weil es ihnen finanziell schlecht geht.

- ✔ **Rücksichtsloses Fahren:** Rücksichtslosen Fahrern sind alle potenziellen Folgen ihres Verhaltens gleichgültig. Sie verhalten sich bewusst rücksichtslos, um ihrem Leben mehr Aufregung und einen Hauch von Gefahr zu verleihen. Oder auch, weil es ihnen nicht gelingt, mit intensiven Gefühlen, wie zum Beispiel Wut, angemessen umzugehen und dies unbedacht in rücksichtslosem Fahren endet. Menschen mit einer BPS, die dieses riskante Verhalten aufweisen, zeigen im Straßenverkehr gefährliche Verhaltensweisen: Sie rasen über rote Ampeln, wechseln ohne jede Vorankündigung die Spur, fahren weit schneller als erlaubt und führen illegale, haarsträubende Überhol- und Wendemanöver durch. Es überrascht deswegen nicht, dass Studien ergeben haben, dass impulsive, rücksichtslose Fahrer häufiger in Unfälle verwickelt sind als andere Menschen.

- ✔ **Aggressives Verhalten:** Menschen mit einer BPS können leicht die Beherrschung verlieren. Da sie auch zu Impulsivität neigen, können sie unverhältnismäßig feindselig reagieren, wenn sie sich missverstanden oder kritisiert fühlen. Ihre Wut entlädt sich entweder in verbalem oder körperlich aggressivem Verhalten. Sie wenden Gewalt auch in Partnerschaften und in nicht intimen Alltagsbeziehungen an. Was sich beispielsweise mit lautstarken Beschimpfungen in alltäglichen kleineren Konfliktsituationen im Straßenverkehr oder dem ÖPNV zeigen kann.

- ✔ **Riskanter, ungeschützter Sex:** Für viele Menschen ist Sex aufregend. BPS-Patienten mit impulsivem Verhalten versuchen oft, ihr Bedürfnis nach emotionaler Nähe durch spontane und unverbindliche sexuelle Kontakte zu befriedigen. Obwohl sie Angst haben, von ihrem aktuellen Partner verlassen zu werden, haben sie oft Affären und neigen zu riskanten, ungeschützten sexuellen Aktivitäten. Manche fühlen sich von sadomasochistischen Praktiken, Gruppensex, Partnertausch oder Exhibitionismus angezogen. Für Menschen, die ihren sexuellen Impulsen folgen, kann Sex mit unbekannten Personen ein Versuch sein, die Bestätigung zu erhalten, die sie als Kinder nicht bekommen haben. Oder sie versuchen, durch Sex die Leere in ihrem Leben zu füllen. Es liegt auf der Hand, dass ein solches impulsives Sexualverhalten das Risiko sexuell übertragbarer Krankheiten, ungewollter Schwangerschaften und sexueller Ausbeutung und Gewalterfahrungen stark erhöht.

- **Substanzmissbrauch:** Substanzmissbrauch ist eine der häufigsten Formen menschlicher Impulsivität, unabhängig davon, ob jemand eine BPS hat oder nicht. Darüber hinaus führt der Konsum vieler Suchtmittel (wie Alkohol, Cannabis, Kokain oder Ecstasy) zu einer weiteren Absenkung der Hemmschwelle und löst andere impulsive Verhaltensweisen aus. Bei manchen Menschen mit einer BPS dient der Substanzmissbrauch dazu, ihre außer Kontrolle geratenen Emotionen zu regulieren. Andere tun dies, um durch den ersehnten Rausch oder den Kick ihre innere Leere zu füllen. Leider erhöht der Substanzmissbrauch das ohnehin bereits hohe Suizidrisiko von Menschen mit einer BPS.

Impulsivität erklärt zum Teil, warum die Lebenserwartung der meisten Menschen mit BPS geringer ist als bei Menschen ohne diese Störung. Ob durch Suizid, Autounfälle, Substanzmissbrauch oder einfach durch einen ungesunden Lebensstil – BPS verkürzt allzu oft das Leben.

Selbstverletzung als Hilferuf

Selbstverletzung ist ein dramatischeres impulsives Symptom der BPS als die im vorherigen Abschnitt beschriebenen Verhaltensweisen. Viele Menschen gehen davon aus, dass Selbstverletzungen Suizidversuche darstellen. Der Wunsch zu sterben ist jedoch in der Regel nicht das Motiv, das jemanden dazu treibt, sich selbst zu verletzen. Obwohl einige Personen, die sich selbst verletzen, Suizidgedanken haben oder irgendwann Suizid begehen, lassen sich die im Folgenden beschriebenen gefährlichen Verhaltensweisen jahrzehntelang beobachten, ohne dass es jemals zu einem Suizidversuch kommt.

- **Ritzen:** Menschen, die diese Methode der Selbstverletzung anwenden, schneiden sich am häufigsten an Armen, Beinen und am Bauch. Viele Betroffene versuchen, ihre Verletzungen zu verbergen. Sie verwenden verschiedene Gegenstände wie Rasierklingen, Scheren, Büroklammern, Heftklammern, Nadeln, Messer und Glasscherben. Es kommt auch vor, dass Betroffene sich mit den eigenen Fingernägeln schwere Kratzer oder Wunden beibringen.

- **Verbrennen:** Betroffene fügen sich mit Zigaretten, Feuerzeugen und Streichhölzern Verbrennungen zu. In der Regel wird nur ein kleiner Bereich der Haut verbrannt, doch mit der Zeit können zahlreiche Narben entstehen.

- **Stumpfe Gewalteinwirkung:** Manche Menschen mit einer BPS schlagen mit den Fäusten gegen die Wand oder auf sich selbst ein, schlagen mit dem Kopf gegen harte Flächen oder verwenden einen Hammer oder ein anderes Werkzeug, um sich Schmerzen zuzufügen. Stumpfe Gewalteinwirkung führt bisweilen zu Prellungen, Narben, Wunden und in seltenen Fällen zu Knochenbrüchen.

- **Zupfen an der Haut und Haare ausreißen:** Zu diesen Handlungen gehören das Zupfen an Nagelhaut und Schorf, das Ausreißen von Haaren und das Quetschen der Haut, bis sie blutet. Diese Symptome treten manchmal auch bei verschiedenen anderen emotionalen Störungen auf und können mit einer Zwangsstörung einhergehen.

- **Vorsätzliche Unfälle:** Verhaltensweisen in dieser Kategorie der Selbstverletzung erscheinen zunächst *zufällig*. Manche Menschen mit einer BPS vermeiden jedoch absichtlich angemessene Vorsichtsmaßnahmen. Sie erleiden am Arbeitsplatz oder zu Hause Unfälle, die sie leicht vermeiden könnten, wenn sie vorsichtiger wären oder sich durch Sicherheitsausrüstung oder -kleidung schützen würden. Infolge unterlassener Vorsichtsmaßnahmen stürzen sie von wackelnden Leitern oder verbrennen sich, wenn sie zerbrochene Holzstöcke verwenden, um Holzscheite im Kamin neu anzuordnen.

✔ **Ungewöhnliche Verhaltensweisen:** Diese Kategorie der Selbstverletzung umfasst seltene, aber durchaus nicht unbekannte Handlungen, darunter die folgenden:

- Schlucken scharfer Gegenstände
- Reibungsverbrennung
- Druck auf den Augapfel ausüben
- Sich selbst beißen
- Einführen von Gegenständen in Körperöffnungen
- Einnahme schädlicher, aber nicht tödlicher Chemikalien

Schwere selbstverletzende Verhaltensweisen, wie die hier aufgeführten, betreffen allein in Deutschland bis zu 5,6 Millionen Jugendliche im Alter zwischen 15 und 24 Jahren, von denen viele an einer BPS leiden. Einige selbstverletzende Handlungen werden erst in der Notaufnahme von medizinischem Fachpersonal bemerkt.

Warum sich selbst verletzen?

Es fällt Ihnen vielleicht schwer zu verstehen, dass verschiedene selbstverletzende Handlungen den von einer BPS betroffenen Personen tatsächlich Erleichterung verschaffen können. Sie fragen sich vielleicht, warum manche Menschen sich selbst verletzen wollen. BPS-Patienten und die sie behandelnden Therapeuten haben zahlreiche Theorien über die Beweggründe für diese extremen und äußerst schmerzhaften Verhaltensweisen entwickelt. Zu diesen Beweggründen gehören die folgenden:

✔ **Um Aufmerksamkeit zu erregen:** Viele Fachleute glauben nicht, dass diese Motivation eine große Rolle bei den meisten selbstverletzenden Verhaltensweisen spielt, da die Betroffenen in der Regel versuchen, ihre Handlungen vor anderen zu verbergen. Manchmal fehlt es Menschen mit einer BPS jedoch an den Fertigkeiten, die sie brauchen würden, um angemessene Unterstützung und Fürsorge von anderen zu erhalten. Stattdessen fühlen sie sich dazu getrieben, mit Selbstverletzungen auf sich aufmerksam zu machen. Letztendlich können diese aufmerksamkeitserzeugenden Handlungen zwar die dringend nötige Unterstützung und Fürsorge hervorrufen, aber es sind verzweifelte Methoden, um dieses Ziel zu erreichen.

✔ **Um von emotionalem Schmerz abzulenken:** Wie viele Experten sind auch wir der Meinung, dass BPS-Betroffene sich selbst verletzen, um mit unerträglichen inneren oder emotionalen Schmerzen fertig zu werden. Körperliche Schmerzen verblassen im Vergleich zu dem, was sie innerlich empfinden, aber sie lenken die Aufmerksamkeit von ihren überwältigenden Emotionen ab – zumindest vorübergehend. (Weitere Informationen finden Sie im Kasten »BPS und emotionale Kaskaden«.)

- **Um sich besser zu fühlen:** Wenn man sich körperlich verletzt, setzt das Gehirn natürliche Schmerzmittel frei, die sogenannten *Endorphine*. Diese helfen dabei, zu einem weniger belastenden emotionalen Zustand zurückzukehren. Paradoxerweise können körperliche Schmerzen manchen Menschen also tatsächlich dabei helfen, ihre Emotionen zu regulieren. Ein weniger extremes Beispiel für die positiven Auswirkungen von Endorphinen ist, dass manche Menschen Gefallen am Verzehr scharfer Chilischoten finden, weil ihr Körper dann Endorphine freisetzt. Weitere Beispiele sind auch Sportarten, wie zum Beispiel lange Ausdauerläufe. Selbst Menschen, die nicht an schweren emotionalen Störungen leiden, können also verstehen, was es bedeutet, einen Endorphinschub zu spüren.
- **Um etwas anderes als Gefühllosigkeit und Leere zu spüren:** Einige Menschen mit einer BPS berichten, dass sie sich unwirklich fühlen und den Bezug zu ihrem Umfeld verloren haben (in Kapitel 10 können Sie mehr über dieses Symptom der BPS erfahren). Diese Personen fügen sich manchmal selbst Schmerzen zu, um etwas »Reales« zu fühlen.
- **Um sich selbst zu bestrafen:** Obwohl Psychologen nicht wissen, wie oft diese Motivation bei Menschen mit einer BPS zu selbstverletzendem Verhalten führt, berichten einige Menschen, dass sie glauben, Bestrafung und Missbrauch zu verdienen. In diesen Fällen kann die Selbstverletzung für die Betroffenen eine Möglichkeit sein, sich selbst zu bestrafen.
- **Um sich an jemandem zu rächen:** Manche BPS-Betroffene sind nicht in der Lage, ihre Wut angemessen auszudrücken, und verletzen sich daher selbst, um bei anderen Schuldgefühle für etwas auszulösen, das sie gesagt oder getan haben.
- **Um den eigenen Missbrauch nachzustellen:** Viele Personen mit einer BPS berichten, dass sie in ihrer Kindheit missbraucht wurden (weitere Informationen zu den Ursachen der BPS finden Sie in Kapitel 4). Kinder glauben oft, dass sie den erfahrenen Missbrauch verdienen, und setzen daher als Erwachsene manchmal das Muster des Missbrauchs an sich selbst fort.

Das sind alles interessante Hypothesen. Leider verfügen wir nicht über genügend Daten, um festzustellen, welche Motive bei Menschen mit einer BPS am ehesten für Selbstverletzungen verantwortlich sind. Die Gründe sind höchstwahrscheinlich für jeden Einzelnen unterschiedlich. Auch wenn Sie es vielleicht fasziniert, diese Gründe zu untersuchen, finden die Betroffenen diese Erkenntnisse möglicherweise nicht hilfreich. Mit anderen Worten: Es reicht nicht immer aus zu verstehen, warum Menschen sich selbst verletzen, um ihnen zu helfen, damit aufzuhören.

Obwohl im Grunde kein Selbstverletzungsszenario *typisch* ist, veranschaulicht das folgende Beispiel, wie eine Person mit einer BPS dieses Verhalten einsetzt, um mit ihrem Leid umzugehen.

> **Adriana** wirft ihr Handy durch den Raum. Sie hört, wie Thomas, ihr Ex-Freund, brüllt. Sie hebt das Handy auf und schreit, dass es ihm noch leidtun wird, dass er sie betrogen hat. Er fleht sie an, sich zu beruhigen; schließlich habe er nur mit jemandem von der Arbeit gesprochen. Sie legt auf. Jetzt verwandelt sich ihre Wut in Angst. Sie kann nicht aufhören, an Thomas imaginäre Untreue zu denken. Sie hatte schon

immer Angst, dass er sie eines Tages verlassen würde. Sie ist angespannt und verzweifelt und kann nicht mehr richtig atmen.

Der einzige Ausweg aus ihrem brennenden Schmerz ist Blut. Sie holt ein Messer aus der Schublade ihrer Kommode. Der Drang wird stärker. Adriana zieht ihr T-Shirt aus. Langsam drückt sie die Klinge in die Haut ihres Bauches. Sie erlebt einen einzigen Moment heftigen Schmerzes – dann nichts mehr. Sie beobachtet, wie das Blut zu fließen beginnt, und zieht das Messer höher. Sie schneidet absichtlich durch eine Verkrustung vom letzten Mal. Irgendwie beruhigt sie der Anblick von Blut und versetzt sie in einen friedlichen Zustand. Sie wiegt sich langsam hin und her. Manchmal tritt aber auch eine große Erschöpfung ein, und sie weint lange vor sich hin.

Adriana spürt einen brennenden emotionalen Schmerz und weiß nicht, wie sie damit umgehen soll. Sie greift zum Messer, um sich von ihren überwältigenden Emotionen abzulenken. Kapitel 16 zeigt Möglichkeiten auf, wie Menschen mit ihren intensiven Emotionen besser umgehen können.

Selbstverletzendes Verhalten ist immer gefährlich, eskaliert in der Regel in seiner Schwere und erfordert eine Behandlung. In Teil IV finden Sie einige Ideen, wie sich selbstverletzendes Verhalten reduzieren lässt.

BPS und emotionale Kaskaden

Der gesunde Menschenverstand sagt, dass Menschen danach streben, ihr Vergnügen zu maximieren und ihren Schmerz zu minimieren. Das trifft in der Regel auch zu. Dennoch zeigen Menschen mit schweren emotionalen Problemen, wie der BPS, ein scheinbar unerklärliches Verhalten, das zu körperlichen Schmerzen führt.

Die *emotionale Kaskadentheorie* versucht, die Beziehung zwischen belastenden Emotionen und schmerzauslösendem Verhalten zu erklären. Der Prozess beginnt mit einer belastenden Emotion. Die Person mit der BPS reagiert, indem sie wiederholt darüber nachdenkt, wie schrecklich sich die Emotion anfühlt. Dies führt zu einer erhöhten emotionalen Belastung. Mit anderen Worten: Die Emotion verstärkt sich und nimmt die Gedanken und Gefühle der betroffenen Person in Beschlag.

Die Person mit der BPS sucht verzweifelt nach einer Möglichkeit, sich von dem emotionalen Schmerz abzulenken. Der selbst zugefügte körperliche Schmerz unterbricht den Kreislauf und lenkt die Aufmerksamkeit von dem überwältigenden emotionalen Schmerz ab. Als Endergebnis fühlt sich die Person für eine Weile etwas besser, obwohl sie die schädlichen Auswirkungen der Selbstverletzung spürt. Einige berichten sogar, dass sie sich durch ihr selbstverletzendes Verhalten seltsam beruhigt fühlen. Aufgrund der erlebten Erleichterung besteht jedoch die Gefahr, dass sich das Muster wiederholt. Der kaskadenartige emotionale Kreislauf setzt sich fort. Ein wichtiger Bestandteil einiger BPS-Therapien besteht darin, alternative Verhaltensweisen und Fertigkeiten für den Umgang mit schwierigen Emotionen zu vermitteln (siehe Kapitel 15).

Suizid: der letzte Ausweg

Für Menschen mit einer BPS besteht ein beunruhigend hohes Risiko, irgendwann Suizid zu begehen. Dieses Risiko versetzt ihre Mitmenschen in Angst und Schrecken und bereitet auch den behandelnden Therapeuten Sorgen. Studien zufolge begehen bis zu 10 Prozent der Menschen mit einer BPS irgendwann Suizid – und diesem letzten Akt gehen häufig zahlreiche Versuche voraus. Diese suizidalen Handlungen gehören zu den schwerwiegendsten und komplexesten impulsiven Verhaltensweisen, von denen Menschen mit einer BPS bisweilen betroffen sind.

Obwohl das Suizidrisiko bei Menschen mit einer BPS hoch ist, sollte man berücksichtigen, dass 90 Prozent keinen Suizid begehen. Bei denjenigen, die Beistand suchen, ist die Wahrscheinlichkeit geringer, dass sie letztendlich einen Suizid verüben.

Hilferuf oder Racheakt?

Menschen, die einen Suizidversuch überleben, berichten von unerträglichen emotionalen Schmerzen im Vorfeld. Sie hätten sich hilflos und hoffnungslos in Bezug auf ihre Möglichkeiten und ihr Leben gefühlt und keine Perspektive für eine bessere Zukunft gesehen. Der Suizid sei für sie ein erhoffter Ausweg aus dem Schmerz des Lebens gewesen.

Suizidversuche sind oft verzweifelte Hilferufe. Leider kommt bei Menschen, die mit ihrem Suizidversuch Erfolg haben, die Hilfe zu spät. Bei anderen Menschen scheinen Suizidversuche mit dem Bedürfnis verbunden zu sein, sich an Personen in ihrem Leben zu rächen, die ihnen Unrecht getan, sie verlassen oder verletzt haben.

Wer ist gefährdet?

Therapeuten möchten in der Lage sein vorherzusagen, bei welchen ihrer Klienten ein besonders hohes und bei welchen ein geringeres Suizidrisiko vorliegt. Da jedoch so viele Faktoren eine Rolle spielen, lässt sich nicht genau sagen, wer einen Suizidversuch unternehmen wird und wer nicht. Es ist jedoch bekannt, dass die Diagnose einer BPS mit einem höheren Suizidrisiko verbunden ist. Dieses Risiko scheint weiter zu steigen, wenn eine Person bereits Suizidversuche (oder parasuizidales Verhalten) unternommen hat oder in der Familie ein Suizidfall aufgetreten ist.

Bekannt ist auch, dass Substanzmissbrauch das Risiko eines späteren Suizids erheblich erhöht. Entsprechende Studien legen nahe, dass Menschen mit einer BPS in der Regel nicht als junge Erwachsene oder in ihren Zwanzigern Suizid begehen. Der Suizid tritt häufiger im nächsten Lebensjahrzehnt auf.

Das Risiko einer bestimmten Person einzuschätzen, ist eine äußerst schwierige Aufgabe. Eine psychotherapeutische Behandlung der BPS scheint aber das Suizidrisiko zu senken. Darüber hinaus lässt sich bei Menschen mit einer BPS, ob in Behandlung oder nicht, in ihren Vierzigern und Fünfzigern in der Regel eine Verringerung der Symptome einschließlich suizidaler Verhaltensweisen beobachten, sodass die Zeit schließlich zu einem Verbündeten wird.

Obwohl es äußerst schwierig ist, bei jemandem mit einer BPS einen Suizid vorherzusagen, sollten Sie professionellen Beistand suchen, wenn eine Ihnen nahestehende Person

- ✔ kaum noch Interesse an Dingen zeigt, an denen sie früher Freude hatte,
- ✔ über Hoffnungs- und Hilflosigkeit spricht,
- ✔ die Ansicht äußert, dass die Welt ohne sie besser wäre,
- ✔ davon spricht, Suizid zu begehen,
- ✔ andere anruft, um sich zu verabschieden,
- ✔ mehr Drogen oder Alkohol konsumiert,
- ✔ persönliche Angelegenheiten »in Ordnung bringt«,
- ✔ nach längerer Traurigkeit eine unerklärliche, ungewöhnliche Ruhe zeigt,
- ✔ wertvolle Besitztümer ohne Grund wegzugeben beginnt,
- ✔ kürzlich einen schweren Verlust erlitten hat.

Niemand kann alle Suizide zuverlässig vorhersagen oder verhindern. Wenn eine Ihnen nahestehende Person Suizid begeht, ist das nicht Ihre Schuld. Wenn Sie jedoch glauben, dass ein Suizid unmittelbar bevorsteht, rufen Sie den Notruf 112 an.

Wenn Sie Gefühle der Hilflosigkeit, Hoffnungslosigkeit oder den Wunsch verspüren, Ihrem Leben ein Ende zu setzen, suchen Sie sofort Beistand, wie zum Beispiel Krisendienste oder Telefonseelsorge – dort kann man Sie gegebenenfalls auch weiterverweisen.

Impulsives Verhalten umfasst nur zwei Hauptsymptome einer BPS, die wir in Kapitel 3 beschreiben. Nicht jeder, der sich impulsiv verhält (insbesondere in Form von Sensation Seeking, selbstverletzendem Verhalten oder Suizid), erfüllt die Kriterien für die Diagnose einer BPS. Manche Menschen mit diesen Verhaltensweisen leiden an einer bipolaren Störung und zeigen sie nur, wenn sie eine manische Episode erleben. Suizidgedanken, Suizidversuche und Suizide treten auch im Rahmen von Depressionen auf. Bei anderen liegen spezifische Diagnosen wie Kleptomanie (impulsives Stehlen), pathologisches Glücksspiel oder Substanzmissbrauch vor, ohne dass andere Anzeichen für eine BPS sprechen. Darüber hinaus zeigen zwar viele Menschen, aber nicht alle, bei denen eine BPS diagnostiziert wurde, die impulsiven Verhaltensweisen, die wir in diesem Kapitel beschreiben.

IN DIESEM KAPITEL

Die Gründe für Emotionen

Die emotionale Regulierung oder Nichtregulierung

Borderline-Wut und ihre Auswirkungen

Kapitel 6
Explosive Gefühle und Stimmungen

Manche Menschen mit einer Borderline-Persönlichkeitsstörung (BPS) gehen schon bei der kleinsten Provokation in die Luft, sind wegen Kleinigkeiten ängstlich und verzweifeln, wenn etwas Gutes passiert. Ihre Gefühle wechseln schnell und sie haben oft Schwierigkeiten, zur Ruhe zu kommen. Psychiater bezeichnen diese sich schnell verändernden Reaktionen als *emotionale Dysregulation*. Sie ist ein Kernsymptom der BPS und verursacht bei den Betroffenen viel Leid und Chaos.

In diesem Kapitel werfen wir einen Blick auf die grundlegenden menschlichen Emotionen und untersuchen das Konzept der emotionalen Dysregulation. Wir erklären, wie Probleme mit der Dysregulation dazu führen, dass Menschen mit einer BPS auf Ereignisse, die andere als trivial empfinden, mit intensiver Angst, Unruhe, Depression und Wut reagieren. Schließlich gehen wir darauf ein, wie schwierig es für Menschen mit einer BPS ist, die von ihnen erlebten Emotionen zu identifizieren und zu benennen.

Das Einmaleins der Emotionen

Emotionen sind mentale und körperliche Reaktionen auf Lebensereignisse, die alles umfassen, was in der Welt geschieht, sowie Erinnerungen, Gedanken oder Bilder in unseren Köpfen. Emotionen treten bei allen Menschen auf. Psychologen unterscheiden sechs primäre Emotionen, die Menschen auf der ganzen Welt erleben. Sie können die folgenden primären Emotionen zuverlässig im Gesicht anderer Menschen ablesen:

- ✔ Glück
- ✔ Traurigkeit
- ✔ Wut
- ✔ Angst
- ✔ Ekel
- ✔ Überraschung

Es gibt zahlreiche Wörter, um die verschiedenen Ebenen und Nuancen dieser sechs Hauptemotionen zu beschreiben. So lässt sich Glück als Freude, Hochgefühl und Entzücken umschreiben. Oder man kann sagen, dass man sich in diesem Zustand optimistisch, beschwingt, zufrieden, erfreut, glückselig, strahlend, fröhlich oder verbunden fühlt. Wörter, die Angst benennen, sind unter anderem Furcht, Schrecken, Horror, Nervosität, Beklommenheit, Misstrauen, Sorge und Beunruhigung.

Die Anzahl der Wörter, die in verschiedenen Kulturen weltweit zur Beschreibung dieser Hauptemotionen verwendet werden, variiert enorm. So gibt es beispielsweise in der englischen Sprache mehr als 2000 Wörter zur Beschreibung von Emotionen, während es im Taiwanesischen nur etwa 750 sind. Im Gegensatz dazu hat die Chewong-Sprache (die von einer kleinen Gruppe von Menschen in Malaysia gesprochen wird) nur sieben Wörter für die Emotionen.

Außerdem gibt es in einigen Kulturen Wörter, die Emotionen beschreiben, die in anderen Kulturen überhaupt nicht erfasst werden. Stellen Sie sich zum Beispiel eine Gruppe Jugendlicher vor, die über einen Gleichaltrigen lachen, der im Flur stolpert und hinfällt. In der deutschen Sprache gibt es das Wort *Schadenfreude*, das die unerwartete Freude bezeichnet, die eine Person empfindet, wenn eine andere Person etwas erleidet. Die deutsche Sprache unterscheidet außerdem zwischen einer heimlichen Schadenfreude (die anderen verborgen bleibt) und einer offenen Schadenfreude (die offen geäußert wird). In anderen Sprachen gibt es kein entsprechendes Wort, auch wenn Menschen in anderen Ländern diese Freude über das Unglück anderer ebenfalls empfinden.

Emotionen, auch hasserfüllte, sind nicht von Natur aus richtig oder falsch. Was sie gesund oder destruktiv macht, ist die Art und Weise, wie man sie ausdrückt.

Sowohl Philosophen als auch Wissenschaftler debattieren aktiv darüber, was Emotionen sind, wie man sie kategorisiert und welche Körperbereiche daran beteiligt sind. Die einen konzentrieren sich auf die körperlichen Veränderungen, die in Verbindung mit Emotionen auftreten, und die anderen argumentieren, dass Emotionen mehr mit Gedanken zu tun haben als mit den körperlichen Reaktionen. Im Grunde sind natürlich beide Perspektiven sinnvoll in Bezug auf die Rolle, die Emotionen bei BPS spielen. In den folgenden Abschnitten beschreiben wir diese beiden Ansätze zu Emotionen.

Primitive Emotionen (Affekte)

Einige Experten untersuchen Emotionen, indem sie die Beziehung zwischen den körperlichen Reaktionen und den in uns »fest verdrahteten« Basisemotionen (manchmal auch Affekte genannt) betrachten. Sie glauben, dass Menschen bei manchen Ereignissen instinktiv und ohne viel nachzudenken reagieren – selbst wenn sie das Ereignis zum ersten Mal erleben. So scheint beispielsweise die Angst vor Stürzen, lauten Geräuschen, Verlassenheit und einigen Raubtieren wie Schlangen und Spinnen bestimmte genetisch bedingte, instinktive Reaktionen im Körper einer Person auszulösen, die wiederum dazu führen, dass diese Person bestimmte Emotionen verspürt. Mit anderen Worten: Diese körperlichen Reaktionen sind darauf programmiert, Menschen vor möglichen Gefahren zu warnen und sie auf eine Reaktion vorzubereiten. Die Emotionen, die diese körperlichen Reaktionen hervorrufen, werden als *primitive Emotionen* oder auch *Affekte* bezeichnet. Menschen mit einer BPS können übersteigerte körperliche Reaktionen auf Ängste erleben, die wiederum zu überreaktiven Emotionen führen. (Weitere Informationen zu den Symptomen einer BPS finden Sie in Kapitel 3 und zu den biologischen Einflüssen auf die Entstehung einer BPS in Kapitel 4.)

Übliche körperliche Reaktionen

Einige Experten sind der Meinung, dass Emotionen mehr mit dem physischen Körper als mit Gedanken zu tun haben (siehe Abschnitt »Gedanken und Emotionen« für die andere Seite dieses Problems). Sie behaupten, dass die Reaktionen Ihres Körpers auf bestimmte Ereignisse tatsächlich Ihre Emotionen verursachen. Mit anderen Worten: Sie sind traurig, weil Sie weinen, oder ängstlich, weil Sie zittern. Ihr Körper sendet Signale an Ihren Verstand, die wiederum dazu führen, dass Sie bestimmte Emotionen empfinden. Die folgende Liste enthält eine Reihe häufiger körperlicher Reaktionen auf Ereignisse. Diesen körperlichen Reaktionen können Emotionen wie Furcht, Wut, Ekel, Freude, Trauer oder Überraschung folgen:

- ✔ Muskelanspannung
- ✔ Erhöhte Herzfrequenz
- ✔ Erhöhter Blutdruck
- ✔ Schwitzen
- ✔ Lächeln
- ✔ Lachen
- ✔ Würgen
- ✔ Springen
- ✔ Erweiterte oder verengte Pupillen
- ✔ Speichelfluss
- ✔ Stirnrunzeln

Reaktionen bei einer BPS

Einige Untersuchungen haben gezeigt, dass Menschen mit einer BPS intensiver auf Ereignisse reagieren als Menschen ohne diese Störung. In einer Studie wurden die Reaktionen von Menschen untersucht, die durch unerwartete statische Geräusche erschreckt wurden, während ihnen gleichzeitig eine zufällige Reihe von Wörtern mit entweder neutraler (zum Beispiel »regelmäßig« oder »sammeln«) oder negativer Bedeutung (zum Beispiel »verlassen« oder »hassen«) gezeigt wurde. Personen mit einer BPS reagierten stärker auf die Geräusche als die andere Gruppe, insbesondere wenn die Wörter, die sie sahen, negative Bedeutungen hatten. Diese Studie, über die in der Zeitschrift *Biological Psychiatry* berichtet wurde, kam zu dem Schluss, dass die instabilen emotionalen Reaktionen von Menschen mit einer BPS mit einer übertriebenen Schreckreaktion zusammenhängen könnten. Dennoch sind die aktuellen Forschungsergebnisse zum Thema einer möglichen erhöhten Schreckreaktion bei Menschen mit einer BPS nicht eindeutig.

Andere Untersuchungen konnten nicht nachweisen, dass Menschen mit einer BPS auf gleichgeartete Ereignisse körperlich stärker reagieren. In einer Studie wurden beispielsweise Menschen mit und ohne BPS unangenehme Bilder präsentiert, und sie zeigten die gleichen körperlichen Reaktionen. Diese widersprüchlichen Ergebnisse haben Wissenschaftler verwirrt, da viele Psychologen und Psychiater der Meinung sind, dass Menschen mit einer BPS tatsächlich emotional intensiver reagieren als andere Menschen. Mögliche Erklärungen für diese Unstimmigkeit sind:

- ✔ Menschen mit einer BPS dissoziieren manchmal oder entfernen sich mental von stressauslösenden Ereignissen. Diese Dissoziation kann wiederum ihre körperlichen Reaktionen dämpfen.
- ✔ Einige der Methoden, mit denen die Wissenschaftler in Studien Emotionen auslösten, entsprechen möglicherweise nicht den natürlichen emotionalen Ereignissen. Mit anderen Worten: Menschen mit einer BPS reagieren zwar möglicherweise mit intensiveren körperlichen Reaktionen auf reale Ereignisse, aber Wissenschaftler haben es möglicherweise einfach versäumt, den Kern solcher Ereignisse in ihren Studien zu erfassen.
- ✔ Menschen mit einer BPS reagieren vielleicht nicht unbedingt körperlich stärker auf Ereignisse, sondern erleben ihre Emotionen stärker als andere Menschen. Infolgedessen berichten sie in Studien von stärkeren Emotionen.

Wieder andere Forschungsarbeiten konzentrierten sich auf selbstberichtete Emotionen statt auf körperliche Reaktionen, die Menschen mit einer BPS auf verschiedene Arten von Ereignissen empfinden. Diese Studien deuten darauf hin, dass die betroffenen Personen über intensivere Emotionen berichten als Menschen ohne diese Störung. In einer der Studien wurden beispielsweise Teilnehmer mit und ohne eine BPS gebeten, den ganzen Tag über Geräte mit sich zu führen. Das Gerät piepste zu zufälligen Tageszeiten, und die Teilnehmer zeichneten jedes Mal, wenn sie ein Signal empfingen, ihren emotionalen Zustand auf. Diese Studie zeigte durchweg, dass Menschen mit einer BPS äußere Ereignisse stärker *wahrnehmen und berichten* als Menschen ohne diese Störung. Darüber hinaus berichteten sie, dass ihre Emotionen auch variabler und instabiler seien.

Gedanken und Emotionen

Andere Fachleute verbinden Emotionen eher mit Gedanken als mit den Reaktionen des Körpers. Sie glauben, dass die Art und Weise, wie Menschen Ereignisse interpretieren, letztendlich Emotionen hervorruft. Wenn beispielsweise eine Waffe auf Ihren Kopf gerichtet ist, führt dies nicht dazu, dass Sie zittern und stark schwitzen. Was Sie zum Zittern bringt, ist die Bedeutung, die eine Waffe für Sie hat – Gefahr oder sogar Tod. Wenn Sie in einem abgelegenen Dorf aufgewachsen wären und nie von der Existenz von Waffen erfahren hätten, würden Sie wahrscheinlich mit Neugier auf eine Waffe reagieren anstatt mit Angst, weil Sie eine Waffe nicht gedanklich mit Angst verbinden. Die Bedeutung, die Menschen Ereignissen (oder Dingen) geben, löst also unmittelbar Emotionen aus.

Studien haben gezeigt, dass Menschen mit einer BPS dazu neigen, Ereignisse negativer zu bewerten als andere Menschen. (Weitere Informationen zur verzerrten Wahrnehmung von Ereignissen bei Menschen mit einer BPS finden Sie in Kapitel 9.) Dieses verzerrte Denken kann zu erheblichen emotionalen Turbulenzen führen, da Gedanken eine große Rolle bei Emotionen spielen.

Andererseits nutzen Menschen, die in der Lage sind, ihre Emotionen effektiv zu regulieren, Logik und Argumentation, um Ereignisse auf eine weniger bedrohliche Weise neu zu interpretieren, was wiederum dazu führt, dass sie weniger extreme Emotionen erleben. Beispielsweise könnte eine Frau mit einer BPS die Geschäftsreise ihres Mannes als Beweis dafür interpretieren, dass er eine Affäre hat und sie wahrscheinlich verlassen wird. Im Gegensatz dazu mag eine Frau ohne BPS vielleicht zunächst den gleichen Gedanken an eine Affäre haben, kann diesen Gedanken jedoch schnell relativieren oder verwerfen, indem sie die positiven Aspekte ihrer Ehe betrachtet.

Der antike griechische Philosoph Aristoteles vertrat die Ansicht, dass in einem ausgeglichenen Leben die Vernunft über die Emotionen siegen sollte. Er warnte sowohl vor übermäßigen Emotionen als auch vor der übertriebenen Zurückhaltung von Emotionen. In Teil IV finden Sie zahlreiche Ideen, wie Sie Aristoteles weisen Rat befolgen können.

Emotionen im Borderline-Stil

Sich auf das Gefühlsleben eines Menschen mit gesunden Persönlichkeitsmerkmalen einzustimmen, ist wie einem Symphonieorchester zuzuhören. (Weitere Informationen zu gesunden Persönlichkeitsmerkmalen finden Sie in Kapitel 2.) Die Partitur enthält hohe und tiefe Töne, leise Passagen und schmetternde Crescendi. Die Dynamik der Aufführung als Ganzes ist mit Ebbe und Flut vergleichbar. Ebenso können die Emotionen bei einer Person mit gesunden Persönlichkeitsmerkmalen steigen und fallen, aber die gesamte Erfahrung hat eine gewisse Kohärenz – alles scheint zusammenzupassen.

Wenn man sich hingegen das Gefühlsleben einer Person mit einer BPS anhört, ist das eher so, als würde man einem Amateurorchester zuhören, das noch nie geprobt hat und dessen Mitglieder noch nie auf dem ihnen jeweils zugewiesenen Instrument gespielt haben. Höhen und Tiefen kommen und gehen willkürlich, Crescendi werden lauter und halten länger an als erwartet, und Kohärenz ist in der Darbietung kaum zu finden.

Zahlreiche Studien haben gezeigt, dass Menschen mit einer BPS häufiger negative Emotionen erleben als Menschen mit gesundem Persönlichkeitsmuster. Sie sind ängstlicher, trauriger, wütender und eifersüchtiger als die meisten Menschen. Gleichzeitig scheinen sie weniger Freude oder Glück zu empfinden. Ihre Emotionen rasen in nur wenigen Sekunden von 0 auf 100 und es dauert länger als erwartet, sie zu beruhigen.

Darüber hinaus müssen die Ereignisse, die bei diesen Menschen negative Emotionen auslösen, nicht unbedingt groß oder lebensverändernd sein, da BPS-Betroffene die Welt oft durch eine dunkle, misstrauische und verzerrende Brille sehen. Sie neigen dazu zu glauben, dass sich alles um sie dreht, und nehmen daher oft große wie kleine Ereignisse, die wenig oder gar nichts mit ihnen zu tun haben, sehr persönlich. Abgesehen von diesen verzerrten Denkprozessen neigen Menschen mit einer BPS aufgrund einer genetischen Veranlagung gelegentlich auch zu Überreaktionen.

Menschen mit einer BPS reagieren oft mit Wut auf die Menschen, die sich am meisten um sie sorgen. Sie geben anderen die Schuld und weigern sich, die Verantwortung für ihre außer Kontrolle geratenen Emotionen zu übernehmen. In der folgenden Geschichte verwandelt Isabella (eine junge Frau mit einer BPS) eine Feier, die eigentlich ein fröhliches Fest hätte werden können, in einen Albtraum.

Isabella kommt fröhlich und aufgeregt in die Küche. »Samuel, rate mal, was passiert ist?«, ruft sie und hält einen Brief hoch. »Ich wurde für den Masterstudiengang angenommen!«

»Das ist ja toll. Lass uns ausgehen und feiern. Wir werden vielleicht nicht mehr viel Zeit zum Ausgehen haben, wenn du mit dem Studium anfängst«, antwortet Samuel.

Isabella runzelt die Stirn und wird plötzlich wütend. »Was meinst du mit: Wir werden keine Zeit haben?«

»Was? Ich bin so stolz auf dich – das war nur ein Scherz«, sagt Samuel vorsichtig.

»Du kannst einfach nichts Positives über irgendetwas sagen, oder? Du verdirbst mir immer meinen Erfolg mit deinem Sarkasmus«, wird Isabellas Stimme lauter. »Vergiss das Feiern. Du hast schon wieder einen Abend ruiniert. Ich kann nicht glauben, dass du immer so negativ bist!«

»Isabella, bitte, sei nicht böse auf mich. Ich freue mich wirklich, dass du angenommen wurdest. Können wir dieses Gespräch noch einmal von vorne beginnen?«

Isabella stapft davon, weigert sich zu reden und zerreißt den Brief von der Uni. Samuel weiß, dass ihr Wutanfall eine Minute oder mehrere Stunden dauern kann. Er hört, wie sie Schubladen zuknallt, Sachen herumwirft und im Schlafzimmer schluchzt – dann ist es still. Aus Angst, dass sie sich wieder selbst verletzt, geht er zu ihr. Er findet sie auf dem Boden des Schlafzimmers sitzend vor.

»Ich fühle mich schrecklich, Samuel. Ich werde nie glücklich sein. Ich sollte den Masterstudiengang vergessen und jetzt alles beenden«, schreit sie.

Samuel fleht: »Hör auf, Isabella! Bitte hör auf. Beruhige dich!«

»Du verstehst mich nicht«, schluchzt Isabella. Sie rennt aus der Wohnung.

Samuel schüttelt ungläubig den Kopf. Er versteht nicht, wie diese Streitigkeiten beginnen oder worum es dabei geht.

Isabella ist schnell verärgert, interpretiert die Bedeutung von Samuels neutralen Kommentaren falsch und lässt sich nicht so leicht von ihrer Wut abbringen. Sie wechselt innerhalb von Sekunden von Wut zu Verzweiflung. Dennoch braucht sie mehrere Stunden, um sich von ihrem emotionalen Sturm zu erholen. Aufgrund ihrer intensiven Emotionen handelt Isabella sehr impulsiv und rennt schluchzend aus der Wohnung. (Weitere Informationen über Impulsivität und ihre Rolle bei der BPS finden Sie in Kapitel 5.)

Menschen mit einer BPS erleben nicht nur extrem starke Emotionen, sondern haben auch Schwierigkeiten zu erkennen, wie sich diese Emotionen auf ihr Leben und das ihrer Mitmenschen auswirken. Im nächsten Abschnitt erörtern wir die Probleme, die sie beim Erkennen und Ausdrücken von Emotionen haben.

Emotionen erkennen und ausdrücken

Viele Menschen mit einer BPS leiden unter einem weiteren emotionalen Problem – sie scheinen zuweilen ihre aktuellen emotionalen Zustände nicht wahrzunehmen. Sie reflektieren ihre Gefühle nicht immer oder versuchen nicht, sie zu benennen. Stattdessen neigen sie eher dazu, ihre Emotionen auszuleben, ohne sich überhaupt bewusst zu sein, welche Emotionen sie empfinden. Ihnen fehlt die Einsicht, die ihnen helfen könnte, ihre Emotionen zu verstehen. Man hat den Eindruck, dass sie nicht über das Vokabular verfügen, um ihre Emotionen zu beschreiben.

Ein Mann mit einer BPS kann beispielsweise schreien und schnell reden, während er mit Händen herumwedelt, und dabei gleichzeitig leugnen, dass er wütend ist. Oder eine Frau mit einer BPS kann lächeln, während sie davon spricht, ihrem Leben ein Ende zu setzen. Manchmal ist die Diskrepanz zwischen dem Ausdruck der Emotionen und der eigenen Wahrnehmung und Bezeichnung der Emotionen extrem groß. Dieser Kampf, Emotionen zu erkennen und auszudrücken, verwirrt Familienmitglieder, Freunde und sogar Therapeuten.

Im Gegensatz dazu haben Studien gezeigt, dass einige Menschen mit einer BPS ungewöhnlich empfindlich auf die Gesichtsausdrücke anderer Menschen reagieren. Wenn sie Bilder von Gesichtern anderer Personen sehen, nehmen sie tatsächlich negative Emotionen mit überraschender Genauigkeit wahr. Sie interpretieren jedoch auch mehr Negatives in neutrale Gesichter hinein, als tatsächlich vorhanden ist.

Emotionen in Bezug auf Emotionen

Menschen mit einer BPS, die emotionale Probleme haben, empfinden tendenziell mehr Angst, Depressionen, Eifersucht und Wut als die meisten Menschen. Sie vergrößern jedoch ihr Elend, indem sie sich schlecht fühlen, weil sie sich schlecht fühlen. Sie werden *wegen ihrer* Angst und Wut depressiv. Sie vergraben sich *wegen ihrer* Eifersucht und Wut in Schuldgefühlen und Verzweiflung. Sie werden emotional, weil sie emotional sind, und sie bleiben in einem Kreislauf aus wiederkehrendem Elend stecken.

Hilfreiche Tipps, um diesen Kreislauf zu durchbrechen, finden Sie später ab Teil IV dieses Buches.

IN DIESEM KAPITEL

Was ist Identität?

Entwicklung der Identität im 21. Jahrhundert

Identitätsprobleme bei BPS und ihre Auswirkungen

Kapitel 7
Vermisste Personen: Identitätsprobleme und BPS

Ein nicht unerheblicher Anteil der deutschen Erwachsenen ist schon einmal Opfer eines Identitätsdiebstahls geworden. Es ist zu erwarten, dass diese Zahl immer weiter ansteigt. Früher machten sich die Menschen vor allem Sorgen, dass Diebe ihre Identität in die Finger bekommen könnten, indem sie in Mülltonnen nach alten Kreditkartenbelegen suchen. Heutzutage besteht ein erhöhtes Risiko, dass man seine Identität durch SMS-Phishing und E-Mail-Betrug verliert. Manche Leute geben auch leichtsinnig oder versehentlich zu viele persönliche Informationen in den sozialen Medien preis oder werden Opfer von Hackern, die in ihre Computer- oder Handysysteme eindringen.

Unabhängig von der Methode führt allein der Gedanke, seine Identität zu verlieren, zu Gefühlen von Trauer, Verlust, persönlicher Verletzung und Panik. Ein Identitätsdieb kann Ihre Daten verwenden, um Kredite aufzunehmen, betrügerische Steuererklärungen einzureichen, soziale Verpflichtungen einzugehen und sogar medizinische Behandlungen zu erhalten. Es ist schon sehr unheimlich, wenn man weiß, dass eine andere Person vorgibt, man selbst zu sein.

Aber um diese Art von Identitätsproblem geht es in diesem Kapitel nicht. Menschen, die an einer BPS leiden, haben oft das *Gefühl,* ihre Identität verloren oder nie wirklich erhalten zu haben. Im Gegensatz zu Menschen, die ihre finanzielle oder Online-Identität verloren haben, büßen sie etwas viel Wichtigeres und Grundlegenderes ein. Sie haben kein Gefühl dafür, wer sie sind und woran sie glauben. Dieses Symptom führt zu großer Angst, beunruhigenden Gefühlen und einem Verlust oder Fehlen von Sinn und Orientierung.

In diesem Kapitel werden wir uns etwas Zeit nehmen, um zu veranschaulichen, was *Identität* eigentlich bedeutet, und ihre Entwicklung und Veränderung im Laufe der Zeit zu beschreiben. Wir werfen einen Blick auf die positiven und negativen Aspekte von Identitäten. Wir möchten, dass Sie mit diesen Informationen vertraut sind, bevor wir zu den Identitätsproblemen übergehen, mit denen Menschen mit einer Borderline-Persönlichkeitsstörung (BPS) häufig zu kämpfen haben. In Kapitel 17 finden Sie Techniken zur Bewältigung von Identitätsproblemen. (Leider können wir Ihnen bei Identitätsdiebstahl nicht helfen.)

Das Konzept der Identität

Die meisten Menschen glauben zu wissen, wer sie sind, ohne darüber nachzudenken. Wenn jemand sie nach ihrem Namen fragt, wissen sie, was sie sagen müssen. Fragt Sie beispielsweise ein Polizist, wer Sie sind, nennen Sie wahrscheinlich Ihren Namen und holen Ihren Ausweis heraus. Die *persönliche Identität* ist natürlich wesentlich komplexer als ein einfacher Ausweis. In diesem Abschnitt werden wir das Konzept der Identität tiefer ausloten.

Was ist Identität?

Identität ist ein Konzept, das ein Mensch entwickelt, um Informationen und Wissen über sich selbst zusammenzufassen. Ihre Identität ist Ihr ganz persönlicher Versuch, die Kernelemente zu erfassen, die Sie zu dem machen, was Sie sind. Die Identität entwickelt sich im Laufe der Zeit weiter und greift dabei unterschiedliche Schwerpunkte auf. Ein zwei Monate altes Baby hat beispielsweise noch kein Bewusstsein für das Geschlecht, aber wenn dieses Kind 13 Jahre alt ist, denkt es wahrscheinlich viel über die Bedeutung des Geschlechts nach. In der Grundschule haben Kinder normalerweise noch keine ausgeprägte berufliche Identität, aber dieser wichtige Bereich gewinnt im jungen Erwachsenenalter an Bedeutung.

Die Persönlichkeit hingegen beschreibt allgemeine Charakterzüge, die andere Menschen wahrnehmen können (weitere Informationen zur Persönlichkeit finden Sie in Kapitel 2). Die Identität ist persönlicher als die Persönlichkeit. Mit anderen Worten: Die Identität umfasst Werturteile, die Menschen über sich selbst fällen, und nicht Urteile anderer Menschen. So hat beispielsweise Reichtum wenig oder gar nichts mit der Persönlichkeit zu tun. Manchmal jedoch knüpfen Menschen einen Großteil ihres Selbstwertgefühls und ihrer Identität an die Anhäufung – oder das Fehlen – von Geld.

Daher können sowohl reiche wie auch arme Menschen extrovertierte Persönlichkeiten ausstrahlen. Ihr Vermögen hat nicht automatisch einen starken Einfluss auf ihre Persönlichkeit. So haben einige Reiche das Gefühl, dass ihr Geld wenig damit zu tun hat, wer sie als Menschen sind. Andererseits ist für einige Wohlhabende ihre Identität – wer sie sind und was sie wertschätzen – eng mit ihrem Besitz verbunden.

Wie die Persönlichkeit kann auch eine Identität ausgewogen und an verschiedene Situationen anpassungsfähig sein – oder unausgewogen und starr oder wenig zusammenhängend. Gesunde Identitätsmerkmale basieren auf einem Fundament solider, vielfältiger Werte. Diese Identität konzentriert sich nicht auf einen einzigen Aspekt einer Person. So umfasst eine stabile und widerstandsfähige Identität beispielsweise mehrere Quellen des Selbstwertgefühls. Im Gegensatz dazu ist eine unausgereifte Identität in ihrem Umfang eingeschränkt und leitet ihren Wert in der Regel nur aus wenigen Elementen ab.

Menschen beziehen nur einige oder, im besten Fall, viele Aspekte ihres Lebens in ihre Identität ein, darunter die folgenden:

- ✔ Künstlerisches Talent
- ✔ Wissen
- ✔ Reichtum
- ✔ Geschlecht
- ✔ Hobbys
- ✔ Errungenschaften
- ✔ Karriere
- ✔ Beziehungen
- ✔ Status und Prestige
- ✔ Religion
- ✔ Werte
- ✔ Prioritäten
- ✔ Äußeres Erscheinungsbild
- ✔ Gesundheit
- ✔ Wohnort
- ✔ Kulturelle Zugehörigkeit
- ✔ Alter

Um unsere eigene Identität zu formen, betrachten wir diese verschiedenen Aspekte unseres Lebens und versuchen zu beschreiben, wer wir sind, basierend auf den Facetten, die wir am meisten *schätzen*. Die persönliche Identität ist wie eine Geschichte des eigenen Lebens. Jemand, der beispielsweise Freundschaften schätzt, hat eine Lebensgeschichte oder Identität, in der Freundschaften im Vordergrund stehen. Bei einer gesunden Identität sind diese Geschichten kohärent, also stimmig und weisen ein gewisses Maß an Kontinuität auf, sodass die Identität als Richtschnur für Entscheidungen und Wahlmöglichkeiten dienen kann. Wenn die Identität jedoch wirr ist und es ihr an Kontinuität mangelt, kann sie nicht ohne Weiteres als Richtschnur für die Wahlmöglichkeiten im Leben dienen.

Begriffe, die viele Psychologen als mit der Identität vergleichbar betrachten, sind Selbstkonzept, Selbstwertgefühl, Selbstbewusstsein, Selbstvertrauen, Selbstzufriedenheit und Selbstherrlichkeit. Auch wenn Psychologen stundenlang über die Nuancen der einzelnen Begriffe diskutieren können, erfassen alle Begriffe eine ähnliche Idee – wer man ist. In den nächsten Abschnitten befassen wir uns mit der Frage, wie ein Mensch seine Identität entwickelt und definiert.

Wie entwickelt sich Identität?

Identitäten entwickeln und verändern sich im Laufe des Lebens. Sie werden mit zunehmendem Alter komplexer und umfassen mehr Aspekte des Selbst. Einige Lebensabschnitte stellen größere Herausforderungen für die Identitätsentwicklung dar als andere. In den folgenden Abschnitten beschreiben wir die grundlegenden Phasen der Identitätsentwicklung.

Säuglinge und Kleinkinder

Säuglinge beginnen schon früh im Leben, ihr Bewusstsein für sich selbst zu entwickeln. Es ist zu hoffen, dass sie innerhalb der ersten Monate lernen, dass andere Menschen ihre Befindlichkeit wahrnehmen und darauf angemessen reagieren. Sie unterscheiden langsam zwischen sich selbst und ihren Bezugspersonen. Mit dem Beginn dieser Unterscheidungen sind die Interaktionen zwischen Säuglingen und ihren Bezugspersonen für die Identitätsbildung von entscheidender Bedeutung, da Säuglinge dabei lernen, wie sich ihr Verhalten auf andere in ihrer Welt auswirkt.

Die Identität entwickelt sich viel weiter, wenn intensive Interaktionen mit anderen Kindern dazukommen. Ein besonders kritischer Zeitpunkt in der Identitätsentwicklung scheint zwischen dem 4. und 6. Lebensjahr zu liegen, wenn Kinder eine entscheidende Erkenntnis gewinnen: dass andere Menschen Gedanken und Ideen haben, die sich von ihren eigenen unterscheiden. In dieser Phase erwerben Kinder auch die Fähigkeit zu verstehen, was andere Menschen in verschiedenen Situationen wahrscheinlich denken und fühlen. Kinder, bei denen diese Entwicklung durch Gene oder soziale Erfahrungen beeinträchtigt wird, sind im Umgang mit anderen Menschen viel unbeholfener. Im Erwachsenenalter kann das möglicherweise zur Entwicklung einer BPS führen.

Der Kernmechanismus, der die Selbstreflexion, die Identitätsentwicklung und die Fähigkeit, mit anderen in Beziehung zu treten, ermöglicht, ist als *Theory of Mind* bekannt. Dabei handelt es sich um das Wissen, dass andere Gedanken haben können, die sich von den eigenen unterscheiden, und um das Verständnis der psychischen und emotionalen Zustände anderer Menschen. Menschen mit einer BPS verfügen in der Regel nicht über eine gut entwickelte Theory of Mind, was dazu führt, dass sie Schwierigkeiten haben, angemessen mit anderen in Beziehung zu treten.

Die Fähigkeit, sich Gedanken, Wünsche, Bedürfnisse in sich selbst und auch in anderen vorstellen und wahrnehmen zu können, wird auch *Mentalisieren* genannt. Es wird angenommen, dass Menschen mit einer BPS eine eingeschränkte Mentalisierungsfähigkeit entwickelt haben.

Mittleres Kindesalter

Im Alter von etwa 6 bis 12 Jahren entwickelt sich die Identität von Kindern weiter. Die Fähigkeit, Emotionen zu regulieren, eine der Fertigkeiten, die zur Förderung der Entwicklung einer gesunden Identität beitragen, tritt in der Regel in dieser Lebensphase auf. Zu den weiteren wichtigen Aspekten einer positiven Identitätsentwicklung, die sich häufig in dieser Zeit herausbilden, gehören die Bewältigung von Schularbeiten, ein gutes Verhältnis zu anderen Kindern und der Erwerb grundlegender geistiger und körperlicher Fertigkeiten. Wenn Kinder nicht in der Lage sind, ihre Emotionen zu regulieren und diese anderen grundlegenden Fertigkeiten zu erlernen, erleben sie oft turbulente Jugendjahre, die ihre Identitätsentwicklung als Erwachsene beeinträchtigen.

Menschen mit einer BPS können einige hoch entwickelte Fertigkeiten besitzen (zum Beispiel können sie hochintelligent oder extrem detailorientiert sein), aber sie sind oft nicht in der Lage, ihre Emotionen (ausreichend) zu regulieren. Infolgedessen sind viele Betroffene von extremen Schwankungen ihrer Gefühle geplagt, die bei der geringsten Provokation in die Höhe schießen und abstürzen.

Jugend (Adoleszenz)

Jugendliche probieren verschiedene Identitäten aus und experimentieren damit. Die Psychologen bezeichnen das als *mögliche Selbstbilder.* Während dieser experimentellen Phase verwerfen die Jugendlichen einige dieser möglichen Selbstbilder und halten an anderen fest. Die Kehrseite all dieser Experimente ist, dass das Jonglieren mit all diesen Möglichkeiten ziemlich stressig sein kann. Weitere Informationen über den Druck, dem Jugendliche ausgesetzt sind, finden Sie in Kapitel 4.

Auch Menschen, die keine BPS entwickeln, empfinden die Pubertät mitunter als stressige Lebensphase. Daher scheint es nur natürlich, dass die Hauptsymptome der BPS bereits in der frühen Pubertät auftreten. Schließlich steigt der Druck, sich in dieser Phase ein klares Selbstbild zu verschaffen. Viele Menschen mit einer sich abzeichnenden BPS können nicht klar definieren, wer sie als Erwachsene sind und in der Jugend gelang ihnen das meist noch weniger klar.

Erwachsenenalter

Im Idealfall gelingt es, die Herausforderungen der Jugend mit einem vernünftigen, ausgeglichenen Selbstwertgefühl zu meistern. Die jugendliche Identität ist komplex und umfasst viele verschiedene Elemente. Aber wenn es sich um eine balancierte Identität handelt, enthält sie auch eine kohärente Menge von Merkmalen. Wenn ein Aspekt der Identität bedroht ist, muss man unter Umständen auf andere Facetten des Selbst zurückgreifen, um die emotionale Belastung abzufedern.

Wenn ein Vater beispielsweise seine Stelle verliert, erinnert er sich vielleicht daran, dass er viele positive Eigenschaften hat, wie seine Rolle als Vater und Ehemann, seine Intelligenz, seine Freundlichkeit und seinen Einfallsreichtum. Diese Eigenschaften schützen ihn nicht nur vor einem massiven Angriff auf sein Selbstwertgefühl durch die plötzliche Arbeitslosigkeit, sondern geben ihm auch das Vertrauen, dass ein anderer Arbeitgeber ihn sicherlich als einen geeigneten Bewerber ansehen wird.

Die Fähigkeit, verschiedene Facetten der eigenen Identität zu nutzen, um mit emotionalem Stress umzugehen, ist ein Schlüsselelement einer sicheren und stabilen Identität. Menschen mit einer BPS fällt es häufig schwer, emotionale Stabilität zu bewahren, wenn Teile ihrer Identität bedroht sind.

Wie viele Menschen mit einer BPS hatte auch Thorsten, ein 25-jähriger Marketingberater, eine nicht ganz so perfekte Jugend. Weil er relativ gute Gene und ein paar starke Vorbilder hatte, sich ihm solide Chancen boten und er von Missbrauchsbrauchs- oder traumatischen Erfahrungen verschont blieb, konnte er diese nicht ganz so perfekte Jugend überwinden und eine sichere und stabile Identität entwickeln.

> **Thorsten** denkt über sein Leben nach und fühlt sich wohl in seiner Haut. Seine Kindheit betrachtet er heute als herausfordernd. Seine Eltern ließen sich scheiden, als er vier Jahre alt war, und beide fanden neue Partner. Thorsten musste ziemlich oft umziehen, aber seine Eltern schafften es, dass er nicht die Schule wechseln musste. Während der Oberstufe nahm er Drogen und konsumierte Alkohol. Seine Noten waren mittelmäßig, aber er gab sich auch nie viel Mühe. Er rebellierte gegen seine Eltern, indem er

sich nicht um die Schule und seine Zukunft kümmerte, und wirkte manchmal deprimiert. Er fand keinen Sinn im Leben, bis er das Gymnasium besuchte und seine Liebe zum Reisen und Lernen entdeckte. Da er nicht mehr das Bedürfnis verspürte, rebellieren zu müssen, war er in der Schule sehr erfolgreich. Schließlich wurde ihm klar, dass sein Leben recht gut war und dass er fair behandelt wurde. Jetzt, als Erwachsener, hat er seine Emotionen gut unter Kontrolle. Er trinkt immer noch ein bisschen zu viel, aber er genießt seine vielen Freunde und Interessen. Gute Gene, kein Missbrauch und die während seiner Zeit am Gymnasium erlernte Fähigkeit, Belohnungen zurückzustellen, können Thorstens relativ gute Anpassung an das Leben erklären.

Thorsten hatte, wie viele andere auch, eine eher herausfordernde Jugend. Doch wie die meisten Teenager hat er die schwierigen Jahre einigermaßen unbeschadet überstanden. Jetzt ist er in der Lage, seine Identität im Laufe seines Erwachsenenlebens auf ausgewogene Weise weiterzuentwickeln. Menschen, die eine BPS entwickeln, haben weitaus mehr anhaltende Probleme mit ihrer persönlichen Identität als Thorsten.

Identitätsprobleme: instabil und anfällig

Die Identität von Menschen mit einer BPS unterscheidet sich oft von der anderer Menschen. Sie ist weniger stabil und kohärent. Darüber hinaus reagieren Menschen mit einer BPS oft übermäßig auf geringfügige Bedrohungen ihrer anfälligen Identität. Diese beiden Probleme werden in den nächsten Abschnitten behandelt. Dabei ist zu beachten: Nicht bei allen Menschen mit einer BPS stehen Identitätsprobleme im Vordergrund.

Instabile Identitäten

Obwohl wir uns alle gelegentlich widersprüchlich verhalten, sind Menschen mit einer BPS oft enormen Schwankungen in ihren Einstellungen, Werten und Identitätsgefühlen unterworfen. Der Unterschied zwischen der Identität einer Person ohne BPS und einer Person mit BPS ähnelt dem Unterschied zwischen einem gut aufgebauten und geschnittenen Film über das Leben eines Menschen und einem Karton voller zusammengewürfelter Fotos aus demselben Leben. Schauen Sie sich die folgenden Beispiele an:

Eine Frau *ohne* BPS legt Wert auf Ehrlichkeit. Infolgedessen gehört zu ihrer Identität ein stabiles, kohärentes Gefühl grundlegender Ehrlichkeit. Daher ist sie in 99 Prozent der Fälle recht direkt im Umgang mit Menschen. Andere haben bei ihr das Gefühl, dass sie sich darauf verlassen können, dass sie die Wahrheit sagt. Beim Abendessen bei einer Freundin macht sie der Gastgeberin jedoch ein Kompliment für das Essen, obwohl es ihr überhaupt nicht schmeckt. Sie bleibt ihrer ehrlichen Identität treu und akzeptiert die Tatsache, dass manche Umstände kleinere Flunkereien erfordern. Der rote Faden in ihrem Leben ist das Grundthema Ehrlichkeit.

Eine Frau *mit* BPS legt ebenso großen Wert auf Ehrlichkeit und hat gelegentlich das Gefühl, dass sie eine ehrliche Person und im Allgemeinen aufrichtig ist. Wenn sie jedoch ihrer Freundin ein falsches Kompliment macht, verspürt sie einen Ansturm von

Selbsthass und Ekel für ihr unehrliches Verhalten. Gleichzeitig wird sie wütend auf ihre Freundin, weil diese sie »dazu gebracht« hat, eine Lüge zu erzählen. Sie kann ihre grundlegende Identität, ehrlich zu sein, angesichts einer kleinen Indiskretion nicht aufrechterhalten. In gewisser Weise ändert sich ihr Selbstverständnis mit jedem Foto, das aus der Schachtel ihres Lebens herausgenommen wird.

Ein Mann *mit* BPS hält sich selbst für äußerst rechtschaffen und seiner Familie treu ergeben. Er hat jedoch häufig Affären und verliert die Beherrschung, wenn seine Kinder seinen Erwartungen nicht umfassend gerecht werden. Nach jeder dieser unausstehlichen Episoden fühlt er sich kurzzeitig schrecklich. Aber innerhalb von Stunden oder Tagen gewinnt er schnell sein Selbstbild als rechtschaffener und ergebener Familienvater zurück. Sein Selbstbild ändert sich mit jedem Bild, das aus der Schachtel genommen wird, dramatisch.

Da es vielen Menschen mit einer BPS an einem starken, stabilen Identitätsgefühl mangelt, versuchen sie, die Identität anzunehmen, von der sie meinen, dass ihre derzeitigen Partner oder Freunde sie bevorzugen. Sie glauben, dass sie so für ihre potenziellen Partner oder Freunde sehr attraktiv sind, weil sie wie die Personifizierung der Träume ihrer Freunde erscheinen. Die inhärente Instabilität ihrer persönlichen Identität macht es jedoch unmöglich, die Fassade aufrechtzuerhalten. Weitere Informationen zu den Auswirkungen dieses Problems auf die Beziehungen, die Menschen mit einer BPS im Laufe ihres Lebens eingehen, finden Sie in Kapitel 8.

Identitätsängste

Wenn Menschen mit einer BPS sich große Sorgen um ihre Identität und ihr Selbstwertgefühl machen, tritt mit hoher Wahrscheinlichkeit eine von zwei Situationen ein:

- ✔ Sie versuchen verzweifelt, an ihrem brüchigen Selbstwertgefühl festzuhalten, indem sie in Wut ausbrechen.
- ✔ Ihre Identität und ihr Selbstwertgefühl brechen zusammen und sie geraten in einen Kreislauf der Verzweiflung.

Tabelle 7.1 zeigt, wie einige Menschen mit einer BPS diese beiden Strategien als Reaktion auf verschiedene Bedenken hinsichtlich ihrer Identität anwenden.

Sie können sich vorstellen, welche Auswirkungen solche Reaktionen, ausgelöst durch Identitätsängste, auf die Menschen haben, die sich um Menschen mit einer BPS sorgen.

Weil sie die zugrunde liegenden Identitätsprobleme nicht kennen, die der Grund für die heftigen Reaktionen sind, sind sie verwirrt, verblüfft und ärgern sich über das Verhalten ihres Partners oder ihrer Partnerin mit einer BPS.

Weitere Informationen zu den stürmischen Beziehungen, die Menschen mit einer BPS oftmals führen, finden Sie in Kapitel 8. In Teil V erhalten Sie weitere Ideen, wie Sie mit diesen Identitätsproblemen umgehen können, wenn Ihnen jemand mit einer BPS am Herzen liegt.

Identitätskonflikt	Angriff auf den Partner	Innerer Zusammenbruch
Ich bin ein schwacher Mensch.	»Du kannst es mit niemandem aufnehmen, du bist wertlos.«	»Ich komme in der Welt nicht zurecht. Ich brauche jemanden, der sich um mich kümmert.«
Ich habe meinen Mann betrogen, was bedeutet, dass ich untreu bin.	»Es ist deine Schuld, dass ich dich betrogen habe; du zeigst mir nie Zuneigung.«	»Ich bin ein schrecklicher Mensch. Ich kann nicht einmal meinem Ehemann treu sein!«
Ich kann meine Gefühle nicht kontrollieren.	»Du machst mich so wütend! Niemand kann deine Angriffe wegstecken, ohne wütend zu werden.«	»Ich sollte mich umbringen. Ich bin völlig außer Kontrolle.«
Ich bin ein schlechter Vater/eine schlechte Mutter.	»Als du sagtest, dass du dir wünschen würdest, dass die Kinder in der Schule besser wären, meintest du damit, dass ich ein schlechter Vater/eine schlechte Mutter bin. Ich könnte es besser machen, wenn du nicht so kritisch wärst.«	»Ich bin so egoistisch. Ich sollte viel mehr Zeit darauf verwenden, meinen Kindern bei ihren Hausaufgaben zu helfen. Was stimmt nicht mit mir?«
Ich habe nie das erreicht, was möglich gewesen wäre.	»Du verdienst nicht genug Geld! Was ist los mit dir? Wir werden immer jeden Cent umdrehen müssen!«	»Ich werde es nie zu etwas bringen. Ich bin aufgrund meiner psychischen Erkrankung nicht diszipliniert genug. Ich bin ein hoffnungsloser Fall.«

Tabelle 7.1: Reaktionen bei einer BPS auf reale oder wahrgenommene Bedrohungen der Identität

IN DIESEM KAPITEL

Wie die BPS die Wahrnehmung beeinflusst

Wie Menschen mit einer BPS bei sich und anderen Grenzen missachten und verletzen

Kapitel 8
Wahrnehmen, verstehen und auf andere Menschen eingehen

Wenn Sie eine Beziehung mit jemandem führen, der an einer Borderline-Persönlichkeitsstörung (BPS) leidet, sind Sie möglicherweise verwirrt aufgrund der unklaren Kommunikation und der unerwarteten emotionalen Reaktionen dieser Person. Sie fühlen sich wahrscheinlich missverstanden und irritiert, weil Sie an einem Tag in den Himmel gelobt und am nächsten Tag in die Hölle verdammt werden. Sie fragen sich sicherlich, was Sie tun können, um die Situation zu verbessern.

Der erste Schritt auf diesem Weg besteht darin, sich bewusst zu machen, was tatsächlich passiert. Obwohl Menschen mit einer BPS gute Beziehungen führen möchten, haben sie in der Regel ernsthafte zwischenmenschliche Probleme. Insgesamt erleben sie häufiger Beziehungsabbrüche, Probleme am Arbeitsplatz und Streit mit Verwandten und Freunden als die meisten anderen Menschen. Interessanterweise treten bei Menschen mit einer BPS ähnliche Scheidungsraten auf wie Menschen ohne BPS.

In diesem Kapitel beschreiben wir die häufig vorkommenden zwischenmenschlichen Probleme von Menschen mit einer BPS. Diese Probleme entstehen unter anderem, weil es schwer für sie ist, Situationen mit etwas Abstand zu betrachten und die Perspektive anderer Menschen zu verstehen. Die Fähigkeit, einen Schritt zurückzutreten, erfordert drei verschiedene, aber miteinander verbundene Fertigkeiten, die Menschen mit einer BPS oft nicht angemessen einsetzen können oder nicht ausreichend entwickelt haben:

- die Bedürfnisse, Gefühle und Überzeugungen anderer Menschen verstehen,
- erkennen, wie sie von anderen Menschen wahrgenommen werden und
- erfassen, wie sich ihr eigenes Verhalten auf andere auswirkt.

Das mangelnde Verständnis für die Bedürfnisse, Gefühle und Perspektiven anderer Menschen führt dazu, dass Personen mit einer BPS die Grenzen anderer Menschen überschreiten oder nicht ausreichend auf ihre eigenen Grenzen achten. Sie stellen unbewusst unangemessene Forderungen an andere, halten eine Sonderbehandlung für ihr gutes Recht und reagieren wütend, wenn sie sich missverstanden oder kritisiert fühlen. All diese und weitere Probleme werden in diesem Kapitel behandelt.

Sich in die Lage anderer versetzen

Eine andere Perspektive einnehmen zu können, ermöglicht es, die Ansichten, Gefühle und Bedürfnisse anderer Menschen nachzuvollziehen. Diese Fähigkeit sorgt häufig für gute Beziehungen, Erfolg in der Schule und im Beruf sowie Empathie für Mitmenschen. Allerdings ist sie nicht jedem gleichermaßen gegeben.

Wir sind nicht von Geburt an in der Lage zu verstehen, dass die Ansichten anderer Menschen von den unseren abweichen können. Das lernen wir erst in der Zeit bis zum jungen Erwachsenenalter, wenn nicht sogar darüber hinaus. Außerdem variiert das Verständnis für die Perspektiven anderer Menschen bei jeder einzelnen Person im Laufe der Zeit. So kann beispielsweise eine Person, die sich normalerweise gut in andere Menschen einfühlen kann, kein Verständnis für einen anderen Fahrer haben, der ihr Auto auf eisglatter Straße gerammt hat. Alltagsstress und Erfahrungen können Einfluss auf diese Fähigkeit nehmen.

In diesem Abschnitt betrachten wir, wie sich das Einnehmen anderer Perspektiven auf Menschen mit einer BPS und ihre Angehörigen auswirkt.

Andere Menschen verstehen

Manchmal sind Menschen mit einer BPS erstaunlich gut in der Lage, die Signale anderer Menschen zu deuten. Man könnte meinen, sie könnten sich in die Psyche anderer Menschen hineinversetzen und mit ihnen verschmelzen. Oft jedoch gelingt es ihnen nicht, die Gründe und die Auswirkungen dessen zu verstehen, was andere Menschen denken und fühlen. Mit anderen Worten: Sie wissen zwar, was andere fühlen, aber sie verstehen nicht, warum das so ist oder was die jeweiligen Gefühle bedeuten.

Das folgende Beispiel von Jasmin, eine Frau mit BPS, und ihrem Partner Karl veranschaulicht die Fertigkeit, Hinweise aufzufangen, dann aber die Bedeutung dieser Hinweise falsch zu interpretieren.

> **Jasmin** kommt nach Hause und sieht, wie Karl sich auf der Couch räkelt und sich die Nachrichten anschaut. Sie begrüßt ihn mit einem kurzen Kuss und beginnt sofort, von ihrem anstrengenden Tag zu erzählen. Karl, der immer noch in die Nachrichten vertieft ist, reagiert nicht. »Hey Schatz«, rückt sie näher an ihn heran, »du wirkst so abwesend. Was ist los?«
>
> Jasmin hat richtig erkannt, dass Karl ihr nicht zuhört. Karl setzt sich auf, und wird sofort vorsichtig: »Ich habe gerade die Börsennachrichten verfolgt – die Kurse fallen wieder. Entschuldigung, was hast du gesagt?«

> »Offensichtlich nichts, was dir wichtig ist«, erwidert Jasmin. Obwohl sie merkt, dass Karl irgendwie abgelenkt war, interpretiert sie die Bedeutung seiner Unaufmerksamkeit falsch. Er war einfach in die Börsennachrichten vertieft, während sie davon ausgeht, dass er kein Interesse an ihr hat.
>
> Karl seufzt, weil er weiß, dass er auf dünnem Eis wandelt. Streit möchte er auf jeden Fall vermeiden. »Jasmin, ich interessiere mich immer für deinen Tag. Es tut mir wirklich leid, dass ich dich nicht gehört habe. Aber mach bitte keine große Sache daraus, es hat nichts zu bedeuten. Komm schon, erzähl mir noch mal davon.«
>
> »Ach, was ich dir zu erzählen habe, hat nichts zu bedeuten? Vergiss es. Schau dir deine blöde Sendung an.«
>
> Karl wird klar, dass die Situation nicht mehr zu retten ist. Er sieht keine Möglichkeit, zu Jasmin durchzudringen. Er kann in diesem Augenblick nichts sagen, was die Sache wieder ins Lot bringt. Also sagt er nichts und sie verlässt den Raum.

Jasmin hat zutreffend wahrgenommen, dass Karl abgelenkt war. Insoweit konnte sie sich in seine Lage versetzen. Sie schießt jedoch über das Ziel hinaus, als sie seine Unaufmerksamkeit als persönliche Kränkung interpretiert. Sie steckt alles, was er anschließend sagt, in dieselbe Schublade. Ihre Fähigkeit, sich in eine andere Person hineinzuversetzen, ist eingeschränkt.

BPS-Therapeuten berichten oft, dass es ihren BPS-Patienten schwerfällt, Situationen aus anderen Perspektiven zu betrachten. Ein Therapeut kommt beispielsweise etwas müde oder abgelenkt zu einer Sitzung. Sein BPS-Klient bemerkt die Stimmungsänderung und beschuldigt den Therapeuten womöglich, desinteressiert oder verärgert zu sein.

Die Unfähigkeit, die Perspektive anderer Menschen einzunehmen, behindert naturgemäß gute, langfristige Beziehungen. Es ist nicht überraschend, dass diese Unfähigkeit eine therapeutische Beziehung zum Erliegen bringen und Vertrautheit fast unmöglich machen kann. In Kapitel 18 zeigen wir Ihnen, wie Sie Ihre Wahrnehmungsfertigkeiten verbessern können.

Sich selbst mit den Augen anderer sehen

Die Perspektive anderer Menschen einzunehmen, umfasst auch, dass wir uns selbst so sehen können, wie andere uns sehen. Leider haben viele Menschen mit einer BPS auch in dieser Hinsicht erhebliche Defizite. Sie neigen zu vielfältigen problematischen Verhaltensweisen und emotionalen Ausbrüchen, ohne zu verstehen, wie andere Menschen diese wahrnehmen. Schließlich halten sie ihr eigenes Verhalten für durchaus rational und vernünftig. Zu den Verhaltensweisen und Emotionen, die sie zeigen und die andere als unerhört oder kontrollierend empfinden, gehören die folgenden:

- ✔ **Eifersucht:** Die Angst, verlassen zu werden, treibt viele Menschen mit einer BPS zu extremer Eifersucht. Sie schreiben ihren Partnern übermäßig viele Kurznachrichten, suchen ständig nach Bestätigung und kontrollieren jede Handlung ihres Partners. Sie verstehen nicht, dass sie andere Menschen damit oft verärgern und schließlich vertreiben.

- **Verführung:** Manche Menschen mit einer BPS verhalten sich häufig in einer sexualisierten, verführerischen Art und Weise, ohne sich darüber im Klaren zu sein, wie ihre keineswegs harmlose Gestik und Mimik oder ihre Berührungen auf andere wirken. Sie sind oft überrascht oder sogar empört, wenn andere ihrerseits mit sexuellen Annäherungsversuchen reagieren. In anderen Fällen sind Menschen mit einer BPS, die in Affären verwickelt sind, gleichzeitig eifersüchtig, wenn ihr Partner eine solche Möglichkeit in Betracht zieht.

- **Wut:** Menschen mit einer Borderline-Persönlichkeitsstörung verstehen nicht, warum ihre aggressiven Ausbrüche dazu führen, dass andere sie entweder ganz meiden oder sich ihnen mit Bangen nähern. Wir behandeln diese Emotion ausführlich in Kapitel 6.

- **Überwältigende Emotionen:** Menschen mit einer BPS neigen dazu, auf alltägliche Stressfaktoren mit übermäßiger Emotionalität zu reagieren. Ganz gleich, ob ihre Verärgerung in Wut, ihre Traurigkeit in tiefe Niedergeschlagenheit, ihre Freude in Ekstase oder ihre Sorge in Schrecken umschlägt, sie reagieren mit einer weitaus höheren Intensität, als es die meisten Situationen rechtfertigen.

- **Impulsivität:** Ob sie sich selbst verletzen, Suizidversuche unternehmen, Drohungen aussprechen oder unkontrolliert Geld ausgeben – Menschen mit einer BPS wissen nicht, wie sie ihr Verhalten zügeln können. Wir behandeln dieses Symptom der BPS ausführlich in Kapitel 5.

Obwohl Sie in verschiedenen Kapiteln dieses Buches über diese Verhaltensweisen nachlesen können, möchten wir an dieser Stelle darauf hinweisen, dass Menschen mit einer BPS sich nicht ausreichend bewusst sind, wie ihr Verhalten auf andere Menschen wirkt. Wenn sie also explodieren, merken sie nicht, dass ihre Wut auf andere Menschen völlig unangemessen wirkt. Das folgende Beispiel von Karin, Dagmars Schwiegermutter, die an einer BPS leidet, zeigt, wie wenig sich Menschen mit einer BPS der Auswirkungen ihres Verhaltens auf andere bewusst sind.

> Dagmar wohnt bei ihrer Schwiegermutter **Karin,** während ihr Ehemann für ein paar Tage verreist ist. Dagmar räumt versehentlich ein versilbertes Buttermesser in die Spülmaschine. Später räumt Karin die Spülmaschine aus und entdeckt das Messer. Sie trägt das Messer ins Wohnzimmer, wo Dagmar einen Roman liest. Karin hält ihr das Messer vor die Nase und schreit: »Bist du so blöd, dass du nicht weißt, dass Silber nicht in die Spülmaschine gehört?«
>
> Dagmar antwortet: »Oh, das tut mir leid. Ich wusste nicht, dass es Silber war. Es tut mir wirklich leid.«
>
> »Eine Entschuldigung ersetzt das Messer nicht. Du bist echt zu nichts zu gebrauchen, kein Sinn für Kultur. Ich hätte mir etwas Besseres gewünscht für meinen Sohn.«
>
> Dagmar läuft rot an und zieht sich in ihr Schlafzimmer zurück. Sie ruft ihren Mann an und fragt ihn, was mit seiner Mutter los sei. Sie sagt ihm: »Ich glaube nicht, dass ich ihr jemals wieder vertrauen kann.«
>
> Ihr Mann seufzt und sagt: »Ich weiß; so war es für mich meine ganze Kindheit lang. Rede einfach über das Wetter oder so etwas. Ich komme morgen wieder.«

> Dagmar sagt: »Ich weiß wirklich nicht, ob ich hier jemals wieder bleiben kann.«
>
> Am nächsten Morgen begrüßt Karin Dagmar mit einem freundlichen Lächeln und einer Tasse Kaffee. Sie sagt: »Wie wäre es, wenn wir heute einfach mal shoppen gehen?«
>
> Dagmar – jetzt völlig verwirrt – antwortet: »Oh, sicher.« Sie folgt dem Rat ihres Mannes und fügt hinzu: »Scheint ein schöner Tag zum Bummeln zu sein.«

Karin hatte schon immer Probleme, Freunde zu finden oder gar zu halten. Sie versteht nicht, warum andere Menschen so distanziert bleiben. Sie kann nicht sehen, wie ihr Verhalten für andere aussieht.

Karin glaubt, dass ein Vorfall erledigt ist, wenn er vorbei ist. Sie versteht nicht, dass Dagmar sie jetzt als Vulkan betrachtet, der kurz vor dem Ausbruch steht. Karin versteht nie, warum Dagmar in den folgenden Jahren so distanziert wirkt. Tatsächlich hat Karin keine Ahnung, wie Dagmar über sie denkt.

Andere unbeabsichtigt verletzen

Menschen mit einer Borderline-Persönlichkeitsstörung zu lieben, ist nicht immer einfach, da sie nicht nur schwerer verstehen, was andere für sie empfinden, sondern auch oft nicht erkennen, wie sie auf andere wirken. Für die Partner kann die Beziehung beängstigend und verletzend zugleich sein. Menschen mit einer BPS sind jedoch so sehr auf ihr eigenes emotionales Chaos fokussiert, dass sie oft nicht in der Lage sind, einen Schritt zurückzutreten und den Schmerz und das Leid zu erkennen, das sie anderen manchmal zufügen. Oder es kann passieren, dass das Erkennen des Leids zu einer massiven Selbstabwertung und einem Kreislauf der Verzweiflung führt.

Die Fähigkeit, sich in andere Menschen hineinzuversetzen, ist ein entscheidender Faktor für das Gelingen einer Beziehung. Wenn man weiß, wie andere Menschen denken und fühlen, kann man erfolgreich auf Freunde, Kollegen und Partner eingehen.

Menschen mit einer Borderline-Persönlichkeitsstörung haben ein echtes Defizit, wenn es darum geht, die Gedanken und Gefühle anderer Menschen zu verstehen. Es ist nicht ihre Absicht, sich selbst oder andere zu verletzen.

Das folgende Beispiel von Gerd, der eine BPS hat, und seiner Frau Doris zeigt, dass Gerd sich nicht bewusst ist, wie sehr sein Verhalten seine Frau belastet. Menschen mit einer BPS sind oft erstaunt, wenn ihre Partner sie verlassen. Außenstehende hingegen sind nicht so überrascht.

> »Doris, hast du meine Jeans gewaschen?« fragt **Gerd**.
>
> »Ja, sie sollte zusammen mit den anderen gefalteten Kleidungsstücken für die Reise auf deiner Kommode liegen«, antwortet Doris. »Übrigens müssen wir uns in etwa 15 Minuten auf den Weg zum Flughafen machen. Um diese Zeit ist oft viel Verkehr.«
>
> Gerd schaut auf seine Uhr. Er weiß, wie es ist, im Verkehr stecken zu bleiben und zu spät am Flughafen anzukommen. Ärger steigt in ihm auf. Er verlangsamt absichtlich sein Tempo und beginnt zu trödeln. Als die Abfahrtszeit näher rückt, sieht er,

dass Doris schon fertig ist. Sie schaut auf die Bordkarten und vergewissert sich, dass sie beide Reisepässe dabei hat. Er hasst es, dass sie so organisiert ist und ihm das unter die Nase reibt. Sein Koffer bleibt halb voll auf dem Bett stehen, und es ist Zeit loszufahren.

Doris ist sich bewusst, dass Gerd vor Reisen nervös wird. Sie versucht, ihm aus dem Weg zu gehen und so hilfreich wie möglich zu sein – leider funktioniert das nie. Sie trägt ihren Koffer zum Auto, überprüft die Schlösser und lässt ein paar Lampen an. Mit dem Puffer für die Anfahrt im Berufsverkehr ist es vorbei. Gerd eilt mit seinem Koffer hinaus und läuft zum Auto. Während der angespannten Fahrt zum Flughafen spricht keiner von beiden ein Wort.

Im Flugzeug bestellt Doris einen Drink, um ihre Nerven zu beruhigen. Sie weiß, dass Gerd das missbilligt, aber das Trinken in Gerds Gegenwart gibt ihr irgendwie ein Gefühl der Kontrolle. Voller Wut hält Gerd seine Zeitung so, dass sie sein Gesicht nicht sehen kann. Doris macht es sich mit einem Roman gemütlich, wohl wissend, dass dies eine weitere Reise der Stille werden wird. Sie wischt sich ein paar Tränen aus den Augen.

Doris weiß, dass Gerd an einer Borderline-Persönlichkeitsstörung leidet und dass er seine emotionalen Reaktionen nicht unter Kontrolle zu haben scheint. Sie versucht, seine Launen nicht persönlich zu nehmen. Aber im Laufe der Jahre hat sie sich immer mehr zurückgezogen und ist mittlerweile ängstlich, verletzt und verärgert. Eines Tages wird sie ihn verlassen.

Gerd ist so sehr mit seinem eigenen Elend beschäftigt, dass er einfach nicht sehen kann, wie verletzend sein Verhalten für Doris ist. Er hat keine Ahnung, dass sie ihn eines Tages verlassen wird, obwohl er davor die größte Angst hat.

Grenzen überschreiten

Zäune grenzen Grundstücke ab. Aber auch Menschen haben Grenzen. Persönliche Grenzen definieren Regeln, Limits, Erwartungen und sogar den persönlichen Freiraum, den Menschen sich wünschen. Wie verschiedene Menschen haben in der Regel auch verschiedene Kulturen unterschiedliche Grenzen.

Zum Beispiel halten Menschen in den USA bei Gesprächen in der Regel einen gewissen Abstand ein. Menschen in Lateinamerika, Frankreich und im arabischen Raum stehen oft lieber etwas näher beieinander, während Menschen aus Japan und Deutschland etwas weiter voneinander entfernt stehen. Vielleicht haben Sie sich schon einmal bei einer Reise ins Ausland unwohl gefühlt mit den Abständen, die von den Menschen in diesem Land erwartet wurden.

Raum ist nur ein Bereich, in dem Menschen Grenzen setzen und hoffen, dass andere sie respektieren. So würden Sie beispielsweise wahrscheinlich nicht mitten in der Nacht einen Freund anrufen, weil Sie ihn nicht stören möchten. Und Sie wissen wahrscheinlich, dass ein potenzieller neuer Partner bei zu häufigen Anrufen das Gefühl haben könnte, dass Sie eine wichtige Grenze überschreiten.

Menschen mit einer BPS können manchmal Schwierigkeiten beim Verstehen oder erkennen der Grenzen anderer Menschen haben. Das Beispiel von Bettina ist typisch für die verschiedenen Grenzüberschreitungen von Menschen mit BPS.

> **Bettina** textet ihrem Freund Noah verzweifelt: »Wo bist du? Ich dachte, du kommst um 19 Uhr. Wir werden zu spät zur Party kommen.«
>
> Noah textet ihr zurück: »Es ist zehn nach. Bin unterwegs. Viel Verkehr.« Noah hat Zweifel an dieser Beziehung. Er kennt Bettina erst seit Kurzem. Sie haben sich bei der Arbeit kennengelernt und sie hat ihn gleich um den Finger gewickelt. Obwohl sie erst seit etwa zwei Wochen zusammen sind, rastet sie jetzt schon aus, wenn er ein paar Minuten zu spät kommt. Sie redet viel zu viel mit ihm, während er arbeitet, und wird eifersüchtig, wenn er mit anderen Kollegen über die Arbeit spricht. Er fährt in ihre Einfahrt, abgelenkt von seinen Sorgen.
>
> Bettina steht in der offenen Tür. Sie umarmt Noah stürmisch und drückt sich fest an ihn. Sie flüstert ihm ins Ohr: »Komm, wir versöhnen uns, bevor wir zur Party gehen.«
>
> Noah ist verunsichert und sagt: »Ich würde schon gerne, aber nicht jetzt. Unser Chef wird sauer sein, wenn es noch viel später wird, als es jetzt schon ist.«
>
> Als sie auf der Party ankommen, umarmt Bettina ihren Chef und sagt zu ihm: »Noah wollte vor unserer Ankunft keinen Sex mit mir haben. Er hatte solche Angst, dass Sie wütend werden. Können Sie das glauben? Finden Sie mich attraktiv?«
>
> Noah läuft rot an, sein Chef auch. Im Laufe des Abends trinkt Bettina zu viel und flirtet mit den meisten ihrer männlichen Kollegen. Noah sagt zu ihr: »Ich bin mir nicht sicher, ob wir füreinander geschaffen sind.«
>
> Es ist 23:30 Uhr ist, Bettina fühlt sich aufgewühlt und ruft ihre Therapeutin an, obwohl diese sie gebeten hat, nur während der Sprechzeiten anzurufen, außer in einem Notfall. Sie erzählt der Therapeutin: »Mein Freund hat mich gerade verlassen und ich fühle mich furchtbar.«
>
> Ihre Therapeutin fragt: »Hast du den Drang, dich selbst zu verletzen?«
>
> Bettina antwortet: »Oh nein, ich bin nur traurig und möchte reden! Interessiert es Sie nicht, wie ich mich fühle? Sie verstehen mich nicht sehr gut, oder? Interessieren Sie sich überhaupt für mich?«

Bettina hat viele Grenzen überschritten. Sie flirtet und lässt sich von ihren Impulsen leiten. Sie gibt ihrem Chef intime Informationen preis. Und natürlich überschreitet sie die Grenzen ihrer Therapeutin, indem sie zu später Stunde anruft und nach besonderer Aufmerksamkeit verlangt. Wie viele Menschen mit einer Borderline-Persönlichkeitsstörung wechselt sie innerhalb weniger Minuten von heiß auf kalt bis hin zu aufgebracht.

Beachten Sie, dass die meisten Therapeuten Richtlinien für Anrufe außerhalb der Sprechzeiten haben. In der Regel bitten sie darum, nur in Notfällen außerhalb dieser Zeiten anzurufen. Ihr Therapeut muss Ihnen diese Richtlinien bei der ersten Sitzung erklären, oder Sie müssen danach fragen.

In den folgenden Abschnitten werden die Probleme, die Menschen mit einer BPS hinsichtlich Grenzen in verschiedenen Arten von Beziehungen haben, näher betrachtet.

Partner respektlos behandeln

Menschen mit einer BPS fällt es manchmal schwer, die Grenzen ihrer Partner zu respektieren. Ein Mann mit einer BPS möchte beispielsweise ständig wissen, wo seine Partnerin sich gerade aufhält, und stellt ihr regelmäßig unangenehme Fragen, weil er große Angst hat, verlassen zu werden. Ein anderer Mann verlangt von seiner Partnerin aufgrund einer starken Eifersuchtsphase, dass sie sich von ihren Freunden distanziert.

Menschen mit einer BPS versuchen häufig, das Leben ihrer Liebsten zu kontrollieren, weil sie Angst haben, verlassen zu werden. Paradoxerweise führen sie damit oft genau das herbei, was sie verhindern wollen.

Freunde und Kollegen vernachlässigen

Menschen mit einer BPS scheinen im Auge eines Hurrikans zu leben, obwohl in ihrem Leben zu jeder Zeit mehrere Krisen gleichzeitig vorherrschen. In diesen Zwangslagen treiben sie ihre Freunde manchmal bis an den Rand des Erträglichen und zwingen sie praktisch dazu, ihre Anliegen zu unterstützen. Manchmal bitten sie ihre Freunde sogar, sich in unangemessener Weise für sie einzusetzen. Sie verletzen auch Grenzen, indem sie anderen Menschen Vertrauliches offenbaren. Und sie haben ein besonderes Talent dafür, Konflikte unter ihren Freunden und Bekannten zu schüren. Umgekehrt kann es übrigens bei derselben Person mit BPS auch vorkommen, dass sie sich ihren Freundinnen und Freunden stark anpasst und Gefahr läuft, ausgenutzt zu werden,

Außerdem stellen Menschen mit einer BPS zu oft unangemessene Forderungen an ihre Arbeitgeber. Sie verlangen eine Sonderbehandlung, andere Arbeitszeiten, zusätzliche Urlaubstage oder private Treffen. Manche führen zu diesem Zweck Notlagen an, die andere nicht als solche betrachten.

Schwierige Beziehungen zu Helfenden

Ärzte oder Therapeuten, die mit BPS-Patienten arbeiten, sehen sich häufig mit Forderungen konfrontiert, die ihre professionellen Grenzen strapazieren oder gar über sie hinausgehen können. Ein wichtiger Teil des Trainings in der Behandlung von BPS besteht darin, damit professionell umgehen zu lernen.

Menschen mit einer BPS neigen eher als andere Patienten dazu:

- ✔ um besondere Termine zu bitten,
- ✔ in letzter Minute abzusagen,
- ✔ übermäßig freundlich und vertraut zu wirken,
- ✔ sich verführerisch zu verhalten,

- außerhalb der Praxiszeiten anzurufen,
- die Notaufnahme aufzusuchen, wenn sie aufgewühlt, aber nicht suizidgefährdet sind,
- das Ende einer Sitzung hinauszuzögern,
- unangemessene persönliche Fragen zu stellen,
- nach bestimmten Medikamenten zu verlangen, die sie ihrer Meinung nach benötigen.

Vertreter der sozialen Berufe können sich von vielfältigen Forderungen überfordert fühlen und haben dann manchmal Schwierigkeiten, fürsorglich und einfühlsam zu bleiben, ohne ihre professionelle Objektivität zu verlieren. In Kapitel 25 finden Sie Informationen darüber, wie Gesundheitsdienstleister einfühlsam bleiben und gleichzeitig ihre eigenen Grenzen abstecken und ihre eigene psychische Gesundheit bewahren können.

Grenzverletzendes Verhalten gegenüber Kindern

Eltern mit einer BPS können manchmal Schwierigkeiten dabei haben, die Grenzen ihrer Kinder wahrzunehmen. Manche versuchen aus Angst, dass ihre Kinder sie nicht mehr lieben werden, die besten Freunde ihrer Kinder zu werden, anstatt ihnen elterliche Orientierung und Führung zu geben. Oftmals mischen sie sich zu sehr in das Leben ihrer Kinder ein und stören die normale Entwicklung, indem sie zum Beispiel

- die Hausaufgaben ihrer Kinder machen,
- Autoritätspersonen kritisieren, wenn ihre Kinder in Schwierigkeiten geraten,
- Streit unter den Freunden ihrer Kinder und/oder deren Eltern anzetteln,
- ihre Kinder bitten, fast alle Details ihres Lebens preiszugeben.

Psychiater bezeichnen eine solche übermäßige Beteiligung als *Verstrickung*. Dies bezieht sich auf die Schwierigkeit mancher Menschen, zwischen dem Leben anderer und dem eigenen zu unterscheiden. Wie Sie sich vorstellen können, fällt es Kindern mit in die Beziehung verstrickten Eltern schwerer, die grundlegenden Herausforderungen der Kindheit und Jugend zu meistern, wie zum Beispiel eine klare Identität zu entwickeln und die Fähigkeit zum selbstständigen Handeln zu erlangen.

Manchmal kann es – natürlich nicht nur bei Menschen mit BPS – dazu kommen, dass ungünstige familiäre Bedingungen zu wirklicher Kindeswohlgefährdung führen. Das kann elterliches Handeln sein (beispielsweise Gewaltanwendung gegenüber dem Kind), aber auch elterliches Unterlassen (zum Beispiel Vernachlässigung eines Kindes). Um sich in solchen Fällen beraten zu lassen, zum Beispiel ob die Grenze zur echten Kindeswohlgefährdung schon überschritten ist, oder was man in solchen Fällen tun kann, gibt es in Deutschland eine sehr hilfreiche Kinderschutz-Hotline (rund um die Uhr erreichbar unter 0800-1921000).

In anderen Fällen gelingt es Eltern mit einer BPS nicht, ihren Kindern angemessene Grenzen zu setzen, weil sie sich entziehen, sich zurückziehen und sich zu wenig engagieren.

Solche Eltern haben Schwierigkeiten, vernünftige Regeln aufzustellen und schaffen es manchmal nicht, ihren Kindern ausreichend Liebe, Aufmerksamkeit und Unterstützung zu geben. Kinder von Eltern, die keine ausreichend vernünftigen Strukturen schaffen können, lernen oft keine wichtigen gesellschaftlichen Regeln und sind später im Leben anfällig für verschiedene emotionale Erkrankungen.

Eltern mit einer BPS verletzen manchmal auch dann noch die Grenzen ihrer Kinder, wenn diese bereits erwachsen sind. Mitunter bitten sie ihre erwachsenen Kinder um Rat in Bezug auf ihre eigenen angespannten Ehen oder Beziehungen. Manche bitten ihre Kinder um finanzielle und emotionale Unterstützung oder geben ihren Kindern ungefragt und unerwünscht Ratschläge zu Beziehungen, Lebensführung oder Finanzen.

Wenn Menschen mit einer BPS die Grenzen überschreiten, die ihnen von ihren Partnern und Partnerinnen, ihren Therapeuten und Therapeutinnen oder ihren Kindern gesetzt werden, dann tun sie dies, weil sie nicht verstehen, warum ihre Lieben überhaupt Grenzen setzen. Alles in allem fällt es Menschen mit einer BPS schwer, Grenzen wahrzunehmen, weil sie sich schwerer in die Lage anderer Menschen hineinversetzen können.

IN DIESEM KAPITEL

Schemata und ihre Herkunft

Die Beziehung zwischen BPS und Schemata

Kapitel 9
BPS und extremes Denken

Die Verhaltensweisen, Gefühle und Gedanken von Menschen mit einer Borderline-Persönlichkeitsstörung (BPS) treten meist in extremer Form auf – nur wenige Aspekte der Störung nehmen einen gemäßigten Verlauf. Fachleute machen die sogenannten *Schemata,* also starke Überzeugungen, die Menschen in Bezug auf sich selbst und ihre Umwelt haben, mitverantwortlich für die turbulente Natur des Lebens von Menschen mit einer BPS. Kurz gesagt, beeinflussen Schemata, wie Menschen die Realität interpretieren, und bestimmen, wie sie sich fühlen.

In diesem Kapitel befassen wir uns mit der Natur von Schemata und gehen darauf ein, dass Menschen im Laufe ihres Lebens eine Vielzahl von ihnen erleben. Wir erklären, woher Schemata kommen. Wir befassen uns mit dem Unterschied zwischen hilfreichen, gemäßigten Schemata und problematischen, störenden, extremen Schemata. Schließlich untersuchen wir die Natur der problematischen Schemata, die Menschen mit einer BPS häufig erleben.

Verstehen, wie Sie die Welt sehen

Schemata bestimmen Ihre Gedanken und Empfindungen in Bezug auf die Welt um Sie herum und wie Sie sie erleben. Sie sind wie eine Brille, die Sie aufsetzen, um besser sehen zu können. Manchmal hilft Ihnen diese Brille, die Welt klarer zu sehen. Aber mit der falschen Sehstärke bietet sie Ihnen ein verschwommenes, fragmentiertes oder verzerrtes Bild.

Nehmen wir eine Person mit einer stark ausgeprägten Überzeugung oder einem stark ausgeprägten *optimistischen* Schema. Eine solche Person würde fast immer positive Ergebnisse erwarten, nahezu unabhängig von der tatsächlichen Wahrscheinlichkeit. Eine andere Person hat möglicherweise ein stark *pessimistisches* Schema. Diese Person erwartet immer wieder negative Ergebnisse. Keine der beiden Personen ist bei ihren Vorhersagen präziser als die andere; sie betrachten Ereignisse lediglich durch unterschiedliche Brillen.

Wie sich Schemata entwickeln

Die Bildung von Schemata beginnt in der Kindheit. Eltern und Bezugspersonen haben einen starken Einfluss auf die Entwicklung dieser Schemata, aber auch Gleichaltrige, Lehrer und Verwandte spielen eine große Rolle. Neben diesen persönlichen Einflüssen bestimmen auch Ereignisse im Leben, wie Krankheiten und tragische Unfälle, sowie genetische Veranlagungen die Art der Schemata, die ein Mensch entwickelt.

Die folgenden Beispiele veranschaulichen, wie Bezugspersonen dazu beitragen, dass sich bestimmte Schemata bei Kindern entwickeln.

> **Daniels** Vater kritisiert und bestraft ihn regelmäßig aufs Heftigste. Wenn Daniel an der Seite seines Vaters an einem Projekt arbeitet, explodiert sein Vater, sobald Daniel den kleinsten Fehler macht. Er schreit: »Wie kannst du dich nur so dumm und ungeschickt anstellen?«
>
> Daniel wächst in dem Glauben auf, dass er von Natur aus nicht in der Lage ist, anstehende Herausforderungen zu bewältigen. Er entwickelt ein Schema der *Minderwertigkeit.* Dementsprechend gibt er sich bei Schulaufgaben wenig Mühe, weil er nicht daran glaubt, dass er erfolgreich sein kann. Sein Schema der Minderwertigkeit verfestigt sich weiter aufgrund seiner schlechten schulischen Leistungen.
>
> **Annas** Vater hingegen lobt Anna regelmäßig für ihre gute Arbeit und korrigiert sie ohne übermäßige Strenge. Wenn sie ihn um Hilfe bei den Hausaufgaben bittet, ermutigt Annas Vater sie, selbstständig Antworten zu finden, erklärt ihr aber geduldig schwierigere Zusammenhänge. Er lobt ihre Beharrlichkeit. Eines Tages bringt sie eine Zwei nach Hause und bleibt damit unter ihren üblichen Leistungen. Ihr Vater meint: »Du musst nicht immer perfekt sein. Aus Zweien kann man viel lernen. Ich bin einfach stolz darauf, dass du so hart gearbeitet hast. Jetzt versuche herauszufinden, was du aus den Fehlern bei dieser Aufgabe lernen kannst.«
>
> Aufgrund der Art und Weise, wie ihr Vater sie behandelt, entwickelt Anna ein Schema der *Kompetenz,* wenn sie mit Herausforderungen des Lebens konfrontiert wird. So hat sie bei schwierigen Schulaufgaben die nötige Motivation. Weil sie sich anstrengt, hat sie Erfolg und fühlt sich umso kompetenter. Infolgedessen wächst ihr Schema der Kompetenz weiter.

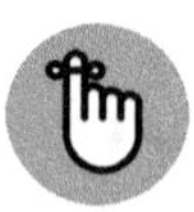

Wenn wir die Begriffe Eltern und Erziehung verwenden, geschieht dies aus Gründen der Einfachheit und Bequemlichkeit. Uns ist bewusst, dass im Leben einiger Kinder auch andere Betreuungs- und Bezugspersonen als die leiblichen Eltern eine erzieherische Rolle spielen können. Wir wollen damit nicht andeuten, dass Eltern wichtiger sind als diese anderen Betreuungspersonen – jede Familie ist anders.

Obwohl sich Schemata bereits in der Kindheit ausprägen, entwickeln sie sich weiter und passen sich an die Lebensereignisse an, während die Jugendlichen erwachsen werden.

Arten von Schemata

Die meisten der zahlreichen verschiedenen Schemata beinhalten eine Auseinandersetzung mit sich selbst, anderen und der umgebenden Welt und werden entsprechend charakterisiert:

- ✔ **Selbstkonzept-Schemata:** Wer bin ich? Bin ich fähig? Was bin ich wert?
- ✔ **Beziehungsschemata:** Kann ich anderen vertrauen oder sollte ich sie meiden? Wie verdiene ich behandelt zu werden, und wie sollte ich andere behandeln?
- ✔ **Welt-Schemata (Weltanschauung):** Ist die Welt sicher oder gefährlich? Vorhersehbar oder unvorhersehbar?

Die meisten Selbstkonzepte und Weltanschauungen entwickeln sich aus dem Verständnis ihrer Gegensatzpaare. Sie wissen beispielsweise, was *schön* bedeutet, weil Sie wissen, was *hässlich* bedeutet. Dasselbe gilt für andere grundlegende Konzepte, darunter heiß und kalt, klein und groß, traurig und glücklich sowie nass und trocken.

Diese grundlegende Idee gilt auch für Schemata. Man kann sich Schemata als gegensätzliche Extreme vorstellen. Aber man darf nicht vergessen, dass Schemata, wie andere grundlegende Konzepte auch, anpassungsfähige Abstufungen aufweisen. Wasser kann schließlich heiß, kalt oder lauwarm sein. Eine Person kann klein, groß oder durchschnittlich groß sein. Die folgenden Beispiele veranschaulichen dieses Konzept in Bezug auf Schemata:

- ✔ Eine Person hat eine Überzeugung oder ein Schema der Inkompetenz in Bezug auf sich selbst. Wenn sie mit einer schwierigen Anforderung konfrontiert wird, fühlt sie sich wahrscheinlich überfordert und unfähig, das Problem zu lösen.
- ✔ Das entgegengesetzte Schema dazu ist ein Schema der Omnipotenz. Eine Person mit diesen Schema greift impulsiv fast jedes Problem auf und sucht möglicherweise keine Hilfe, selbst wenn dies notwendig wäre. Sie glaubt, alles tun zu können.
- ✔ Ein Schema, das zwischen diesen beiden liegt, ist Kompetenz. Eine Person mit dem Schema der Kompetenz wägt jede Situation sorgfältig ab, überlegt, wie sie ein Problem angehen kann, und sucht bei Bedarf Hilfe.

Es gibt keine absolute, eindeutige Liste von Schemata, die von Fachleuten befürwortet wird. Es gibt verschiedene Listen und Möglichkeiten, sie zu kategorisieren. Entscheidend ist, ob ein bestimmtes Schema das Problem oder die Überzeugung eines Menschen genau zu beschreiben scheint. Die sogenannte Schema-Therapie, die vom amerikanischen Psychologen Jeffrey Young entwickelt wurde, stellt die Arbeit mit solchen Schemata in den Mittelpunkt der Behandlung (siehe Kapitel 19).

Warum sich Schemata nur schwer ändern lassen

Wenn Sie Schemata entwickelt haben, lassen sie sich nicht so einfach ändern. Dafür gibt es vier primäre Gründe:

- ✔ **Schemata haben eine filternde Funktion.** Schemata verhindern in vielen Fällen, dass Menschen Informationen erhalten, die ihren Schemata widersprechen.

Sie richten ihre Aufmerksamkeit nur auf Fakten, die ihre Schemata bestätigen. Wenn Sie beispielsweise ein Schema der Minderwertigkeit haben, ignorieren oder verwerfen Sie wahrscheinlich alle Fakten, wie beispielsweise eine Gehaltserhöhung oder eine gute Note in einer Prüfung, die Ihrer Überzeugung widersprechen, dass Sie den Menschen in Ihrer Umgebung unterlegen sind. Wenn Sie das Schema oder die Überzeugung haben, dass überall Gefahren lauern, wird Sie die Anwesenheit eines Polizisten auf einem dunklen Parkplatz wahrscheinlich nicht beruhigen.

- ✔ **Schemata fördern Fehlinterpretationen.** Schemata führen häufig dazu, dass Menschen die Bedeutung von Ereignissen so verändern, dass sie den Überzeugungen entsprechen, die den Schemata zugrunde liegen. Manche Menschen haben beispielsweise ein ängstliches Bindungsschema (eine starke Angst, von Menschen, die sie lieben, verlassen zu werden). Wenn eine Person mit diesem Schema eine Party besucht, auf der ihr Partner nicht den ganzen Abend in ihrer Nähe bleibt, kann ihr ängstliches Bindungsschema dazu führen, dass sie in diesem Verhalten des Partners einen Beweis dafür sieht, dass er nach einem anderen Partner sucht.
- ✔ **Schemata führen zu Angst.** Menschen haben Angst, ihre Schemata infrage zu stellen, weil sie die Konsequenzen fürchten. Wenn Sie beispielsweise ein Schema der Minderwertigkeit entwickelt haben, werden Sie sich bei einer Aufgabe möglicherweise nicht besonders anstrengen, weil Sie davon überzeugt sind, dass Sie zwangsläufig versagen werden, wenn Sie Ihr Schema der Minderwertigkeit infrage stellen. Sie werden deshalb nicht versuchen, gute Leistungen zu erbringen – egal in welchem Bereich. Ähnlich verhält es sich, wenn Sie das Schema der Idealisierung haben (mit anderen Worten, Sie sehen eine andere Person als absolut perfekt an). In diesem Fall stellen Sie einem potenziellen Freund oder Partner möglicherweise nicht viele Fragen, weil Sie Angst haben, Dinge zu erfahren, die Sie nicht wissen wollen.
- ✔ **Schemata sind unsichtbar.** Menschen sind sich oft nicht bewusst, dass Schemata existieren oder dass diese Schemata die Art und Weise bestimmen, wie sie die Realität sehen. Es liegt auf der Hand, dass man etwas, von dessen Existenz man nichts weiß, nicht einfach ändern kann.

Obwohl sich Schemata nicht einfach über Nacht ändern lassen, können sie sich manchmal im Laufe vieler Jahre verändern, weil Menschen kontinuierlich neue Erfahrungen machen. Sie ändern sich sogar noch schneller, wenn eine Person eine Therapie macht. In Kapitel 19 finden Sie einige Strategien, wie Sie Schemata umgestalten können.

BPS-Schemata: kein Mittelmaß

Die Schemata, die Menschen mit BPS entwickeln, sind in der Regel extrem und unangepasst. Darüber hinaus wechseln Menschen mit einer BPS häufig zwischen entgegengesetzten Schema-Extremen. Für einen Mann mit einer BPS ist es beispielsweise typisch, dass er überzeugt ist, es nicht zu verdienen, schöne Dinge zu erleben. Wenn seine Frau jedoch nicht seine

Kleidung aus der Reinigung abholt, weil sie die Kinder von der Schule abholen muss, verfällt er in eine für ihn berechtigt scheinende Wut aufgrund ihrer mangelnden Fürsorge für ihn.

Ein Mann ohne eine BPS hingegen reagiert auf dieselbe Situation vielleicht nur mit leichter Verärgerung oder auch mit Verständnis für den vollen Terminkalender seiner Frau. Das liegt daran, dass er eine maßvolle Überzeugung hegt, dass er Fürsorge verdient, aber nicht die extreme Überzeugung hat, dass er »unwürdig« ist oder/und einen unbedingten »Anspruch« auf Fürsorge hat.

Viele Menschen mit einer BPS haben Schwierigkeiten, ein gemäßigtes Schema zu finden – diese Schwierigkeit wird manchmal als *Spaltung* bezeichnet. Mit anderen Worten, Menschen mit einer BPS fällt es schwer, Grautöne zu erkennen. Sie sehen nur schwarze und weiße Extreme. Kein Wunder, dass ihnen nahestehende Personen oft das Gefühl haben, in höchster Alarmbereitschaft sein zu müssen. Der ständige Wechsel zwischen den Extremen kann bei Personen, die sich um Menschen mit einer BPS sorgen, zu einem emotionalen »Schleudertrauma« führen.

In den folgenden Abschnitten stellen wir einige der häufigsten Schemata vor, die BPS-Patienten plagen. Wir unterteilen diese Schemata in drei grundlegende Kategorien: Selbstkonzept-Schemata, Beziehungsschemata und Welt-Schemata. In jeder Kategorie vergleichen wir die gegensätzlichen Extreme mit den gemäßigteren Versionen, um Ihnen ein besseres Verständnis für den starken Unterschied zwischen hilfreichen und problematischen Schemata zu vermitteln. Wir werfen auch einen Blick auf die möglichen Ursprünge der einzelnen Schemata.

Selbstkonzept-Schemata

Alle Menschen, auch Sie und wir, entwickeln im Laufe ihres Lebens persönliche Schemata. Diese persönlichen Schemata werden als *Selbstkonzept-Schemata* bezeichnet und beeinflussen unmittelbar, wie Sie sich fühlen, was Sie tun und was Sie vom Leben erwarten. Selbstkonzept-Schemata entstehen durch Erfahrungen und frühe Interaktionen mit Bezugspersonen.

Zwei wichtige Dimensionen des Selbstkonzept-Schemas, die die extremen Ansichten von Menschen mit einer BPS verkörpern, sind Anspruchshaltung und Unwürdigsein sowie Minderwertigkeit und Überlegenheit.

Anspruchshaltung und Unwürdigsein

Ein *Schema der Anspruchshaltung* beschreibt Menschen, die das Gefühl haben, zu jedem beliebigen Zeitpunkt ein Recht auf alles zu haben, was sie wollen. Sie erwarten, dass andere Menschen alle ihre Bedürfnisse sofort erfüllen, zeigen aber gleichzeitig wenig bis gar keine Rücksicht auf die Bedürfnisse anderer. Wenn sie nicht bekommen, was sie wollen, sind sie empört.

Menschen mit einem *Schema des Unwürdigseins* hingegen glauben nicht, dass sie es wert sind, dass ihre Bedürfnisse von anderen erfüllt werden. Sie erwarten weder Aufmerksamkeit noch Rücksichtnahme von anderen und sie bitten nicht darum zu bekommen, was sie wollen. Infolgedessen bleiben ihre Bedürfnisse unerfüllt.

Menschen mit einer BPS schwanken oft zwischen Anspruchshaltung und Unwürdigsein hin und her. Beispielsweise macht eine Frau in einem Restaurant eine Szene, wenn sie nicht sofort bedient wird. Sie nimmt die langsame Bedienung persönlich, anstatt die Situation auf den im Vergleich zur Anzahl der Gäste unterbesetzen Service zurückzuführen. Sie fühlt sich von der Servicekraft beleidigt, wenn sie ihre unmittelbaren Bedürfnisse nicht erfüllt. Als sich die Servicekraft entschuldigt, dass sie langsam ist, weil sie die Stelle neu angetreten hat, wird die Frau von Scham überwältigt. Sie hat plötzlich das Gefühl, dass sie aufgrund ihres unkontrollierten Ausbruchs keine Freundlichkeit verdient.

Das gemäßigte Selbstkonzept-Schema ist *ausgeglichener Selbstwert.* Menschen mit diesem Schema erwarten, dass ihre Bedürfnisse erfüllt werden, aber das muss nicht auf Kosten anderer oder ständig geschehen. Sie bringen ihre eigenen Bedürfnisse mit denen anderer in Einklang.

Extreme Schemata der Anspruchshaltung oder des Unwürdigseins entwickeln sich in der Regel in der Kindheit aufgrund einer unausgewogenen Erziehung, die den Grundbedürfnissen der Kinder nach Fürsorge, Pflege und Liebe nicht gerecht wird. Anders ausgedrückt, Eltern, die ihre Kinder entweder völlig verwöhnen oder vernachlässigen, bieten einen fruchtbaren Boden für das Wachstum dieser problematischen Schemata.

Minderwertigkeit und Überlegenheit

Menschen mit einem *Schema der Minderwertigkeit* haben das Gefühl, im Vergleich zu anderen Menschen unzulänglich zu sein. Sie haben kein Vertrauen in ihre Fähigkeiten und Talente. Infolgedessen geben sie oft schnell auf, was in der Regel das Gefühl der Minderwertigkeit weiter festigt.

Im krassen Gegensatz dazu glauben Menschen mit einem *Schema der Überlegenheit,* dass sie klüger und besser sind als andere. Sie streben rücksichtslos nach Leistung oder Status, koste es, was es wolle. Sie vernachlässigen oder missbrauchen andere gedankenlos, weil sie so selbstbezogen und überheblich sind, dass sie andere Menschen einfach nicht wahrnehmen. Menschen mit diesem Schema werden oft als *narzisstisch* oder extrem egozentrisch bezeichnet.

Das folgende Beispiel von Bernhard, dem Geschäftsführer eines Unternehmens, veranschaulicht, wie jemand mit einem Schema der Überlegenheit aufgrund eines unerwarteten finanziellen Rückschlags scheitern und zugrunde gehen kann und schließlich in ein Schema der Minderwertigkeit verfällt.

> **Bernhard** ist 62 Jahre alt und betreibt ein erfolgreiches Unternehmen für Krankenhausbedarf. Dank seines stattlichen Gehalts führt er einen verschwenderischen Lebensstil. Sein Unternehmen hat in letzter Zeit einen starken Abschwung hinnehmen müssen, sodass der Vorstand beschließt, ihn durch einen neuen Geschäftsführer zu ersetzen. Bernhard ist erstaunt. Er hat sich immer als unersetzlichen Motor des Erfolg seines Unternehmens gesehen. Er geht davon aus, dass sich andere

Unternehmen angesichts seiner Brillanz und seines überlegenen Geschäftssinns um ihn reißen werden. Es vergehen jedoch mehrere Monate und bei Bernhard dämmert langsam die Erkenntnis, dass er in der Branche anscheinend nicht so wahrgenommen wird. Sein Schema der Überlegenheit verschwindet und Bernhard verfällt in eine schwere Depression. Er entwickelt ein Schema der Minderwertigkeit und klagt darüber, dass er vielleicht nie wieder Arbeit finden wird. Seine Frau macht sich Sorgen um die Finanzen, weil Bernhard nie etwas investiert und gespart hat – immer in der Annahme, dass er mit weiteren Bonuszahlungen und einer großzügigen Abfindung rechnen kann.

Das anpassungsfähigere, gemäßigtere Schema, das als *Selbstakzeptanz* bezeichnet wird, besteht aus zutreffenden Überzeugungen über die eigene Person. Das Schema der Selbstakzeptanz umfasst die Erkenntnis, dass Menschen unterschiedliche Fähigkeiten und Talente haben und dass keine Person wichtiger ist als eine andere. Menschen, die dieses Schema erreichen, können sowohl ihre Stärken als auch ihre Schwächen einschätzen.

Die extremen Schemata der Minderwertigkeit und Überlegenheit entwickeln sich in der Regel, wenn sich Eltern übermäßig auf Erfolge oder Misserfolge konzentrieren. Solche Eltern kritisieren ihre Kinder entweder scharf oder überschütten sie mit übermäßigem, unverdientem Lob. Beide Erziehungsstile können im Laufe des Heranwachsens der Kinder zu Problemen führen.

Selbstkonzept-Schemata in Aktion

Die folgende Geschichte veranschaulicht, wie prägend einschneidende Ereignisse in der Kindheit für die Ausprägung von Selbstkonzept-Schemata sein können. Joachim begann schon früh in seiner Kindheit, ein Schema der Anspruchshaltung zu entwickeln. Nachdem sein Vater jedoch eine Gefängnisstrafe verbüßen musste, zerbrach dieses Schema und hinterließ ein Schema des Unwürdigseins. Die Scham, die er infolge die Inhaftierung seines Vaters empfand, führte auch zu einem Schema der Minderwertigkeit.

Joachim sah seinen Vater das letzte Mal vor zehn Jahren, als er gerade 13 Jahre alt war. Seitdem hat er gelegentlich einen Anruf aus dem Gefängnis erhalten, normalerweise zu seinem Geburtstag. Aber Joachim hebt nie ab, wenn er den Namen des Gefängnisses auf der Rufnummernanzeige sieht.

Joachims Vater handelte mit Drogen und schien ziemlich erfolgreich zu sein – eine Zeit lang. Heute erinnert sich Joachim daran, wie sein Vater ihn als Kind mit der neuesten Technik, Sportausrüstung und Kleidung verwöhnte. Joachim hatte das Gefühl, dass es nicht besser sein könnte. Er fühlte sich wie ein König und prahlte vor seinen Freunden schamlos mit seinen Besitztümern.

Doch das alles nahm ein jähes Ende, als sein Vater einem verdeckten Ermittler Drogen verkaufte. Joachims Mutter tat zwar ihr Bestes und sorgte immer für Essen auf dem Tisch, aber der Spaß war vorbei. Joachims Familie konnte sich gerade mal noch das Nötigste leisten. Joachim versuchte es mit Ladendiebstahl, hörte aber auf, nachdem er eines Tages fast erwischt worden wäre. Seine Freunde wandten sich von ihm ab, nachdem er nicht mehr alles haben konnte.

Joachim schämt sich zutiefst dafür, dass sein Vater im Gefängnis sitzt, und spricht mit niemandem über seine Familie. Infolge dieser Ereignisse entwickelte Joachim ein Schema der Minderwertigkeit. Obwohl er sich früher dazu berechtigt fühlte, immer nur das Beste haben zu müssen, hat er nun das Gefühl, es nicht verdient zu haben, das ihm Gutes widerfährt. Er versucht es mit Jobs in Callcentern, kann aber keinen davon länger als zwei Monate durchhalten.

In seiner frühen Kindheit gab es Ereignisse, die Joachim dazu ermutigten, Schemata der Anspruchshaltung und Überlegenheit zu entwickeln. Die übermäßig positive, übertriebene Natur dieser Schemata sorgte jedoch dafür, dass Joachim in das Schema des Unwürdigseins und der Minderwertigkeit abrutschte, als sein Vater straffällig wurde. Übertriebene Schemata können durch negative Ereignisse leicht durchbrochen werden, sodass Menschen mit einer BPS, die diese übertriebenen Schemata entwickelt haben, einem hohen Risiko emotionaler Umwälzungen ausgesetzt sind.

Beziehungsschemata

Menschen entwickeln verschiedene Schemata, die den Umgang mit anderen Menschen beeinflussen. Diese Schemata ebnen entweder den Weg für gute Freundschaften und Beziehungen oder stellen ernsthafte Hindernisse dar.

Zwei wichtige Schemadimensionen, die Einfluss auf die Art der Beziehungen von Menschen mit einer BPS nehmen, sind ängstliche Bindung und vermeidende Bindung sowie Idealisierung versus Abwertung.

Ängstliche Bindung und vermeidende Bindung

Menschen mit einem *Schema der ängstlichen Bindung* haben große Angst, dass andere Menschen sie verlassen. Sie fürchten sich davor, verlassen zu werden, und beobachten argwöhnisch, ob ihnen nahestehende Personen daran denken könnten, sie zu verlassen. Sie reagieren sehr empfindlich auf wahrgenommene Zurückweisungen und sind oft sehr anhänglich und eifersüchtig. Leider führt ihr übermäßig sensibles, von Eifersucht getriebenes Verhalten häufig unweigerlich dazu, dass ihre Befürchtungen eintreten und sie verlassen werden.

Andererseits halten sich Menschen mit einem *Schema der vermeidenden Bindung* von anderen Menschen fern. Sie glauben, dass sie niemanden in ihrem Leben brauchen, weil sie davon ausgehen, dass Menschen, die sie an sich heranlassen, sie schließlich verletzen werden. Menschen mit einem solchen Schema wirken distanziert und uninteressiert an anderen Menschen.

Viele Menschen schwanken zwischen diesen beiden Extremen. So könnte eine Frau mit einer BPS und einem Schema der ängstlichen Bindung sich übermäßig in das Leben ihrer erwachsenen Tochter einmischen. Sie ruft ihre Tochter mehrmals täglich an, schaut unerwartet bei ihr zu Hause vorbei und erzählt ihr intime Details aus ihrem Leben. Sie tut all dies, um in Kontakt zu bleiben und sich zu vergewissern, dass ihre Tochter sie liebt. Eines Tages teilt ihre Tochter ihr mit, dass sie ihr Grenzen setzen wird. Sie wird nicht länger mehr als drei Anrufe pro Woche von ihrer Mutter entgegennehmen und ihre Mutter darf nicht mehr unangemeldet bei ihr vorbeikommen. Als Reaktion darauf verfällt ihre Mutter in ein Schema der vermeidenden Bindung. Sie schimpft auf ihre Tochter und wirft ihr Undankbarkeit vor. Einen Monat lang vermeidet sie es, ihre Tochter anzurufen.

Das gemäßigte Schema in dieser Dimension wird als *Schema der sicheren Bindung* bezeichnet und führt dazu, dass Menschen Freundschaften schließen, die auf gegenseitiger Fürsorge und Respekt basieren. Menschen mit diesem Schema bewerten mögliche neue Beziehungen sorgfältig, ohne übermäßig misstrauisch oder naiv zu sein, und sabotieren ihre Beziehungen nicht durch eifersüchtiges oder anhängliches Verhalten.

Wie zu erwarten ist, beeinflussen Erziehungspraktiken, ob ein Kind eher problematische Beziehungsschemata entwickelt oder nicht. Eltern, die ihre Kinder missbrauchen oder ernsthaft vernachlässigen, können sie für Bindungsprobleme anfällig machen. Ebenso können Eltern, die sich zu sehr in das Leben ihrer Kinder einmischen und versuchen, jede Bewegung zu kontrollieren und zu diktieren, dazu beitragen, dass ihre Kinder problematische Schemata entwickeln.

Idealisierung und Abwertung

Ein klassisches Merkmal der BPS ist die Tendenz, Menschen entweder als durchweg gut oder ausschließlich schlecht zu betrachten. Diese Tendenz verstärkt sich in intimen Beziehungen. Menschen mit einer BPS sehen neue Partner häufig als perfekte Individuen ohne jeglichen Makel. Dieses Verhalten wird als *Schema der Idealisierung* bezeichnet. Menschen mit diesem Schema setzen die Erwartungen an ihre Partner so hoch, dass diese gar nicht anders können, als sie zu enttäuschen.

Das *Schema der Abwertung* hingegen führt dazu, dass Menschen andere als bösartig betrachten und glauben, dass sie ihnen schaden wollen. Sie interpretieren das Verhalten ihrer Mitmenschen als feindselig und böswillig. Daher fällt es ihnen sehr schwer, Vertrauen aufzubauen.

Oftmals schwanken Menschen zwischen den beiden Extremen. Wenn beispielsweise der Partner oder Freund einer Person mit dem Schema der Idealisierung den unmöglichen, idealisierten Standards nicht gerecht wird, greift das Schema der Abwertung und der Partner wird zum Dämon. Entwickelt jemand das Schema der Abwertung, so beweist jeder Fehler oder jede Schwäche einer anderen Person einfach den durch und durch verdorbenen Charakter dieser Person.

Das gemäßigte Schema dieser Dimension wird als *Schema der realistischen Sichtweise* bezeichnet. Wenn eine Person dieses Schema entwickelt, betrachtet sie andere Menschen weder als ausschließlich gut noch als ausschließlich schlecht. Sie erwartet von anderen positive Merkmale, akzeptiert aber auch deren negative Eigenschaften. Offensichtlich ermöglicht dieses Schema, dass Beziehungen die Höhen und Tiefen des Lebens leichter überstehen als die idealisierenden oder abwertenden Schemata.

Eltern, die ihren Kindern erzählen, dass die Welt ihnen Böses will und dass sie niemandem vertrauen sollten, bieten einen fruchtbaren Boden für die Entwicklung eines abwertenden Schemas. Ebenso vermitteln Eltern, die Naivität und eine optimistische Sichtweise auf andere vorleben, ein idealisierendes Schema. Darüber hinaus neigen Menschen mit einer BPS dazu, die Welt in Extremen zu sehen. Das bedeutet, dass sie Menschen wahrscheinlich in Dämonen und Engel aufteilen.

Beziehungsschemata in Aktion

Das folgende Beispiel von Tanja zeigt, wie extrem unausgewogene Beziehungsschemata das Leben und Beziehungen beeinträchtigen können. Tanjas schwierige Beziehung zu ihrer Tante ist das Ergebnis eines ständigen Wechselns zwischen den Schemata der ängstlichen und der vermeidenden Bindung. Tanja pendelt auch zwischen idealisierenden und abwertenden Schemata, was zu zusätzlichen Problemen in der Beziehung zu ihrer Tante führt.

Tanja spricht mit ihrem Psychotherapeuten über einen Streit, den sie kürzlich mit ihrer Tante hatte. »Es fing alles damit an, dass meine Tante mich beleidigt hat. Ich weiß, dass ich nicht perfekt bin, aber Familie ist Familie. Wir sollten füreinander einstehen.«

Dr. Feingold fragt: »Was hat sie gesagt, was Sie beleidigt hat?«

»Sie hat mich im Grunde genommen eine Hure genannt. Das hat sie getan. Ich hasse sie. Ich werde wahrscheinlich nie wieder mit ihr sprechen«, antwortet Tanja, während ihr Gesicht rot anläuft.

»Meine Güte, Sie müssen ja sehr aufgebracht sein«, tröstet Dr. Feingold. »Sie stehen Ihrer Tante so nahe. Helfen Sie mir, das zu verstehen. Was ist passiert?«

»Meine Tante fragte, ob ich jemanden zur Hochzeit meines Cousins nächsten Monat mitbringen würde. Ich sagte ihr, dass ich gerade mit niemandem zusammen sei. Sie sagte, das sei ungewöhnlich für mich.«

»Und …« Dr. Feingold wartet, bis Tanja fertig ist.

»Nun, sie meinte offensichtlich, dass ich mit jedem ins Bett gehe.«

»Ich bin mir nicht sicher, ob ich Ihnen folgen kann, Tanja. Helfen Sie mir zu verstehen, wie die Aussage Ihrer Tante, dass es ungewöhnlich für Sie sei, nicht mit jemandem zusammen zu sein, bedeutet, dass Sie mit jedem ins Bett gehen«, antwortet Dr. Feingold.

Tanja beginnt zu weinen. Sie sagt: »Meine Tante war immer für mich da. Sie war die Mutter, die ich nie hatte. Wenn meine Mutter betrunken war, überschüttete mich meine Tante mit Liebe und Zuneigung. Sie war immer perfekt. Jetzt redet sie nur noch von der Hochzeit meiner Cousine. Meine Cousine ist perfekt. Sie hatte nur ein paar Freunde, und ich hatte so viele. Meine Cousine macht alles richtig, und ich mache alles falsch. Ich hasse sie, und ich hasse meine Tante.«

»Tanja, ich glaube, ich verstehe, was hier vor sich geht. Erinnern Sie sich daran, als wir darüber sprachen, dass Gefühle der Unsicherheit und der Angst in einer Beziehung manchmal dazu führen, dass man die Beziehung vermeiden und weglaufen will? Ihre Reaktionen sind verständlich, weil Sie Ihrer Mutter nicht vertrauen konnten. Wenn sie nüchtern war, kümmerte sie sich um Sie, aber leider wurde sie ausfallend, wenn sie betrunken war. Kein Wunder, dass Sie zwischen Unsicherheit und Wut hin- und herpendeln. Ihr Verstand aktiviert diese Gefühle, weil Sie befürchten, dass Ihre Tante nicht immer für Sie da sein könnte«, erklärt Dr. Feingold.

Tanjas Erziehung hat sie auf extreme Beziehungsschemata vorbereitet. Manchmal idealisiert sie ihre Tante und sieht sie als jemanden, auf den sie sich verlassen kann – jemanden, der nichts falsch machen kann. Wenn ihre Tante jedoch Tanjas Cousine Aufmerksamkeit schenkt, fühlt sich Tanja zurückgesetzt und wird eifersüchtig. Sie möchte ihre Tante von sich stoßen, was auf einen Wechsel zu einem vermeidenden Bindungsschema hindeutet. Tanja verteufelt ihre Tante auch ohne triftigen Grund, wenn sie etwas tut, das Tanja für falsch hält. Man kann sehen, wie Tanjas Schemata von einem Extrem ins andere wechseln und in ihren Beziehungen verheerenden Schaden anrichten.

Welt-Schemata

Menschen bilden nicht nur Schemata in Bezug auf sich selbst und andere, sondern auch in Bezug auf die Welt, in der sie leben. Diese Schemata beeinflussen ihre Lebensweise stark und vermitteln ein Gefühl von Sicherheit oder Paranoia und Angst. Zwei Schemadimensionen, die oft beeinflussen, wie sich Menschen mit einer BPS fühlen, wenn sie durch das Leben gehen, sind »gefährlich« und »völlig sicher« sowie »unberechenbar« und »völlig vorhersehbar«.

Gefährlich und völlig sicher

Menschen, die die Welt durch ein Schema der *allgegenwärtigen Gefahr* betrachten, fühlen sich selten sicher. Sie sind übermäßig wachsam und treffen übertriebene Vorsichtsmaßnahmen, wenn sie sich aus der relativen Sicherheit ihres Zuhauses herauswagen. Sie sehen die Welt als einen Dschungel und machen sich ständig Sorgen, wann der nächste Löwe aus dem Unterholz springt. Manchmal nehmen ihre Ängste solche Ausmaße an, dass sie ihr Haus nur noch selten verlassen.

Andererseits gehen Menschen, die die Welt durch ein Schema *völliger Sicherheit* betrachten, unbewusst unnötige Risiken ein. Ohne sich der Notwendigkeit angemessener Vorsicht bewusst zu sein, wagen sie sich ins Leben hinaus und leiden nicht überraschend häufig unter den schwerwiegenden Folgen ihrer ahnungslosen Naivität.

Das gemäßigte Schema in dieser Dimension wird als *relativ sicher* bezeichnet. Menschen mit einem solchen Schema schaffen es, extreme Paranoia zu zügeln und gleichzeitig angemessene Vorsicht walten zu lassen.

Sowohl die Praktiken der Eltern als auch die Merkmale des Wohnumfelds und der Schule eines Kindes haben starken Einfluss auf die Entwicklung dieser Schemata. Missbrauchende Eltern erziehen Kinder, die möglicherweise gefährliche Schemata entwickeln, weil sie es gewohnt sind, sich ständig ängstlich zu fühlen und auf der Hut zu sein. Andererseits haben Eltern, die ihre Kinder übermäßig beschützen, wahrscheinlich Kinder, die mit einem übertriebenen Sicherheitsgefühl in die Welt hinausgehen, weil sie ihre Kinder nie Angst empfinden lassen. Übermäßiges Beschützen kann aber ebenso im späteren Leben zu großer Unsicherheit und Ängstlichkeit führen, da kein angemessener Umgang mit schwierigen Situationen erlernt werden kann.

Unberechenbar und absolut vorhersehbar

Menschen mit einem Schema der *Unberechenbarkeit* betrachten die Welt als chaotisch. Sie versuchen nicht, einen Lebensplan zu entwickeln, weil sie nicht glauben, dass Pläne jemals funktionieren. Sie sehen sich als Opfer der Ereignisse in ihrem Leben. Sie fühlen sich überfordert und hilflos, und wie Sie sich vorstellen können, überwiegt in ihrem Leben der Pessimismus gegenüber dem Optimismus.

Im völligen Gegensatz dazu betrachten sich Menschen mit einem Schema der *absoluten Vorhersehbarkeit* als die uneingeschränkten Herrscher ihres Lebens. Sie können sich ein Scheitern nicht vorstellen, weil sie glauben, dass sich die Welt ihrem Willen beugen wird. Menschen mit diesem Schema haben nur einen Plan für ihre Karriere, Investitionen und Beziehungen und machen sich über Alternativen keine Gedanken. Wenn die Dinge nicht nach ihrem meisterhaften Plan verlaufen, brechen sie oft zusammen.

Das gemäßigte Schema in dieser Dimension wird als Schema der Vorhersehbarkeit bezeichnet – bitte beachten Sie, dass hier das Wort *absolut* fehlt. Menschen mit diesem Schema erkennen, dass die Welt und die Ergebnisse ihrer Bemühungen eine gewisse Vorhersehbarkeit zulassen, dass aber niemand alle möglichen Eventualitäten kontrollieren kann. Diese Menschen sind ausreichend gut auf die unerwarteten Wendungen des Lebens vorbereitet und denken immer auch über Alternativen nach. Sie gehen davon aus, dass Plan A in der Regel funktioniert, aber sie sind nicht am Boden zerstört, wenn es nicht so kommt.

Sowohl Erziehungsstile als auch Lebensereignisse prägen die Welt-Schemata in dieser Dimension. Kinder, die in chaotischen Familien aufwachsen, neigen dazu, unberechenbare Schemata zu entwickeln. Vergessen Sie nicht, dass manche Kinder im Übermaß mit unvorhersehbaren, unkontrollierbaren Ereignissen wie Todesfällen, Scheidungen, Arbeitsplatzverlusten und mehr konfrontiert sind. Am anderen Ende des Spektrums planen manche Eltern jedes kleinste Detail im Leben ihrer Kinder. Sie legen jede Minute eines jeden Tages fest und schreiben genau vor, was ihre Kinder tun und mit wem sie es tun. Diese Kinder, die nie mit einer ungeplanten Situation konfrontiert werden, entwickeln in der Regel völlig vorhersehbare Schemata.

Welt-Schemata in der Praxis

Welt-Schemata können jederzeit und überall auftauchen. Das folgende Beispiel von Lilly, die keine BPS hat, und Eva, die eine BPS hat, zeigt, wie sich Schemata auf alltägliche Ereignisse am Arbeitsplatz auswirken. Menschen mit einer BPS neigen zu extremeren Schemata und reagieren daher auf Ereignisse emotionaler und intensiver als Menschen, die nicht an dieser Störung leiden.

> Lilly und **Eva** arbeiten als Krankenschwestern in einem großen Stadtkrankenhaus in der Nachtschicht. Beide Krankenschwestern genießen die relative Ruhe und das langsamere Tempo, das die Nachtschicht bietet. Sie arbeiten im vierten Stock in der Entbindungsstation.
>
> Um 3 Uhr morgens, in einer ruhigen Nacht, durchbricht eine Durchsage die stille Atmosphäre des Stockwerks: »Dr. Fischer, 5 Ost, bitte melden.« Lilly, die gerade am Computer arbeitet, hält inne. Eva, die mit einem werdenden Vater plaudert,

verstummt mitten im Satz. Die beiden Krankenschwestern wissen, dass in ihrem Krankenhaus »Dr. Fischer, 5 Ost« bedeutet, dass im Ostflügel des fünften Stocks ein Feuer ausgebrochen ist. Solche Brände sind in der Regel harmlos und schnell gelöscht.

Lilly hat einigermaßen sichere und vorhersehbare Schemata. Sie nimmt ihre Arbeit wieder auf, hält aber auch die Ohren nach weiteren Durchsagen offen. Sie ist nicht übermäßig beunruhigt.

Im Gegensatz dazu leidet Eva an BPS und hat Schemata der Gefahr und Unvorhersagbarkeit, sodass sie sofort in Panik gerät. Unvorhersehbare, traumatische Ereignisse haben ihr Leben geprägt. Sie ringt nach Luft und ruft: »Oh mein Gott, es brennt im Krankenhaus!« Der werdende Vater, mit dem sie gesprochen hat, wird kreidebleich und rennt zum Zimmer seiner Frau, um sie zu warnen. Die Nachricht verbreitet sich schnell auf der Station und die Patienten strömen in die Gänge.

Lilly ruft schnell im fünften Stock an, um zu bestätigen, dass nichts Ernstes vorgefallen ist. Die Sekretärin auf dieser Etage bestätigt, dass ein Patient im Badezimmer eine Zigarette angezündet und einen Rauchmelder ausgelöst hat. Lilly verkündet: »Beruhigen Sie sich alle. Es gibt kein Feuer. Ich wiederhole, es gibt kein Feuer. Es war ein Fehlalarm.«

Eva hat auf die Durchsage reagiert, ohne weitere Informationen abzuwarten. Ihre Schemata führten dazu, dass sie vom Schlimmsten ausging und, was noch wichtiger ist, ihre Patienten in Gefahr brachte. Sie hatte Glück, dass Lilly da war, um alle zu beruhigen. Andernfalls hätte Eva ihre Stelle verlieren können.

IN DIESEM KAPITEL

Dissoziation verstehen

Paranoia erkennen

Umgang mit Stimmenhören

Sich aufgrund einer BPS für verrückt halten

Kapitel 10
Der Realität entgleiten

Das Wort *Borderline* deutet auf die Grenze zwischen zwei Eigenschaften, Zuständen oder Emotionen hin. Ursprünglich dachten Psychologen und Psychiater, dass sich die Borderline-Persönlichkeitsstörung (BPS) an der Grenze zwischen »neurotisch« und »psychotisch« befindet – wobei Letzteres eindeutig im krankhaften Bereich liegt. Obwohl Fachleute heute nicht mehr davon ausgehen, dass die BPS auf einer diesbezüglich klar definierten Grenze liegt, berichten viele Menschen mit dieser Störung, dass sie *das Gefühl haben,* ein bisschen verrückt zu sein.

Der Begriff *Psychose,* der in etwa das umfasst, was allgemein unter »verrückt« verstanden wird, bezeichnet einen Realitätsverlust. Menschen mit einer BPS können zwar psychotische Episoden erleben, diese dauern jedoch nur kurz an und sind weniger schwerwiegend als bei Menschen mit psychotischen Störungen wie einer Schizophrenie.

In diesem Kapitel untersuchen wir die Symptome der Entfernung von der Realität. Wir diskutieren zunächst eine mildere Form des Realitätsverlusts, die als Dissoziation bekannt ist. Dann beschreiben wir die Paranoia und betrachten Halluzinationen. Schließlich erklären wir, wie diese Symptome bei einer Borderline-Persönlichkeitsstörung zum Ausdruck kommen.

Die Dissoziation

Dissoziation bedeutet, dass Verbindungen oder Assoziationen zwischen Aspekten des Selbst, die normalerweise zusammengehören, unterbrochen werden. Zu diesen normalerweise miteinander verbundenen oder integrierten Facetten des Selbst gehören der Körper, Erinnerungen, Emotionen, die Identität, Gedanken und sogar die Verbindung zur Realität. Beispielsweise erinnert sich eine Frau lebhaft daran, vergewaltigt worden zu sein, empfindet jedoch im Zusammenhang mit dieser Erinnerung keinerlei Emotionen. Fachleute betrachten Dissoziation nicht als psychotisch, auch wenn sie mit einer gewissen Abkehr von der Realität verbunden sein kann. Dissoziative Erfahrungen treten bei Menschen mit einer BPS recht häufig auf, insbesondere unter extremem Stress. Viele Experten sind der Meinung, dass die Dissoziation eine Möglichkeit darstellt, mit einem schweren Trauma und/ oder Stress umzugehen, der die betroffene Person sonst emotional überfordern würde. Dissoziation kann für manche Menschen eine Möglichkeit sein, stark störende Erinnerungen in einer Entfernung zu halten, die sie beherrschbar machen. Dissoziation tritt in den folgenden Formen auf:

- **Dissoziative Identitätsstörung (DIS):** Fachleute bezeichneten dieses Krankheitsbild früher als *multiple Persönlichkeitsstörung*. Sie tritt auf, wenn eine Person zwei oder mehr völlig unterschiedliche Persönlichkeiten oder Rollen (Persönlichkeitszustände) annimmt. Tatsächlich können Menschen mit einer dissoziativen Identitätsstörung im Laufe der Zeit eine ganze Menge verschiedene Persönlichkeiten entwickeln. Jede einzelne Persönlichkeit stellt eine Strategie zur Bewältigung einer anderen Art von Stress oder Problem dar. Die Veränderungen von Persönlichkeit zu Persönlichkeit können Stimmlage, Wortschatz, Dialekt und Körperhaltung umfassen. Ein großer Prozentsatz der Menschen mit dieser Störung wechselt buchstäblich die Händigkeit (mit anderen Worten, sie wechseln von Linkshändern zu Rechtshändern), wenn sie von einer Persönlichkeit zur anderen wechseln. Darüber hinaus hat jede Persönlichkeit unter Umständen eigene Erinnerungen, zu denen die anderen Persönlichkeiten keinen Zugang haben. Wie Menschen mit einer BPS neigen auch Menschen mit Symptomen einer dissoziativen Identitätsstörung dazu, sehr empfindlich auf Probleme zu reagieren, die mit Vertrauen und Ablehnung zu tun haben.

Die Diagnose einer dissoziativen Identitätsstörung ist umstritten. Viele Fachleute sind skeptisch und glauben nicht, dass die Diagnose gültig ist. Es gibt keine gesicherten und extrem unterschiedliche wissenschaftliche Angaben zur Prävalenz (Häufigkeit) dieser Diagnose. Dies mag zum Teil daran liegen, dass hierzu einige Mythen in die Welt gesetzt wurden, oder auch dass es nach Bekanntwerden von Geschichten von Menschen mit dieser Störung regelrechte Wellen der Nachahmung gab. Auch gibt es bestätigte Berichte davon, dass therapeutische Behandlungen eine DIS erst erzeugt haben, in denen Patientinnen und Patienten eine DIS regelrecht »eingeredet« wurde.

Ein Beispiel ist das Buch *Sybil. Persönlichkeitsspaltung einer Frau* (1996), in dem ein Fall von multipler Persönlichkeitsstörung beschrieben wird. Zuvor gab es nur wenige Fälle dieser Störung, aber nach dem Verkauf von über sechs Millionen Exemplaren und der Produktion eines beliebten Films stieg die Diagnose der DIS sprunghaft an. Später gab »Sybil« zu, dass sie einen Großteil der Geschichte erfunden hatte, um ihrem Psychiater zu gefallen. Heute weiß niemand mit Sicherheit, ob die Buchwerbung eine große Anzahl von bereits bestehenden, aber lange Zeit unerkannten Erkrankungen aufgedeckt hat oder ob sie andere dazu veranlasste, Aufmerksamkeit und Trost zu suchen, indem sie diese Symptome erfanden.

- **Dissoziative Amnesie:** Bei dieser Störung gehen große Teile des Gedächtnisses verloren. Der Verlust ist jedoch zu umfangreich, als dass man ihn auf normale Vergesslichkeit zurückführen könnte. In der Regel sind diese Erinnerungen traumatischer Natur.

Manche Menschen mit dissoziativer Amnesie versuchen zu verhindern, dass andere von dem Gedächtnisverlust erfahren. Manchmal kommt es statt eines großen Gedächtnisverlusts zu einer großen Anzahl kleiner Gedächtnisverluste, aber selbst diese kleinen Verluste gehen über die normale Vergesslichkeit hinaus.

✔ **Depersonalisationsstörung:** Bei dieser Störung gibt es Phasen, in denen sich die Betroffenen von sich selbst und ihren Erfahrungen losgelöst fühlen. Manchmal haben Menschen in diesem Zustand das Gefühl, von ihrem Körper getrennt zu sein – fast so, als würden sie sich selbst durch eine Filmkamera betrachten. Infolgedessen sagen manche Betroffenen, dass sich die Erfahrung wie ein Traum oder ein Film anfühlt.

Dissoziative Zustände sind wahrscheinlich eine Anpassungsreaktionen des Verstandes auf unerträgliche Situationen – eine Art verzweifelte Fluchtstrategie. Beispielsweise berichtet ein großer Prozentsatz der Menschen mit einer BPS, dass sie irgendwann in ihrem Leben schwer missbraucht oder traumatisiert wurden. Sich von ihrem Körper zu lösen, könnte eine Maßnahme ihres Verstandes sein, mit dem Stress dieses Missbrauchs umzugehen. Die meisten Menschen mit oder ohne eine BPS erleben zumindest kurzzeitige dissoziative Erfahrungen während oder nach hochgradig traumatischen Ereignissen.

Nicole wurde wiederholt von ihrem Stiefvater sexuell missbraucht. Ihr Verstand konnte mit dem erlebten Horror einfach nicht umgehen. Infolgedessen lernte sie, in dissoziative Zustände zu verfallen (in Form der Depersonalisation), in denen ihre Psyche ihren Körper während der Übergriffe verließ. Später im Leben wird sie wahrscheinlich immer dann in dissoziative Zustände verfallen, wenn sie an den Missbrauch erinnert wird, oder vielleicht sogar während Konflikten oder Stresssituationen.

Paranoide oder wahnhafte Gefühle

Paranoia geht mit erhöhtem Misstrauen und Angst einher. An Paranoia leidende Menschen bilden sich oft ein, dass andere Menschen Verschwörungen gegen sie planen. Sie können sich in unbegründete Vorstellungen von Verrat durch Freunde, Ehepartner oder Bekannte hineinsteigern. Sie interpretieren häufig harmlose Bemerkungen anderer Menschen auf absurde Weise als Bedrohung. Solch paranoides Misstrauen und Angst begleiten häufig eine Borderline-Persönlichkeitsstörung.

Paranoia kann von gesteigertem Misstrauen bis hin zu ausgewachsenen Wahnvorstellungen psychotischer Natur reichen, die kaum etwas oder gar nichts mit der Realität zu tun haben. Menschen mit einer BPS erleben jedoch im Allgemeinen keine extrem intensiven psychotischen Wahnvorstellungen. Wenn sie unter Paranoia leiden, sind ihre Wahnvorstellungen in der Regel von kurzer Dauer und weichen nicht stark von der Realität ab.

Die folgende Geschichte von Alex, der an einer BPS leidet, veranschaulicht eine Art von Paranoia, die häufig mit einer BPS einhergeht.

Alex schaut aus dem Fenster und hofft, dass Marlene endlich nach Hause kommt. Er geht auf und ab, seine Anspannung steigt. Er ruft sie zum etwa hundertsten Mal auf ihrem Handy an – wieder nur die Mailbox. Er hinterlässt keine Nachricht. Er sagt laut: »Wo ist sie? Mit wem ist sie zusammen?«

Schließlich hört er die Haustür zuschlagen und kurz darauf schließt Marlene die Wohnungstür auf. Alex fragt sofort: »Wo warst du? Warum bist du nicht ans Handy gegangen?«

»Ich war bei der Arbeit. Ich hatte mein Handy ausgeschaltet«, antwortet Marlene.

»Du bist früher von der Arbeit weg. Ich habe in deinem Büro angerufen. Lüg mich nicht an. Ich weiß, dass du mich betrügst. Sag mir die Wahrheit«, Alex' Stimme wird lauter.

»Meine Güte, Alex, ich bin früher gegangen, um meinen neuen Personalausweis abzuholen. Du weißt doch, dass mein alter vor ein paar Wochen abgelaufen ist.«

»Zeig mir deinen neuen Ausweis«, fordert Alex.

»Das ist doch lächerlich. Ich zeige dir meinen Ausweis nicht. Wenn du mir nicht glaubst, ist das dein Problem«, sagt Marlene und will an ihm vorbeigehen.

Alex packt sie am Arm und drückt sie gegen die Wand. »Lauf nie wieder vor mir weg. Ich will die Wahrheit wissen. Mit wem triffst du dich?«

»Fass mich nicht an. Du bist völlig außer Kontrolle. Lass mich los!«, schreit Marlene.

Alex zeigt ein übertriebenes Misstrauen gegenüber seiner Freundin. Seine etwas paranoiden Gefühle erreichen jedoch nicht das Niveau psychotischer Wahnvorstellungen. Im Unterschied zu einer psychotischen Wahnvorstellung gründet Alex paranoides Misstrauen zwar nicht auf irgendwelchen handfesten Beweisen, aber seine voreiligen Schlüsse sind auch nicht völlig absurd oder unrealistisch, denn es könnte schließlich sein, dass seine Freundin ihn betrügt. Daher sind seine eifersüchtigen Gedanken nicht völlig realitätsfremd.

Extreme Paranoia: Paranoide Schizophrenie

Das folgende Beispiel von Joshua zeigt eine Paranoia, die sehr weit von der Realität entfernt ist.

Joshua arbeitet für den Bundesrechnungshof. Er schließt seinen Aktenschrank auf und greift nach einem Ordner mit der Aufschrift »Notizen«. Er schaut sich um, um sicherzustellen, dass keine Kollegen in der Nähe sind. Er öffnet den Ordner an seinem Schreibtisch und sieht sich die aufgelisteten Namen und Kommentare an. Auf der Liste stehen 16 Personen. Joshua schaut sich noch einmal um, bevor er einen weiteren Namen hinzufügt. Dann schreibt er: »Verdächtiges Verhalten in der Cafeteria. Die Person bezahlt das Essen mit einem großen Schein. Möglicherweise erhält sie Geld von internationalen Terroristen.«

Joshua behält seine Kollegen im Auge, weil er glaubt, dass der BND ihn bald wieder kontaktieren wird, um Informationen über Spione in seinem Büro zu erhalten. Er glaubt, dass der BND mit ihm über Gedankenwellen kommuniziert, die an ihn übermittelt werden, während er schläft. Wenn er aufwacht, kann er sich an seinen letzten Auftrag erinnern.

Obwohl Joshua seine Stelle schon seit vielen Jahren innehat, ist er ein Einzelgänger und hat keine sozialen Kontakte. Jeder weiß, dass er in Ruhe gelassen werden will. Trotz seiner paranoiden Gedanken schafft er es, seine Arbeit zu erledigen. Joshua wurde in seiner späten Jugend ins Krankenhaus eingeliefert, nachdem er sich tagelang geweigert hatte zu duschen und anfing, wirres Zeug zu reden. Seit Jahren nimmt er Medikamente und befindet sich in einem stabilen Zustand. Heute schafft er es, zu funktionieren und seinen Lebensunterhalt zu verdienen.

Joshua leidet an einer Erkrankung, die als *paranoide Schizophrenie* bekannt ist. Er zeigt keine Anzeichen einer Borderline-Persönlichkeitsstörung und seine Art von Wahnvorstellungen treten selten – wenn überhaupt – in Verbindung mit einer BPS auf.

Halluzinationen

Halluzinationen sind Wahrnehmungen, die ohne jegliche äußeren Einflüsse auftreten. Menschen, die Halluzinationen erleben, hören beispielsweise Geräusche, die nicht da sind. Sie sehen Menschen, die nicht anwesend sind. Gerüche, Temperaturen und Aromen tauchen aus dem Nichts auf. Dennoch haben die Wahrnehmungen alle Eigenschaften echter, realer Ereignisse. Und sie treten auf, während die Betroffenen völlig wach und bei Bewusstsein sind, nicht etwa in einem Traumzustand.

Leichte Halluzinationen gehören zum Leben vieler Menschen. Sie hören vielleicht das Klingeln eines Telefons, während Sie duschen oder sich die Haare trocknen, aber wenn Sie die Anrufer-ID überprüfen, wird nichts angezeigt. Viele Menschen ohne jegliche emotionale Störung berichten, dass sie manchmal leise Stimmen hören oder Gerüche wahrnehmen, ohne dass es dafür eine offensichtliche Quelle gibt. Diese kurzen, leichten Erfahrungen haben wenig Bedeutung, können jedoch bei Stressbelastungen häufiger auftreten.

Beunruhigender als ein vermeintlich klingelndes Telefon ist die Erfahrung, völlig unvermittelt sehr reale, deutliche Geräusche zu hören und Dinge zu sehen. So kann es vorkommen, dass jemand berichtet, Stimmen zu hören, die scharf, klar und präsent klingen, obwohl sich niemand im Raum befindet. Experten betrachten Erfahrungen wie diese jedoch nicht als ausgewachsene Psychose, solange die Menschen zumindest das Bewusstsein dafür behalten, dass die Stimmen aus ihrem eigenen Kopf kommen.

Andererseits berichten Menschen manchmal von lebhaft wahrgenommenen Stimmen, Bildern, Geräuschen und Gerüchen, die niemand sonst wahrnehmen kann, und glauben dennoch, dass ihre Wahrnehmungen tatsächlich stattfinden. Sie hören Stimmen, die ihnen sagen, sie sollen etwas tun, und glauben, dass eine fremde Funkquelle die Stimmen in ihren Kopf sendet. Oder sie sehen jemanden direkt vor sich stehen, obwohl niemand da ist. Diese Art von Halluzinationen ist bei Menschen mit einer BPS recht selten, und wenn solche Halluzinationen auftreten, dann nur kurzzeitig. Wenn solche Halluzinationen häufiger und stärker vorkommen, kann es sein, dass eine andere Art psychischer Störung vorliegt – möglicherweise Schizophrenie.

Das folgende Beispiel von Erik zeigt jemanden, der an einer BPS leidet und unter Stress zusammenbricht. Akustische Halluzinationen wie die von Erik sind die häufigste Art von Halluzinationen, die Menschen mit einer BPS erleben.

> **Erik** wurde als Kind von seiner Mutter und vielen ihrer Freunde, die sie mit nach Hause brachte, körperlich und emotional misshandelt. Als Teenager war er immer wieder in Drogenbehandlungseinrichtungen und Jugendstrafanstalten. Nach dem Schulabschluss tritt er in die Bundeswehr ein, um seiner Vergangenheit zu entkommen und neu anzufangen.
>
> Die Grundausbildung beginnt. Er hasst es, Befehle entgegenzunehmen, und er kann kaum mit den strengen körperlichen Anforderungen mithalten. Erik beginnt langsam, sich innerlich aufzulösen. Er hört Stimmen, die ihm sagen, dass er dumm ist und dass er es nie zu etwas bringen wird. Diese Stimmen wirken sehr real, aber Erik weiß, dass das nicht sein kann.
>
> Eriks Ausbilder bemerkt, dass es Erik langsam psychisch immer schlechter geht. Er befiehlt Eric, sich zur Untersuchung im Zentrum für psychische Gesundheit der Basis zu melden. Der Psychologe dort führt ein Gespräch mit Erik und lässt ihn einige psychologische Tests absolvieren. Nach Auswertung aller Informationen diagnostiziert der Psychologe bei Erik eine Borderline-Persönlichkeitsstörung. Er hält Eriks Halluzinationen nicht für voll ausgeprägte psychotische Episoden. Dennoch empfiehlt er, Erik wegen seines psychischen Zustands und seiner Unfähigkeit, mit großem Stress und Druck umzugehen, ehrenhaft zu entlassen.

Eriks Geschichte zeigt die Art kurzer akustischer Halluzinationen, die Menschen mit einer BPS manchmal erleben. Er hört Stimmen, aber er weiß, dass sie nur in seinem Kopf entstehen.

Wenn man an einer BPS leidet und sich für verrückt hält

Menschen mit einer BPS sagen oft, dass sie sich für verrückt halten, weil sie Schwierigkeiten haben, ihre Impulse und Emotionen zu kontrollieren. Sie stellen immer wieder fest, dass sie sich unangemessen verhalten. Sie berichten auch häufig, dass sie sich abwesend und dissoziiert fühlen. Diese Probleme entsprechen jedoch nicht dem, was Fachleute als psychotische Realitätsferne bezeichnen. Mehr über die häufigsten BPS-Symptome können Sie in Teil IV dieses Buches erfahren, der alles vom Umgang mit Impulsivität bis zur Veränderung des Gemütszustands abdeckt.

In seltenen Fällen erleben Menschen mit einer BPS das, was Fachleute als kurze psychotische Episoden bezeichnen, in denen sie für eine Weile Halluzinationen oder Wahnvorstellungen haben. Solche Erfahrungen lassen sich in der Regel durch eine kurze Behandlung mit antipsychotischen Medikamenten in den Griff bekommen. Im Allgemeinen werden die antipsychotischen Medikamente nach Abklingen der Episoden abgesetzt. Weitere Informationen zu den Medikamenten, die Fachleute zur Behandlung einer BPS und der damit verbundenen Symptome einsetzen, finden Sie in Kapitel 20.

Teil III
Sich für Veränderung entscheiden

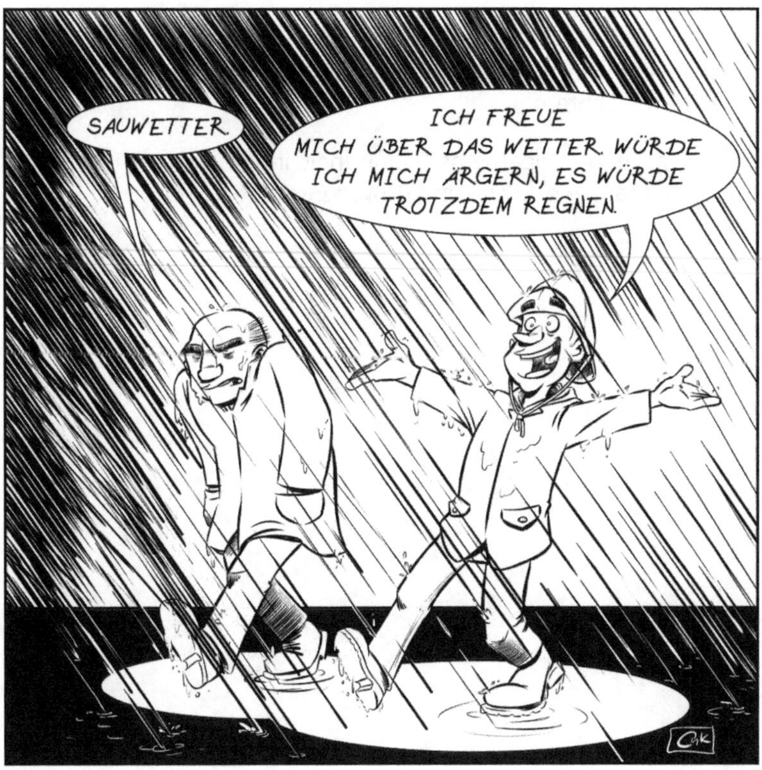
SAUWETTER.
ICH FREUE MICH ÜBER DAS WETTER. WÜRDE ICH MICH ÄRGERN, ES WÜRDE TROTZDEM REGNEN.

IN DIESEM TEIL ...

Finden Sie heraus, welche Behandlungsformen für Sie infrage kommen.

Lernen Sie die Behandlungsexperten kennen.

Erkennen Sie die Hindernisse, die Sie von einer Veränderung abhalten.

Entscheiden Sie, ob und wem Sie Ihre Geschichte erzählen möchten.

Fördern Sie Ihre allgemeine Gesundheit, indem Sie Stress, Ernährung, Schlaf und Bewegung in den Griff bekommen.

IN DIESEM KAPITEL

Verschiedene verfügbare Behandlungsmöglichkeiten kennenlernen

Eine geeignete Therapie auswählen

Wissen, an welchen Psychologen man sich wenden sollte

Angemessene Erwartungen an die Behandlung entwickeln

Kapitel 11
Recherche und Auswahl von BPS-Behandlungsmethoden

Die Borderline-Persönlichkeitsstörung (BPS) besteht aus einer breiten Palette von Symptomkonstellationen (Näheres dazu finden Sie in Kapitel 3). Die Bandbreite der Probleme, mit denen Menschen mit BPS konfrontiert sind, macht die Behandlung zu einer Herausforderung. Ob es sich um Substanzmissbrauch, Arbeitsplatzprobleme, turbulente Beziehungen, ernsthafte Stimmungsschwankungen, ein Gefühl der inneren Leere, Angst davor, verlassen zu werden, oder Selbstverletzungen handelt, schon die Bewältigung eines dieser Probleme kann äußerst schwierig sein. Wie schwierig muss es da sein, eine Kombination dieser Probleme zu behandeln? Die Behandlung der BPS ist zeitaufwendig und mag anfangs wie ein unüberwindlicher Berg erscheinen. Zahlreiche Studien haben jedoch einige wirksame Methoden aufgezeigt. Mit der richtigen Behandlung bestehen langfristig gute Heilungschancen.

Die Wahl der richtigen Behandlungsmethode stellt für Menschen mit einer BPS oder für diejenigen, die sich um sie kümmern, eine Herausforderung dar. Bei einer BPS kommen mehrere Optionen infrage, zum Beispiel wöchentliche ambulante Einzelpsychotherapie, eine tagesklinische Behandlung (auch als teilstationäre Behandlung bezeichnet), eine ganztägige stationäre Behandlung oder eine Gruppentherapie. Dieses Kapitel soll einen Überblick und Orientierungshilfen bieten.

Wir beschreiben die verschiedenen Behandlungsmöglichkeiten für Menschen mit einer BPS und erläutern, welche sich als wirksam erwiesen haben. Wir stellen Ihnen die Behandlungsexperten vor. Wir erklären, was Sie in der Psychotherapie erwartet, und zeigen Ihnen vor allem, wie Sie feststellen können, ob Sie die richtige Wahl getroffen haben. Schließlich besprechen wir, wie Sie realistische Ziele setzen, anstatt unerreichbare Wunder zu erwarten.

Verschiedene Behandlungsszenarien

Für die Behandlung der BPS bieten sich verschiedene Szenarien an. Jedes dieser Behandlungsszenarien – ob Einzeltherapie mit einem Therapeuten oder einer Therapeutin, Teilnahme an einer Gruppentherapie oder ein Aufenthalt in einem Krankenhaus – hat bestimmte Vor- und Nachteile. In den folgenden Abschnitten beschreiben wir, was Sie von diesen Behandlungsszenarien jeweils erwarten können.

Einzeltherapie mit einem Therapeuten

Die meisten Psychotherapeuten arbeiten selbstständig und bieten ihre Dienste Einzelpersonen an. In der Regel entspricht eine Therapieeinheit fünfzig Minuten und findet ein- oder zweimal pro Woche statt. Für Menschen mit einer Borderline-Persönlichkeitsstörung kann eine Einzeltherapie ein- oder zweimal pro Woche, insbesondere in Zeiten großer Umwälzungen, nicht ausreichen. Vielen Menschen mit einer BPS geht es jedoch mit der Unterstützung einer Einzelpsychotherapie besser. Ein Vorteil der Einzeltherapie besteht darin, dass sie flexibel ist und auf die Bedürfnisse jedes Klienten zugeschnitten werden kann. Im Abschnitt »Auswahl eines Psychotherapeuten« weiter unten in diesem Kapitel finden Sie eine Liste mit Fragen, die Sie Ihrem Therapeuten vor Beginn der Einzeltherapie stellen können.

Gruppen eine Chance geben

Gruppenpsychotherapie gibt es schon seit langer Zeit, aber viele Menschen scheuen diese Form der Therapie aus Angst, anderen, insbesondere Menschen, die sie nicht kennen, persönliche Informationen anzuvertrauen. Sie empfinden Unbehagen bei dem Gedanken, vor einer Gruppe zu sprechen, oder glauben, dass andere Gruppenmitglieder sie ablehnen werden.

Eine Gruppentherapie kann jedoch ein sehr nützlicher Bestandteil der BPS-Behandlung sein. Gruppensitzungen bieten eine effektive Möglichkeit, wichtige Fertigkeiten und Informationen über den Umgang mit BPS zu vermitteln. Außerdem kann es sehr beruhigend sein zu sehen, dass man nicht die einzige Person ist, die von dieser Störung betroffen ist. In der Regel wird eine Gruppentherapie mit einer Einzeltherapie kombiniert, um die Wirksamkeit zu maximieren.

Wenn Ihnen der Gedanke an eine Gruppentherapie zu einschüchternd ist, können Sie Ihre Behandlung mit einer Einzeltherapie beginnen. Wir empfehlen Ihnen jedoch dringend, mit Ihrem Therapeuten oder Ihrer Therapeutin über Ihre Bedenken bezüglich einer Gruppentherapie zu sprechen, damit Sie diese Ängste gemeinsam angehen können. Darüber hinaus kann Ihr Therapeut Ihnen sagen, ob es in Ihrer Region Gruppen gibt, die speziell auf Menschen mit einer Borderline-Persönlichkeitsstörung zugeschnitten sind.

Teilstationäre Behandlung

Einige Kliniken bieten Programme zur Behandlung von BPS in Form einer sogenannten *teilstationären Behandlung an.* Diese Programme kombinieren in der Regel Gruppentherapie, Einzeltherapie, Medikamente und ergänzende Therapien wie Kunsttherapie, Musiktherapie und Ergotherapie. Diese Aktivitäten können für viele Menschen, unabhängig von ihrer Störung, von Nutzen sein. Wenn beispielsweise in einer Freizeittherapie ein Konflikt auftritt, kann ein guter Therapeut oder eine Therapeutin diese Gelegenheit nutzen, um dem Patienten einige grundlegende Fertigkeiten im zwischenmenschlichen Konfliktmanagement zu vermitteln.

Diese teilstationären Krankenhausaufenthalte variieren stark in der Wochenstundenzahl und können von ein paar Stunden an zwei oder drei Tagen pro Woche bis hin zu ganzen Tagen an den meisten Tagen der Woche reichen. Bisher gibt es keine Studien, die Auskunft darüber geben, wie viele Stunden pro Woche optimal sind.

Mehr Betreuung erforderlich: stationäre psychiatrische Abteilungen

In bestimmten Phasen einer psychischen Erkrankung, vor allem zu Beginn, kann in manchen Fällen ein stationärer Aufenthalt in einer psychiatrischen Klinik sinnvoll sein. Hier kommen unterschiedliche Gründe und Verweildauern infrage: zum Beispiel ein meist kürzerer Aufenthalt zur Krisenintervention in akuten Phasen. Oder ein längerer, mitunter geplanter Aufenthalt zur grundlegenden Stabilisierung und Überprüfung der Diagnose. Am besten findet ein solcher Aufenthalt in einer für BPS spezialisierten Abteilung statt.

Kombination und Wechsel von Behandlungsmethoden

Etwa die Hälfte der Menschen, die sich wegen einer BPS in Behandlung begeben, durchlaufen mehrere Behandlungsszenarien, entweder gleichzeitig oder nacheinander. So können Sie mit einer Einzeltherapie beginnen und später eine Gruppentherapie hinzufügen. Eventuell entscheiden Sie sich sogar für eine teilstationäre Behandlung für einige Wochen zusätzlich zu Ihren Einzel- und Gruppentherapien. Sie werden möglicherweise auch in bestimmten Phasen stationär behandelt.

Sie und Ihr Einzeltherapeut oder Ihre Einzeltherapeutin können gemeinsam entscheiden, welche Behandlungen zu einem bestimmten Zeitpunkt für Sie am besten geeignet sind. Im Abschnitt »Auswahl eines Psychotherapeuten« finden Sie Hilfe bei der Suche nach dem für Sie richtigen Therapeuten.

Psychotherapeutische Behandlungsstrategien für die BPS

Wenn Sie sich ein paar Minuten Zeit nehmen, um bei verschiedenen Therapeuten oder Krankenhäusern anzurufen oder im Internet zu recherchieren, werden Sie eine Vielzahl verschiedener Arten von Psychotherapie finden. Innerhalb des deutschen Gesundheitssystems werden vier Psychotherapieverfahren durch die Gesetzliche Krankenversicherung (GKV) finanziert, die sogenannten »Richtlinienverfahren«, die in der Psychotherapierichtlinie folgendermaßen beschrieben werden:

- ✔ *Analytische Psychotherapie* hat die unbewusste sogenannte Psychodynamik neurotischer Störungen mit psychischer oder somatischer Symptomatik zum Gegenstand. Unter Nutzung sogenannter regressiver Prozesse wird das therapeutische Geschehen (wobei Patienten oft auf der Couch liegen) mithilfe der Übertragungs-, Gegenübertragungs- und Widerstandsanalyse in Gang gesetzt.
- ✔ *Tiefenpsychologisch fundierte Psychotherapie*: ebenfalls ein psychoanalytisch begründetes Verfahren, das die unbewusste Psychodynamik aktuell wirksamer neurotischer Konflikte und struktureller Störungen unter Beachtung von Übertragung, Gegenübertragung und Widerstand behandelt, gleichzeitig den therapeutischen Prozess durch Begrenzung regressiver Prozesse und vorwiegend konfliktzentriertes Vorgehen konzentriert.
- ✔ *Verhaltenstherapie*: Therapieverfahren, die vorwiegend auf Lern- und Sozialpsychologie basieren und Verhalten (das heißt beobachtbares Verhalten wie auch kognitive, emotionale, motivationale und physiologische Vorgänge) individuell analysieren und modifizieren, um vereinbarte Therapieziele zu erreichen.
- ✔ *Systemische Therapie*: Verfahren, das den sozialen Beziehungen besondere Relevanz für individuelle psychische Erkrankungen beimisst. Fokussiert wird nicht eine einzelne, erkrankte Person, sondern die Interaktion zwischen Familienmitgliedern beziehungsweise der sozialen Umwelt.

Lassen Sie sich nicht entmutigen, wenn diese Beschreibungen sich relativ kompliziert anhören. Wir werden Ihnen die Entscheidung, welche Therapie Sie wählen sollten, ein wenig erleichtern. Tatsächlich hat sich nur eine begrenzte Anzahl von Psychotherapien bei der Behandlung der BPS als signifikant wirksam erwiesen – und diese können in der Regel auch von Therapeutinnen und Therapeuten angeboten werden, die in den genannten Richtlinienverfahren ausgebildet sind und eine entsprechende BPS-spezifische Fortbildung gemacht haben.

Sie sollten sich möglichst für eine Behandlung entscheiden, die speziell auf die Diagnose einer BPS ausgelegt ist.

In den folgenden Abschnitten werden forschungsgestützte Strategien zur Behandlung einer BPS vorgestellt.

Dialektisch-Behaviorale Therapie (DBT)

Die amerikanische Psychologin und Verhaltenstherapeutin Marsha Linehan entwickelte mit der DBT die erste Therapie, die speziell auf die BPS ausgerichtet war. Zahlreiche Studien haben gezeigt, dass dieser Ansatz Suizidversuche wirksam reduziert, die Lebensqualität verbessert und in einigen Fällen Menschen mit einer BPS und Suchtproblemen hilft.

Die meisten dieser Studien haben die Wirksamkeit einer einjährigen Therapie dieser Art untersucht. Nach einem Jahr zeigen die Patienten große Verbesserungen, berichten aber im Allgemeinen immer noch von einer erheblichen Beeinträchtigung ihrer Lebensqualität. Linehan ist der Ansicht, dass nach einer mehrjährigen Behandlung eine deutlichere Verbesserung wahrscheinlich ist. Andererseits haben neuere Forschungsbemühungen damit begonnen, die Wirksamkeit kürzerer DBT-Therapien (etwa sechs Monate) zu untersuchen. Es wurden noch nicht genügend Daten generiert, um festzustellen, ob dieser Ansatz genauso gut funktioniert wie die Standardbehandlung von einem Jahr.

Die DBT kombiniert in der Regel Einzelpsychotherapie und Gruppentherapie. In der Gruppentherapie lernen Patienten, ihre Emotionen zu erkennen und dann eine Reihe von Techniken anzuwenden, um außer Kontrolle geratene Emotionen zu unterdrücken. Die Einzeltherapie zielt darauf ab, selbstschädigende Verhaltensweisen zu verringern und Hindernisse für eine Besserung zu beseitigen. Der DBT-Ansatz stützt sich stark auf buddhistische Prinzipien wie die Akzeptanz von Leid und Meditation. Die DBT verwendet auch Elemente der kognitiven und Verhaltenstherapie, die darauf abzielen, die Denk- und Verhaltensweisen der Menschen zu verbessern.

Die DBT wird in der Regel über einen Zeitraum von einem Jahr durchgeführt und erfordert speziell ausgebildete Therapeuten. In vielen Regionen, insbesondere in ländlichen Gebieten, ist diese Therapie nur schwer zu finden.

Die DBT ist ein echter Durchbruch bei der Behandlung der BPS und die erste Therapie, deren Wirksamkeit durch Forschung belegt werden konnte. Sie bietet jedoch ein recht kompliziertes Paket aus verschiedenen Strategien, und Psychologen und Psychiater wissen noch nicht abschließend, welche Techniken für den Erfolg am wichtigsten sind. Viele der spezifischen Techniken, die wir in den Kapiteln 15 bis 20 besprechen, finden sich in der DBT wieder.

Mentalisierungsbasierte Therapie (MBT)

Der Psychiater und Psychoanalytiker Anthony Bateman und der Psychologe und Psychoanalytiker Peter Fonagy aus England haben die Pionierarbeit bei der Entwicklung der mentalisierungsbasierten Therapie (MBT) zur Behandlung der BPS geleistet. Diese Behandlung basiert auf der Annahme, dass die meisten Menschen mit einer BPS problematische Bindungen oder Beziehungen zu ihren primären Bezugspersonen hatten. Als Erwachsene haben Personen mit einer BPS weiterhin Probleme mit Beziehungen, insbesondere im Hinblick auf Vertrauen. Die MBT versucht, die Fähigkeit von Menschen mit einer BPS zu verbessern, ihre eigenen Gefühle sowie die Gefühle und Gedanken anderer Menschen zu verstehen. Außerdem lehrt sie die Betroffenen, die Auswirkungen ihres Verhaltens auf andere Menschen zu verstehen.

Studien zur MBT haben im Laufe der Zeit ermutigende Ergebnisse bei Menschen mit einer BPS gezeigt, sogar noch acht Jahre nach der Behandlung. Die Patienten mussten nach der Therapie seltener ins Krankenhaus, zeigten deutlich weniger suizidales Verhalten und verbesserten ihre Alltagsfunktionen. Neuere Studien belegen weiterhin gute Ergebnisse. Die Klienten selbst berichten von weniger Stress, weniger Suizidgedanken und verbesserten sozialen Beziehungen. Eine Reihe von Techniken in Kapitel 18 stimmen mit den Ideen der MBT überein.

Wie die DBT ist auch die Mentalisierungsbasierte Therapie in manchen Gegenden möglicherweise nur begrenzt verfügbar. Das Kernkonzept der »Mentalisierung« (die Fähigkeit, die Gedanken und Gefühle anderer zu verstehen) wird jedoch auch für die Behandlung anderer Arten emotionaler Störungen vorgeschlagen.

Übertragungsfokussierte Psychotherapie (TFP)

Die TFP ist ein Ansatz zur Behandlung von BPS, der auf der Theorie basiert, dass viele Menschen mit einer BPS zwischenmenschliche Interaktionen auf übermäßig starre, fragmentierte Weise wahrnehmen. Diese Behandlung stützt sich auf die psychoanalytische Theorie und versucht, Menschen mit einer BPS nahezubringen, dass sie die Interaktionen mit ihren Therapeuten auf unterschiedliche Weisen wahrnehmen können. Der Therapeut gibt dann korrigierende Informationen über diese Interaktionen. Die meisten therapeutischen Verfahren der TFP wurden in Form eines Handbuchs festgehalten, das als Leitfaden für Forschungsarbeiten dient. Bei anderen psychoanalytischen Therapien war dies nicht immer der Fall. Die ersten Forschungsergebnisse zu TFP sind positiv, aber es sind weitere Studien erforderlich, bevor wir diesen Ansatz eindeutig empfehlen können.

Die psychoanalytische Theorie wurde erstmals Ende des 19. Jahrhunderts von Sigmund Freud entwickelt. Sie besagt, dass jegliches Verhalten aus Interaktionen zwischen dem Es (Triebe und Impulse), dem Über-Ich (das starre und moralische Hemmungen auferlegt) und dem Ich (das versucht, zwischen den beiden anderen Kräften zu vermitteln und sie auszugleichen) resultiert. Das Unbewusste spielt vermutlich eine wichtige Rolle dabei, wie eine Person reagiert und fühlt. Viele Jahre lang neigten Psychoanalytiker dazu, ihre Ansätze nicht aktiv zu erforschen. Diese Situation hat sich in den letzten Jahrzehnten geändert.

Kognitive Therapie

Aaron T. Beck entwickelte die kognitive Therapie als Behandlungsmethode für Depressionen. Sie wurde jedoch auch erfolgreich bei einer überraschend großen Bandbreite emotionaler Probleme eingesetzt, darunter Angststörungen, Zwangsstörungen, Drogenmissbrauch, Essstörungen und Schizophrenie. Hunderte von Studien belegen ihre Wirksamkeit bei diesen Problemen, doch die Wirksamkeit der kognitiven Therapie bei der Behandlung der BPS wurde weitaus weniger erforscht. Es gibt Hinweise darauf, dass die kognitive Therapie vielversprechende Ergebnisse bei der Reduzierung von Selbstverletzungen und anderen Symptomen der BPS zeigt.

Einige der Techniken der DBT basieren auf der kognitiven Verhaltenstherapie (KVT). Studien haben jedoch gezeigt, dass die KVT oft schneller Wirkung zeigt als andere Verfahren, einschließlich der DBT.

Die kognitive Therapie lehrt Menschen, sich bewusst zu machen, wie sie über die Dinge, die ihnen widerfahren, denken oder sie interpretieren. Im Allgemeinen denken Menschen auf verzerrte Weise, wenn sie emotionale Probleme haben. Die kognitive Therapie hilft Menschen, diese Verzerrungen und damit ihre Erfahrungen realistischer zu sehen.

Die kognitive Verhaltenstherapie (KVT) umfasst neben den Prinzipien der kognitiven Therapie auch Techniken aus der Verhaltenstherapie. Die Verhaltenstherapie ist eine Therapieform, die durch die Vermittlung konkreter Fertigkeiten und anpassungsfähigerer Verhaltensweisen dabei hilft, problematische Verhaltensweisen zu ändern. Weitere Informationen zu dieser Therapieform finden Sie in *Kognitive Verhaltenstherapie Für Dummies* von Rhena Branch und Rob Willson (Wiley).

Schematherapie

Der amerikanische Psychologe Jeffrey Young entwickelte die Schematherapie ursprünglich als Ableger der kognitiven Therapie. Dieser Ansatz konzentriert sich auf frühe unangemessene *Schemata,* das heißt weitverbreitete, tief verwurzelte Überzeugungen über sich selbst und die Welt, die in der Kindheit entstehen (weitere Informationen zu Schemata finden Sie in Kapitel 9, und in Kapitel 19 finden Sie Ideen, wie man unangemessene Schemata in angemessenere umwandeln kann).

Obwohl die Schematherapie großes fachliches Interesse geweckt hat, sind die Forschungsarbeiten zu ihrer Wirksamkeit noch begrenzt. Eine Studie in den Niederlanden ergab, dass zwei Schematherapie-Sitzungen pro Woche über einen Zeitraum von drei Jahren bei etwa der Hälfte der Patienten zu einer erheblichen Verbesserung der Lebensqualität und einer Verringerung der Symptome führten. Verbesserungen der berichteten Lebensqualität waren in den meisten Ergebnisstudien für andere BPS-Behandlungsmethoden nicht typisch. Daher waren diese besonderen Ergebnisse sehr ermutigend, sollten aber unbedingt in weiteren Studien überprüft werden.

Metakognitive Therapie (MKT)

Die MKT ist ein vom britischen Psychologen und kognitiven Therapeuten Adrian Wells entwickelter Ansatz, der sich auf die Art und Weise richtet, wie Menschen ihre eigenen Gedanken interpretieren oder über sie denken. Diese Therapie geht davon aus, dass nicht die negativen, beunruhigenden Gedanken an sich das Problem sind, sondern die Art und Weise, wie man über diese Gedanken denkt oder sie interpretiert. Zur Verdeutlichung: Sie geht davon aus, dass sich jeder Sorgen macht. Das Problem entsteht erst dann, wenn diese Sorge selbst als schrecklich eingestuft wird oder das Gefühl vermittelt, dass man verrückt wird. Eine weitere problematische Einschätzung der eigenen Gedanken könnte die Annahme sein, dass man bestimmte Gedanken niemals haben sollte. Durch eine Vielzahl von Strategien hilft diese Therapie den Menschen zu lernen, dass Gedanken an sich relativ harmlos sind.

Diese therapeutische Innovation ist sehr interessant und könnte durchaus auf die BPS anwendbar sein. Allerdings ist die Forschung zu diesem Therapieansatz aktuell noch spärlich.

Systemische Therapie zur emotionalen Vorhersehbarkeit und Problemlösung (STEPPS)

Die STEPPS-Behandlung (das Akronym kommt vom englischen »Systems Training for Emotional Predictability & Problem Solving«) soll die Vorhersehbarkeit von Situationen, die Emotionen auslösen, und das Problemlösen systematisch trainieren. Es wurde speziell für Menschen mit BPS entwickelt und ist eine Gruppenbehandlung, bei der sich die Schulung und das Kompetenztraining auf die Veränderung emotionaler Reaktionen und die Verbesserung der Problemlösungsfähigkeiten konzentrieren. Sie wurde von der amerikanischen Sozialarbeiterin Nancee Blum entwickelt und hat sich insbesondere in Gefängnissen bewährt. Sie ist einfach anzuwenden und von kurzer Dauer (in der Regel 20 Wochen). Zur Vermittlung der Fertigkeiten werden die kognitive Verhaltenstherapie und ein Coaching-Team eingesetzt. Daten aus einigen Studien deuten darauf hin, dass die Symptome einer Borderline-Persönlichkeitsstörung durch diese Behandlung deutlich reduziert werden. Sie wird in der Regel als Ergänzung zu anderen Therapien für die BPS eingesetzt. Umfangreiche, kontrollierte Studien wären wünschenswert.

Akzeptanz-und-Commitment-Therapie (ACT)

Die ACT (ausgesprochen wie *Äkt*) ist eine Therapieform, die teilweise auf den Prinzipien der kognitiven Verhaltenstherapie (KVT) basiert. Die Patienten werden angeleitet, ihre Gedanken und Gefühle achtsam im gegenwärtigen Moment wahrzunehmen. Dem liegt die Annahme zugrunde, dass ein Höchstmaß an Bewusstsein und Akzeptanz die Bewältigung unangenehmer Gefühle fördert – im Gegensatz zur Vermeidung dieser Gefühle. Zusätzlich zur radikalen Akzeptanz werden die Klienten ermutigt, ihre Werte zu identifizieren und darauf hinzuarbeiten, ihr Verhalten mit diesen Werten in Einklang zu bringen.

Die ACT hat sich bei der Behandlung von Angstzuständen, Depressionen, Stress, chronischen Schmerzen und Drogenmissbrauch als wirksam erwiesen. Neuere Studien haben gezeigt, dass diese Therapieform die Symptome einer BPS verbessern kann. Es ist nur logisch anzunehmen, dass die ACT sich als hilfreich bei der Behandlung der BPS erweisen könnte, da sie auf ähnlichen Annahmen basiert wie Elemente der KVT und DBT. Es sind jedoch große, randomisierte, kontrollierte Studien erforderlich.

Mitgefühlsbasierte Therapie (CFT)

Die mitgefühlsbasierte Therapie wurde entwickelt, um Menschen zu helfen, die unter intensiver Scham und harscher Selbstkritik leiden, wie dies bei vielen Menschen mit einer BPS der Fall ist. Sie geht davon aus, dass solche Probleme in der frühen Kindheit beginnen und Schwierigkeiten bei der frühen Bindung an wichtige Bezugspersonen widerspiegeln. Sie verwendet verschiedene therapeutische Strategien, die darauf abzielen, Selbstberuhigung und Selbstmitgefühl zu fördern. Einige Studien deuten darauf hin, dass die mitgefühlsbasierte Therapie die Stimmung verbessern und Scham und Selbstkritik verringern kann. Auch hier sind groß angelegte, randomisierte, kontrollierte Studien notwendig.

Außerdem: Medikamente

Psychiater setzen Psychopharmaka zur Behandlung der meisten emotionalen Störungen ein, darunter Depressionen, Angstzustände, bipolare Störungen und Psychosen. Bei der Behandlung der BPS und anderer Persönlichkeitsstörungen haben sich Medikamente jedoch nicht als besonders wirksam erwiesen. Dennoch scheinen Medikamente manchmal nützlich zu sein, um bestimmte Symptome der BPS zu behandeln. Weitere Informationen zur Verwendung von Medikamenten im Rahmen der BPS-Behandlung finden Sie in Kapitel 20.

Gemeinsame Faktoren der Therapien

Beim Studium der eben vorgestellten Therapien haben wir nichts entdeckt, was sich als grundlegender Widerspruch oder als Unvereinbarkeit einer Therapie mit den wichtigsten Grundsätzen der anderen herausgestellt hätte. Tatsächlich gibt es bei den meisten dieser Therapien gemeinsame Faktoren, darunter

- ✔ eine positive therapeutische Beziehung
- ✔ eine gezielte Ausrichtung auf Problemlösung
- ✔ ein Schwerpunkt auf Kompetenzen zur Verbesserung der Fähigkeit zur Emotionsregulierung
- ✔ strukturierte Ziele
- ✔ Anleitung zum Verständnis der eigenen Person und anderer Menschen
- ✔ Akzeptanz der Emotionen der Patienten
- ✔ Verbesserung der Fähigkeit der Patienten, ihr eigenes Verhalten und ihre Emotionen zu beobachten

In den Kapiteln 15 bis 20 stellen wir verschiedene Techniken vor, die diese gemeinsamen Faktoren widerspiegeln. Ihr Therapeut kann in seiner Arbeit hauptsächlich eine dieser Techniken anwenden oder Ihnen eine Behandlung vorstellen, die versucht, die besten Elemente jeder Methode zu integrieren, ähnlich wie wir es in diesem Buch tun. Beide Ansätze sind wahrscheinlich wirksam.

Auswahl eines Psychotherapeuten

Wenn Sie an einer Borderline-Persönlichkeitsstörung leiden, benötigen Sie Hilfe von anderen – in der Regel von ausgebildeten Psychotherapeuten. Bei einigen Behandlungen arbeitet ein Team von Fachleuten zusammen, bei anderen kümmert sich nur ein Therapeut allein um Sie. Auf der Suche nach einem Psychotherapeuten sollten Sie in jedem Fall gezielt nach den Erfahrungen und Kenntnissen der jeweiligen Person im Bereich der Behandlung von Borderline-Persönlichkeitsstörungen fragen. Sie sollten eine Person suchen, die insbesondere über Erfahrungen mit einer oder mehrerer der Behandlungen verfügt, die wir im Abschnitt *Behandlungsstrategien für die BPS* vorstellen. Lassen Sie sich nicht entmutigen, wenn der erste Anbieter, den Sie kontaktieren, sich nicht in der Lage sieht, eine BPS zu behandeln. Das kann vorkommen, aber wenn Sie sich umhören, werden Sie wahrscheinlich jemanden finden, der sich damit auskennt.

Wenn Sie sich an einen psychologischen Psychotherapeuten wenden, sollten Sie eine Reihe von Fragen stellen, darunter die folgenden:

- **Wie sieht es mit der Verfügbarkeit aus?** Fragen Sie, wie schnell Sie einen Termin vereinbaren können. Leider sind viele Therapeuten so beschäftigt, dass sie Wartelisten führen. Manche haben nur eine begrenzte Anzahl von Terminen verfügbar. Erkundigen Sie sich nach den Öffnungszeiten – insbesondere, wenn Sie Termine am Abend oder am Wochenende benötigen. Die Behandlung einer BPS erfordert regelmäßige Sitzungen. Stellen Sie daher sicher, dass Sie einen wöchentlichen Termin vereinbaren können, der sowohl für Sie als auch für den Therapeuten geeignet ist.
- **Werden Online-Therapien angeboten?** Wie Sie wissen, hat die Technologie unsere gesamte Wirtschaft und auch das Gesundheitswesen verändert. Bei telemedizinischen Dienstleistungen berät ein Therapeut über einen Video-Chat-Dienst (oder in einigen Fällen per Telefon). Zu den Vorteilen gehören der einfache Zugang, keine Anreiseprobleme, manchmal eine bessere Erreichbarkeit und oft kürzere Wartezeiten. Manche Menschen fühlen sich bei dieser Art der Interaktion wohler. Einige Studien deuten darauf hin, dass die Teletherapie bei vielen psychischen Problemen eine wirksame Option ist. Es ist aber noch zu früh, um festzustellen, ob ihre Wirksamkeit der einer persönlichen Therapie vollständig gleichwertig ist, insbesondere bei der Behandlung einer BPS. Es ist wichtig, nach der Zulassung des Therapeuten, der Sicherheit und des Schutzes von Patientendaten, dem Grad seiner Erfahrung oder Ausbildung im Bereich der Teletherapie und der Eignung der Teletherapie für Ihre speziellen Probleme zu fragen.
- Gibt es eine **Bereitschafts- und Notfallversorgung?** Ein Teil der Diagnose einer BPS umfasst riskantes oder selbstverletzendes Verhalten. Fragen Sie den Therapeuten, welche Vorkehrungen für Notfälle getroffen werden. Die Regelungen verschiedener Therapeuten reichen von einer Rund-um-die-Uhr-Bereitschaft mit Unterstützung, wenn der Therapeut nicht vor Ort ist, bis hin zu einer Nichtverfügbarkeit nach Feierabend (in diesem Fall gibt der Therapeut den Patienten in der Regel Anweisungen, im Notfall den Notruf zu wählen oder eine Notaufnahme aufzusuchen). Bisher gibt es keine Forschungsstudien, die sich speziell damit befassen, wie die Verfügbarkeit des Therapeuten die Behandlung der BPS unterstützt oder behindert. Für beide Ansätze gibt es gute Gründe. Wichtig ist, dass Ihr Therapeut die Richtlinien und Verfahren im Voraus darlegt und Sie sich damit wohlfühlen.

Eine Vielzahl von Menschen mit unterschiedlichen Titeln, Bildungsniveaus und Fachgebieten bieten Dienstleistungen im Bereich der psychischen Gesundheit an. In den folgenden Abschnitten geben wir kurze Beschreibungen der verschiedenen Rollen und Bildungshintergründe, die Fachkräfte im Bereich der psychischen Gesundheit haben können.

Hausärzte

Bei schwerwiegenden emotionalen Problemen empfehlen wir Ihnen, sich zunächst an Ihren Hausarzt zu wenden, um eine gründliche körperliche Untersuchung durchführen zu lassen. Verschiedene körperliche Probleme verursachen manchmal Symptome, die oft wie emotionale Störungen erscheinen. Beispielsweise können ein Hirntrauma, Medikamente, verschiedene hormonelle Ungleichgewichte, Nahrungsergänzungsmittel und bestimmte chronische Krankheiten zu emotionalen Problemen wie Angstzuständen, Depressionen oder Unruhe führen.

Nachdem Ihr Hausarzt körperliche Ursachen ausgeschlossen hat, sollten Sie sich an einen zugelassenen Psychologen wenden, um eine Diagnose für Ihre spezifische Erkrankung zu erhalten. Hausärzte sind selten ausreichend geschult, um die feinen Unterschiede bei emotionalen Störungen zu erkennen.

Seit 1999 (Psychotherapeutengesetz) haben Sie das Recht, auch ohne Überweisung eines Arztes direkt einen psychologischen Psychotherapeuten aufzusuchen, um sich dort diagnostizieren und behandeln zu lassen. Psychologische Psychotherapeuten sind allerdings angehalten, dem Kassenantrag auf Erteilung der Behandlungsgenehmigung ein ärztliches Gutachten (zum Beispiel Ihres Hausarztes, Konsiliarbericht genannt) beizufügen.

Teilnehmen ist notwendig

Wenn Sie Hilfe bei der Behandlung Ihrer Borderline-Persönlichkeitsstörung suchen, ist die gute Nachricht, dass die Behandlung wirkt und Sie sich besser fühlen werden. Die schlechte Nachricht ist, dass viele Menschen nie die benötigte Hilfe in Anspruch nehmen.

Nicht wenige Menschen mit einer BPS vereinbaren Termine mit Therapeuten, sagen dann aber ab. Andere vereinbaren Termine und nehmen an zwei oder drei Sitzungen teil und brechen dann ab. Erhalten diese Menschen die Hilfe, die sie sich erhofft hatten, als sie sich für eine Therapie anmeldeten? Nun, sie erhalten nicht viel. Warum brechen so viele Menschen die Therapie ab oder beginnen sie erst gar nicht?

Die Menschen zögern, Termine zu vereinbaren, sagen sie ab oder beenden die Therapie nach ein paar Sitzungen, weil die Therapie einige schwierige Themen anspricht. Manche Menschen finden es zu peinlich zuzugeben, dass sie Hilfe bei ihren emotionalen Problemen benötigen. Andere finden es überwältigend, über Gefühle und Probleme zu sprechen. Und wieder andere sind pessimistisch und glauben nicht, dass das Gespräch mit jemand anderem ihnen bei den schmerzhaften Turbulenzen in ihrem Leben helfen wird.

Stellen Sie sich vor, Sie haben plötzlich hohes Fieber und Halsschmerzen. Sie können nicht zur Arbeit gehen und nicht aufstehen. Nach ein paar Tagen fühlen Sie sich immer noch elend. Sie können in der Arztpraxis anrufen und einen Termin vereinbaren oder eine Notaufnahme aufsuchen. Wahrscheinlich schämen Sie sich nicht dafür, dass diese Krankheit ärztliche Hilfe erfordert. Das Gleiche sollte gelten, wenn Sie an einer Borderline-Persönlichkeitsstörung leiden. Diese Störung ist belastend und führt oft dazu, dass man nicht mehr funktionstüchtig ist. Schämen Sie sich also nicht, um Hilfe zu bitten.

Es gibt wirksame Behandlungsmethoden für die Borderline-Persönlichkeitsstörung. Die Anleitung und Unterstützung eines Therapeuten oder einer Therapeutin kann äußerst hilfreich sein. Um gesund zu werden, müssen Sie jedoch mitmachen und die Therapie durchziehen. Denken Sie daran, dass *Sie* die wichtigste Person in Ihrem Behandlungsteam sind.

Psychologen

Praktizierende *Psychologen und Psychologinnen* haben in der Regel ein Psychologiestudium mit Diplom oder einem Master of Science (M. Sc.) abgeschlossen und müssen seit 2022 eine fünfjährige Weiterbildung in einem psychotherapeutischen Richtlinienverfahren absolvieren, bevor sie als *Psychologische Psychotherapeuten* zugelassen werden (die sogenannte *Approbation* erhalten). Psychologische Psychotherapeuten im Sinne des 1999 in Kraft getretenen Psychotherapeutengesetzes sind in das kassenärztliche System eingebunden, dürfen aber – anders als Psychiater – keine Medikamente verschreiben.

Psychologen konzentrieren sich in der Regel auf Behandlungen, deren Wirksamkeit wissenschaftlich belegt ist. Sie verwenden auch spezielle Befragungstechniken und psychologische Tests, um genaue Diagnosen für emotionale Störungen zu stellen. Tatsächlich sind einige Psychologen nur auf die Beurteilung spezialisiert und überweisen die Patienten nach der genauen Diagnose an andere Fachleute.

Wenn Sie Zweifel haben, ob Ihre Diagnose korrekt ist, sollten Sie einen Psychologen aufsuchen, der auf Beurteilungen spezialisiert ist. Die richtige Diagnose ist von entscheidender Bedeutung, wenn Sie und Ihr Therapeut entscheiden, welche Behandlungen durchgeführt werden sollen.

Kann ich eine Borderline-Persönlichkeitsstörung selbst behandeln?

Im Allgemeinen reicht Selbsthilfe nicht aus, um eine Borderline-Persönlichkeitsstörung zu behandeln. Aber Sie können sich auf viele verschiedene Arten helfen. Informieren Sie sich zunächst so gut wie möglich über die BPS – über die Ursachen, Anzeichen und Symptome. Erforschen Sie die wirksamsten Behandlungsmethoden.

Nutzen Sie die Behandlung, für die Sie sich entschieden haben. Mit anderen Worten: Nehmen Sie an jeder Sitzung teil und führen Sie zwischen den Sitzungen die vorgeschlagenen Aufgaben aus. Trauen Sie sich, ehrlich zu sich selbst und Ihrem Therapeuten zu sein. Beschönigen Sie Ihr Verhalten nicht und verbergen Sie nicht Ihre wahren Gefühle.

Im Internet finden Sie viele Selbsthilfegruppen für Menschen mit einer BPS, ihre Freunde und Familienmitglieder. Einige dieser Gruppen sind äußerst hilfreich und gut geführt. Andere schaden Ihnen mehr. Suchen Sie nach einem hilfreichen Ansatz zur Problemlösung in den Beiträgen der Gruppe. Seien Sie vorsichtig bei Gruppen, die sich auf Beschwerden und negative Kommentare konzentrieren.

Achten Sie darauf, nicht zu viele Informationen online preiszugeben. Leider geben sich manche Personen als Menschen mit einer BPS oder deren Angehörige aus, um Menschen auszunutzen, die wirklich leiden und Hilfe suchen. Seien Sie besonders vorsichtig, bevor Sie sich mit jemandem verabreden, den Sie nur online kennengelernt haben.

Psychiater

Fachärzte für Psychiatrie absolvieren nach dem Medizinstudium eine mehrjährige (meist 5 Jahre) Facharztausbildung in der Psychiatrie und Psychotherapie. Die meisten Psychiater konzentrieren sich auf die Behandlung von emotionalen Störungen mithilfe von Psychopharmaka, sie sind Experten für diese Medikamente. Allerdings gibt es große Unterschiede in ihrer Expertise bei der Durchführung wissenschaftlich validierter Psychotherapien, sodass Psychiater und andere psychiatrische Fachkräfte bei der Behandlung emotionaler Störungen häufig zusammenarbeiten.

Sie können Empfehlungen für qualifizierte, zugelassene psychologische Psychotherapeuten zum Beispiel über Ihre Krankenkasse, Ihren Hausarzt, die Landesärztekammern oder die Kassenärztliche Vereinigung erhalten.

Beginn der Behandlung

Angenommen, Sie treffen die Entscheidung, Ihre BPS behandeln zu lassen, was erwartet Sie dann? Zunächst einmal sollten Sie sich darauf einstellen, dass Sie eine ganze Reihe von Fragen beantworten müssen. Diese Fragen sind wichtig und sollen Ihrem Therapeuten helfen, mehr über Sie und Ihre Probleme zu erfahren. Seien Sie darauf vorbereitet, Fragen zu den folgenden Themen und Anliegen zu beantworten:

- **Symptome:** Zu den Symptomen gehören Wut, Zorn, Traurigkeit, Angst, impulsives Handeln, Substanzmissbrauch, selbstverletzendes Verhalten, Suizidgedanken oder -handlungen, Beziehungsprobleme und so weiter. Ihr Arzt oder Therapeut wird Ihnen Fragen zu all Ihren Symptomen stellen – Wann haben sie angefangen? Inwiefern beeinträchtigen sie das, was Sie tun möchten? Wie häufig treten sie auf? In welchen Situationen verschlimmern sie sich? Wie sehr belasten sie Sie?
- **Körperliche Gesundheitsprobleme:** Ihr Arzt oder Therapeut wird Ihnen zweifellos Fragen zu Ihrer allgemeinen körperlichen Gesundheit stellen – Wie ist Ihr Schlaf? Wie ist Ihr Appetit? Haben Sie körperliche Schmerzen? Hatten Sie jemals schwere Verletzungen, Operationen oder Krankheiten? Haben Sie sich kürzlich einer körperlichen Untersuchung unterzogen? Nehmen Sie verschreibungspflichtige Medikamente ein? Nehmen Sie rezeptfreie Medikamente oder Nahrungsergänzungsmittel ein?
- **Vorgeschichte:** Viele Faktoren, einschließlich der Lebensumstände in der Kindheit, tragen zur Entwicklung einer Borderline-Persönlichkeitsstörung bei. Ihr Therapeut wird Sie daher nach Ihrer Vorgeschichte fragen: Wurden Sie jemals missbraucht? Haben Sie schon einmal ein Trauma jeglicher Art erlebt? Waren Sie irgendwann einmal im Krankenhaus? Haben Sie jemals über Suizid nachgedacht oder einen Suizidversuch unternommen? Haben Sie im Zusammenhang mit emotionalen Problemen schon einmal Medikamente eingenommen oder sind Sie deswegen behandelt worden? Wie sieht Ihr Bildungshintergrund aus? Was ist Ihre berufliche Laufbahn? Wie sieht Ihre Beziehungsgeschichte aus?

- **Familie:** Da die Genetik bei der Entwicklung einer Borderline-Persönlichkeitsstörung eine Rolle spielt, wird Ihr Therapeut Sie nach Ihrer Familie fragen: Hat jemand in Ihrer Familie emotionale Probleme irgendeiner Art? Hat einer Ihrer Verwandten Medikamente oder eine Psychotherapie wegen emotionaler Störungen erhalten?

Bewertung Ihrer Therapie

Ein Kernsymptom der Borderline-Persönlichkeitsstörung sind Beziehungsprobleme. Ein Grund dafür ist, dass Menschen mit einer BPS die Bedeutung der Äußerungen anderer Menschen leicht falsch interpretieren. Wenn Sie sich also zu irgendeinem Zeitpunkt durch die Worte oder Handlungen Ihres Therapeuten kritisiert, nicht unterstützt oder verärgert fühlen, sollten Sie Ihre Bedenken hinterfragen. Versuchen Sie, nicht um sich zu schlagen oder den Raum zu verlassen, sondern herauszufinden, was zu Ihrer Reaktion geführt hat. Seien Sie offen für das, was Ihr Therapeut sagt.

Nachdem Sie etwa ein halbes Dutzend Sitzungen besucht und alle Ihre Bedenken geklärt haben, sollten Sie sich in der Regel wohl dabei fühlen, so gut wie alles mit Ihrem Therapeuten zu besprechen. Sie sollten das Gefühl haben, dass Ihr Therapeut Ihnen zuhört und Sie als Person respektiert. Die meisten Therapeuten zeigen ein angemessenes Maß an Wärme, Empathie und Interesse. Wenn Ihr Therapeut dies nicht tut, äußern Sie Ihre Vorbehalte. Wenn Sie wirklich das Gefühl haben, dass Sie keine Verbindung zu Ihrem Therapeuten oder Ihrer Therapeutin aufbauen können, holen Sie sich eine zweite Meinung ein, indem Sie eine einmalige Beratung bei einem anderen Therapeuten oder einer Therapeutin in Anspruch nehmen.

Andererseits können Sie nicht erwarten, dass Ihr Therapeut Ihr bester Freund wird oder die Rolle einer Mutter übernimmt. In Kapitel 25 finden Sie weitere Informationen darüber, was Sie vernünftigerweise von der Therapeuten-Klienten-Beziehung erwarten können.

Der Therapie genügend Zeit geben

Psychotherapie bei einer BPS braucht Zeit. Manche Programme, wie die Schematherapie (weitere Informationen zu dieser speziellen Technik finden Sie im Abschnitt *Behandlungsstrategien für die BPS*), können bis zu drei Jahre dauern, aber das Warten kann sich lohnen. Andere Programme sind auf eine kürzere Dauer ausgelegt. Sie können jedoch davon ausgehen, dass die Behandlung mindestens mehrere Monate in Anspruch nimmt, bevor Sie eine leichte Besserung spüren. Viele Menschen mit einer BPS bleiben mehrere Jahre in Therapie.

Innerhalb von sechs Monaten bis zu einem Jahr nach Beginn der Therapie können Sie realistischerweise erwarten, dass Sie Ihren Drang, sich selbst zu verletzen oder Suizid zu begehen, reduzieren und in den Griff bekommen. Andere Ziele, wie eine verbesserte Lebenszufriedenheit, eine geringere Impulsivität und bessere Beziehungen, werden möglicherweise deutlich längere Zeit erfordern. Seien Sie geduldig. Es wird Ihnen wahrscheinlich besser gehen, wenn Sie der Behandlung genügend Zeit und Mühe widmen.

IN DIESEM KAPITEL

Die Angst des Menschen vor Veränderungen

Schluss mit Schuldzuweisungen

Die Auswirkungen des Aufschiebens erkennen

Den Prozess der Veränderung verstehen

Kapitel 12
Hindernisse überwinden und Veränderungen herbeiführen

Einsam, leer, traurig, wütend, verbittert, ängstlich, gestresst und hilflos – so fühlen sich viele Menschen mit einer Borderline-Persönlichkeitsstörung (BPS) jeden Tag. Kein Wunder, dass dadurch Symptome und Verhaltensweisen, wie Dissoziation, Impulsivität, Selbstverletzung oder Substanzmissbrauch auftreten, um den Schmerz zu unterdrücken oder die Leere zu füllen. Viele Menschen mit einer BPS sehnen sich danach, sich besser zu fühlen und kämpfen darum, die Behandlung zu bekommen, die sie benötigen.

Menschen mit einer BPS fürchten sich oft, wie viele andere auch, vor Veränderungen. Sie denken, dass es schwierig, vielleicht peinlich und möglicherweise sogar unmöglich sein wird, Hilfe für ihre Probleme zu erhalten. Folglich fragen sie sich, warum sie überhaupt ein Risiko eingehen sollten, wenn es sein kann, dass eine Behandlung nicht erfolgreich verläuft. Viele Menschen scheinen besser damit zurechtzukommen, es gar nicht erst zu versuchen, als es zu versuchen und zu scheitern.

Neben der Angst stellen auch Schuldzuweisungen und das Hinausschieben von Veränderungen Hindernisse dar. Die Suche nach Schuldigen oder Opfern lähmt die Betroffenen und hindert sie daran voranzukommen. Das Ignorieren von Symptomen oder das Aufschieben der Behandlung behindert den Fortschritt. In diesem Kapitel beschreiben wir die Haupthindernisse, die einer Behandlung im Wege stehen, und stellen Strategien vor, mit denen man sie überwinden kann.

Wenn Sie an einer Borderline-Persönlichkeitsstörung leiden, empfehlen wir Ihnen, entweder ein Notizbuch zu kaufen oder ein elektronisches Dokument zu erstellen, in dem Sie gelegentlich Notizen machen, Ihre Reaktionen auf unsere Ideen aufschreiben und Übungen durchführen können, die Ihnen relevant erscheinen. Wenn Sie diese Notizen von Zeit zu Zeit durchsehen, kann dies Ihren

Fortschritt erheblich erleichtern. Eventuell kann es sinnvoll sein, Ihre Notizen mit Ihrer Therapeutin oder Ihrem Therapeuten zu teilen, während Sie gemeinsam an Ihrer Behandlung arbeiten.

Die Angst vor Veränderung überwinden

Von Zeit zu Zeit beraten wir uns mit anderen psychiatrischen oder psychotherapeutischen Fachkräften über deren Fälle, auch über solche mit BPS-Klienten. Gelegentlich äußern unsere Kollegen und Kolleginnen die Sorge, dass ihre Klienten mit einer BPS eigentlich keine Veränderung wollen.

Sie können sich darauf verlassen, dass Therapeuten alles, was Sie ihnen erzählen, vertraulich behandeln. Manchmal suchen sie jedoch die Begleitung und Beratung von Kollegen. Eine solche Beratung verstößt aus zwei Gründen nicht gegen die Vertraulichkeit. Erstens geben Therapeuten keine Namen und Details weiter, die nichts mit der Behandlung zu tun haben. Zweitens unterliegen Fallberatungen den gleichen Regeln wie Arzt-Klienten-Gespräche. Darüber hinaus verbessert die gegenseitige Beratung unter Kollegen die Fähigkeit Ihres Therapeuten oder Ihrer Therapeutin, eine qualitativ hochwertige Behandlung anzubieten.

Wir fragen unsere Kollegen und Kolleginnen daraufhin, warum sie glauben, dass die Betroffenen sich nicht ändern wollen. Sie nennen dann mehrere Gründe, unter anderem:

- ✔ Unser Klient befolgt keinen unserer Vorschläge.
- ✔ Unser Klient wird wütend, wenn wir ihm sagen, er solle etwas anderes versuchen.
- ✔ Unser Klient sagt, er sei hoffnungslos und niemand könne ihm helfen.
- ✔ Unser Klient scheint unerreichbar durch das, was wir sagen.

Nachdem wir diese Erklärungen gehört haben, weisen wir unsere Kollegen darauf hin, dass diese Klienten nicht einfach nur stur sind und ganz sicher nicht an einer BPS leiden wollen.

Wenn also Sturheit nicht die Erklärung für die eklatante Resistenz dieser Klienten gegen die besten Behandlungsbemühungen ihrer Therapeuten ist, was ist es dann? Häufig lautet die Antwort *Angst*, einerseits vor Nähe und Zweifel, anderen wirklich vertrauen zu können, aber auch Angst vor Veränderung. Schließlich bedeutet Veränderung, ein Risiko einzugehen und bereit zu sein, sich auf neue Verhaltensweisen, Reaktionen und Denkweisen einzulassen. In den folgenden Abschnitten gehen wir auf die spezifischen Risiken ein, vor denen sich Menschen mit einer BPS am meisten fürchten.

Wenn Sie eine BPS haben, fürchten Sie sich wahrscheinlich davor, sich in Behandlung zu begeben und Veränderungen in Ihrem Leben vorzunehmen. Diese Ängste sind normal, akzeptabel und zu erwarten. Wenn Sie das Gefühl haben, dass Ihr Therapeut Sie zu sehr drängt, Veränderungen vorzunehmen, sprechen Sie offen über Ihre Ängste. Sie können gemeinsam einen Plan entwickeln, wie Sie mit diesen Bedenken in einem für Sie geeigneten Tempo umgehen können.

Sich selbst verlieren: So weit kommt es nicht

Die meisten Menschen mit einer BPS fragen sich besorgt, wer sie sind, welche Werte sie haben, wo ihr Platz in der Welt ist und was ihre langfristigen Ziele sind. Nicht selten nehmen Menschen mit einer BPS nur einen Aspekt ihrer selbst in ihr Selbstbild auf – ihre Störung. Sie mögen es vielleicht nicht, eine BPS zu haben, aber sie glauben, dass die Diagnose sie definiert.

Aufgrund dieser Überzeugung befürchten sie, dass sie ohne die BPS überhaupt keine Identität mehr haben. Sich vorzustellen, jeden Tag durchzustehen, ohne zu wissen, wer man ist oder worum sich das eigene Leben dreht, ist ein ziemlich beängstigender Gedanke, finden Sie nicht?

Wenn Sie eine BPS haben und befürchten, dass eine Besserung dazu führen könnte, dass Sie keine Identität mehr haben, sollten Sie bedenken, dass die Behandlung langsam voranschreitet, in kleinen Schritten. Wenn Sie neue Verhaltensweisen an sich »ausprobieren«, können Sie diejenigen, die Ihnen nicht gefallen, jederzeit wieder aufgeben. Darüber hinaus hilft Ihnen die Behandlung dabei, eine neue Identität aufzubauen, die sich für Sie echt und authentisch anfühlt. Mit einer Behandlung können Sie so sein, wie Sie wirklich sind, und nicht so, wie die BPS Sie definiert.

Sich öffnen: kein Grund für kalte Füße

Wenn Menschen mit einer Borderline-Persönlichkeitsstörung über ihre Kindheit sprechen, erinnern sie sich oft daran, dass sie häufig von ihren Eltern oder anderen wichtigen Personen in ihrem Leben ausgeschimpft oder missachtet wurden. Diese Personen sagten ihnen, dass sie das, was sie getan, gesagt und/oder gefühlt hatten, nicht hätten tun, sagen oder fühlen sollen. Einige Menschen erinnern sich beispielsweise an die folgenden Bemerkungen:

- »Hör auf, so nervös zu sein. Du machst mich verrückt.«
- »Lass mich das machen, du kannst nichts richtig machen.«
- »Das stimmt nicht. Du solltest es besser wissen.«
- »Hör auf zu weinen, du bist doch kein Baby.«
- »Du hast kein Recht, auf deine Schwester wütend zu sein.«
- »Was hast du dir dabei gedacht, als du das getan hast? Offensichtlich nichts Gutes.«

Kein Wunder, dass viele Menschen mit einer BPS zu Beginn der Therapie zögern, sich zu öffnen. Ihnen wurde manchmal ihr ganzes Leben lang gesagt, dass das, was sie sagen, tun und fühlen, falsch ist.

Therapeuten sind nicht dazu da, die Rolle von Personen aus der Kindheit zu wiederholen. Stattdessen akzeptieren sie alle Gefühle als gültig und legitim. Eine Therapie hilft Ihnen, mit Ihren Gefühlen umzugehen und Veränderungen herbeizuführen – und das in einer Atmosphäre der Akzeptanz. Sie können damit beginnen, zu sagen: »Ich habe große Angst, Ihnen mein wahres Ich zu offenbaren.« Ihr Therapeut wird wahrscheinlich etwas Beruhigendes sagen oder zum Ausdruck bringen, dass er Ihre Angst akzeptiert.

Verlustängste: nicht diejenigen überfordern, die helfen wollen

Die meisten Menschen mit einer Borderline-Persönlichkeitsstörung haben in ihrer Kindheit Verluste, Traumata, Missbrauch oder Vernachlässigung erlebt. Als Erwachsene können die instabilen Stimmungen und die Impulsivität, die sie in der Kindheit entwickelt haben, zum Verlust von Freunden, Familienmitgliedern und Partnern führen. Infolgedessen betrachten sie neue Beziehungen mit einer Mischung aus Angst und Hoffnung. Sie sehnen sich nach Nähe, erwarten aber gleichzeitig, verlassen zu werden. Zu Beginn der Behandlung muss eine therapeutische Beziehung zu einer anderen Person eingegangen werden. Gerade das kann für jemanden, der bereits unzählige verletzende Beziehungen erlebt hat, äußerst beängstigend sein.

Um sich vor der befürchteten Zurückweisung zu schützen, verhalten sich Menschen mit einer BPS in sozialen Situationen oft unangemessen. Sie sind der Meinung, dass es besser ist, selbst zurückzuweisen, als zurückgewiesen zu werden. Daher testen sie die Grenzen und die Geduld von Menschen, die versuchen, ihnen zu helfen, um sicher zu sein, dass andere sie nicht verletzen können. Menschen mit einer BPS testen am häufigsten die Beziehungen zu wichtigen Bezugspersonen und Therapeuten. (In den Kapiteln 21 und 25 finden Sie Informationen, die für Partner oder Therapeuten einer Person mit einer BPS wichtig sind.)

Fragen Sie Ihren Therapeuten direkt, ob er der Meinung ist, dass Sie ihn manchmal auf die Probe stellen. Hören Sie genau zu und versuchen Sie, dieses Muster in zukünftigen Sitzungen zu erkennen.

Angst vor einer Behandlung: sich nicht von Therapievorurteilen aufhalten lassen

Wenn wir neue Leute kennenlernen und ihnen erzählen, was wir beruflich machen, werden wir oft mit Fragen darüber bombardiert, ob wir in die Köpfe unserer Klienten schauen können. Das können wir leider nicht – auch wenn die Vorstellung manchmal reizvoll ist. Das Gedankenlesen ist nur einer von vielen Mythen, die sich um die Psychologie und Psychotherapie ranken.

Leider halten einige dieser Mythen Menschen davon ab, eine Therapie in Anspruch zu nehmen. Lassen Sie sich nicht von den folgenden Therapiemythen davon abhalten, eine Behandlung zu beginnen:

- ✔ **Therapie verharmlost Probleme.** Manche Menschen glauben, dass Therapeuten tiefe, komplexe Probleme verharmlosen, wenn sie ihre Klienten auffordern, Veränderungen vorzunehmen. Diese Personen haben möglicherweise schrecklichen Missbrauch oder ein Trauma erlebt und denken, dass die Aufforderung zur Veränderung die Bedeutung dieser Ereignisse verharmlost. Wenn Sie sich auf diese Weise herabgesetzt oder verharmlost fühlen, sollten Sie Ihrem Therapeuten Ihre Gefühle mitteilen. Gute Therapeuten und Therapeutinnen bemühen sich, zuzuhören und die volle Tragweite der schmerzhaften Erfahrungen ihrer Klienten zu verstehen. Sie werden mit Ihnen einen schrittweisen Plan für Veränderungen erarbeiten, der es Ihnen ermöglicht, sich geschätzt, akzeptiert und respektiert zu fühlen.

- **Therapie kann mir nicht alles geben, was ich brauche.** Dieser Mythos ist nicht ganz aus der Luft gegriffen. Therapie kann Ihnen nicht alles geben, was Sie brauchen. Niemand auf der Welt kann alle Bedürfnisse eines anderen Menschen erfüllen. Dieser Aussage liegt jedoch die falsche Vorstellung zugrunde, dass alle Bedürfnisse ständig erfüllt werden müssen. Die eigentliche Aufgabe von Therapeuten liegt darin, Ihnen dabei zu helfen, Wege zu finden, selbst Ihre Bedürfnisse häufiger zu erfüllen, als dies in der Vergangenheit der Fall war.

- **Therapie funktioniert nicht.** Manche Menschen glauben an diesen Mythos, weil sie selbst eine erfolglose Therapie hinter sich haben oder weil sie gesehen haben, wie ein Freund oder Angehöriger ohne erkennbaren Nutzen eine Therapie gemacht hat. Hunderte von Studien haben jedoch gezeigt, dass Therapien bei einer Vielzahl von Problemen wirken, und Studien der letzten Jahrzehnte haben überzeugende Beweise dafür geliefert, dass Therapien BPS-Symptome reduzieren können. Beachten Sie jedoch, dass nicht jede Art Therapie bei einer BPS wirksam ist – aber einige von ihnen schon (in Kapitel 11 erfahren Sie mehr darüber, welche Arten von Therapie bei der Behandlung einer BPS am besten funktionieren).

- **Therapeuten können mich unmöglich verstehen.** Manche Menschen befürchten, dass ihre Probleme so tiefgreifend und komplex sind, dass sie niemand vollständig verstehen kann. Auch in diesem Mythos steckt ein Körnchen Wahrheit – niemand kann sich zu 100 Prozent in jede einzelne Facette Ihrer Probleme hineinversetzen und sie nachvollziehen. Therapeuten haben jedoch über Jahre hinweg eine Ausbildung absolviert und Praxiserfahrung gesammelt und hören Menschen aufmerksam zu, wenn sie ihre Gefühle, ihre Geschichte und ihren Schmerz erklären. Ihre Therapeutin kann Sie vielleicht auf eine Weise verstehen, die Sie bisher noch nicht erlebt haben.

- **Therapeuten werden mich bitten, Dinge zu tun, die ich nicht tun kann.** Die Tatsache, dass Therapeuten tatsächlich vorschlagen, dass Sie verschiedene neue Denk- und Verhaltensweisen ausprobieren, nährt diesen Mythos. Wenn Sie sich jedoch nicht in der Lage fühlen, einem Vorschlag zu folgen, sprechen Sie mit Ihrem Therapeuten darüber – das therapeutische Berufsethos verbietet es, Menschen aufzufordern, etwas zu tun, wozu sie nicht bereit sind.

Wenn Sie eine BPS haben, schreiben Sie alle Ihre Bedenken bezüglich der Therapie und Behandlung in Ihr Notizbuch und besprechen Sie diese mit Ihrer Therapeutin oder Ihrem Therapeuten. Versuchen Sie, sich für die Vorstellung zu öffnen, dass Ihr Therapeut, Ihre Therapeutin Ihnen helfen möchte.

Angst vor Veränderungen in voller Aktion

Das folgende Beispiel von Sandra veranschaulicht, wie jemand mit einer Borderline-Persönlichkeitsstörung aufgrund von Missverständnissen und Ängsten eine Behandlung ablehnen kann. Sandra macht sich Sorgen, ihre Identität zu verlieren, sich durch die

Behandlung schlechter zu fühlen, bei dem Versuch, gesund zu werden, zu scheitern und sich jemandem gegenüber zu öffnen, der ihr fremd ist.

> **Sandra** wacht benommen und erschöpft auf und fühlt sich unwohl. Mit pochendem Kopf versucht sie, sich auf die Seite zu drehen, aber ihre Hand- und Fußgelenke sind mit Gurten am Krankenhausbett festgebunden. »Schwester! Schwester, Hilfe!«, brüllt sie. Sie erinnert sich kaum an die Nacht zuvor. Sie hatte einen heftigen Streit mit ihrem Ehemann Anton und glaubt, zu viele Schmerzmittel genommen zu haben.
>
> Eine Frau mit weißem Kittel und Namensschild betritt den Raum: »Guten Morgen, Sandra. Wie geht es Ihnen?«
>
> »Gar nicht gut«, antwortet Sandra, »nehmen Sie mir diese blöden Gurte ab. Wer sind Sie?«
>
> »Ich bin Ihre Psychologin, solange Sie hier sind. Mein Name ist Dr. Ruth Jäger. Erinnern Sie sich, was letzte Nacht passiert ist?«
>
> »Ich weiß, dass ich wütend auf meinen Mann war, dieses faule, nichtsnutzige Stück Dreck. Er hat seit Monaten nicht mehr gearbeitet. Er sitzt auf seinem Allerwertesten und schaut sich Realityshows im Fernsehen an, während ich Extraschichten arbeite, nur damit unsere Kreditkarten überzogen werden, weil er den ganzen Tag Chips isst«, Sandra spricht schnell und fährt ohne Pause fort: »Ich stehe mir den ganzen Tag die Füße platt. Sie tun höllisch weh. Ich war so wütend, dass ich wahrscheinlich ein paar zusätzliche Pillen genommen habe, um schlafen zu können. Wenn ich wütend auf ihn bin, kann ich vor Aufregung nicht schlafen. Aber dann muss ich aufstehen und zur Arbeit gehen, und dann bin ich aufgeschmissen.«
>
> »Sandra, Sie haben etwa die zehnfache Dosis Ihrer Schmerzmittel eingenommen. Als Ihr Mann Sie fand, waren Sie bewusstlos. Als Sie ins Krankenhaus kamen, wurden Sie aggressiv. Sie haben um sich geschlagen und getreten. Wir haben Sie zu Ihrer eigenen Sicherheit festgeschnallt«, erklärt Dr. Jäger. »Wissen Sie, dass dies Ihr dritter Krankenhausaufenthalt in diesem Jahr wegen einer Überdosis ist? Die letzten beiden Male haben Sie sich gegen den ärztlichen Rat selbst aus dem Krankenhaus entlassen. Wie Sie wissen, glauben wir, dass Sie an einer Störung namens Borderline-Persönlichkeitsstörung leiden. Wir sind sehr besorgt darüber, dass Sie nach Hause gehen, ohne sich vorher helfen zu lassen. Würden Sie in Betracht ziehen, über ein Programm zu sprechen, das wir hier im Krankenhaus haben? Viele Menschen, die das Programm mitgemacht haben, fühlen sich besser und sind besser in der Lage, mit der Welt zurechtzukommen.«
>
> »Hören Sie, Frau Doktor, mir fehlt nichts. Ich bin sauer auf meinen Mann, meine Ehe ist gescheitert und ich arbeite zu viel. Ich war schon bei Beratern und es hat sich nichts geändert. Ich glaube nicht, dass ich mich ändern kann, und ich werde meine Zeit nicht umsonst verschwenden. Ich muss nicht noch bei etwas anderem scheitern. Ich muss mich nur aufraffen und den Verlierer loswerden.«
>
> »Sandra, es klingt so, als hätten Sie Angst, dass Sie von diesem Programm nicht profitieren und dass Sie Ihren Mann verlassen müssen, um sich zu bessern. Kein Wunder, dass Sie nicht bleiben wollen. Lassen Sie uns weiterreden, während ich

diese Gurte abnehme. Ich sehe, dass Sie ruhig sind«, Dr. Jäger beginnt, die Gurte um die Handgelenke von Sandra zu lockern.

»Danke, das fühlt sich besser an«, sagt Sandra und schüttelt ihre Hände. »Wissen Sie, ich habe mir eine ziemlich harte Schale zugelegt, um mich am Laufen zu halten. Ich gehe immer zur Arbeit. Ich muss zur Arbeit gehen, und ich versuche, andere nicht sehen zu lassen, wie schrecklich mein Leben ist. Ich habe Angst, dass ich, wenn ich irgendeine Art von Behandlung beginne, einfach dahinschmelze und mich auflöse. Ich weiß, das klingt verrückt, aber ich habe Angst, mir Hilfe zu holen. Ich glaube, es wird alles nur noch schlimmer machen. So sehr ich meinen Mann auch hasse, ich habe Angst davor, ohne ihn zu leben.«

Dr. Jäger erklärt, wie eine Behandlung wirklich funktioniert, und hilft Sandra zu erkennen, dass falsche Vorstellungen über Therapien sie davon abhalten, die Hilfe zu bekommen, die sie braucht.

Sandras Bedenken und Sorgen bezüglich der Therapie sind berechtigt und völlig verständlich. Dr. Jäger hilft ihr jedoch bei der Überlegung, dass die Behandlung das Risiko wert ist. Die Therapie von Sandra wird einige Zeit in Anspruch nehmen, aber sie wird wahrscheinlich auch dabei lernen, wie sie ihrem Ehemann Grenzen setzen und mit ihren eigenen Emotionen auf weniger selbstzerstörerische Weise umgehen kann.

Verantwortung übernehmen und die Opferrolle aufgeben

Menschen suchen nach Antworten auf die Frage, warum ihnen schlimme Dinge widerfahren – sie versuchen herauszufinden, wer oder was daran schuld ist. Ebenso wollen viele Menschen mit einer BPS wissen, warum sie diese Störung haben und wem sie die Schuld dafür geben können. Leider richtet die Suche nach einem Schuldigen in der Regel mehr Schaden an, als sie nützt. Es gibt keine einzelne Ursache für eine Borderline-Persönlichkeitsstörung und niemanden, der dafür verantwortlich ist (Informationen über die vielen verschiedenen Ursachen finden Sie in Kapitel 4).

Zudem reagieren Menschen mit traumatischen Erfahrungen auf eine BPS häufig mit einem Gefühl der Hilflosigkeit und Hoffnungslosigkeit. Diese Gefühle führen dazu, dass sie die Rolle eines kranken Menschen oder eines Opfers annehmen. Obwohl diese Rollen einige Vorteile haben, legen sie den Menschen in ihrem hoffnungslosen Zustand unweigerlich Handschellen an.

Schluss mit der Schuldzuweisung

Die meisten Menschen mit einer BPS können von zahlreichen negativen Episoden aus ihrer Kindheit berichten, die ihnen Schmerzen, Kummer, Ekel oder Angst bereitet haben. Wenn sie eine Reihe solcher Episoden Revue passieren lassen, geben sie sich manchmal selbst die Schuld für das, was ihnen widerfahren ist. Wenn Kinder beispielsweise Missbrauch erleben, sehen sie sich manchmal als jemanden, der den Missbrauch verdient hat. Infolgedessen bröckelt ihr Selbstwertgefühl und sie lernen, das Wesen ihres Seins zu verabscheuen. Leider klammern sich viele Menschen mit einer BPS an den gleichen Glauben, dass sie ihr Unglück und möglicherweise sogar ihre BPS irgendwie selbst verursacht haben.

Wenn Sie sich auf diesen Teufelskreis aus Selbsthass und Schuldzuweisungen einlassen, sollten Sie Kapitel 4 lesen, um die vielfältigen Ursachen der BPS zu verstehen. Was sagen Sie einem Mädchen, das Ihnen erzählt, dass es missbraucht wird? Beschuldigen und diffamieren Sie es? Wahrscheinlich nicht. Versuchen Sie, sich selbst genauso zu betrachten und zu behandeln. Schreiben Sie Ihre Gedanken über Ihre Schuldzuweisungen in Ihr Notizbuch und denken Sie darüber nach, dass einige der Dinge, für die Sie sich selbst die Schuld geben, nicht in Ihrer Verantwortung liegen.

Andererseits geben viele Menschen mit einer BPS anderen Menschen die Schuld für ihre aktuelle Notlage. Sie spielen Szenen in ihrem Kopf ab, in denen andere sie gequält und verletzt haben. Auch wenn diese Schuldzuweisungen zu einem großen Teil berechtigt sind, führt das Wiederholen dieser Szenen nur zu einer erneuten Traumatisierung.

Wenn Sie feststellen, dass Sie anderen die Schuld für Ihre Probleme geben, versuchen Sie, einen Schritt zurückzutreten. Erinnern Sie sich daran, dass Schuldzuweisungen nur Gräben aufreißen. Nehmen Sie sich jeden Tag fünf Minuten Zeit, um anderen die Schuld zu geben, und konzentrieren Sie sich dann auf etwas anderes. Wenn Sie die Fünf-Minuten-Übung eine Zeitlang täglich wiederholen, werden Sie wahrscheinlich das Interesse an Schuldzuweisungen verlieren.

Es gibt verschiedene traumafokussierte Therapien, die Erinnerungen an traumatische Ereignisse sowie deren Bedeutung für die Person, die sie erlebt hat, wieder ins Gedächtnis rufen. Zwei der häufigsten und empirisch am besten belegten sind die *imaginative Exposition* und die *kognitive Verarbeitung*; von diesen gibt es übrigens verschiedene Varianten. Wir raten davon ab, diese Techniken auf eigene Faust auszuprobieren, denn eine therapeutische Begleitung in einer sicheren und stabilen Umgebung ist für diese Art der Aufarbeitung traumatischer Erfahrungen notwendig.

Die Opferhaltung: nicht hilfreich

Wenn Sie Fieber haben, hilft es Ihrem Körper in der Regel, sich hinzulegen und auszuruhen, um die Krankheit zu bekämpfen. Wenn Sie an einer schwereren Erkrankung als leichtem Fieber leiden, müssen Sie möglicherweise in ein Krankenhaus, wo sich medizinische Fachkräfte um Sie kümmern. Da es sich bei der Borderline-Persönlichkeitsstörung um eine Art emotionale Erkrankung handelt, möchte ein Teil von Ihnen wahrscheinlich ins Bett gehen und sich von anderen pflegen lassen. Die Behandlung einer BPS erfordert jedoch immer die aktive Mitarbeit der betroffenen Person.

Wenn eine BPS dazu führt, dass jemand sich selbst oder andere verletzen möchte, kann ein Krankenhausaufenthalt tatsächlich notwendig sein. In solchen Situationen, in denen jemand in Gefahr ist, sich körperlich zu verletzen oder zu sterben, bietet ein Team von medizinischen Fachkräften möglicherweise die beste und angemessenste Versorgung.

Wer nur aus der Opferrolle heraus denkt, hält sich für abhängig, krank und unfähig, sich selbst zu helfen. In der Opferrolle haben die Betroffenen das Gefühl, dass ihre Probleme besonders überwältigend sind, und beschweren sich oft bei anderen darüber. In der Opferrolle beklagen sie, dass ihr Leiden nicht ihre Schuld ist – und das ist es ja auch nicht! Aber letztlich schaden sich Betroffene selbst mit ihrer dauerhaften Opferrolle, denn sich dauerhaft wie ein Opfer zu fühlen, trägt nicht zu positiven Veränderungen bei.

Anfangs sollten Opfer tatsächlich zusätzliche Aufmerksamkeit und Hilfe erhalten. Andere Menschen haben Mitleid mit ihnen und sind motiviert, ihr Leid zu lindern. Das ist in akuten Krisensituationen ein sinnvoller Vorzug der Opferrolle. Allerdings fühlen sich andere Menschen irgendwann ausgebrannt, wenn sie wiederholt versuchen zu helfen, ohne nennenswerten Erfolg zu haben. Opfer sind so sehr in ihrer Hilflosigkeit gefangen, dass sie sich von nichts und niemandem helfen lassen können oder wollen. Mit der Zeit führt die Opferhaltung sowohl bei den Helfern als auch bei den Betroffenen zu einer passiven Akzeptanz der BPS. Eine wirkliche Veränderung tritt ein, wenn der Betroffene Vergebung findet und lernt, mit der Situation umzugehen.

Vergebung und Ansätze zur Bewältigung finden

Ärger ist eine nützliche Emotion. Ärger erzeugt Energie und fokussiert die Aufmerksamkeit. Ärger steigert die Fähigkeit des Körpers, auf Gefahren zu reagieren. Wenn Sie sich jedoch über etwas in der Vergangenheit ärgern, konzentrieren sich Ihre Aufmerksamkeit und Energie ausschließlich auf die Vergangenheit. Infolgedessen können Sie nicht vorankommen.

Wenn Sie ein Trauma erlebt haben, ist es völlig normal, sich über die Person oder die Personen zu ärgern, die Sie verletzt haben. Sie müssen jedoch erkennen, dass Ihr Ärger Sie an Ihre Vergangenheit fesselt – Sie bleiben mitten im alten Trauma stecken. Manchmal glauben Menschen mit einer BPS, dass sie ihre verletzenden Erlebnisse nachträglich billigen, wenn sie anderen vergeben. Wenn man lernt, loszulassen, heißt das jedoch nicht, dass man das Geschehene stillschweigend gutheißt. Es bedeutet vielmehr, dass man bereit ist, die Wunden heilen zu lassen.

Wenn Sie mit einer Borderline-Persönlichkeitsstörung zu kämpfen haben, versuchen Sie zu verstehen, dass Sie zwar nicht für Ihre BPS verantwortlich sind, dass es aber an Ihnen liegt, die gewünschten Veränderungen in Ihrem Leben vorzunehmen. In den Kapiteln 15 bis 20 finden Sie viele Ideen, wie Sie diese Veränderungen vollziehen können.

Schluss mit dem Aufschieben

Die meisten Menschen schieben Dinge vor sich her, die sie fürchten oder als besonders schwierig empfinden. Vielleicht haben Sie jahrelang gezögert, eine Therapie in Betracht zu ziehen, weil Sie befürchten, dass eine Therapie mehr schadet als nützt. Oder Sie beginnen eine Therapie, kommen aber nicht wirklich voran. Das menschliche Gehirn arbeitet sehr schnell, wenn es um Ausreden geht, warum wir etwas nicht tun wollen, gegen das wir Bedenken hegen oder vor dem wir Angst haben. In den folgenden Abschnitten werden einige der problematischeren Ausreden untersucht und wie man sie widerlegen kann.

Ausreden zerlegen

Menschen erfinden Ausreden, um Probleme nicht ansprechen zu müssen, die ihnen zu groß erscheinen. Ausreden sind wie Geschichten, die wir erfinden, um Dinge aufzuschieben. Oft wirken diese Geschichten glaubwürdig. Bevor Sie also vorankommen können, müssen Sie lernen, die Ausreden Ihres Verstandes zu durchschauen und die Lügen dahinter zu erkennen. In Tabelle 12.1 sind einige gängige Ausreden und einige Gegenargumente aufgeführt.

Ausrede	Gegenargument
Ich muss den richtigen Zeitpunkt finden, um meine Probleme anzugehen – dann werde ich etwas unternehmen.	Der richtige Zeitpunkt scheint nie zu kommen. Der richtige Zeitpunkt ist jetzt.
Mein Fall ist einfach zu schwierig für eine Behandlung.	Ich bin lernfähig. Ich habe meine Kindheit überlebt und sprechen, lesen und laufen gelernt. Also kann ich sicher auch ein paar Dinge in der Behandlung lernen.
Ich brauche eine Garantie, dass die Behandlung anschlägt, bevor ich meine Zeit und Energie dafür investiere.	Es gibt im Leben keine Garantien. Diese Denkweise hält mich nur davon ab, etwas zu tun. Ich kann dieses Buch jedoch nutzen, um herauszufinden, was Therapeuten für die meisten Menschen mit einer BPS als wirksam erachten. Eine bessere Garantie kann mir niemand geben.
Ich habe dreimal eine Therapie versucht, und es hat nicht funktioniert. Daher weiß ich jetzt, dass es bei mir nicht funktionieren wird.	Ich habe keine der Behandlungen ausprobiert, die sich bei einer BPS als wirksam erwiesen haben. Aber selbst wenn ich es getan hätte, muss man manchmal mehrere Therapeuten ausprobieren, bevor man den richtigen oder die richtige findet.
Mir ist jetzt schon alles zu viel. Eine Therapie würde mein Leiden nur noch verschlimmern.	Ich kann mit einem Therapeuten oder einer Therapeutin über meine Bedenken sprechen. Niemand wird mehr von mir verlangen, als ich geben kann.
Ich habe keine Zeit für eine Behandlung.	Ich verschwende viel mehr Zeit mit meinen selbstzerstörerischen Verhaltensweisen, wie etwa Selbstverletzung, Alkoholkonsum oder Kauforgien. Ich muss mir Zeit für eine Behandlung nehmen.

Tabelle 12.1: Ausreden offenlegen und infrage stellen

Zweifellos fallen Ihnen viele kreative Varianten der Ausreden aus Tabelle 12.1 ein. Schreiben Sie auf eine Seite Ihres Notizbuchs » Ausreden offenlegen und infrage stellen«. Notieren Sie die Gründe, die Ihnen in den Sinn kommen, warum Sie die Lösung Ihrer Probleme aufschieben sollten. Überlegen Sie sich dann realitätsnähere Argumente, die Ihre Ausreden bezweifeln. Hier sind ein paar Fragen, die Sie sich stellen können, um einige Ausreden selbst zu widerlegen:

- ✔ Was würde ich einem Freund sagen, der meine Ausrede benutzt?
- ✔ Bringt es mich weiter, wenn ich so weitermache wie bisher?
- ✔ Ist ein Teil meiner Ausrede einfach nicht wahr?

Wenn Sie Schwierigkeiten haben, Ihre Ausreden infrage zu stellen, oder wenn Sie glauben, dass Sie gar keine Ausreden vorbringen, aber dennoch die Behandlung hinauszögern, sind Sie kein hoffnungsloser Fall. Lesen Sie weiter in diesem Buch und warten Sie ab, ob Sie nach einer Weile nicht vielleicht doch anders darüber denken.

Die Entscheidung abwägen

Eine weitere Technik, die den Griff des Aufschiebens lockern kann, ist die sogenannte *Kosten-Nutzen-Analyse*, ein Verfahren, das Psychologen und Psychologinnen seit Jahrzehnten anwenden. Es ist relativ einfach und unkompliziert – und gleichzeitig überraschend effektiv. Mit einer Kosten-Nutzen-Analyse können Sie fast alles angehen, was Sie aufhält. Aus diesem Grund verwenden wir diese Technik in mehreren Kapiteln dieses Buches.

Eine Kosten-Nutzen-Analyse ist eine gute Möglichkeit, um der Neigung zum Aufschieben entgegenzuwirken, da diese fast immer zwiespältige Gefühle hervorruft. Ein Teil von Ihnen sieht die Vorteile oder den Nutzen einer Behandlung, während ein anderer Teil die Kosten oder Nachteile einer Behandlung fürchtet. Eine Kosten-Nutzen-Analyse ermöglicht es Ihnen, diese widersprüchlichen Gedanken und Gefühle objektiv nebeneinander zu betrachten.

Das folgende Beispiel von Lukas beschreibt, wie eine Kosten-Nutzen-Analyse dazu beitragen kann, jemanden davon zu überzeugen, dass eine Behandlung einen Versuch wert ist – selbst wenn man sie jahrelang abgelehnt hat.

> **Lukas** rast über eine Kreuzung, lange nachdem die gelbe Ampel auf Rot umgeschaltet hat. Hupen und quietschende Bremsen begleiten den Unfall. Ein Kleintransporter rammt sein Auto auf der Beifahrerseite. Sein roter Kleinwagen bekommt die volle Wucht des Aufpralls ab und gerät in den Gegenverkehr. Ein Minivan, der an der Ampel angehalten hat, kann nicht mehr ausweichen. Lukas rotes Auto kracht in die Front des Minivans und löst dessen Airbags aus. Zu diesem Zeitpunkt springt der Fahrer des Kleintransporters zitternd aus seinem Fahrzeug und beschimpft Lukas: »Was soll das – Sie sind bei Rot über die Ampel gefahren. Was ist los mit Ihnen?«
>
> Die Frau schiebt sich hinter ihrem Airbag hervor und schreit, dass sie gerade ihre Kinder in der Schule abgesetzt hat. Blut tropft von ihrer Stirn. Lukas sinkt in seinem total kaputten Auto zusammen und schweigt. Bald darauf treffen Polizei und Sanitäter am Unfallort ein. Lukas lallt und riecht nach Alkohol. Er hat eine angebrochene Bierdose im Getränkehalter neben seinem Sitz, und die Luft im Auto riecht nach Marihuana. Nachdem die Polizei Lukas auf Verletzungen untersucht hat, wird er festgenommen. Dies ist sein dritter Unfall in diesem Jahr und seine vierte Festnahme wegen Fahrens unter Alkoholeinfluss.
>
> Im Gefängnis stimmt Lukas widerwillig einer psychologischen Begutachtung zu. Bei ihm werden eine Alkoholabhängigkeit, eine Substanzabhängigkeit und eine Borderline-Persönlichkeitsstörung diagnostiziert. Der Richter ordnet eine stationäre Suchtbehandlung in einer sicheren Einrichtung an. Lukas ist erst 20 Jahre alt und der Richter möchte ihm eine Chance geben.
>
> Die Polizei verlegt Lukas vom Gefängnis in eine Reha-Einrichtung. Er weigert sich, mit jemandem zu sprechen, streitet mit dem Personal und landet schließlich in

einer Einzelzelle. Nach etwa einer Woche spricht ihn ein Therapeut erneut an. Lukas, der sich in seiner Isolation langweilt, stimmt einem Treffen zu. Sie sitzen zusammen in einem kleinen Raum mit einem Einwegspiegel. Der Therapeut fragt Lukas, ob er bereit ist, über die Gründe zu sprechen, warum er sich nicht behandeln lassen will. Lukas stimmt schnell zu, denn er will dem Therapeuten unbedingt zeigen, warum er keine Therapie braucht. Gemeinsam beginnen sie mit einer Kosten-Nutzen-Analyse. Dies ist das erste Mal, dass Lukas einen nüchternen Blick auf die Kosten und den Nutzen seiner Behandlungsvermeidung wirft.

Lukas spricht mit dem Therapeuten über die Kosten-Nutzen-Analyse. Zum ersten Mal beginnt Lukas zu verstehen, wie sein Leben aussehen könnte, wenn er keine Änderungen vornimmt. Er stimmt zu, mit einem Einzeltherapeuten zu arbeiten, und willigt nach einigen Sitzungen ein, eine Gruppentherapie zu beginnen. Er erklärt sich auch bereit, mit einem Psychiater über Medikamente zu sprechen, die ihm helfen könnten.

Diese einfache Technik hilft Menschen zu erkennen, welche Denkweisen sie daran hindern, mit der Behandlung zu beginnen. Zum Beispiel haben die meisten Menschen Angst vor Versagen, Peinlichkeiten und Veränderung. Wenn man sich die Kosten ansieht, die entstehen, wenn man diesen Ängsten nachgibt und auf der Stelle tritt, kann dies ein Antrieb für den Übergang zur nächsten Stufe sein.

Mit den folgenden Schritten können Sie Ihre eigene Kosten-Nutzen-Analyse für die Hinauszögerung einer Behandlung Ihrer BPS erstellen. Ein Beispiel für Lukas' Analyse finden Sie in Tabelle 12.2.

1. **Schreiben Sie auf eine Seite Ihres Notizbuchs oder elektronischen Dokuments »Kosten-Nutzen-Analyse der Nichtbehandlung«.**

2. **Erstellen Sie unter der Überschrift zwei Spalten. Beschriften Sie die erste mit »Nutzen« und die zweite mit »Kosten«.**

3. **Notieren Sie in der Spalte »Nutzen« alle Gründe, die Ihrer Meinung nach dafür sprechen, alles beim Alten zu lassen und sich nicht behandeln zu lassen.**

   Zu diesen Gründen kann gehören, dass Sie an Ihrer aktuellen Situation nichts ändern müssen, dass Sie keine veränderungsbedingten Qualen erleiden müssen, dass Sie sich niemandem öffnen müssen und dass Sie die Kosten (persönlich, finanziell und zeitlich) für eine Behandlung nicht tragen müssen.

4. **Notieren Sie in der Spalte »Kosten« alle Kosten, die Ihnen entstehen können, wenn Sie sich weder kurz- noch langfristig helfen und behandeln lassen.**

   Überlegen Sie, wie die BPS Sie, Ihre Familie und Freunde verletzt und sogar unbeteiligten Dritten schaden kann.

5. **Schreiben Sie ein paar Gedanken und Überlegungen zu den Kosten und Nutzen auf, die Ihnen durch den Kopf gegangen sind – wenn Sie möchten.**

   Denken Sie über die relativen Vor- und Nachteile einer Behandlung nach und besprechen Sie Ihre Ergebnisse gegebenenfalls mit einem Therapeuten.

Nutzen	Kosten
Ich hasse es, mit Seelenklempnern über mich zu reden. Wenn ich mich nicht behandeln lasse, muss ich mit niemandem reden.	Wenn ich nicht mit der Behandlung beginne, muss ich vielleicht ins Gefängnis.
Ich kann es nicht ertragen, anderen Menschen zuzuhören, die über ihre Probleme jammern. In der Gruppentherapie gibt es viele Jammerlappen.	Ich langweile mich, wenn ich den ganzen Tag in meinem Zimmer sitze.
Ich mag Partys und habe gerne Spaß. Drogen und Alkohol machen Spaß.	Ich hätte meinen Wagen nicht zu Schrott fahren sollen. Jetzt habe ich kein Auto mehr. Vielleicht kann ich Hilfe bekommen, damit ich so etwas Dummes nicht mehr mache.
Regeln sind dazu da, gebrochen zu werden. Ich bin kein Musterknabe.	Wenn ich nicht mit der Behandlung beginne, kann das tödlich enden.
Ich vertraue meine Probleme keinen anderen Menschen an und sehe nicht, wie mir Gespräche helfen könnten.	Ich habe gesehen, wie einige Menschen Hilfe bekommen haben und abstinent geblieben sind. Es wäre schön, nicht immer in Schwierigkeiten zu sein.

Tabelle 12.2: Kosten-Nutzen-Analyse bei Nichtinanspruchnahme einer Behandlung

Sich mit dem Prozess der Veränderung anfreunden

Der Beginn einer Behandlung kann sich wie eine schwierige und riskante Entscheidung anfühlen. Sie wissen nicht, was Sie erwartet, und Sie machen sich Sorgen, dass es Ihnen nicht besser gehen wird. In diesem Abschnitt werfen wir einen Blick auf den Prozess der Veränderung und wie man sich damit anfreunden kann.

Veränderungen brauchen Zeit und jeder Mensch kommt auf diesem Weg unterschiedlich voran. Erinnern Sie sich daran, wie Sie als Kind Fahrradfahren gelernt haben? Am Anfang haben Sie viel Hilfe gebraucht. Entweder mit Stützrädern oder einer Person, die Sie festhielt, sonst wären Sie umgefallen. Allmählich lernten Sie, mithilfe von zwei Stützrädern das Gleichgewicht zu halten. Dann wurden die Stützräder abmontiert oder die stützende Hand ließ los. Für ein oder zwei Sekunden waren Sie auf sich allein gestellt. Für kurze Zeit hatten Sie das nötige Gleichgewicht, aber dann fingen die Räder an zu wackeln und Sie brauchten wieder Hilfe.

Die meisten Kinder brauchen mehrere Anläufe und viele Stürze, bis sie Fahrradfahren lernen. Für manche ist das Balancieren zu beängstigend und zu schwierig. Sie geben vielleicht auf, um es ein paar Monate oder sogar ein Jahr später noch einmal zu versuchen. Einige Kinder haben so große Probleme, dass sie nie Fahrradfahren lernen. Aber glücklicherweise bleiben die meisten Kinder lange genug am Ball, um das Fahren ohne Stütze zu lernen. Die weitverbreitete Redensart, dass man das Fahrradfahren nie verlernt, wenn man es einmal gelernt hat, ist wahr. Dennoch fahren die meisten Erwachsenen, die seit ihrer Kindheit nicht mehr auf dem Fahrrad gesessen haben, anfangs langsam und mit etwas Angst, bis sie sich wieder auf ihre Fertigkeiten verlassen.

Bei einer Borderline-Persönlichkeitsstörung ist es kaum anders als bei den meisten Problemen im Leben: Hilfe in Anspruch zu nehmen, ist ähnlich wie das Fahrradfahren zu lernen. Am Anfang braucht man viel Unterstützung. Man kann scheitern und zu Beginn öfter stürzen. Vielleicht geben Sie sogar eine Weile auf. Aber die meisten Menschen, die am Ball bleiben, sei es beim Fahrradfahren oder in einer Psychotherapie, erlangen schließlich Fertigkeiten und Ausgeglichenheit. Sicherlich schwanken sie von Zeit zu Zeit und fallen sogar gelegentlich hin, aber mit wiederholter Übung gehen ihnen die Fertigkeiten in Fleisch und Blut über. Wie beim Fahrradfahren vergisst man wahrscheinlich nie, wie man mit seinen Problemen umgeht – sicher hat man Angst und fängt langsam an, aber mit ein wenig Unterstützung kann man gleich wieder aufstehen.

IN DIESEM KAPITEL

Mit anderen über BPS sprechen

Was man wem sagen sollte

Die beste Art zu sagen, was man sagen möchte

Kapitel 13
Die BPS anderen Menschen erklären

Wenn Menschen erfahren, dass sie an einer Borderline-Persönlichkeitsstörung (BPS) leiden, fragen sie sich oft, was, wann, wo und wie sie es anderen Menschen mitteilen sollen, ganz zu schweigen davon, welchen »anderen Menschen« sie es überhaupt anvertrauen sollen. Sie sind sich in der Regel nicht sicher, ob sie es überhaupt jemandem sagen sollten. Sie haben Angst, von anderen stigmatisiert oder sogar diskriminiert zu werden. Sollten sie es ihren Freunden, ihrer Familie, ihren Kollegen, Vorgesetzten, Ehepartnern oder anderen erzählen? Und wenn sie es tun, werden andere Menschen Verständnis und Mitgefühl zeigen und Unterstützung anbieten oder werden sie mit Kritik und Spott reagieren?

In diesem Kapitel helfen wir Ihnen bei der Klärung folgender Fragen:

- ✔ Ob Sie überhaupt jemandem davon erzählen sollten
- ✔ Wem Sie es eventuell erzählen möchten
- ✔ Was Sie sagen sollten
- ✔ Wie Sie Ihre Botschaft am besten vermitteln

Keine Panik! Sie *müssen* es niemandem erzählen. Die Entscheidung liegt ganz bei Ihnen. Dieses Kapitel kann Ihnen bei der Entscheidungsfindung helfen und Ihnen Tipps geben, wie Sie es jemandem mitteilen können, wenn Sie sich dafür entschieden haben.

Entscheiden, ob und wem Sie sich anvertrauen

Bevor Sie sich entscheiden, ob Sie jemandem von Ihrer BPS erzählen, sollten Sie unbedingt überprüfen, ob Sie wirklich von dieser Störung betroffen sind. Es reicht nicht aus, die Symptomliste in Kapitel 3 zu lesen. Sie benötigen eine Diagnose von einem ausgebildeten, zugelassenen psychologischen Psychotherapeuten, der Erfahrung in der Behandlung dieser Störung hat. Nachdem Sie diese Diagnose erhalten haben, können Sie die Symptome in Kapitel 3 durchgehen, um zu sehen, ob sie Ihrer Meinung nach zutreffen.

Wenn bei Ihnen eine BPS diagnostiziert wird, Sie aber nach dem Lesen von Kapitel 3 nicht zu demselben Schluss kommen, sollten Sie eine zweite fachlich fundierte Meinung einholen.

Wenn Sie sich sicher sind, dass die Diagnose passt, müssen Sie einige Entscheidungen treffen. In diesem Kapitel führen wir Sie durch den Entscheidungsprozess, ob Sie es anderen mitteilen und wem Sie sich gegebenenfalls anvertrauen sollten.

Die Vorteile und Risiken

Wir empfehlen Ihnen, Ihre Gründe für die Offenlegung Ihrer BPS sorgfältig abzuwägen. Überlegen Sie, warum Sie diese Informationen weitergeben möchten und wie die andere Person Ihrer Meinung nach reagieren wird. Die Beantwortung der folgenden beiden Fragen kann Ihnen bei der Entscheidung helfen, wem Sie davon erzählen möchten.

Hat es für Sie positive Folgen, wenn Sie diese Information preisgeben?

Die Antwort auf diese Frage wird bei jeder Person, der Sie von Ihrer BPS erzählen möchten, anders ausfallen. Bei manchen Menschen kann die Offenbarung gegenüber dem Ehepartner zu mehr Empathie führen, wenn man mit Verständnis rechnen kann. Bei einem gewalttätigen Ehepartner ist es jedoch unwahrscheinlich, dass Sie davon profitieren.

Neben mehr Empathie erhoffen sich viele Betroffene eine größere Nähe zu der Person, der Sie davon erzählen. Das Teilen schwieriger Informationen mit einem anderen Menschen führt manchmal zu größerer Verbundenheit. In den meisten Fällen ist diese Hoffnung jedoch eine ungerechtfertigte Erwartung, da viele Menschen nur wenig über die BPS wissen und das, was sie darüber gehört haben, oft negativ geprägt ist.

Leider ist allein schon der Begriff *Persönlichkeitsstörung* häufig mit einem deutlichen Stigma behaftet, als würde er bedeuten, dass mit der Person, die an der Störung »leidet«, etwas grundlegend nicht stimmt. Infolgedessen kann es passieren, dass Menschen Ihnen nicht trauen oder denken, dass Sie verrückt sind. Das kann zu Diskriminierungen führen. Als psychologische Psychotherapeuten wissen wir, dass diese Sichtweise falsch ist. Menschen mit Persönlichkeitsstörungen haben einfach ein anderes genetisches Profil UND eine einzigartige

Entwicklungsgeschichte, die zu ihren aktuellen Schwierigkeiten geführt haben. Jedoch besitzen nicht viele Menschen dieses Verständnis und das damit verbundene Einfühlungsvermögen.

Andererseits gibt es vielleicht Menschen, die Ihnen helfen könnten, wenn Sie sich entscheiden, ihnen von Ihrer BPS zu erzählen (siehe den Abschnitt »Herausfinden, wem man es sagen sollte«). Wir raten Ihnen dringend, sorgfältig abzuwägen, ob es Ihnen hilft oder schadet, wenn Sie es einer bestimmten Person erzählen. Treffen Sie Ihre Entscheidung also nicht voreilig oder impulsiv. Etwas mehr Zeit kann nie schaden.

Selbst wenn Sie glauben, dass es für Sie und die andere Person von Vorteil ist, wenn Sie offen mit Ihrer Diagnose umgehen, können Sie sich der Reaktion der anderen Person nicht sicher sein. Sie müssen auf das Unerwartete vorbereitet sein. Nicht jeder wird einfühlsam reagieren.

Welche negativen Folgen können Ihrer Meinung nach eintreten, wenn Sie jemandem davon erzählen?

Überlegen Sie sorgfältig, welche negativen Reaktionen die Personen zeigen könnten, denen Sie von Ihrer BPS erzählen. Im vorherigen Abschnitt haben wir die Möglichkeit der Stigmatisierung und Diskriminierung angesprochen. Darüber hinaus könnten einige Personen, denen Sie davon erzählen, aufgrund ihrer eigenen Unwissenheit Angst haben und Sie behandeln, als hätten Sie die Pest oder eine andere ansteckende Krankheit. Andere könnten unsicher sein, wie sie mit Ihnen umgehen sollen, und Sie deshalb meiden. Manche wollen vielleicht helfen, aber sie haben Angst, etwas falsch zu machen und die Situation noch zu verschlimmern. Wieder andere glauben, dass Persönlichkeitsstörungen als Entschuldigung für schlechtes Benehmen missbraucht werden und glauben daher, dass Sie Ihre Diagnose nutzen, um Ihre unangemessenen Handlungen zu rechtfertigen.

Das Beispiel von Astrid zeigt einige der negativen Folgen, die eintreten können, wenn man der falschen Person zur falschen Zeit und am falschen Ort von der BPS-Diagnose erzählt. Leider wurde sie davon überrascht und litt unter ihrer Offenheit.

Astrid zieht die Ärmel ihres Pullovers über die Handgelenke, um die Verbände zu verdecken. Sie hofft, dass ihre Kollegen nichts bemerken. Sie hat die Stelle erst seit zwei Monaten und braucht sie dringend, um die Miete bezahlen zu können. Sie befindet sich in einer 90-tägigen Probezeit und hat bereits ein paar Fehltage. Sie geht zur Mittagspause und lächelt ihre Kollegen an, die sich bereits im Pausenraum versammelt haben. »Hey, alles klar?« fragt sie Max, einen der Kassierer, der normalerweise neben ihr arbeitet.

»Wie immer«, antwortet er, »hast du ein schönes Wochenende gehabt?«

Astrid wird unruhig. Sie fragt sich, warum Max sie nach ihrem Wochenende fragt. Sie denkt: »Er kann nicht wissen, dass ich Freitagabend in der Notaufnahme war, nachdem die Schnitte an meinen Handgelenken zu stark geblutet haben. Aber vielleicht war er auch dort – er hat Kinder. Eines von ihnen hat Asthma. Vielleicht hatte sein Kind einen Asthmaanfall und er musste es in die Notaufnahme bringen.« Astrids Gedanken geraten außer Kontrolle. Sie spürt, wie sie rot wird.

Besorgt legt Max seinen Arm auf ihren. Als sie ihn zurückzieht, rutscht ihr Pullover nach oben und gibt den Blick auf ihren Verband frei. »Astrid, geht es dir gut? Hey, was ist mit deinem Handgelenk passiert?«

»Ich habe mich beim Rasieren geschnitten«, stammelt sie.

Max sagt: »Komm schon, Astrid. Das ist viel mehr als ein Schnitt beim Rasieren; außerdem rasierst du dir doch nicht die Handgelenke, oder?«

»Also gut, Max. Versprich mir, es niemandem zu erzählen, aber ich habe eine Borderline-Persönlichkeitsstörung und manchmal schneide ich mich, um mich besser zu fühlen. Diesmal ist es außer Kontrolle geraten. Ich weiß, es klingt verrückt, aber …«

»Mensch, Astrid. Das wusste ich nicht. Davon habe ich noch nie gehört. Es tut mir leid.«

Max fragt später die Filialleiterin, was sie über die BPS weiß, und erwähnt, dass Astrid daran leidet. Die Filialleiterin bittet Astrid in ihr Büro und teilt ihr mit, dass sie sich nicht bewährt hat. Astrid verliert ihren Job. Da sie noch in der Probezeit war, musste die Filialleiterin ihr keinen konkreten Grund für ihre Entlassung nennen. Sie erklärte einfach, dass Astrid die Erwartungen nicht erfülle. Astrid ist sich ziemlich sicher, dass es kein Zufall ist, dass sie am selben Tag entlassen wurde, an dem sie Max anvertraute, dass sie eine BPS hat. Ihre ehrliche Antwort auf seine Frage nach ihren Handgelenken hat sie wahrscheinlich die Stelle gekostet.

Astrid hatte nicht vor, ihren Arbeitskollegen von ihrer BPS zu erzählen. Als Max ihre Verbände sah, platzte es jedoch spontan aus ihr heraus. Diese Information führte wahrscheinlich zu ihrer Entlassung. Deshalb möchten wir, dass Sie auf das Unerwartete vorbereitet sind und wissen, was Sie sagen möchten, wenn Sie jemand auf Ihr Verhalten anspricht. Weitere Informationen finden Sie in den Abschnitten *Entscheiden, was Sie erzählen möchten* und *Die eigene Geschichte effektiv erzählen.*

Versuchen Sie, Ihre Erwartungen in einem realistischen Rahmen zu halten. Wenn Sie mit anderen über Ihre Borderline-Persönlichkeitsstörung sprechen, kann dies leicht nach hinten losgehen. Manchmal ist es jedoch sinnvoll, Informationen über Ihre Borderline-Persönlichkeitsstörung preiszugeben. In anderen Fällen ist es praktisch unvermeidlich.

Herausfinden, wem Sie etwas sagen sollten

Es ist wichtig zu bedenken, welche Auswirkungen es haben kann, wenn man mit anderen über seine BPS spricht. Häufig haben Menschen mit einer BPS Schwierigkeiten, sich in die Lage anderer Menschen zu versetzen und deren wahrscheinliche Reaktionen vollständig zu verstehen. Das ist eines der Hauptprobleme, die dem BPS-Symptom der zwischenmenschlichen Störungen zugrunde liegen (in Kapitel 3 erfahren Sie mehr über die Symptome der BPS). Nehmen Sie sich also Zeit und gehen Sie die folgenden Abschnitte durch, bevor Sie entscheiden, wem Sie etwas anvertrauen. Wir können diese Entscheidung nicht für Sie treffen, aber wir können einige der möglichen Reaktionen aufzeigen.

Wenn bei Ihnen eine Borderline-Persönlichkeitsstörung diagnostiziert wurde, sind Sie hoffentlich in Behandlung bei einem Therapeuten. Am besten besprechen Sie Ihre Ideen mit Ihrem Therapeuten, bevor Sie entscheiden, wem, was, wann und wo Sie von Ihrer Diagnose erzählen. Sie können sogar mögliche Szenarien in der Therapiesitzung durchspielen, um sich vorzubereiten.

Familienangehörige

Sie sollten nicht allen Familienmitgliedern dasselbe erzählen. Einige benötigen mehr Informationen als andere und manche sogar gar keine. Wie viel Sie Ihren Angehörigen anvertrauen, hängt stark von der Art Ihrer Beziehung zu ihnen ab. Sie sollten jedoch auch einige andere Faktoren berücksichtigen, wie beispielsweise das Alter, die emotionale Stabilität und die Ansichten über psychische Erkrankungen. Folgende Familienmitglieder und Aspekte sind zu bedenken:

- **Partner oder Ehepartner:** Wenn Sie in einer festen Beziehung leben, empfehlen wir Ihnen in der Regel, Ihre BPS-Diagnose mit Ihrem Ehepartner oder Partner zu besprechen. In der Praxis kann es oft hilfreich sein, sich mit Ihrem Therapeuten und Ihrem Partner oder Ehepartner zu einem Informationsgespräch zu treffen. Eine unterstützende Beziehung ist auf Ihrem Weg zur Genesung von unschätzbarem Wert. Wenn Partner verstehen, was vor sich geht, können sie mehr Einfühlungsvermögen entwickeln und Unterstützung anbieten.

  Wenn Ihr Partner Sie jedoch misshandelt oder Ihnen keinen Rückhalt gibt, ist es vielleicht nicht sehr sinnvoll, über Ihre Borderline-Persönlichkeitsstörung zu sprechen. Tatsächlich kann es sogar sein, dass Ihre Beziehung zu Ihren Borderline-Symptomen beiträgt. Besprechen Sie diese Entscheidung mit Ihrem Therapeuten oder Ihrer Therapeutin.

- **Kinder:** Jede Lebenssituation ist anders. Wenn Kinder mit einem Elternteil zusammenleben, der eine BPS hat, wissen sie in der Regel, dass etwas nicht stimmt. Man sollte nicht versuchen, einem sehr jungen Kind die BPS zu erklären. Bei Kindern im Grundschulalter sind einige begrenzte Informationen angebracht. So können Sie beispielsweise Ihrem Kind sagen, dass es Ihnen schwerfällt, Ihre Gefühle zu kontrollieren. Es ist in diesem Alter jedoch nicht sinnvoll, die Diagnose BPS zu nennen.

  Mit Kindern sollte man vor allem über BPS sprechen, um ihnen zu vermitteln, dass sie nichts falsch gemacht haben. Kinder müssen wissen, dass Mama oder Papa aufgrund einer psychischen Erkrankung übermäßig emotional reagieren – und nicht etwa, weil das Kind etwas getan hat, das die Eltern verärgert. Achten Sie unbedingt darauf, dass die Gründe, mit Kindern über Borderline zu sprechen, in deren besten Interesse liegen – der Wunsch, Unterstützung von ihnen zu erhalten, ist kein triftiger Grund. Sie sollten zunächst mit Ihrem Therapeuten besprechen, warum Sie Ihren Kindern davon erzählen wollen. Sie können das Gespräch im Rahmen eines Rollenspiels üben, um herauszufinden, was Sie sagen sollten.

- **Jugendliche und erwachsene Kinder:** Bei Teenagern und erwachsenen Kindern bestehen möglicherweise starke Gefühle im Hinblick darauf, was es bedeutet, ein Kind einer Person mit einer BPS zu sein. Wenn Sie ihnen von der BPS erzählen, kann dies dazu beitragen, dass sie ihre eigenen Gefühle besser verstehen. Einige erwachsene Kinder haben sich bewusst dafür entschieden, sich von ihren an einer BPS leidenden Eltern fernzuhalten. Wenn dies in Ihrer Situation der Fall ist, müssen Sie diese Grenze respektieren. Besprechen Sie Ihre Bedenken mit Ihrem Therapeuten.

- ✔ **Eltern:** Als Jugendlicher möchten Sie sich vielleicht Ihren Eltern anvertrauen, wenn Sie befürchten, an einer BPS zu leiden. Im Idealfall reagieren Eltern mit Empathie und Sorge und helfen bei der Suche nach professioneller Hilfe. Es kann aber auch sein, dass sie versuchen, Ihre Sorgen herunterzuspielen, weil sie denken, dass Sie aus einer Mücke einen Elefanten machen. Wenn Ihre Eltern Sie normalerweise auf diese Weise abwerten, werden sie wahrscheinlich auch hier so handeln. Manche Eltern reagieren auch defensiv, weil sie denken, dass Sie ihnen die Schuld für Ihre Probleme geben.

  Im Allgemeinen sind wir der Meinung, dass das Gespräch mit Eltern diese Risiken wert ist. Selbst wenn ihre Reaktion zunächst abwehrend oder ablehnend ist, könnten sie mit der Zeit ihre Meinung ändern. Es kann aber auch sein, dass sie Sie überraschen. Sie sollten jedoch davon absehen, Ihren Eltern von Ihrer BPS oder vermuteten BPS zu erzählen, wenn Ihre Eltern Sie emotional oder körperlich missbraucht haben. In einem solchen Fall ist es vielleicht besser, wenn Sie einen Schulpsychologen aufsuchen, der Ihnen helfen kann, festzustellen, welche Art Hilfe Sie benötigen und wo Sie diese erhalten können. Ein Schulpsychologe würde Ihnen möglicherweise sogar empfehlen, das Verhalten Ihrer Eltern bei den Behörden zu melden, wenn es besonders schwerwiegend ist. Hier kann insbesondere das Jugendamt hilfreich dabei sein, die Lage einzuschätzen und Hilfe sowie Unterstützungsmöglichkeiten zu organisieren. Auch `https://kinderschutzhotline.de` bietet gute Beratung.

  Für ein erwachsenes Kind ist das Risiko geringer, mit den Eltern über eine BPS zu sprechen. Aufgrund der längeren gemeinsamen Vergangenheit wissen Sie wahrscheinlich besser, wie Ihre Eltern reagieren werden. Wir empfehlen Ihnen, sich ihnen anzuvertrauen, wenn Sie das Gefühl haben, dass die Chancen auf eine unterstützende Reaktion angemessen sind.

- ✔ **Geschwister:** Die Beziehung zu Geschwistern kann von der Zuneigung bester Freunde bis hin zu offenem Hass oder sogar distanzierter Neutralität reichen. Überlegen Sie sich sorgfältig, warum und mit welchen Erwartungen Sie Ihre emotionalen Probleme mit einem Geschwisterkind besprechen möchten. Unter idealen Umständen können Geschwister die dringend benötigte Unterstützung bieten. Wir empfehlen jedoch, sich mit Ihrem Therapeuten zu beraten, bevor Sie diesen Schritt wagen.

- ✔ **Andere Verwandte:** Entfernte Verwandte müssen selten etwas über Ihre BPS wissen. Sollten einige dieser Angehörigen jedoch eng in Ihr Leben eingebunden sein, können sie Sie möglicherweise unterstützen. Wenn sie von Ihren emotionalen Ausbrüchen oder anderen Symptomen der BPS betroffen waren, möchten Sie ihnen vielleicht Ihr Verhalten erklären.

Freunde und Bekannte

Manchmal möchten Menschen mit einer BPS Freunden und Bekannten von ihrer Diagnose erzählen, weil sie denken, dass sich alle für ihre Schwierigkeiten interessieren. Sie sollten jedoch bedenken, dass es nicht immer in Ihrem besten Interesse ist, über sich selbst zu sprechen (weitere Informationen darüber, wie sich Ihre Worte und Handlungen auf andere Menschen auswirken, finden Sie in den Kapiteln 8 und 18). Die meisten Menschen in Ihrem Leben müssen nicht jedes Detail Ihrer emotionalen Probleme kennen oder wollen gar nicht davon hören. Einige sehr enge Freunde werden jedoch vermutlich wissen wollen, was los ist, um Sie unterstützen zu können. Achten Sie auf die Reaktionen, wenn Sie das Thema ansprechen, und beenden Sie das Gespräch über die BPS, wenn Sie auf Desinteresse stoßen oder Verlegenheit auslösen. Versuchen Sie darüber hinaus, die Fürsorge anderer nicht zu missbrauchen, indem Sie in Gesprächen Ihre Probleme in den Mittelpunkt stellen.

Wir empfehlen, neuen Dating-Partnern keine Informationen über Ihre BPS preiszugeben, es sei denn, die Beziehung besteht bereits seit mehreren Monaten und scheint stabil zu sein. Weitere Informationen zum Umgang mit engen Beziehungen finden Sie in Kapitel 18.

Menschen mit einer BPS wünschen sich oft, dass Beziehungen sehr schnell sehr eng werden. Wir empfehlen, langsam und vorsichtig vorzugehen. Geben Sie der Beziehung Zeit, sich zu entwickeln, und lassen Sie sich Zeit, bevor Sie Ihre Diagnose offenlegen.

Offenheit am Arbeitsplatz

Normalerweise sollten Sie Ihren Vorgesetzten und Kollegen nichts von Ihrer BPS mitteilen. Sie können nicht erwarten, dass diese Verständnis zeigen und mitfühlend reagieren. Wenn Sie Einzelheiten über Ihre emotionalen Probleme preisgeben, schränken Sie möglicherweise Ihre Aufstiegschancen ein oder behindern Ihre Stellensuche.

Menschen mit einer BPS fällt es oft schwer, anderen Menschen zu vertrauen. Trotzdem bringen sie anderen manchmal weit mehr Vertrauen entgegen, als es die jeweilige Beziehung rechtfertigt. Im Allgemeinen empfehlen wir, Kollegen und Vorgesetzten keine Informationen über Ihre Erkrankung anzuvertrauen.

Wenn es an Ihrem Arbeitsplatz jedoch notwendig sein sollte, angemessene Vorkehrungen zu treffen, die in direktem Zusammenhang mit Ihrer BPS stehen, ist das Risiko einer Offenlegung möglicherweise einer Überlegung wert. Sie haben das Recht, Ihre Diagnose jederzeit offenzulegen – auch nachdem Sie eine Stelle angetreten haben. Allerdings wird es Ihnen wahrscheinlich nicht helfen, wenn Sie diese Informationen erst preisgeben, nachdem Sie kurz vor der Entlassung stehen. Wir empfehlen Ihnen dringend, mit Ihrem Therapeuten und/oder einem Berufsberater über diese Probleme zu sprechen, bevor Sie Ihre Vorgesetzten oder Kollegen über Ihre Situation in Kenntnis setzen. Ihr Therapeut oder Berater wird wahrscheinlich mit Ihnen über das »Allgemeine Gleichbehandlungsgesetz (AGG)« sprechen.

Das AGG schützt Menschen mit Behinderungen – körperlichen und psychischen oder geistigen – vor Diskriminierungen durch Arbeitgeber. Die BPS fällt unter den Schutz des AGG. Die Person mit der BPS muss jedoch qualifiziert und in der Lage sein, die Arbeit mit angemessenen Vorkehrungen zu erledigen.

Trotz AGG kann ein Arbeitgeber eine Person mit einer Behinderung aus den folgenden drei Gründen entlassen:

- ✔ Die Kündigung hat nichts mit der Behinderung zu tun.
- ✔ Die beschäftigte Person gefährdet die Sicherheit oder Gesundheit anderer.
- ✔ Die beschäftigte Person erfüllt trotz geeigneter Vorkehrungen nicht die Produktionsstandards oder die Anforderungen des Arbeitsplatzes.

Die Gerichte haben entschieden, dass Arbeitgeber unangemessenes Verhalten nicht als Teil einer Behinderung betrachten sollten. Arbeitgeber dürfen auch erwarten, dass Menschen mit Behinderungen mit ihren Kollegen zurechtkommen und auf ihre Vorgesetzten hören. Diese Erwartung können manche Menschen mit einer BPS nur schwer erfüllen. Zu den Symptomen der BPS gehören instabile Beziehungen, Impulsivität und emotionale Dysregulation, die oft genau die Probleme verursachen, die dazu führen, dass die Betroffenen ihre Arbeitsstelle verlieren.

Wenn Sie das Gefühl haben, aufgrund Ihrer BPS am Arbeitsplatz diskriminiert zu werden, können Sie dies bei den folgenden Stellen melden: der Antidiskriminierungsstelle des Bundes (`www.antidiskriminierungsstelle.de`), in größeren Betrieben beim Betriebsrat oder dem entsprechenden Beauftragten für dieses Thema, oder in letzter Instanz beim Arbeitsgericht.

Offenlegung gegenüber Gesundheitsdienstleistern

Was Sie Ihrem Hausarzt, Therapeuten und Anwalt mitteilen, wird streng vertraulich behandelt. Diese Fachleute müssen häufig die Einzelheiten Ihres körperlichen und geistigen Zustands kennen. Anwälte benötigen nicht immer so viele Informationen, aber wenn sie für Sie tätig werden, ist Offenheit immer besser.

Entscheiden, was Sie erzählen möchten

Wenn Sie sich dafür entscheiden, einer oder mehreren Personen von Ihrer BPS zu erzählen, müssen Sie sich genau überlegen, was Sie sagen wollen. Es ist sicherlich hilfreich, wenn Sie wissen, wovon Sie sprechen. Daher empfehlen wir Ihnen, so viel wie möglich über die BPS in Erfahrung zu bringen, bevor Sie Informationen mit anderen teilen. Erst dann können Sie entscheiden, welche spezifischen Aspekte Ihres Problems Sie offenlegen möchten.

Sich informieren

Wenn Sie die Besonderheiten der Borderline-Persönlichkeitsstörung verstehen wollen, müssen Sie sich mit dem Thema auseinandersetzen. Dieses Buch bietet einen guten Einstieg, da es so umfassend über die Störung informiert, wie es sich ein Laie nur wünschen kann.

Wir empfehlen Ihnen jedoch, auch andere Bücher zu lesen. Die meisten Menschen entwickeln ein besseres Verständnis von einer Sache, wenn sie Informationen aus verschiedenen Perspektiven erhalten. Das Internet ist ebenfalls eine gute Informationsquelle, allerdings sind einige Websites weit besser als andere. (Im Anhang finden Sie vertrauenswürdige Ressourcen.) Wenn Sie so viel wie möglich über BPS wissen, können Sie andere besser aufklären. Außerdem wird es Ihnen leichter fallen, die Behandlung zu verstehen, wenn Sie auf ein umfassendes Verständnis der BPS zurückgreifen können.

Entscheiden, wie viel Sie preisgeben

Wie viele Informationen Sie über Ihre BPS mit anderen teilen, hängt davon ab, mit wem Sie sprechen und warum. Bei manchen Gelegenheiten sind umfassende Erläuterungen angebracht, während sich die Gespräche in den meisten Fällen auf Teilbereiche beschränken werden. Die folgenden Abschnitte geben Ihnen Anregungen für verschiedene Grade der Offenlegung.

Eine umfassende Erläuterung geben

Vermutlich möchten Sie Ihrem Therapeuten und Ihrem Ehepartner oder Partner gegenüber völlig offen sein. Gelegentlich kann es sinnvoll sein, einem erwachsenen Kind oder einer anderen Person, die Ihnen sehr wichtig ist, eine umfassende Erklärung zu geben. Diesen Personen gegenüber können Sie folgende Informationen weitergeben:

- ✔ Symptome einer Borderline-Persönlichkeitsstörung (siehe Kapitel 3)
- ✔ Welche BPS-Symptome bei Ihnen auftreten
- ✔ Ursachen der BPS (siehe Kapitel 4)
- ✔ Welche Behandlungsmöglichkeiten es gibt und wie wirksam sie sind (siehe Kapitel 11)
- ✔ Informationen über die Behandlung, die Sie erhalten
- ✔ Hinweise zum Zusammenleben mit BPS-Betroffenen (siehe Teil 5)
- ✔ Erklärung dafür, wie sich Ihre BPS auf Ihr Gegenüber ausgewirkt hat

Entschuldigungen können im Rahmen einer umfassenden Erläuterung sehr hilfreich sein. Sie sollten jedoch stets bedenken, dass es nicht leicht ist, sich zu entschuldigen, und dass man damit nicht immer auf Verständnis und Dankbarkeit stößt. Manchmal hegen andere Menschen aufgrund eines möglicherweise jahrelangen rücksichtslosen Verhaltens einen hartnäckigen Groll. Dennoch gehört eine aufrichtige Entschuldigung zu den besten Ansätzen, um eine Beziehung zu verbessern. Seien Sie sich jedoch bewusst, dass der Heilungsprozess Zeit braucht.

Das folgende Beispiel von Johannes und Emma veranschaulicht, wie ein Vater beschließt, seine erwachsene Tochter recht umfassend über seine Borderline-Persönlichkeitsstörung zu informieren. Er teilt ihr seine Diagnose und ein wenig über die Ursachen mit. Er entschuldigt sich für sein Verhalten in der Vergangenheit und bittet um Vergebung.

Emma willigt ein, ihren Vater **Johannes** auf einen Kaffee zu treffen. Obwohl sie ihn schon lange nicht mehr gesehen hat, hat sie gemischte Gefühle. Sie ist sowohl wütend als auch traurig. In ihrer Kindheit war er unzuverlässig und labil. Er verpasste unzählige Geburtstage und besondere Familienfeiern. Letztes Jahr kam er nicht einmal zu ihrer Abschlussfeier. Wenn er gut gelaunt war, konnte ihr Vater lustig sein. Sie erinnert sich an sein Lachen und die Partys.

Als Emma sich dem Café nähert, bemerkt sie, dass ihr Vater allein an einem Tisch sitzt. Er sieht älter aus als beim letzten Zusammentreffen und irgendwie traurig. »Hallo Papa«, sagt Emma. »Wie geht es dir? Ich habe dich schon lange nicht mehr gesehen.«

Johannes schaut zu seiner Tochter auf und sagt: »Hallo Emma, es ist etwa zehn Monate her. Zu lange. Du siehst gut aus. Deine Mutter hat mir von deiner neuen Stelle erzählt. Ich bin so stolz auf dich.«

»Ich wusste nicht einmal, dass du mit Mama sprichst oder dich überhaupt dafür interessierst, was ich mache«, sagt Emma, während sie den vertrauten Ärger in sich aufsteigen spürt.

»Ja, auch wenn ich nicht da bin, bleibe ich in Kontakt und erkundige mich nach dir. Aber ich möchte heute mit dir über etwas sprechen, das mir ziemlich schwerfällt. Möchtest du einen Kaffee? Möchtest du etwas essen? Ich hoffe, du hast etwas Zeit für mich,« sagt Johannes.

»Ich habe ein wenig Zeit, Papa. Ich nehme gerne eine Tasse Kaffee«, antwortet sie.

»Also, ich möchte dir sagen, dass ich die letzten zehn Monate nicht in der Stadt war, um mich wegen meiner Probleme behandeln zu lassen. Ich habe an einem intensiven ambulanten Programm für Menschen mit Substanzmissbrauch und anderen psychischen Problemen teilgenommen. Ich möchte, dass du weißt, dass ich zum ersten Mal seit Jahren völlig nüchtern bin. Ich fühle mich großartig dabei. Mein Arzt hat mir auch gesagt, dass ich eine sogenannte Borderline-Persönlichkeitsstörung habe.«

»Was willst du damit sagen? Dass du eine Art Krankheit hattest, die dich zu einem kompletten Idioten gemacht hat?«

»Ich habe keine Entschuldigung dafür, dass ich dich so oft im Stich gelassen habe«, sagt Johannes. »Weißt du, als du aufgewachsen bist, war ich ein ziemlich schlechter Vater. Ich war so sehr auf meine eigenen Probleme konzentriert, dass ich nicht für dich da war. Es tut mir wirklich leid.«

»Also soll ich all die Male vergessen, als du explodiert bist und einfach gegangen bist? Oder die Urlaube, die du nie mit uns verbracht hast? Oder meine Geburtstage, die du verpasst hast? Ich bin 23 Jahre alt und du sagst mir erst jetzt, dass es dir leidtut? Das kommt irgendwie spät.«

»Ich schätze, das habe ich verdient. Du hast recht. Ich kann es nicht wiedergutmachen, das weiß ich. Ich möchte nur, dass du weißt, dass mir diese letzten zehn Monate wirklich die Augen dafür geöffnet haben, was ich getan habe und warum ich es getan habe.

Ich erwarte nicht, dass du das verstehst. Ich möchte nur, dass du weißt, dass es mir unendlich leidtut. Und ich möchte, dass du weißt, worum es ging. Ich habe nämlich unter anderem gelernt, dass mein Problem zum Teil genetisch bedingt ist und in der Familie liegen kann. Ich bin mir ziemlich sicher, dass du es nicht hast, aber du solltest wissen, dass deine Kinder ein etwas höheres Risiko haben könnten.«

Emma antwortet: »Ich bin mir durchaus bewusst, dass ich ein höheres Risiko trage, Alkoholikerin zu werden. Deshalb trinke ich nicht. Aber willst du damit sagen, dass es noch etwas anderes gibt, worüber ich mir wegen dir Sorgen machen muss?«

»Du machst es mir nicht leicht, aber ich nehme dir das nicht übel. Meine Therapeutin hat mir gesagt, dass es etwas schwierig werden könnte, und sie hatte recht«, seufzt Johannes und wischt sich eine Träne aus dem Auge. »Diese Borderline-Persönlichkeitsstörung ist eine Erkrankung, die vor allem mit großen Problemen bei der Emotionskontrolle verbunden ist. Noch mal, ich will mein Verhalten nicht entschuldigen, aber das ist ein Grund, warum ich damals immer die Beherrschung verloren habe. Meine Mutter hatte die Störung, und ich habe sie wahrscheinlich von ihr gelernt, zusätzlich dazu, dass ich die Veranlagung geerbt habe. Es ist allerdings schon komisch, dass sie dir eine viel bessere Großmutter ist, als sie eine Mutter für mich war. Ich will mich nicht für mein unerhörtes Verhalten entschuldigen. Ich weiß, dass ich das selten gesagt habe, aber ich liebe dich.«

Emma verschluckt sich ein wenig und sagt: »Ich weiß gar nicht, was ich sagen soll, Papa. Ich wünschte, wir könnten ein paar Jahre zurückgehen und von vorne anfangen. Vielleicht können wir ein anderes Mal reden. Aber gib mir ein wenig Zeit. Das ist auch für mich schwer.«

Wie Sie sehen können, reagiert Johannes' Tochter mit großer Vorsicht. Sie wurde im Laufe der Jahre immer wieder verletzt und hat Angst, ihrem Vater näherzukommen. Sie stimmt jedoch widerwillig zu, sich erneut zu treffen und zu reden. Johannes und Emma werden vielleicht irgendwann eine bessere Vater-Tochter-Beziehung entwickeln.

Die BPS ist wahrscheinlich schon lange Teil Ihres Lebens und hat sich erheblich auf andere Menschen ausgewirkt. Geben Sie den Menschen, denen Sie von Ihrer Diagnose erzählen möchten, Zeit, Ihre Entschuldigungen anzuhören und zu verarbeiten. Wenn Sie Ihre Erklärungen mit verbesserten Umgangsformen verbinden, wird dies wahrscheinlich den Heilungsprozess beschleunigen.

Nur einen Teil der Geschichte erzählen

Wenn Sie sich dafür entscheiden, anderen Personen als Ihrem Therapeuten oder Menschen, die Ihnen sehr nahestehen, etwas über Ihre BPS zu erzählen, sollten Sie das Gespräch besser auf ein bestimmtes Thema beschränken. Wir empfehlen Ihnen, sich auf ein oder zwei Schlüsselaspekte Ihres Verhaltens oder Ihrer BPS zu konzentrieren, die Sie Ihrem Gesprächspartner unbedingt vermitteln möchten. Wenn Sie das Gespräch auf ein bestimmtes Thema beschränken, vermeiden Sie es wahrscheinlich, die Diagnose zu erwähnen, denn eine BPS ist für viele Menschen mit einem Stigma behaftet. Selbst der Begriff »Persönlichkeitsstörung« wird leicht missverstanden und klingt für andere Menschen bedrohlicher, als er ist. Wenn Sie nur einen Teil Ihrer Geschichte erzählen, werden Sie vermutlich nicht alle Ihre Symptome durchgehen.

Das Beispiel von Sophie und Uwe zeigt Ihnen, wie eine solche teilweise Offenlegung aussehen kann. Sophie ist seit etwa sechs Wochen mit Uwe zusammen und mag ihn sehr. Aber sie erkennt, dass sie sich auf die Behandlung ihrer BPS konzentrieren sollte, bevor sie mit jemandem eine ernsthafte Beziehung eingeht. Da sie noch nicht lange mit ihm zusammen ist und es zwischen ihnen noch nicht so richtig ernst geworden ist, beschließt sie, nur ein paar Details über ihre BPS preiszugeben.

> Uwe hält vor der Notaufnahme des Krankenhauses. Eine Krankenschwester begleitet **Sophie**, Uwes Freundin, nach draußen und hilft ihr ins Auto. »Lass mich dich nach Hause bringen«, sagt Uwe, als die Tür zufällt. »Es tut mir so leid, dass ich dich letzte Woche nicht angerufen habe. Du weißt, wie sehr ich dich liebe. Ich möchte, dass es mit uns klappt. Ich hatte solche Angst, als du mich angerufen hast. Warum hast du das getan? Warum hast du dich selbst verletzt?«
>
> Sophie schaut Uwe an. Sie weiß, dass er sich um sie sorgt und möchte, dass sie stabil ist. Sie weiß, wie viel Angst er hatte, als sie ihn anrief, unter Drogeneinfluss stand und sich selbst verletzte. Aber sie hat lange mit ihrem Arzt darüber gesprochen und sie waren sich schließlich einig, dass sie noch nicht bereit für eine Beziehung ist. Sie muss zuerst an ihren eigenen Problemen arbeiten. »Uwe, danke, dass du mich abgeholt hast«, beginnt sie. »Du bist mir wirklich wichtig. Aber ich muss dir sagen, dass ich einige Probleme habe.«
>
> »Jeder hat Probleme, Sophie. Ich kann dir helfen. Wir werden gemeinsam daran arbeiten«, bietet Uwe an.
>
> »Uwe, es fällt mir sehr schwer, ruhig zu bleiben. Ich muss mich darauf konzentrieren, mich zusammenzureißen. Das hat nichts mit dir zu tun. Ich bin schon lange so und fange gerade erst an, es selbst zu verstehen. Also, ich möchte, dass du mich zu Hause absetzt und mich eine Weile nicht mehr anrufst. Ich brauche etwas Zeit für mich.«
>
> »Wow, Zeit für mich. Das habe ich schon mal gehört. Du machst also Schluss,« erwidert Uwe.
>
> »Vielleicht nicht, Uwe. Ich rufe dich in ein paar Monaten an, wenn es mir besser geht. Es tut mir so leid«, stößt Sophie händeringend hervor. »Das ist ziemlich schwer für mich.«
>
> »Also dann«, antwortet Uwe mit starr nach vorne gerichtetem Blick, während er vor ihrer Haustür hält. »Wir sehen uns.«

Sophie hatte keinen zwingenden Grund, Uwe mehr über sich und ihre BPS-Diagnose zu erzählen. Sie würde damit nur riskieren, dass er anderen von ihren Problemen erzählt. Er kennt viele ihrer Freunde und Arbeitskollegen und könnte versucht sein, es ihnen zu erzählen, weil er sich wegen der Trennung verletzt fühlt.

Die eigene Geschichte effektiv erzählen

Vielleicht haben Sie sich entschieden, jemandem von Ihrer BPS zu erzählen, und wissen auch, was Sie dieser Person erzählen möchten. Wir empfehlen Ihnen, darüber nachzudenken, wie Sie Ihre Geschichte erzählen möchten. Beachten Sie die folgenden Aspekte:

- ✔ Wählen Sie einen privaten Ort für das Gespräch.
- ✔ Planen Sie ausreichend Zeit für das Gespräch ein.
- ✔ Verwenden Sie keine Fachbegriffe, die Sie in der Therapie gelernt haben.
- ✔ Ziehen Sie in Betracht, das Gespräch in einem leicht ablenkenden Rahmen zu führen, beispielsweise beim Spazierengehen, Autofahren oder Wandern, um Ihre Emotionen besser unter Kontrolle zu halten.
- ✔ Üben Sie das Gespräch in Gedanken oder mit Ihrem Therapeuten. Gehen Sie sowohl das bestmögliche als auch das schlimmste mögliche Szenario durch.
- ✔ Wenn Ihre Gefühle Sie zu überwältigen drohen, nehmen Sie sich einen Moment Zeit. Sagen Sie Ihrem Gegenüber gegebenenfalls, dass Sie mehr reden möchten, aber eine Pause brauchen.
- ✔ Wenn die andere Person wütend reagiert, brechen Sie ab und versuchen Sie es später noch einmal.

Es ist eine Herausforderung, mit anderen über die BPS zu sprechen. Sie müssen nicht jedem alles erzählen – und schon gar nicht alles auf einmal. Versuchen Sie, auf jede mögliche Reaktion vorbereitet zu sein. Wenn Ihre Gefühle Sie zu überwältigen drohen, unterbrechen Sie das Gespräch vorerst und versuchen Sie, es später fortzusetzen.

IN DIESEM KAPITEL

Stressabbau in einer stressigen Welt

Intensiv an der Erhaltung der körperlichen Gesundheit arbeiten

Den Tagesablauf im Blick behalten

Kapitel 14
Auf sich selbst achten

Wenn man sich gestresst, deprimiert, wütend oder ängstlich fühlt, reagiert der Körper entsprechend, denn Körper und Psyche sind sehr eng miteinander verbunden. Wenn Menschen mit einer Borderline-Persönlichkeitsstörung hauptsächlich negative Emotionen erleben, hat das leider auch überwiegend negative Auswirkungen auf ihren Körper.

In diesem Kapitel schauen wir uns genauer an, wie sich emotionaler Stress auf den Körper auswirkt. Es gibt ständig neue Forschungsergebnisse, die zeigen, wie Umwelt, Verstand und Körper interagieren. Wir geben Ihnen auch einige Tipps, wie Sie gesund bleiben können – sowohl mental als auch körperlich.

Mit Stress umgehen

Die meisten Menschen mit einer BPS berichten von erheblichem Stress. Der Körper reagiert auf vielfältige Weise stark auf diesen Stress. Der Zweck dieser starken Reaktionen besteht darin, den Betroffenen bei der Bewältigung von Bedrohungen zu helfen. Diese ausgeprägten körperlichen Reaktionen auf Gefahren waren in den Anfängen der Menschheit sicher äußerst hilfreich, als das Leben der Menschen täglich unmittelbar durch wilde Tiere bedroht war. Glücklicherweise müssen wir in der modernen Welt nicht jeden Tag mit ähnlichen lebensbedrohlichen Ereignissen (wie Angriffen durch wilde Tiere) rechnen. Doch obwohl solche unmittelbaren Gefahren nicht mehr bestehen, reagiert der menschliche Körper immer noch auf die gleiche Weise auf Stress. In diesem Abschnitt schauen wir uns genauer an, wie sich der psychische Stress auf die Gesundheit Ihres Körpers auswirkt.

Wie sich Stress auf die Gesundheit auswirkt

Sie fragen sich vielleicht, auf welche Weise der Körper auf Stress reagiert und wie sich diese Reaktionen auf Ihre allgemeine körperliche Gesundheit auswirken. Ziehen sie schwerwiegende Folgen nach sich? Beeinflussen sie Ihre Fähigkeit, in Zukunft mit Stress umzugehen?

Beim ersten Anzeichen von Stress bereitet sich Ihr Körper darauf vor, entweder zu kämpfen oder davonzulaufen. Zunächst wird Ihr Nervensystem durch die Ausschüttung von Stresshormonen in höchste Alarmbereitschaft versetzt. Diese Hormone beschleunigen den Puls und die Atmung und pumpen Sauerstoff in die großen Muskeln Ihrer Arme und Beine. Die Pupillen weiten sich, die Verdauung verlangsamt sich und Sie beginnen zu schwitzen. All diese Reaktionen bereiten Ihren Körper auf den Kampf vor. Wenn Sie jemand beispielsweise im Straßenverkehr überholt und schneidet, reagiert Ihr Körper sofort mit einem Adrenalinstoß, damit Sie schnell reagieren und einen Unfall vermeiden können. Wenn diese Stressreaktionen häufig und chronisch auftreten, ist das für den Körper in vielfacher Weise schädlich. Diese Schädigungen äußern sich unter anderem folgendermaßen:

- ✔ Müdigkeit
- ✔ Magen-Darm-Probleme
- ✔ Herzerkrankungen
- ✔ Bluthochdruck
- ✔ Beeinträchtigtes Immunsystem
- ✔ Schlaflosigkeit
- ✔ Muskelverspannungen, die zu starken Schmerzen führen, wie
  - Rückenschmerzen
  - Kopfschmerzen
  - Nackenschmerzen
- ✔ Sexuelle Probleme
- ✔ Gewichtszunahme oder -verlust

Je größer die körperlichen Schäden an Ihrem Körper werden, desto mehr nimmt Ihre Fähigkeit ab, mit Stress umzugehen, da Körper und Psyche zusammenarbeiten und eine Beeinträchtigung des einen Systems das andere schädigt. Menschen mit einer BPS leiden häufig unter den gesundheitlichen Folgen ihres chronischen Stressniveaus. Kapitel 16 beschreibt spezifische Strategien, mit denen Sie aufkommende emotionale Stürme bewältigen können. In diesem Kapitel erfahren Sie, mit welchen Maßnahmen Sie Ihren Körper gesund halten und den allgemeinen Stress in Ihrem Leben verringern können.

Stress bewältigen und verringern

Eine der besten Maßnahmen zur Stressbewältigung besteht darin, die Menge an Stress zu verringern, der Sie in Ihrem täglichen Leben ausgesetzt sind. Dieses Ziel lässt sich erreichen, indem Sie die Initiative ergreifen und Ihr Leben entrümpeln. Anregungen dazu geben Ihnen die folgenden beiden Abschnitte.

Stress in den Griff bekommen

Menschen fühlen sich in der Regel weniger gestresst, wenn sie die Kontrolle übernehmen und ihren Tag aktiv planen. Hier sind einige Tipps, wie Sie das erreichen können

- ✔ **Akzeptieren Sie, dass es Dinge gibt, die Sie nicht kontrollieren können.** Sie kennen sicher das Gelassenheitsgebet: Lassen Sie los, was Sie nicht ändern können, ändern Sie, was Sie ändern können, und arbeiten Sie daran, den Unterschied zu erkennen.
- ✔ **Behalten Sie eine positive Einstellung bei.** Denken Sie möglichst nicht in Extremen und vermeiden Sie Bewertungen. Verbringen Sie Zeit mit Menschen, die eine optimistische Grundhaltung haben. Versuchen Sie zu verstehen, dass die meisten unangenehmen Ereignisse zumindest einen kleinen Nutzen haben – suchen Sie danach.
- ✔ **Lernen Sie, nein zu sagen.** Das Leben und die Menschen stellen viele Anforderungen an jeden. Laden Sie sich nicht zu viele Verpflichtungen auf und setzen Sie anderen Menschen Grenzen. Sie müssen nicht alles tun.
- ✔ **Erstellen Sie To-do-Listen.** Schauen Sie regelmäßig darauf. Teilen Sie große Aufgaben in kleine Schritte auf. Achten Sie darauf, dass die Liste machbar ist. Es ist wichtiger, kleine aufeinander aufbauende Fortschritte zu erzielen, als alles auf einmal zu erledigen.
- ✔ **Probleme lösen, statt sie zu dramatisieren.** Man kann sich schnell von den Herausforderungen des Lebens überwältigt fühlen. Atmen Sie stattdessen ein paar Mal tief durch. Überlegen Sie dann, welche Lösungen es geben könnte: Notieren Sie alles, was Ihnen einfällt, auch wenn es sich dabei um völlig verrückte Lösungen handelt, Manchmal führen verrückte Ideen zu einer anderen, nützlicheren Lösung). Bitten Sie um Hilfe, wenn Sie Hilfe brauchen.
- ✔ **Planen Sie Ihre Zeit und werfen Sie regelmäßig einen Blick in Ihren Kalender.** Lassen Sie nicht zu, dass stundenlange sinnlose Bildschirmzeit Ihren Tag in Beschlag nimmt. Organisieren Sie Ihre täglichen Ziele und ordnen Sie sie nach Priorität. Planen Sie sich im Laufe des Tages auch Pausen mit ein. Verfallen Sie nicht in Hektik. Langsam und stetig kommen Sie am besten voran.

Entrümpeln

Unordnung und Durcheinander führen in der Regel dazu, dass man das Gefühl hat, die Kontrolle zu verlieren. In unserem Büro zum Beispiel fühlen wir uns schnell überfordert und hektisch, wenn die Stapel auf unseren Schreibtischen eine bestimmte Höhe erreichen. Menschen mit einer BPS neigen dazu, auf stressige Ereignisse aller Art, einschließlich Unordnung, sehr empfindlich und intensiv zu reagieren. Sie sind dann nicht nur überfordert, sondern reagieren auch mit Wut oder schierer Verzweiflung.

Wenn Ihre Emotionen durch Unordnung aufgewühlt sind, empfehlen wir Ihnen, sich der Aufgabe zu stellen, das Chaos zu beseitigen – egal, wie groß es geworden ist. Beginnen Sie mit einem einfachen Ziel, wie zum Beispiel:

- ✔ Täglich drei Blatt Papier wegwerfen.
- ✔ Fünf Minuten pro Tag damit verbringen, Müll wegzuwerfen.
- ✔ Fünf Minuten pro Tag damit verbringen, Ihre Schränke neu zu ordnen.
- ✔ Versuchen Sie, jede Woche oder jeden Monat einen Beutel mit nicht mehr getragener Kleidung an eine Wohltätigkeitsorganisation zu spenden.

Sie können eine oder mehrere der folgenden Faustregeln verwenden, um sich den Einstieg zu erleichtern:

- ✔ Werfen Sie Kleidung weg, die Sie seit einem Jahr oder länger nicht mehr getragen haben, es sei denn, Sie haben einen zwingenden Grund, einen bestimmten Gegenstand zu behalten (etwa aus Sentimentalität oder weil Sie bestimmte Kleidungsstücke nur sehr selten für eine Hochzeit oder einen anderen festlichen oder formellen Anlass tragen müssen).
- ✔ Zeitungen und Zeitschriften können zu neuem Papier recycelt werden, wenn sie korrekt entsorgt werden. Es bringt Ihnen nichts, sie aufzubewahren.
- ✔ Alte Bücher, die Sie nicht noch einmal lesen, können noch andere Leser finden; sie sammeln in Ihrem Bücherregal nur Staub an.

Entscheidungen sind viel schwieriger zu treffen, wenn man emotional aufgewühlt ist und sich überfordert fühlt. Versuchen Sie, aufzuräumen und neu zu ordnen, wenn Sie sich ruhig fühlen (siehe Kapitel 16 für Ideen, wie Sie Ihre Emotionen beruhigen können). Teilen Sie außerdem die übergreifenden Aufgaben in kleinere Schritte auf, damit Sie jeden einzelnen Schritt leichter bewältigen können.

Nachdem Sie beim Ausmisten ein wenig Fortschritte gemacht haben, sollten Sie in Betracht ziehen, die Gegenstände zu ordnen, die Sie behalten möchten. Erstellen Sie eine Liste mit Kategorien und planen Sie dann, wo Sie Gegenstände einer bestimmten Kategorie aufbewahren möchten. Weitere gute Ideen zum Aufräumen finden Sie in *Entrümpeln & Ausmisten für Dummies* von Jennifer Fredewess, (2020, Wiley-VCH).

Besser auf Ihren Körper achten

Ein gesunder Körper ist stressresistent und sorgt dafür, dass Sie sich emotional und körperlich besser fühlen. In den nächsten Abschnitten erklären wir, wie Sie die Gesundheit Ihres Körpers auf verschiedene Weise verbessern und erhalten können.

Manchmal fühlen sich Menschen mit einer BPS vom Leben an sich so überfordert, dass die Vorstellung, etwas anderes zu tun als nur zu leben, unerreichbar scheint. Wenn Sie sich so fühlen, sollten Sie die folgenden Abschnitte lesen. Aber setzen Sie die Vorschläge erst dann in die Tat um, wenn Sie dazu bereit sind. Vielleicht möchten Sie in Teil IV mehr über verschiedene Behandlungsmöglichkeiten der BPS lesen, bevor Sie die folgenden Aufgabenbereiche in Angriff nehmen.

Ernährungsumstellung

Eine gute Ernährung legt den Grundstein für eine gute körperliche Gesundheit. Wenn Sie jedoch alle aktuellen Bücher und Artikel über Ernährung lesen und alle Ratschläge zu beherzigen versuchen, kann das mehr Stress verursachen, als Sie ohnehin schon haben, denn Ernährungsratschläge ändern sich fast so oft wie das Wetter. Was Sie heute meiden oder verringern sollen, hilft Ihnen morgen beim Abnehmen oder macht Sie fitter. Mit Ernährungsratgebern Schritt zu halten, ist fast so schwierig wie die Suche nach der Erbse in einem Hütchenspiel.

Einige Ernährungstipps werden sich jedoch wahrscheinlich bewähren. Wir empfehlen Ihnen, sich an die folgenden allgemeinen Ernährungsgrundsätze zu halten, anstatt sich über die neuesten Ernährungstrends Gedanken zu machen:

- **Essen Sie unverarbeitete Lebensmittel.** Industriell verarbeitete Lebensmittel nehmen dem Verdauungssystem zu viel Arbeit ab, sodass Ihr Körper Zucker schneller aufnimmt, als gut für Sie ist. Versuchen Sie, unverarbeitete Früchte, Getreide und Gemüse zu essen, und vermeiden Sie verarbeitete Lebensmittel wie Kekse, Chips, Weißbrot und Nudeln so weit wie möglich. Viele unverarbeitete Lebensmittel sind zudem nährstoffreich, das heißt sie enthalten viele Vitamine und Mineralstoffe, wenig oder keinen zugesetzten Zucker oder Salz und relativ wenige Kalorien.

- **Essen Sie gesunde Fette in Maßen.** Zu den guten Fetten gehören fetter Fisch, Olivenöl, Avocados, Nüsse und Samen. Und die gute Nachricht ist, dass dunkle Schokolade dazugehört. Um gesund zu sein, muss die Schokolade allerdings zuckerarm sein.

- **Zucker reduzieren.** Die meisten Menschen essen zu viel Zucker. Zucker liefert leere Kalorien und kann zu gesundheitlichen Problemen wie Diabetes oder Prädiabetes führen. Zucker ist auch ein Risikofaktor für Fettleibigkeit und Herzerkrankungen. Achten Sie auf die Lebensmitteletiketten und versuchen Sie, Lebensmittel mit zugesetztem Zucker zu vermeiden.

- **Ausgewogene Proteinzufuhr.** Im Allgemeinen sollten Sie zu den meisten Mahlzeiten etwas Protein zu sich nehmen, da es die Muskeln gesund hält und für die allgemeine Gesundheit unerlässlich ist. Hülsenfrüchte wie zum Beispiel Bohnen sind eine besonders gute Proteinquelle, weil sie auch Ballaststoffe enthalten, fettarm sind und langsam aufgenommen werden. Andere gute Proteinquellen sind Fisch und Geflügel; Schweinefleisch und rotes Fleisch sind zwar gute Proteinquellen, aber ungesund, wenn zu oft verzehrt.

- **Nehmen Sie Ballaststoffe zu sich.** Ballaststoffe halten Ihren Darm sauber. Sie verlangsamen auch die Aufnahme von Zucker und helfen so, ungesunde Spitzen im Insulinspiegel zu verhindern. Die meisten Menschen nehmen nicht genug Ballaststoffe zu sich. Viele Ballaststoffe haben Haferflocken, Vollkornprodukte, Bohnen, frisches Gemüse und auch zum Beispiel Leinsamen. Nehmen Sie täglich 25 bis 30 Gramm Ballaststoffe zu sich.

Versuchen Sie vor allen Dingen, Ihren Stress nicht durch Essen zu bewältigen. In Kapitel 16 finden Sie zahlreiche Ideen, wie Sie sich in Zeiten des Umbruchs beruhigen können. Essen kann auch helfen, aber nur kurzfristig. Langfristig führt übermäßiges Essen zu Gewichtszunahme und Selbstvorwürfen, jedoch nicht zu allgemeiner Ruhe oder einem hohen Selbstwertgefühl.

Energie durch Bewegung

Eine weitere großartige Möglichkeit, mit Stress umzugehen, ist Bewegung. Die Vorteile von Bewegung sind in der heutigen Welt allgemein bekannt – sie senkt das Risiko von Herzerkrankungen, Bluthochdruck, Typ-2-Diabetes, Schlaganfall und Übergewicht. Darüber hinaus reduziert Bewegung Entzündungen, stärkt die Knochen, verbessert die Muskel- und Gelenkfunktionen und führt bei älteren Erwachsenen zu einer besseren Gedächtnis- und Gehirnfunktion (was für uns Anreiz genug ist!). Bewegung lindert auch Angstzustände und Depressionen –Symptome, die häufig mit einer BPS einhergehen. Außerdem ist Bewegung eine schnelle Möglichkeit, um Stress abzubauen. Wir empfehlen Ihnen, vier Hauptarten von Bewegung zur Stressbewältigung und für die allgemeine Gesundheit in Betracht zu ziehen:

- ✔ **Ausdauer:** Bei Ausdauertraining werden das Herz und der Blutkreislauf in Schwung gebracht. Die allgemeine Empfehlung der Weltgesundheitsorganisation (WHO) lautet: Man sollte den Körper mindestens 150 Minuten pro Woche »moderat bewegen« oder 75 Minuten intensiven Ausdauersport treiben, um Krankheiten vorzubeugen. Beispiele für solchen Ausdauersport sind Joggen, zügiges Gehen, Schwimmen, Radfahren, Tanzen, Tennisspielen und viele Übungen in Fitnesskursen.

- ✔ **Krafttraining:** Krafttraining erhält die Stabilität der Knochen und die Muskelkraft. Zu den Aktivitäten gehören das Heben verschiedener Arten von Gewichten, Liegestütze, Sit-ups, Kniebeugen, Planks und das Training an Kraftgeräten im Fitnessstudio. Dabei sollten alle wichtigen Muskelgruppen (Beine, Hüften, Arme, Schultern, Rücken, Brust und Bauch) trainiert werden.

- ✔ **Dehnen/Beweglichkeit:** Es gibt keine einheitliche Empfehlung, wie viele Dehn- und Beweglichkeitsübungen Sie durchführen sollten. Es ist jedoch sinnvoll, vor und nach anderen Trainingsarten einige Minuten für diese Aktivität einzuplanen.

- ✔ **Gleichgewicht:** Obwohl oft vernachlässigt, runden Gleichgewichtsübungen unser empfohlenes Trainingsprogramm ab. Sie können auf einem Bein stehen, während Sie Gewichte heben, einen Tai-Chi-Kurs besuchen, sich beim Zähneputzen auf ein Bein stellen oder auf einem Schwebebalken balancieren. Versuchen Sie, täglich zumindest ein wenig an Ihrem Gleichgewicht zu arbeiten.

Ausreichend Schlaf

Schlaf ist ein weiterer wichtiger Bestandteil jeder Initiative zur Stressbewältigung. Im Allgemeinen benötigen Menschen etwa 7 bis 8 Stunden Schlaf, um bei bester Gesundheit zu bleiben. Schlaf ermöglicht die Regeneration von Körperzellen und fördert das Gedächtnis und die Konzentration. Viele emotionale Störungen, einschließlich der BPS, beeinträchtigen den Schlaf – manchmal kommt es zu übermäßigem Schlaf, häufiger jedoch zu Schlafmangel. Schlafmangel kann wiederum zu den folgenden Problemen führen:

- ✔ Stimmungsschwankungen
- ✔ Emotionale Ausbrüche
- ✔ Verminderte Immunfunktion
- ✔ Verminderte Fähigkeit zur Frustrationsbewältigung
- ✔ Gewichtszunahme
- ✔ Unflexibles Denken
- ✔ Verminderte Belastbarkeit

Die meisten Menschen leiden gelegentlich unter Schlaflosigkeit oder Schlafstörungen. Wenn Sie jedoch ständig Probleme haben, ein- und durchzuschlafen, sollten Sie Ihren Hausarzt aufsuchen. Schlaflosigkeit kann auch durch eine körperliche Erkrankung oder ein Medikament, das Sie einnehmen, verursacht werden.

Nehmen Sie eine Liste aller Ihrer verschreibungspflichtigen und rezeptfreien Medikamente sowie Nahrungsergänzungsmittel oder Vitamine mit, wenn Sie Ihren Arzt aufsuchen.

Wir empfehlen Ihnen, Ihre Schlafprobleme ohne die Einnahme von Schlaftabletten zu bewältigen, da diese abhängig machen können und die Schlafqualität stark beeinträchtigen. Probieren Sie einige einfache Techniken aus, die Ihnen beim Schlafen helfen, bevor Sie auf Medikamente zurückgreifen.

Die erste Faustregel für einen guten Schlaf ist eine Routine. Gehen Sie jeden Tag etwa zur gleichen Zeit ins Bett und stehen Sie zur gleichen Zeit auf. Sie sollten die letzten Stunden Ihres Abends damit verbringen, sich zu entspannen. In der Zeit vor dem Schlafengehen sollten Sie zum Beispiel

- ✔ ein warmes Bad nehmen
- ✔ Musik hören
- ✔ ein Buch lesen
- ✔ fernsehen (aber keine verstörenden Inhalte)
- ✔ einen kleinen Snack zu sich nehmen
- ✔ warme Milch trinken
- ✔ übermäßige Bildschirmzeit vermeiden, da dies den Biorhythmus stören kann

- ✔ keinen Alkohol trinken und kein Cannabis konsumieren, auch wenn das subjektiv erst einmal zu helfen scheint »runterzukommen« und besser einzuschlafen – beides hat erwiesenermaßen negative Auswirkungen auf die Schlafqualität
- ✔ nicht zu viel Flüssigkeit zu sich nehmen (es sei denn, Sie stehen gerne mitten in der Nacht auf)
- ✔ keine koffeinhaltigen Getränke trinken (wenn Koffein Sie wach hält); versuchen Sie es mit entkoffeiniertem Tee, wenn Sie etwas Warmes möchten
- ✔ sich nicht auf Streitigkeiten einlassen
- ✔ keine Zigaretten rauchen
- ✔ eine oder zwei Stunden vor dem Schlafengehen keinen (intensiven) Sport mehr treiben

Achten Sie auf bequeme Bettwäsche und Kissen. Versuchen Sie, um Ihre Schlafqualität zu maximieren, in einem kühlen, dunklen und gut belüfteten Raum zu schlafen.

Vermeiden Sie tagsüber Nickerchen und achten Sie darauf, sich zu bewegen (im Abschnitt »Energie durch Bewegung« weiter vorne in diesem Kapitel finden Sie dazu Anregungen). Lesen Sie auch den nachstehenden Kasten *Kognitive Verhaltenstherapie (KVT) bei Schlaflosigkeit*, wenn Sie weitere Ideen suchen, wie Sie Ihren Schlaf verbessern können.

Kognitive Verhaltenstherapie (KVT) bei Schlaflosigkeit

Obwohl Schlaftabletten oft kurzfristig wirken, bringen sie zahlreiche Nachteile mit sich. Beispielsweise benötigen viele Menschen mit der Zeit höhere Dosierungen, was zu einer Abhängigkeit führen kann. Darüber hinaus wird eine langfristige Einnahme mit Gedächtnisproblemen und einem erhöhten Demenzrisiko in Verbindung gebracht. Eine kognitive Verhaltenstherapie (KVT) ist in der Regel eine viel bessere Option und wirkt mindestens genauso gut.

Eine KVT bei Schlaflosigkeit wird oft von Psychologen und anderen speziell ausgebildeten psychologischen Beratern durchgeführt. Die Behandlung beginnt in der Regel mit dem Führen eines Schlaftagebuchs über mindestens eine Woche. Dann sind mehrere wichtige Schritte zu unternehmen. Zunächst müssen Sie lernen, Ihr Bett mit Schlaf *in Verbindung zu bringen*. Dies können Sie erreichen, indem Sie sich feste Schlaf- und Wachzeiten setzen und das Bett verlassen, wenn Sie nicht innerhalb von etwa 20 Minuten eingeschlafen sind. Sie sollten sich nur im Bett aufhalten, wenn Sie sich müde fühlen (Anmerkung: Sex ist als Ausnahme natürlich zugelassen). Wenn Sie nicht einschlafen konnten und nach 20 Minuten wieder aufstehen, sollten Sie eine langweilige (aber nicht anregende) Aufgabe erledigen, wie etwa die Arbeitsplatte in der Küche putzen. Gehen Sie erst wieder ins Bett, wenn Sie sich müde fühlen. Diesen Zyklus sollten Sie wiederholen, wenn Sie nicht innerhalb von etwa 20 Minuten einschlafen. Der Grund dafür ist, dass Ihr Gehirn das Bett mit Schlaf assoziieren muss und nicht mit Hin-und-her-Wälzen. Das ist der schwierigste Schritt, aber er hilft wirklich!

Die kognitive Verhaltenstherapie bei Schlaflosigkeit konzentriert sich auch auf die Schlafhygiene. Zur Schlafhygiene gehört, dass das Schlafzimmer dunkel, kühl, gemütlich und frei von Ablenkungen ist. Sie sollten auch psychotrope Substanzen (zum Beispiel Alkohol, Cannabis, Koffein) und Sport unmittelbar vor dem Schlafengehen vermeiden. Die KVT vermittelt ebenso Entspannungs- und/oder Meditationsfähigkeiten. (Weitere Informationen finden Sie in Kapitel 16.)

Und schließlich hilft die KVT Menschen mit Schlaflosigkeit, anders über den Schlaf zu denken. Problematische Gedanken sind etwa: »Ich kann es nicht ertragen, wenn ich nicht schlafe«, »Ich werde meine Arbeit morgen nicht schaffen, wenn ich nicht acht Stunden schlafe«, oder »Mein Chef will mich gleich morgens sehen, ich frage mich, warum, vielleicht gibt es schlechte Nachrichten.« Die KVT lehrt Klienten, solche Gedanken neu zu bewerten und realistischere Antworten zu finden, wie beispielsweise: »Ich mag das nicht, aber ich habe schon viele schlaflose Nächte in meinem Leben überstanden.«

Viele Menschen berichten von störenden Gedanken, während sie versuchen einzuschlafen. Diese Gedanken rasen durch ihren Kopf und wiederholen sich ständig. Wenn das passiert, ist es oft nützlich, die Neubewertung der Gedanken mit Meditation zu kombinieren.

Im Gegensatz zu Schlafmitteln bleibt die kognitive Verhaltenstherapie bei Schlaflosigkeit meist wirksam, wenn man die Techniken erst einmal erlernt hat. Weitere Informationen darüber, wie Sie einen in KVT für Schlaflosigkeit ausgebildeten Therapeuten finden, erhalten Sie bei Ihrer Krankenkasse.

Gesunde Maßnahmen ergreifen

Viele Menschen mit einer BPS haben Schwierigkeiten, angemessen für sich selbst zu sorgen. Sie fühlen sich von Stress und dem Leben überfordert und haben nicht die Energie, sich ausreichend um ihre Gesundheit zu kümmern. Für den Erhalt der eigenen Gesundheit muss man sich aktiv einsetzen. Dafür braucht man aber nicht viel Zeit. Versuchen Sie, die folgenden guten Gewohnheiten in Ihr Leben zu integrieren, um Ihre Gesundheit zu verbessern und zu erhalten:

- ✔ **Waschen Sie sich häufig die Hände, insbesondere während Pandemien oder der Erkältungs- und Grippesaison.** Befeuchten Sie Ihre Hände mit sauberem Wasser, schäumen Sie sie mit Seife ein, waschen Sie sie 20 Sekunden lang (etwa so lange, wie man »Happy Birthday« singt) und spülen Sie sie dann ab. Und das gründliche Abtrocknen nicht vergessen.
- ✔ **Verwenden Sie Sonnenschutzmittel.** Versuchen Sie, sich keinen Sonnenbrand zu holen und setzen Sie sich nicht zu lange der direkten Sonne aus. Übermäßige Sonneneinstrahlung kann zu Falten führen, aber wesentlich ernster ist das Hautkrebsrisiko.
- ✔ **Schützen Sie Ihre Ohren vor übermäßig lauten Geräuschen.** Wenn Sie Ihr Gehör über längere Zeit extrem lauten Geräuschen aussetzen, kann dies Ihr Gehör schädigen.

- **Machen Sie bei der Arbeit häufiger kurze Pausen (so viele und so oft, wie es Ihnen erlaubt ist).** Idealerweise sollten Sie etwa jede Stunde aufstehen und ein wenig herumlaufen.
- **Achten Sie auf Anzeichen eines Schlaganfalls oder Herzinfarkts.** Wir wollen Ihnen keine Angst machen, aber wenn Sie diese Anzeichen kennen, kann das Ihr Leben (oder das eines anderen Menschen) retten.
- **Benutzen Sie täglich Zahnseide.** Wenn Sie jeden Tag einige Minuten Ihre Zahnzwischenräume mit Zahnseide reinigen, verbessert und erhält dies nicht nur die Gesundheit Ihrer Zähne und Ihres Zahnfleisches, sondern kann auch Infektionen reduzieren, die zu Herzerkrankungen beitragen können.
- **Hören Sie regelmäßig einen Podcast zum Thema Gesundheit.** Hören Sie einfach zu und lernen Sie viele interessante, gesunde Lebensweisen anderer Menschen kennen.
- **Lesen Sie die Etiketten auf Lebensmitteln.** Sie dürften schockiert sein, wie viel Zucker, Salz und Fett manche Lebensmittel enthalten. Das Lesen der Etiketten kann Ihnen helfen, bessere Ernährungsentscheidungen zu treffen.
- **Achten Sie darauf, dass Sie immer ausreichend geimpft sind.** Ihr Arzt kann Ihnen sagen, welche Impfungen Sie wann erhalten sollten.
- Lassen **Sie jährlich Ihr Blut auf eine Reihe von Werten untersuchen, darunter Cholesterin, Blutzucker, Leber- und Nierenfunktion sowie alle anderen Tests, die Ihr Arzt empfiehlt.** Besprechen Sie die Ergebnisse mit Ihrem Arzt.
- **Fahren Sie nur mit angelegtem Sicherheitsgurt.** Das Anlegen des Sicherheitsgurts schützt Sie nicht nur beim Fahren, sondern ist auch gesetzlich vorgeschrieben.

Wenn Sie diese Maßnahmen in Ihren Alltag integrieren, ist das keine Garantie für eine perfekte Gesundheit, aber es sind Schritte in die richtige Richtung. Darüber hinaus vermittelt die Befolgung dieser einfachen Tipps Ihnen das Gefühl, auf sich selbst aufzupassen, was sich wahrscheinlich positiv auf Ihre Stimmung und Ihr Gefühl der Kontrolle über das Leben auswirkt (beides typische Sorgen von Menschen mit BPS).

Mehr Zeit für sich selbst finden

Es braucht Zeit, um eine BPS zu verbessern und sich davon zu erholen. Allerdings haben wir alle meist wenig Zeit, nicht nur Menschen mit einer BPS. Wenn Sie mehr Zeit für sich selbst finden möchten, hilft es, zunächst aufzuschreiben, was Sie täglich machen. Versuchen Sie, für ein paar Tage oder besser noch Wochen die Anfangs- und Endzeiten all Ihrer Aktivitäten aufzuschreiben. Das muss nicht sehr ausführlich oder detailliert sein. Es reicht aus, wenn Sie einfach kurz festhalten, wie Sie Ihren Tag verbringen. So können Sie feststellen, ob Sie mehr oder weniger Zeit für bestimmte Aktivitäten wie Sport, Lesen, Nachdenken und so weiter. aufwenden sollten. Dafür können Sie zum Beispiel auch sogenannte Habit-Tracker als App auf Ihrem Smartphone nutzen oder natürlich auch einfach ein Notizbuch oder Ähnliches. Seien Sie bei Ihren Aufzeichnungen ehrlich. Wenn Sie beispielsweise versuchen, ein Buch zu schreiben, und jedes Mal, wenn Sie vor Ihrem Computer sitzen, 75 Prozent Ihrer Zeit in den sozialen Medien unterwegs sind, sollten Sie diese Aktivität nicht als Buch schreiben, 4 Stunden eintragen.

Informationen sind ein äußerst wirkungsvolles Hilfsmittel. Schauen Sie sich an, wie viel Zeit Sie mit Aktivitäten verschwenden, die Sie nicht weiterbringen. Nehmen Sie sich nach dem Aufzeichnen Ihrer täglichen Aktivitäten etwas Zeit, um über Ihre Daten nachzudenken. Überlegen Sie, wie Sie Ihre Aktivitäten ändern können, um Ihre Ziele effektiver zu erreichen. Oder planen Sie ein Treffen mit einem Therapeuten, um einige der Änderungen zu besprechen, die Sie möglicherweise vornehmen möchten, und wie Sie diese umsetzen können.

Mit etwas Mühe können Sie vielleicht drei, vier oder sogar noch mehr Stunden pro Woche finden, von denen Sie nicht wussten, dass Sie sie haben. Diese Zeit können Sie nun für Aktivitäten nutzen, die Sie weiterbringen und dafür sorgen, dass Sie sich besser fühlen.

Teil IV
Behandlungsmöglichkeiten der BPS

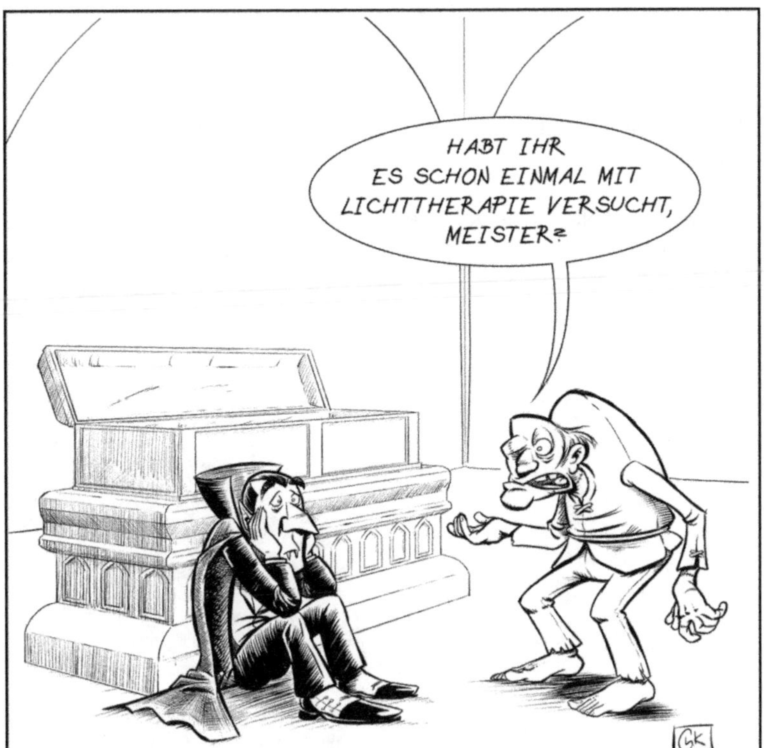

IN DIESEM TEIL …

Anders mit destruktiven Impulsen umgehen.

Neue Möglichkeiten zur Bewältigung schwieriger Emotionen finden.

Ein neues Verständnis für Sinn, Werte und die eigene Person entwickeln.

Bessere Beziehungen aufbauen.

Die Welt und andere Menschen anders wahrnehmen lernen.

Die Vor- und Nachteile von Medikamenten bei einer BPS aufdecken.

IN DIESEM KAPITEL

Ihr Impulsprofil ermitteln

Impulsivität bewerten und zügeln

Nach gesunden Alternativen zur Impulsivität suchen

Kapitel 15
Impulsivität zügeln

Impulse sind plötzliche, starke und unreflektierte Triebe, ein wahrgenommenes Bedürfnis oder Verlangen zu erfüllen. In den meisten Fällen wünschen sich Menschen mit einer BPS dasselbe wie andere Menschen auch. Sie wollen glücklich sein, sie wollen, dass sich andere Menschen um sie kümmern, sie wollen schlechte Gefühle loswerden, sie wollen Freude erleben. Menschen mit einer BPS haben im Allgemeinen keine unangemessenen Wünsche, aber sie haben häufig Schwierigkeiten mit der Stärke der Impulse und Frustrationen angemessen umzugehen – und das führt sie auf Irrwege, die manchmal in Katastrophen enden.

Wie Sie wahrscheinlich bereits wissen, ist ein *Impuls* ein Verlangen, ein Drang oder ein Wunsch. Der Begriff *Impulsivität* beschreibt eine Art und Weise, wie Menschen auf Impulse reagieren. Stellen Sie sich zum Beispiel vor, Sie schlendern in ein Juweliergeschäft und verspüren den Impuls, eine schöne Diamantbrosche zu besitzen. Wenn Sie sich dazu entschließen, die Glasvitrine zu zerschlagen, die Brosche zu greifen und zu fliehen, erleben Sie Impulsivität. Wenn Sie jedoch diesen Wunsch verspüren und feststellen, dass Sie sich zum einen die Brosche nicht leisten können und zum anderen Diebstahl als Mittel der Beschaffung ablehnen, werden Sie Ihren Impuls wahrscheinlich unterdrücken. Die meisten Menschen mit einer BPS würden keine Vitrine einschlagen, etwas mitnehmen und weglaufen. Sie handeln jedoch impulsiv, oft auf selbstzerstörerische Weise. In den Kapiteln 3 und 5 finden Sie weitere Informationen zur Impulsivität, die ein häufiges Symptom der BPS ist.

In diesem Kapitel zeigen wir Ihnen, wie Sie Ihre Impulsivität und die Folgen, die Sie aufgrund Ihrer impulsiven Handlungen erleben, besser wahrnehmen. Mit diesem Bewusstsein können Sie sich von Ihrer Impulsivität distanzieren und sich alle Ihre Optionen überlegen. Wir geben Ihnen Werkzeuge an die Hand, mit denen sich Ihre Impulsivität zügeln lässt. Abschließend schlagen wir einige gesündere Wege vor, um Ihre Bedürfnisse zu erfüllen.

Aufgrund ihrer Impulsivität neigen Menschen mit einer BPS dazu, unüberlegte Entscheidungen zu treffen. Diese Neigung kann dazu führen, dass sie leicht von anderen ausgenutzt werden. Sie können Betrügern, Schwindlern oder Hochstaplern zum Opfer fallen. Es schadet nie, kurz innezuhalten, bevor man wichtige Entscheidungen trifft.

Das Bewusstsein für impulsives Verhalten schärfen

Sie können in Ihrem Leben nur etwas ändern, von dem Sie wissen, dass es existiert. Wenn Menschen mit BPS impulsiv handeln, berichten sie oft, dass sie sich einiger wesentlicher Aspekte ihres impulsiven Verhaltens kaum bewusst sind. Zu diesen Aspekten gehören,

- ✔ was sie getan haben,
- ✔ wie sie sich gefühlt haben,
- ✔ was ihre Ziele waren, und
- ✔ was ihre Impulsivität überhaupt ausgelöst hat.

Stattdessen berichten sie, dass sie sich nur vage daran erinnern können, was sie getan haben, wie sie sich gefühlt haben, was sie erreichen wollten und was zu ihrem Verhalten geführt hat. Sie denken selten über diese Dinge nach und fragen sich auch nicht, ob sie ihre Ziele erreicht haben, weil sie sich normalerweise nicht daran erinnern, was ihre Ziele waren.

Veränderung beginnt mit der *Überwachung und Beobachtung* aller Aspekte der Impulsivität, die Sie erleben. Die Wahrnehmung Ihrer Impulsivität und die Entwicklung eines Bewusstseins dafür ist bereits der erste Schritt auf dem Weg, Ihr impulsives Verhalten zu verändern.

Wir empfehlen Ihnen, Kapitel 5 zu lesen, um die ganze Bandbreite impulsiver Verhaltensweisen zu verstehen, die Menschen mit einer BPS manchmal an den Tag legen. Anhand der Schilderungen des Verhaltens anderer Menschen können Sie möglicherweise feststellen, welche Probleme Sie mit Ihrer eigenen Impulsivität haben. Sobald Sie erkannt haben, welche impulsiven Verhaltensweisen Sie selbst zeigen, können Sie damit beginnen, diese zu ändern.

Die eigenen impulsiven Handlungen notieren

Während Sie Ihre impulsiven Handlungen notieren, können Sie Ihre Gedanken und Gefühle ordnen. Das hilft Ihnen, sich auf Veränderungen vorzubereiten. Machen Sie sich Notizen mit Ihrem Smartphone, Computer, Tablet oder einem einfachen Notizbuch. Denken Sie dabei nicht an Rechtschreibung oder Grammatik – niemand außer Ihnen wird diese Notizen lesen.

Einige Selbstbeobachtungsmaßnahmen, die wir im Folgenden beschreiben, kommen Ihnen jetzt vielleicht schwierig, wenn nicht gar unmöglich vor. Das ist ganz normal. Beginnen Sie mit den Maßnahmen, die Sie sich zutrauen. Lassen Sie es langsam angehen. Mit der Zeit werden Sie wahrscheinlich weitere Maßnahmen ausprobieren wollen und durchführen können. Wie bei den meisten Übungen in diesem Buch werden Sie wahrscheinlich mehr davon haben, wenn Sie sie mit einem Therapeuten durchführen oder zumindest gemeinsam besprechen.

Die folgenden Maßnahmen sollen Ihnen dabei helfen, Ihre Impulsivität zu beobachten und ein Bewusstsein dafür zu entwickeln:

1. **Beschreiben Sie jede impulsive, unüberlegte Handlung.**

   Zu den Beispielen für häufige impulsive Verhaltensweisen gehören Selbstverletzung, Kauforgien, Glücksspiel, Ladendiebstahl, Essattacken, rücksichtsloses Fahren, riskanter Sex und Substanzmissbrauch. Impulsives Verhalten kann fast alles umfassen, was Sie unüberlegt tun, insbesondere Handlungen, die zu einer direkten oder indirekten Schädigung Ihrer selbst oder einer anderen Person führen können. Geben Sie in Ihrer Beschreibung detailliert an, was Sie getan haben.

2. **Überlegen Sie, wo Sie waren und was Sie taten, bevor Sie impulsiv handelten.**

   Waren Sie bei der Arbeit, bei einer befreundeten Person, auf einer Party, in einer Bar oder saßen Sie zu Hause vor dem Fernseher, als Sie Ihren impulsiven Drang verspürten? Diese Informationen können Ihnen helfen zu erkennen, welche Situationen Ihr impulsives Verhalten auslösen.

3. **Erklären Sie, wie Sie sich fühlten, bevor Sie impulsiv handelten.**

   Zu den verbreiteten Gemütszuständen vor impulsivem Verhalten gehören: gelangweilt, ängstlich, eifersüchtig, neidisch, bedürftig, wütend, verletzlich, verärgert, traurig, aufgeregt, sexy, kritisch, beschämt, schuldig, betäubt, unwirklich, distanziert, nachtragend.

4. **Notieren Sie, was aus Ihrer Sicht als Folge Ihres impulsiven Verhaltens geschehen würde oder geschehen sollte.**

   Dachten Sie beispielsweise, dass Sie sich weniger gelangweilt, mehr verbunden, lebendiger oder von schmerzhaftem Druck entlastet fühlen würden? Oder dass Sie sich bei einer sozialen Interaktion mehr unter Kontrolle fühlen würden, weniger eifersüchtig oder weniger wütend sein würden? Fragen Sie sich, welche Ziele Sie durch Ihr impulsives Verhalten erreichen wollten.

5. **Drücken Sie aus, wie Sie sich nach dem impulsiven Verhalten gefühlt haben. Haben Sie Ihre Ziele erreicht?**

   Möglicherweise stellen Sie fest, dass Sie zwar während Ihrer impulsiven Handlung einen kurzen Rausch, einen Adrenalinstoß, verspüren, Ihre Gefühle jedoch schnell wieder neutral werden oder sich nach Abschluss der Handlung verschlimmern. Zu den häufig vorkommenden Gefühlen nach impulsiven Handlungen gehören Schuld, Scham, Reue, Bedauern, Selbsthass und ein Gefühl der Isolation. Welche Gefühle und Ergebnisse Sie auch immer erleben, schreiben Sie sie auf.

Eine Fallstudie zur Impulskontrolle

Michaela, eine junge verheiratete Frau mit einer BPS, hat Probleme mit ihrer Impulsivität. Das folgende Beispiel wirft einen Blick auf ihre Erfahrungen mit Impulsivität und beschreibt mehrere typische impulsive Handlungen und die damit verbundenen Auslöser, Gefühle und Folgen.

> **Michaela** und ihr Ehemann Markus leben in einem großen Haus in den Bergen mit Blick auf die Stadt. Die umliegende Nachbarschaft kennt ihre Partys mit Catering, großartiger lokaler Unterhaltung und reichlich alkoholischen Getränken.
>
> Seit ihren wilden Jahren hat sich Michaela etwas beruhigt. Sie schätzt es, einen Ehemann zu haben, auch wenn er viel älter ist als sie. Sie mag es, sich keine Sorgen um Geld machen zu müssen, und genießt die Aufmerksamkeit, die Markus ihr schenkt.
>
> Heute Abend findet ihr jährliches Sommerfest statt. Michaela legt letzte Hand an ihr Make-up und bittet Markus, ihr die neue Halskette umzulegen. »Wow«, Markus schaut sie anerkennend an, »du siehst wirklich heiß aus. Die Jungs werden ihre Augen nicht von dir lassen können. Meinst du, das Kleid ist vielleicht etwas zu tief ausgeschnitten?«
>
> Michaela umarmt ihn ganz fest und sagt: »Das ist alles für dich, Schatz.« Bei dem Gedanken, dass andere Männer ihr den Hof machen, spürt sie Erregung in sich aufsteigen. Sie hatte seit über einem Jahr keine Affäre mehr und sehnt sich sowohl nach der Gefahr als auch nach dem Nervenkitzel. Schließlich hat sie sich in letzter Zeit ein wenig gelangweilt.
>
> Nachdem die Party in Gang gekommen ist, fällt Michaelas Blick auf Stephan, einen alten Freund, der bei einer Frau steht, die sie nicht kennt. Obwohl sie nie eine Beziehung mit Stephan hatte, ist sie sofort eifersüchtig, weil die beiden sich offensichtlich nahestehen. Sie verspürt den dringenden Wunsch, die Aufmerksamkeit von Stephan auf sich zu ziehen. Sie schlendert zu Stephan, küsst ihn auf die Wange und schmiegt sich an seinen Körper. Der Kuss dauert etwas zu lange.
>
> »Wer ist das?«, fragt Michaela Stephan und zeigt auf seine Begleiterin. »Sie sieht mir ein bisschen zu belesen aus.«
>
> »Das ist Susi, meine neue Freundin«, antwortet er.
>
> Michaela sagt: »Hallo Susi, ich muss kurz mit Stephan sprechen. Es ist etwas Persönliches. Du bist nicht eifersüchtig, oder?«
>
> Susi stottert: »Äh, nein. Das ist natürlich in Ordnung. Ich sehe da hinten jemanden, den ich kenne.«
>
> Nachdem sie mit Stephan allein ist, sagt Michaela: »Wie wäre es, wenn du sie loswirst und wir eine Weile nach oben gehen? Mein Mann ist beschäftigt und betrunken; er wird es nicht bemerken. Und deine Susi sieht sowieso langweilig aus.«
>
> Stephan wirkt geschockt und antwortet: »Michaela, nein. Du bist eine attraktive Frau, aber so etwas kann ich nicht tun. Was ist in dich gefahren? Du bist verheiratet. Ich war auf deiner Hochzeit.«

> Michaela stürmt wütend in die Küche und beginnt, Whisky zu trinken. Nachdem sie ein Glas Whisky gekippt hat, nimmt sie einen anderen Mann aufs Korn. Der erste, dem sie begegnet, ist genauso betrunken wie sie und nimmt ihre Einladung zu einer schnellen Begegnung im Obergeschoss gerne an. Danach fühlt sie sich schrecklich und zieht sich in ihr eigenes Badezimmer zurück. Weinend setzt sie sich auf den Rand der Badewanne und schneidet sich mit einer Rasierklinge in die Oberschenkel.

Zwei Tage später hat Michaela einen Termin bei ihrem Therapeuten. Sie fühlt sich schrecklich und schämt sich. Ihr Therapeut hört sich Michaelas Schilderungen an und hilft ihr, ihre Impulsivität zu erkennen und zu verstehen. Sie identifizieren impulsive Verhaltensweisen wie Verführung, Trinken und Sex. Tabelle 15.1 zeigt, was sie gemeinsam über ihren Versuch, einen Freund zu verführen, herausgefunden haben.

1. Beschreiben Sie jede Situation, in der Sie impulsiv und unüberlegt gehandelt haben.	Ich habe versucht, einen alten Freund zu verführen. Ich bin einfach auf ihn und seine Freundin zugegangen und habe ihn mir geschnappt.
2. Überlegen Sie, wo Sie waren und was Sie taten, bevor Sie impulsiv handelten.	Ich war zu Hause. Ich hatte ein oder zwei Drinks, bevor die Gäste zur Party kamen. Partys finde ich immer aufregend.
3. Erklären Sie, wie Sie sich gefühlt haben, bevor Sie impulsiv gehandelt haben.	Vor der Party war mir langweilig. Aber dann wurde ich eifersüchtig, als Stephan mit einer neuen Freundin hereinkam.
4. Halten Sie fest, was Sie dachten oder hofften, dass als Ergebnis Ihres impulsiven Verhaltens geschehen würde.	Ich dachte, wenn ich einen Typen verführe, würde ich mich wieder lebendig fühlen und die Langeweile, die ich in letzter Zeit verspürt hatte, würde nachlassen.
5. Schildern Sie, wie Sie sich nach dem impulsiven Verhalten gefühlt haben. Haben Sie Ihre Ziele erreicht?	Ich war wütend. Ich konnte nicht glauben, dass er mich abgewiesen hat. Er hat mich so wütend gemacht, dass ich angefangen habe zu trinken. Also, nein, ich glaube nicht, dass ich meine Ziele erreicht habe.

Tabelle 15.1: Michaelas Beobachtungen von Impulsen: Verführung

Nachdem Michaela diese Informationen mit ihrem Therapeuten besprochen hat, erkennt sie, dass Partys, Langeweile und sogar ein wenig Alkohol ihr impulsives Verhalten auslösen. Sie erkennt auch, dass sie sich danach nicht besser fühlte, sondern wütend war. Eine Überprüfung ihrer nächsten Aufzeichnung problematischen Verhaltens, die in Tabelle 15.2 dargestellt ist, hilft ihr, ihre Impulsivität noch besser zu verstehen.

Michaela und ihr Therapeut sprechen darüber, wie impulsives Trinken zu noch impulsiverem Verhalten führt. Michaela hatte anfangs das Gefühl, dass das Trinken ihr half, ihre Ziele zu erreichen, und tatsächlich war das für eine kurze Zeit auch der Fall. Aber das Trinken führte auch zu einem fragwürdigeren Ergebnis – Sex mit einem nahezu Fremden. Tabelle 15.3 zeigt, was sie über ihre nächste impulsive Handlung herausfindet.

1. Beschreiben Sie jede Situation, in der Sie impulsiv und unüberlegt gehandelt haben.	Ich fing an, Whisky pur zu trinken.
2. Überlegen Sie, wo Sie waren und was Sie taten, bevor Sie impulsiv handelten.	Ich wurde von jemandem in meinem eigenen Haus abgewiesen. Um mich herum herrschte Partystimmung und es wurde viel Alkohol getrunken.
3. Erklären Sie, wie Sie sich gefühlt haben, bevor Sie impulsiv gehandelt haben.	Ich war total aufgebracht und wütend. Ich fühlte mich auch verletzt.
4. Halten Sie fest, was Sie dachten oder hofften, dass als Ergebnis Ihres impulsiven Verhaltens geschehen würde.	Ich dachte einfach, dass ich mich mit etwas Whisky besser fühlen würde – weniger wütend und verletzt. Ich hatte keine anderen Ziele.
5. Schildern Sie, wie Sie sich nach dem impulsiven Verhalten gefühlt haben. Haben Sie Ihre Ziele erreicht?	Durch das Trinken hatte ich noch mehr Lust auf Sex. Nachdem ich genug getrunken hatte, stürzte ich mich auf jemanden, von dem ich wusste, dass ich ihn rumkriegen könnte. In dieser Hinsicht hat mir das Trinken geholfen, meine Ziele zu erreichen – ich hatte Sex.

Tabelle 15.2: Michaelas Beobachtungen von Impulsen: Trinken

1. Beschreiben Sie jede Situation, in der Sie impulsiv und unüberlegt gehandelt haben.	Ich habe mich auf einen Typen gestürzt und hatte Sex mit ihm. Ich weiß nicht einmal mehr, wie er hieß.
2. Überlegen Sie, wo Sie waren und was Sie taten, bevor Sie impulsiv handelten.	Ich war in der Küche und habe wie eine Verrückte getrunken. Dann habe ich den Typen nach oben geschleppt und hatte Sex mit ihm.
3. Erklären Sie, wie Sie sich gefühlt haben, bevor Sie impulsiv gehandelt haben.	Ich fühlte mich betrunken. Ich konnte kaum noch stehen. Whisky und Sex fühlten sich aber gut an.
4. Halten Sie fest, was Sie dachten oder hofften, dass als Ergebnis Ihres impulsiven Verhaltens geschehen würde.	Ich hoffte, dass es meine Gefühle von Ablehnung, Schmerz und Wut lindern würde.
5. Schildern Sie, wie Sie sich nach dem impulsiven Verhalten gefühlt haben. Haben Sie Ihre Ziele erreicht?	Ich habe mich schrecklich gefühlt und war von mir selbst angewidert. Ich habe mich wie eine totale Schlampe gefühlt und mich total geschämt. Ich hatte auch ein schlechtes Gewissen, weil ich das meinem Mann angetan habe. Ich kann nicht glauben, dass er es nicht herausgefunden hat, aber beim nächsten Mal könnte das passieren. Ich habe aus dieser Erfahrung nichts gelernt. Ich kann mich nicht einmal daran erinnern, wie der Sex war.

Tabelle 15.3: Michaelas Beobachtungen von Impulsen: Sex

Michaela schluchzt, als sie mit ihrem Therapeuten ihre dritte Liste mit Beobachtungen durchgeht. Sie erkennt, dass ihre momentanen Impulse dazu führen, dass sie sich noch schlechter fühlt, und dass sie ihr langfristig nicht dabei helfen, das zu bekommen, was sie will. Zum ersten Mal gesteht sie ihrem Therapeuten, dass sie sich selbst schneidet, wenn sie sich schämt. Beide sind sich einig, dass das Schneiden auch ein impulsives Verhalten ist. In Tabelle 15.4 finden Sie Michaelas abschließende Beobachtung der Impulse.

1. Beschreiben Sie jede Situation, in der Sie impulsiv und unüberlegt gehandelt haben.	Ich habe mir wieder mit einer Rasierklinge in die Oberschenkel geschnitten.
2. Überlegen Sie, wo Sie waren und was Sie taten, bevor Sie impulsiv handelten.	Ich lag im Bett und hatte Sex mit einem Mann, den ich noch nie zuvor getroffen hatte.
3. Erklären Sie, wie Sie sich gefühlt haben, bevor Sie impulsiv gehandelt haben.	Ich schämte mich schrecklich für mich selbst. Mir war übel und ich fühlte mich schuldig. Ich hatte Angst, dass mein Mann mich erwischen würde. Es war schrecklich.
4. Halten Sie fest, was Sie dachten oder hofften, dass als Ergebnis Ihres impulsiven Verhaltens geschehen würde.	Ich wollte mich selbst bestrafen. Ich dachte, ich würde mich besser fühlen, wenn ich das täte.
5. Schildern Sie, wie Sie sich nach dem impulsiven Verhalten gefühlt haben. Haben Sie Ihre Ziele erreicht?	Nachdem ich mich selbst geschnitten hatte, beruhigte ich mich etwas. Aber jetzt schäme ich mich so sehr für all die Narben, die ich habe. Mich selbst zu verletzen, bringt mich sicher nicht weiter.

Tabelle 15.4: Michaelas Beobachtungen von Impulsen: Schneiden

Michaelas Abend verlief aufgrund ihrer langen Reihe impulsiver Verhaltensweisen zunehmend katastrophal. Impulsives Verhalten kann zwar kurzfristige Vorteile mit sich bringen, wie zum Beispiel eine kurze Linderung störender Gefühle, aber diese Vorteile sind flüchtig und führen in der Regel nur zu noch mehr impulsivem Verhalten.

Impulsivität beginnt im Gehirn

Stellen Sie sich Ihr Gehirn als ein System aus vielen miteinander verbundenen Bereichen vor. Um effektiv vorauszuplanen und Impulsivität zu verhindern, muss Ihr Gehirn alle diese Bereiche drosseln, damit Sie nicht unüberlegt handeln. Ein Bereich Ihres Gehirns behält beispielsweise die Erinnerungen an die Vergangenheit im Auge. Ein anderer Bereich Ihres Gehirns befasst sich mit Gedanken an die Zukunft, und ein weiterer Bereich verarbeitet, was im gegenwärtigen Moment vor sich geht. Zu guter Letzt berücksichtigt und integriert ein vierter Bereich die Auswirkungen der Vergangenheit, Gegenwart und Zukunft – und trifft dann eine Entscheidung. All diese Bereiche zu verwalten, ist für viele Menschen eine schwierige Aufgabe, nicht nur für diejenigen mit einer BPS.

Impulsivität im Zaum halten

Menschen mit einer BPS, die unter dem Symptom der Impulsivität leiden, geraten in Schwierigkeiten, die von kleineren Streitigkeiten mit dem Partner bis hin zu einer Fahrt in Handschellen auf dem Rücksitz eines Polizeiwagens reichen können. Daher muss sich ein Teil der Genesung vieler Menschen mit einer BPS darauf konzentrieren, ihre Impulsivität zu zügeln. In diesem Abschnitt stellen wir Ihnen die folgenden vier Strategien vor, die Ihnen oder einer Ihnen nahestehenden Person bei der Impulskontrolle helfen können:

- die Zeit zum Verbündeten machen
- die Impulse hinausschieben
- etwas anderes tun
- Feuerlöschübung

Die Zeit zum Verbündeten machen

Menschen mit einer BPS, die impulsiv handeln, bereuen ihre Handlungen oft früher oder später. Affären, Substanzmissbrauch, Selbstverletzungen und andere riskante Verhaltensweisen haben in der Regel negative Folgen. Aber die Reue kommt am Morgen danach oder manchmal auch später.

Die folgende Strategie nutzt dieses Bedauern aus, indem sie es an die Oberfläche bringt, *bevor* die impulsive Handlung stattfindet. Wenn Sie herausfinden, wie Sie es langsamer angehen lassen und die Folgen Ihrer Impulsivität abwägen können, werden Sie nicht mehr so oft in die Falle tappen. Wir beginnen mit einer Anleitung, wie Sie Ihre Impulsivität mithilfe Ihrer Reue in den Griff bekommen können, und geben Ihnen dann zur Veranschaulichung ein Beispiel aus dem Alltag.

Man kann seine emotionalen Impulse zügeln, indem man sich einen Moment Zeit nimmt, um sich selbst einige Fragen zu stellen, bevor man handelt. Schreiben Sie die folgenden Fragen auf ein Blatt Papier oder einen kleinen Kalender oder speichern Sie sie auf Ihrem Smartphone oder einem anderen Gerät. Wenn Sie den starken Wunsch nach impulsivem Verhalten verspüren, nehmen Sie sich eine Minute Zeit, um sich diese Fragen anzusehen und über Ihre Antworten nachzudenken:

- Wie wichtig ist mir diese Handlung?
- Wenn ich weitermache und diese Handlung jetzt ausführe, wie werde ich mich morgen damit fühlen?
- Was sind die langfristigen Folgen, wenn ich diese Handlung fortsetze?
- Wie werde ich mich morgen fühlen, wenn ich diesem Impuls jetzt *nicht nachgebe*?

Diese Frage-Antwort-Strategie ist nicht immer einfach umzusetzen. Impulsivität bedeutet natürlich, unüberlegt zu handeln – und wie zu erwarten, erfordern diese Fragen ein gewisses Maß an Überlegung. Wenn Sie sich Zeit zum Nachdenken nehmen, bevor Sie handeln, werden Sie oft etwas unterlassen, das zu langfristigen Problemen führen kann. Erwarten Sie jedoch nicht, dass Ihnen die Fragen einfach so in den Sinn kommen – wir empfehlen Ihnen, sie aufzuschreiben, und das aus gutem Grund. Wenn Sie zu Impulsivität neigen, braucht es Zeit und Mühe, um diese Gewohnheit abzulegen.

Das folgende Beispiel von Bastian veranschaulicht, wie ihm diese vier Fragen helfen, die Konsequenzen seines impulsiven Verhaltens zu bedenken. Er ist noch nicht ganz bereit, sich zu verpflichten, nie wieder Marihuana zu rauchen, aber die Strategie legt den Grundstein dafür in seinem Kopf.

Bastian, ein junger Mann im Erwachsenenalter mit einer BPS, konsumiert Cannabis. Nach der Arbeit raucht er oft in seiner Garage. Er ist Elektriker und verdient gutes Geld. Er glaubt, dass das Gras ihm hilft, ruhig zu bleiben und seine Wut zu kontrollieren. Vor ein paar Monaten hat er eine Therapie begonnen, nachdem sein Freund ihn unter anderem wegen seines Konsums verlassen hat. Sein Therapeut schlägt vor, dass er versucht, einige Fragen zu beantworten, wenn er das nächste Mal den Drang verspürt, sich einen Joint anzuzünden. Er überlegt sich die folgenden Antworten:

Wie wichtig ist mir diese Handlung?

Nun, sie fühlt sich wichtig an, weil ich sie ausführen will, und ich weiß nicht, was ich sonst tun soll, um ruhig zu bleiben, wenn ich nicht rauche. Ich kann mir ein Leben ohne Kiffen nicht vorstellen. Ich würde wahrscheinlich zusammenbrechen. Ich schätze, ich bin irgendwie süchtig. Diese Vorstellung gefällt mir nicht.

Wenn ich weitermache und diese Handlung jetzt ausführe, wie werde ich mich dann morgen damit fühlen?

Ich kenne die Antwort darauf. Ich versuche, nicht an morgen zu denken, aber ich weiß, dass ich mich jedes Mal, wenn ich rauche, schuldig und dumm fühle, weil ich das Geld ausgegeben und die Risiken auf mich genommen habe.

Was sind die langfristigen Folgen, wenn ich so weitermache?

Ich kann meine Stelle von heute auf morgen verlieren. Wenn ich gefeuert werde, bekomme ich nicht einmal Arbeitslosengeld. Und ich habe keine Ahnung, was ich sonst tun könnte.

Wie werde ich mich morgen fühlen, wenn ich diesem Impuls jetzt *nicht nachgebe*?

Das ist eine interessante Frage. Ich gebe zu, dass ich jedes Mal, wenn ich mich zurückgehalten habe, verdammt stolz auf mich war. Ohne Gras war ich nicht angespannter oder wütender.

Als Bastian diese Reaktionen mit seiner Therapeutin bespricht, äußert er zum ersten Mal seit langer Zeit Interesse daran, mit dem Marihuana aufzuhören. Er sagt seiner Therapeutin, dass er es zu schätzen weiß, dass sie ihm nicht sagt, er solle mit dem Rauchen aufhören, sondern ihm stattdessen hilft, die Probleme zu erkennen, die das Rauchen in seinem Leben verursachen kann und tatsächlich verursacht. Später sagt er, dass er auch daran interessiert ist, einige seiner anderen impulsiven Verhaltensweisen zu ändern.

Weitere Informationen zum Umgang mit impulsivem Verhalten im Zusammenhang mit Rauchen und/oder Vaping finden Sie in dem Buch *Nicht mehr Rauchen für Dummies* (Wiley-VCH, von uns selbst verfasst).

Wenn Sie zu impulsivem Verhalten neigen, sollten Sie sich überlegen, Antworten auf diese vier Fragen zu Ihren eigenen Impulsen aufzuschreiben. Wir wollen Sie nicht zum Aufhören zwingen, aber vielleicht stellen Sie fest, dass Sie, wenn Sie Ihre Antworten mit einem Therapeuten besprechen, zweimal darüber nachdenken, bevor Sie jedem Impuls nachgeben.

Die Impulse hinausschieben

Möglicherweise haben Sie nach dem Ausprobieren der zuvor beschriebenen Strategie das Gefühl, dass Sie noch nicht bereit sind, Ihre impulsiven Verhaltensweisen aufzugeben. Oder Sie sind nicht davon überzeugt, dass Sie tatsächlich aufhören können, selbst wenn Sie es wollen. Kein Problem. Wir bieten Ihnen hier eine zweite Strategie zum Ausprobieren an.

Bei dieser Strategie geht es darum, mit Ihren impulsiven Verhaltensweisen zu experimentieren. Wenn Sie den Drang verspüren, etwas Impulsives zu tun, wie etwa zu stehlen oder sich zu schneiden, versuchen Sie, diesen Drang *hinauszuzögern* (eine umfassende Liste impulsiver Verhaltensweisen finden Sie in Kapitel 5). Wenn Sie beispielsweise den Drang verspüren, rücksichtslos Auto zu fahren, versuchen Sie zunächst, 15 Minuten lang nach Straßenverkehrsordnung zu fahren, und beobachten Sie dann, wie Sie sich dabei fühlen. Oder wenn Sie den Impuls verspüren, zu zocken, versuchen Sie, eine halbe Stunde oder länger zu warten, bevor Sie in die Spielothek gehen oder online spielen. Mit der Zeit können Sie diese Verzögerungen auf eine Stunde oder sogar ein oder zwei Tage ausdehnen. Auf diese Weise verbessern Sie Ihre Fähigkeit, Frustrationen zu ertragen und Belohnungen aufzuschieben – beides Schlüsselelemente eines gesunden Persönlichkeitsmusters (mehr über gesunde und ungesunde Persönlichkeitsmerkmale erfahren Sie in Kapitel 2). Nach einiger Übung im Aufschieben Ihrer Impulse werden Sie vielleicht feststellen, dass Sie Ihre Impulsivität nicht so sehr vermissen, wie Sie gedacht haben.

Dass Sie potenziell destruktive Verhaltensweisen nicht sofort einstellen sollen, bedeutet nicht, dass es in Ordnung ist oder wir Sie dazu ermutigen, so weiterzumachen. Aber wir wissen, dass manche Menschen nicht bereit oder willens sind, diese Handlungen (sofort) zu unterlassen. In solchen Fällen hilft es oft, mit Verzögerungstaktiken zu beginnen, um den jeweiligen Personen klarzumachen, dass es durchaus möglich ist, ihr impulsives Verhalten einzustellen.

Etwas anderes tun

Wenn Sie das starke Verlangen verspüren, etwas Unüberlegtes zu tun, können Sie diesem Drang entgegenwirken, indem Sie etwas völlig anderes tun als das, was Ihr Impuls Ihnen sagt. Ablenkung lässt sich am besten strategisch einsetzen, indem Sie vorausplanen. Welche Aktivitäten helfen Ihnen, sich zu konzentrieren? Aktivitäten dieser Art können Sie davon abhalten, impulsiv zu handeln.

Jeder Mensch neigt zu unterschiedlichen Ablenkungen, die ihm Spaß machen. Schauen Sie sich die folgende Liste an. Sicher ist etwas dabei, das Ihre Aufmerksamkeit von einer impulsiven Handlung ablenken kann:

- ✔ Spazierengehen oder joggen
- ✔ Einen Film ansehen
- ✔ Stricken oder häkeln
- ✔ Eine Collage über Ihre Gefühle erstellen (alte Zeitschriften bereithalten)
- ✔ Ins Fitnessstudio gehen oder zu Hause trainieren
- ✔ Einen guten Roman lesen
- ✔ An der frischen Luft eine Tasse Tee trinken
- ✔ Einen Freund oder eine Freundin anrufen
- ✔ Etwas Leckeres kochen oder backen
- ✔ Ein warmes Bad nehmen
- ✔ Sich massieren lassen
- ✔ Aufräumen oder putzen

Denken Sie in Ruhe darüber nach, welche Aktivitäten Sie interessant und fesselnd finden. Achten Sie darauf, einige Aktivitäten einzubeziehen, die Sie spontan ausführen können. Der wichtigste Aspekt dieser Technik ist die Vorausplanung, damit Sie eine alternative Aktivität parat haben, wenn Ihr Körper Ihnen signalisiert, dass er zu einem impulsiven Verhalten bereit ist.

Feuerlöschübung

Feuerlöschübungen sind eine Technik, die Sie anwenden können, um mit den emotionalen Anspannungen umzugehen, die impulsivem Verhalten vorausgehen. Diese emotionalen Ausschläge sind nicht immer stark negativ und auch nicht immer extrem intensiv. Wenn Sie sich beispielsweise langweilen, suchen Sie möglicherweise impulsiv nach Aufregung durch sexuelle Verführung, riskantes Fahren oder Kaufrausch. In anderen Fällen kann ein positives Ereignis, wie der Erhalt eines unerwarteten Gehaltsbonus oder ein Kompliment von einem Freund, den Wunsch nach noch mehr positiven Gefühlen auslösen und wiederum zu impulsiven Verhaltensweisen führen, die Sie für notwendig halten, um diese zu erreichen.

Wenn es überwiegend extrem starke und negative Gefühlsausbrüche sind, die Ihre Impulsivität auslösen, empfehlen wir Ihnen, in Kapitel 16 nach Ideen zu suchen, wie Sie mit explosiven Emotionen umgehen können. Danach sollten Sie zu diesem Kapitel zurückkehren, um mehr über die Impulskontrolle zu erfahren.

Eine Feuerlöschübung besteht aus den folgenden Schritten:

1. **Erstellen Sie eine Liste mit Aussagen zur Förderung Ihrer Selbstbeherrschung, die Sie sich vorsagen können, anstatt Ihren Impulsen nachzugeben (wir besprechen diese Aussagen im Detail im Anschluss an diese Schritte).**
2. **Stellen Sie sich Situationen vor, die tendenziell Ihre Impulse auslösen (siehe Abschnitt »Das Bewusstsein für impulsives Verhalten schärfen« weiter vorne in diesem Kapitel), und stellen Sie sich vor, wie Sie die Selbstbeherrschung fördernden Aussagen anwenden, anstatt Ihren Impulsen nachzugeben.**
3. **Spielen Sie diese Szenen immer wieder in Ihrem Kopf durch.**
4. **Beenden Sie die Szenen, indem Sie sich für Ihre Selbstbeherrschung gratulieren, etwa indem Sie sich sagen, dass Sie das gut gemacht haben.**

Was meinen wir mit *Selbstbeherrschung fördernden Aussagen*? Selbstbeherrschung fördernde Aussagen sind das, was Sie zu sich selbst sagen, um mit Emotionen wie Langeweile, Wut, dem Verlangen nach Aufregung oder Angst umzugehen. Oft helfen diese Aussagen dabei, Sie daran zu erinnern, warum Sie Ihre Impulse kontrollieren und ihnen nicht nachgeben wollen. Hier sind einige Beispiele für selbstbeherrschende Aussagen:

- ✔ Ich kann diesem Impuls immer noch nachgeben, also kann ich noch eine Weile warten.
- ✔ Ich mag diesen Drang nicht, aber er lässt nach, wenn ich lange genug warte.
- ✔ Ich weiß, dass meine Impulsivität mir schadet. Ich muss mir nur etwas einfallen lassen, um mich abzulenken (im Abschnitt »Etwas anderes tun« finden Sie dazu Anregungen).
- ✔ Jedes Mal, wenn ich meine Impulse im Zaum halte, stärke ich meine Entschlossenheit und Kraft.
- ✔ Ich möchte stolz auf meine Bemühungen sein, anstatt ständig das Gefühl zu haben, etwas falsch gemacht zu haben.
- ✔ Ich muss meinen Gefühlen nicht nachgeben.
- ✔ Was sich kurzfristig gut anfühlt, empfinde ich auf lange Sicht oft als schrecklich.
- ✔ Nur weil ich etwas will, heißt das nicht, dass ich es brauche.

Gehen Sie diese Liste durch und wählen Sie ein oder zwei Selbstbeherrschung fördernde Aussagen aus, von denen Sie glauben, dass sie Ihnen helfen könnten, Ihre Entschlossenheit zu stärken. Oder erfinden Sie eine oder mehrere ähnliche Aussagen, die für Sie mehr Bedeutung haben. Erwägen Sie, diese Aussagen auf Ihrem Smartphone, in einem Notizbuch oder auf einem Tablet zu speichern, um sie leicht nachschlagen zu können. Nehmen Sie sich mindestens drei- oder viermal am Tag vor, sich Situationen vorzustellen, in denen Sie impulsiv sein wollen, und in denen Sie eine Ihrer Selbstbeherrschung fördernden Aussagen verwenden könnten.

Lesen Sie den Abschnitt »Das Bewusstsein für impulsives Verhalten schärfen« weiter vorne in diesem Kapitel, um herauszufinden, welche Situationen Ihre Impulsivität auslösen.

Sie können diese Auslöser in Verbindung mit der Feuerlöschtechnik verwenden, um sich besser auf die Bewältigung Ihrer Impulse vorzubereiten.

Wenn Sie sich diese auslösenden Situationen vorstellen, sollten Sie sich auch vor Augen führen, wie Sie Ihre Selbstbeherrschung fördernden Aussagen immer wieder gebrauchen. Sie können auch mehrere davon gleichzeitig verwenden. Stellen Sie sich eine Erfolgsszene vor, in der Sie Ihren Impuls mit einer Ihrer Aussagen hemmen. Loben Sie sich anschließend dafür, wie gut Sie das gemacht haben. Das wiederholte Üben solcher Szenen wird Ihre Selbstbeherrschung langfristig wahrscheinlich verbessern. Vergessen Sie nicht, bei diesem Ansatz mit Ihrem Therapeuten oder Ihrer Therapeutin zusammenzuarbeiten.

Gesündere Alternativen finden

Riskante und impulsive Verhaltensweisen sind oft Versuche, das Bedürfnis nach Aufregung zu stillen. Dieses Bedürfnis, das Psychologen als *Sensation Seeking* (Streben nach Nervenkitzel) bezeichnen, ist zum Teil das Ergebnis einer genetischen Veranlagung. Manche Menschen werden mit einem starken Verlangen nach Stimulation und Nervenkitzel geboren, während andere ruhigere und sicherere Aktivitäten bevorzugen.

Vielleicht haben Sie schon einmal den Begriff *Adrenalinjunkie* gehört, um eine Person mit dieser Lust am Nervenkitzel zu beschreiben. Menschen mit einer BPS zeigen viel häufiger als Menschen ohne diese Störung dieses Bedürfnis nach Aufregung, das in ihren Genen und ihrer Biologie verwurzelt ist. Es ist deshalb nicht verwunderlich, dass die impulsiven Verhaltensweisen, die am häufigsten mit einer BPS in Verbindung gebracht werden, mit Risiken und manchmal auch Gefahren verbunden sind.

Wenn Sie dieses starke Bedürfnis nach Aufregung verspüren, neigen Sie möglicherweise zu Aktivitäten, die Sie in Schwierigkeiten bringen können. Möglicherweise machen Ihnen einige dieser Aktivitäten auch so viel Spaß, dass Sie sie nicht aufgeben wollen. Der Gedanke an Langeweile ist schlimmer als das Risiko, das Sie eingehen, wenn Sie der Aktivität nachgehen. Wir verlangen keineswegs von Ihnen, ein Leben in völliger Sicherheit und Langeweile zu führen. Wir bitten Sie lediglich, nach Möglichkeiten zu suchen, wie Sie Spannung erleben können, ohne Ihr eigenes Leben oder das Leben anderer zu riskieren.

Gesündere Alternativen zu suchen bedeutet, das Bedürfnis nach Aufregung anzuerkennen und Aktivitäten zu finden, die dieses Bedürfnis befriedigen. Diese gesünderen Alternativen unterscheiden sich dahin gehend von Ihren impulsiven Verhaltensweisen, dass sie nicht zu Krankenhausaufenthalten, Gefängnisstrafen oder Auseinandersetzungen mit anderen Menschen führen. Zu diesen Aktivitäten, die den Drang nach aufregenden Erlebnissen befriedigen können, gehören beispielsweise Mannschaftsspiele oder Drachenfliegen. Hier sind einige weitere Beispiele für gesunde Alternativen zu impulsivem Verhalten:

- ✔ Abenteuerreisen
- ✔ Motorsport
- ✔ Bergsteigen
- ✔ Bungee-Jumping
- ✔ Extremsportarten
- ✔ Fallschirmspringen

- Flugstunden nehmen
- Heißluftballonfahrten
- Heli-Skiing
- Kajakfahren
- Klettern
- Klettern in Hochseilgärten
- Mannschaftssport für Erwachsene
- Mountainbiking
- Rucksacktouren
- Skateboarden
- Skifahren
- Surfen
- Tauchen
- Wildwasser-Rafting

Die meisten dieser Aktivitäten haben tatsächlich ein gewisses Gefahrenpotenzial. Lassen Sie Vorsicht walten und üben Sie ausreichend. Handeln Sie bei solchen Unternehmungen mit gesundem Menschenverstand und angemessenen Sicherheitsvorkehrungen. Hoffentlich können diese Aktivitäten Ihnen ein gesünderes Ventil für Ihr Bedürfnis nach Aufregung und Stimulation bieten.

Ach ja, vergessen Sie gegebenenfalls nicht, Schutzkleidung und einen Helm zu tragen.

Nicht alle Menschen, die nach Aufregung suchen, müssen Sport treiben oder anspruchsvolle körperliche Leistungen erbringen, um das gewünschte Hochgefühl zu erreichen. Manche Menschen finden Aufregung darin, die Stelle oder den Beruf zu wechseln, ein schwieriges Projekt zu Hause in Angriff zu nehmen, ein Musikinstrument zu spielen, mit Freunden über Politik zu diskutieren, die Börse zu beobachten, ungewöhnliche Lebensmittel und Gewürze zu entdecken, höhere Bildungsabschlüsse zu erwerben, handwerklich tätig zu werden. Soll heißen, man kann Aufregung und Anregung auch in vielen Aktivitäten finden, die nicht selbstzerstörerisch sind.

Sensation Seeking ist nicht von vorneherein schlecht – wenn Sie Ihre Bedürfnisse zügeln und in die richtigen Bahnen lenken, können Sie es als eine Eigenschaft schätzen, die Sie interessant macht.

IN DIESEM KAPITEL

Die Beziehung zwischen Gefühlen und Gedanken betrachten

Die Wahrheit über Gefühle entdecken

Mit verschiedenen Techniken entspannen

Meditation meistern

Die eigene Ausgangsposition akzeptieren und sich weiterentwickeln

Kapitel 16
Den inneren Sturm besänftigen

Schauen Sie nach oben und stellen Sie sich einen bunten Drachen vor, der bei gutem Wind am Himmel steht. Blauer Himmel, ein paar Wolkenfetzen, alles ist friedlich und ruhig. Doch plötzlich erfasst eine Windböe den Drachen. Er gerät außer Kontrolle und stürzt zu Boden. Ungefähr so sieht das Gefühlsleben von Menschen mit einer Borderline-Persönlichkeitsstörung (BPS) aus. Manchmal erreichen sie ungeahnte Höhen, aber wie ein Drachen bei starkem Wind geraten sie leicht außer Kontrolle und stürzen ab.

In diesem Kapitel erklären wir Ihnen, wie Sie Emotionen erkennen und einige weitverbreitete Vorstellungen über ihre Bedeutung hinterfragen können. Denn wenn man Emotionen erkennen und benennen kann, ist das der erste Schritt, um sie zu steuern. Wir beschreiben einige spezielle Techniken, die Sie anwenden können, um emotionale Stürme einzudämmen und zu regulieren. Dies wird Ihre Fähigkeit verbessern, Stress zu ertragen– eine zentrale Herausforderung für viele Menschen mit einer BPS. Wie bei allen anderen Strategien, die wir Ihnen in diesem Buch vorstellen, empfehlen wir Menschen mit BPS, bei der Umsetzung mit einem Psychologen zusammenzuarbeiten.

Gefühle benennen

Vielen Menschen fällt es schwer, ihre eigenen Gefühle zu identifizieren und sich zu ihnen zu bekennen. Es ist jedoch völlig normal, dass man seinen emotionalen Zustand nicht in jedem Moment wahrnimmt. Meistens denkt man nicht aktiv darüber nach, wie man sich fühlt, es sei denn, man ist extrem traurig, wütend, ängstlich oder glücklich. Sie kennen sicher

Situationen, in denen Sie jemand fragt: »Warum bist du heute so schlecht gelaunt?« und Sie antworten ohne nachzudenken: »Ich bin nicht schlecht gelaunt!«

Einige Minuten später stellen Sie dann fest, dass Sie tatsächlich gereizt und etwas mürrisch waren (auch wenn Sie das nicht zugeben würden). Trotzdem war Ihre Antwort keine Lüge oder ein Versuch, Ihre Gefühle zu verbergen. Sie haben das Gefühl geleugnet, weil Sie sich Ihrer schlechten Laune nicht bewusst waren.

Die Verbindung zwischen Gedanken und Gefühlen verstehen

Ist es so schlimm, wenn man nicht über seine Gefühle nachdenkt? Gefühle sind ein wichtiges Kommunikationsmittel – sie verbinden Menschen miteinander, und diese Verbindung bringt Leben und Liebe hervor. Gefühle motivieren und mahnen zur Vorsicht. Im Wesentlichen sagen sie uns, wie wir uns verhalten sollen. Zum Beispiel:

- ✔ Wenn Menschen trauern, neigen sie dazu, sich zurückzuziehen.
- ✔ Wenn Menschen Angst haben, verteidigen sie sich oder fliehen.
- ✔ Wenn Menschen wütend sind, greifen sie an.
- ✔ Wenn Menschen neugierig sind, forschen sie nach.
- ✔ Wenn Menschen fröhlich sind, feiern sie.

Gefühle beeinflussen also unser Verhalten, aber sie können auch überwältigend und wenig hilfreich sein, wenn sie nicht durch unsere Gedanken relativiert werden. Sowohl Gedanken als auch Gefühle sollten eine Rolle in unserem Verhalten spielen, da Gedanken dazu beitragen, Gefühle zu verändern. Wenn Ihre Gefühle Ihr Handeln bestimmt, ohne dass Ihre Gedanken Einfluss darauf haben, wird Ihr Verhalten nicht durch Besonnenheit modifiziert und kann Sie in Schwierigkeiten bringen.

Alina hat eine BPS, profitiert aber stark von einem Jahr Therapie. Sie hat herausgefunden, wie sie ihre Gefühle identifizieren und die typische Neigung, sich reflexartig von ihnen leiten zu lassen, in den Griff bekommen kann. Die folgende Geschichte zeigt, wie Alina nun ihre Gefühle wahrnehmen kann, ohne ihnen nachzugeben:

> Als **Alina** nachts von einem Restaurant nach Hause geht, sieht sie eine Gruppe lärmender Teenager, die rauchend und lachend an der Ecke stehen. Ihre unmittelbare emotionale Reaktion ist Angst. Letztes Jahr ist jemand in ihr Haus eingebrochen. Seitdem fühlt sie sich extrem verletzlich und missbraucht. Aber Alina beschließt, dass es besser ist, sich den Jugendlichen gegenüber selbstbewusst zu verhalten. Also geht sie ruhig und zügig an ihnen vorbei, ohne Blickkontakt herzustellen. Sie dreht sich nicht um, als einer der Teenager etwas Abfälliges sagt. Wütend darüber, dass sie nicht ein paar Straßen von einem Restaurant nach Hause gehen kann, ohne belästigt zu werden, möchte sie sich am liebsten umdrehen und die Teenager anschreien. Obwohl sie sehr verärgert ist, beschließt sie weiterzugehen. Anstatt sich von ihren Emotionen leiten zu lassen, nutzt sie ihr rationales Denken und ihren gesunden Menschenverstand, um potenzielle Gefahren zu vermeiden.

Alina verspürt Angst, aber sie lässt sich nicht von ihr leiten. Sie glaubt, dass sie die Jugendlichen nur ermutigen würde, sie noch mehr zu belästigen, wenn sie ihre Angst zeigt. Sie verspürt Wut, aber sie geht weg, weil sie weiß, dass eine Konfrontation die Situation nicht ändern würde und gefährlich sein könnte. Was Alina zeigt, nennt man *Emotionsregulation.* Sie entscheidet auf der Grundlage rationaler Überlegungen, wie sie ihre Gefühle zum Ausdruck bringt, und lässt sich nicht von ihnen überwältigen.

Emotionsregulation üben

Die Fähigkeit, Gefühle zu kontrollieren und Verhaltensweisen zu ändern, entwickelt sich mit der Zeit. Kleinkinder handeln beispielsweise entsprechend ihren Gefühlen und denken nicht darüber nach. Wenn sie verärgert sind, weinen sie, wenn sie glücklich sind, lachen sie, und wenn sie wütend sind, bekommen sie einen Wutanfall. Mit zunehmender Reife wird ihr emotionaler Ausdruck komplexer – sie weinen nicht mehr jedes Mal, wenn sie verärgert sind, sondern jammern stattdessen oder bitten ihre Eltern um Hilfe. Die Kinder erkennen, dass sie auch andere Möglichkeiten haben, ihre Gefühle auszudrücken. Bei einer normalen Entwicklung beginnen sie in im Kita- und Grundschulalter, über ihre Gefühle und Gefühlsäußerungen nachzudenken. Sie ärgern sich zwar auf dem Spielplatz über Spielkameraden, werden aber nicht unbedingt handgreiflich. Oder sie fühlen sich verletzt, wenn sie jemand neckt, brechen aber nicht in Tränen aus.

Menschen mit einer BPS entwickeln diese Fähigkeit zur Emotionsregulation meist nicht ausreichend. Über die biologischen, psychologischen und sozialen Gründe für dieses Defizit erfahren Sie mehr in Kapitel 4. Einfach ausgedrückt: Bei Menschen mit einer BPS übernehmen die Emotionen das Ruder und bestimmen das Verhalten, weil sie nicht fähig sind, ihre Gefühle durch Gedanken zu relativieren. Emotionen und Gedanken sind für sie weniger oder nicht miteinander verbunden und diese Trennung beeinträchtigt ihre Fähigkeit, Gefühle zu zügeln und Ausbrüche zu kontrollieren. Verständlicherweise ist dadurch das Gefühlsleben der meisten Menschen mit einer BPS sehr instabil.

Gefühle können positiv sein wie Glück oder negativ wie Trauer, oder eine Mischung aus beidem. Aber von einem moralischen Standpunkt aus betrachtet sind sie nicht von Natur aus gut oder schlecht.

Wenn Sie Schwierigkeiten haben, Ihre Gefühle wahrzunehmen und zu beschreiben, führen Sie ein paar Wochen lang ein Tagebuch. Nehmen Sie sich drei- bis fünfmal am Tag einen Moment Zeit, um aufzuschreiben, wie Sie sich gerade fühlen. Achten Sie auf die körperlichen Empfindungen, die Ihre Gefühle begleiten. Notieren Sie Ihre Gefühle, Ihre körperlichen Empfindungen, die Situation zum Zeitpunkt der Aufzeichnung und alle Gedanken, die Sie möglicherweise haben. Achten Sie nicht auf Zeichensetzung und Grammatik. Schreiben Sie schnell, ohne zu viel nachzudenken. Wenn Sie in Therapie sind, besprechen Sie Ihre Ergebnisse mit Ihrer Therapeutin oder Ihrem Therapeuten.

In Kapitel 6 finden Sie weitere Informationen über den Zusammenhang zwischen Emotionen und der BPS. In diesem Kapitel werden auch verschiedene Begriffe und Wörter zur Beschreibung Ihrer Emotionen vorgestellt. Sie können diese Begriffe gerne verwenden, wenn Sie Ihre Gefühle aufschreiben.

Die Gefühle nicht über die Gedanken herrschen lassen

Manche Menschen mit einer BPS sind sehr auf ihre Gefühle fokussiert. Das geht so weit, dass sie Fakten ignorieren oder leugnen. Sie handeln nach der falschen Überzeugung, dass Gefühle die Realität genau wiedergeben und daher wahr sein müssen. Wenn sie wütend sind, muss es etwas geben, das diese Wut rechtfertigt. Wenn sie eifersüchtig sind, müssen die Partner fremdgehen. Wenn sie Angst haben, muss etwas beängstigend sein.

Das Problem bei dieser Denkweise ist, dass Emotionen und Gefühle die Realität oft ungenau darstellen. Bei Menschen mit einer BPS entspringen negative Gefühle – etwa Erinnerungen an Missbrauch oder Gefühle der Leere – häufig aus dem Inneren. Diese starken Gefühle verzerren die Wahrnehmung der Gegenwart. Die folgende Geschichte über Jakob zeigt, wie intensive Gefühle die Realität trüben können.

> **Jakob** sieht zu, wie seine Frau Sara rote Paprika für den Salat schneidet. Ihre Gäste werden bald eintreffen. Jakob wird immer nervös, wenn Leute zum Abendessen kommen. Er beginnt sich darüber zu ärgern, wie Sara die Paprika schneidet. »Lass mich das mal machen«, sagt er und nimmt ihr brüsk das Messer aus der Hand.
>
> Sara weiß, wie Jakob auf so etwas reagiert. Sie versucht, Konflikte zu vermeiden. »Dann mach du das«, sagt sie und macht einen Schritt zurück, »ich decke den Tisch.«
>
> Jakob beginnt, heftig in die Paprika zu hacken. Er verfehlt sie und schneidet mit dem Messer in die Arbeitsplatte. »Ist alles okay?,« fragt Sara. Jakob sagt nichts, legt das Messer hin und verlässt den Raum. Sara weiß, dass er vielleicht nicht zum Abendessen erscheint, wenn ihre Gäste eintreffen.
>
> Jakob weiß nicht, warum er sich so aufregt, wenn Besuch kommt. Er ist unglaublich nervös und gereizt. Oft zieht er sich zurück und überlässt es Sara, ihn zu entschuldigen. Im Laufe ihrer Ehe kommt Sara zu dem Schluss, dass es den emotionalen Stress nicht wert ist, Gäste zu haben.
>
> Jakobs Vater hat ihn emotional misshandelt. Als Kind war für ihn jedes Abendessen mit brutaler Demütigung und grausamer Kritik verbunden. Jakob versteht noch nicht ganz, dass seine Gefühle bei heutigen Mahlzeiten die Furcht widerspiegeln, die er vor seinem eigenen Vater hatte.

Jakob wurde als Kind immer wieder emotional misshandelt. Seine starken Emotionen sind verständlich. Da seine negativen Gefühle jedoch in die Gegenwart übergreifen, sind sie für andere Menschen verwirrend. Ohne Hilfe wird Jakob womöglich die Menschen verlieren, die ihm am wichtigsten sind.

Nur weil Sie etwas auf eine bestimmte Art und Weise empfinden, bedeutet das nicht, dass dieses Gefühl wahr ist. Realität und Gefühle stimmen nicht immer überein. Wenn bei Ihnen eine BPS vorliegt, verspüren Sie wahrscheinlich intensive Emotionen, die die Wahrheit verzerren und Sie verwirren. Die in den folgenden Abschnitten beschriebenen Strategien können Ihnen helfen, diese intensiven Emotionen zu kontrollieren.

Das Gegenteil von dem tun, was man fühlt

Man fühlt, was man fühlt. Es ist nichts grundsätzlich falsch an Gefühlen. Wenn Sie sich jedoch auf eine bestimmte Art und Weise verhalten oder handeln, die *nur* auf Ihren Gefühlen basiert, bekommen Sie möglicherweise nicht das, was Sie wollen, und verschlimmern die Situation vielleicht sogar.

Wenn Sie beispielsweise sehr wütend auf Ihren Chef sind und ihn zur Schnecke machen, werden Sie sich kurzzeitig stark fühlen. Doch wenn Sie eine Stunde später entlassen werden, fühlen Sie sich wahrscheinlich schrecklich. Wenn Sie Ihrem Chef statt einer Standpauke etwas sagen, was Sie an ihm wirklich schätzen (es gibt immer etwas!), erzielen Sie höchstwahrscheinlich ein anderes, wünschenswerteres Ergebnis.

Das Gegenteil von dem zu tun, was man fühlt, bedeutet, eine negative, schädliche Reaktion in eine positive oder auch nur neutrale Handlung umzuwandeln. In Tabelle 16.1 finden Sie Beispiele dafür.

Auslösende Emotionen	Schädliches Verhalten	Gegenteiliges Verhalten
Depression	Im Bett bleiben, allein sein, in traurigen Gedanken schwelgen, nichts tun	Bewegung, nach draußen gehen, mit dem Hund spazieren gehen, einen Freund anrufen, eine kleine Aufgabe erledigen
Wut	Ausrasten, schreien, das Gesicht verziehen, die Stimme erheben	Die Stimme dämpfen, ruhig bleiben, ein dezentes Lächeln aufsetzen (Mona-Lisa-Stil), ein kleines Kompliment machen (Kleidung, Haare oder Ähnliches)
Angst	Vermeidung, Distanzierung, Abwenden, Weglaufen	Sich dem nähern, wovor man Angst hat, das Gesicht und den Körper entspannen und beruhigen, sich langsam der Angst nähern
Scham	Menschen meiden, den Kopf hängen lassen, sich in Selbstvorwürfen und Selbstkritik verlieren	Mit einem leichten Lächeln auf Menschen zugehen, den Kopf hochhalten, mit Menschen ins Gespräch kommen

Tabelle 16.1: Das Gegenteil tun

Indem Sie das Gegenteil von dem tun, was Sie fühlen, ändern Sie das Ergebnis und verringern die Intensität des ursprünglichen Gefühls. Aber natürlich wollen und sollten Sie nicht immer das Gegenteil von dem tun, was Sie fühlen. Wir haben ein paar Ratschläge, die Ihnen helfen sollen, zu entscheiden, wann Sie auf ein Gefühl reagieren und wann Sie das Gegenteil tun sollten:

- ✔ **Wenn das Gefühl nicht mit der Realität übereinzustimmen scheint:** Fragen Sie sich, ob andere Menschen möglicherweise genauso oder anders reagieren würden wie Sie. Wenn nicht, ist vielleicht ein anderer Ansatz angebracht.
- ✔ **Wenn die Intensität des Gefühls in keinem Verhältnis zum Ereignis oder zur Situation steht:** Ist es möglich, dass Sie die Bedeutung des Geschehens überbewerten?

Werden Sie dieses Vorkommnis morgen anders betrachten? Wenn ja, könnte es eine bessere Option sein, das Gegenteil von dem zu tun, was Sie fühlen.

- **Sagt Ihnen Ihr Gefühl, dass Sie zu einer drastischen Reaktion greifen sollten?** Wenn dies der Fall ist, wird ein ganz anderer Ansatz wahrscheinlich zu einem besseren Ergebnis führen.

Manchmal möchten Sie vielleicht so handeln, wie es Ihren Gefühlen entspricht. Gefühle liefern Informationen, die zutreffend sein können oder auch nicht. Es geht darum, diese Informationen weise zu nutzen.

Beruhigung durch Selbstbeherrschung fördernde Aussagen

In Kapitel 15 sprechen wir über den Einsatz von Selbstbeherrschung fördernden Aussagen bei der Bewältigung impulsiver Dränge. Hier schlagen wir vor, dass Sie eine Liste von Selbstbeherrschung fördernden Aussagen erstellen, um Ihre emotionalen Stürme zu besänftigen. Solche Aussagen motivieren Sie, erinnern Sie daran, dass Sie eine Situation bewältigen können, und vermitteln Ihnen ein Gefühl der Selbstbestimmung. Im Folgenden finden Sie einige Beispiele, die Sie in Betracht ziehen können. Notieren Sie sich alle, die Ihnen relevant und möglicherweise hilfreich erscheinen.

- Ich bin stärker, als ich mich gerade fühle.
- Das ist sehr schwierig, aber ich habe schon Schlimmeres durchgestanden.
- Alle schlimmen Gefühle lassen mit der Zeit nach.
- Ich kann das überwinden.
- Es ist in Ordnung, sich so zu fühlen. Es wird nicht ewig dauern.
- Ich kann daran wachsen, wenn ich daran arbeite.

Speichern Sie einige Ihrer Selbstbeherrschung fördernden Aussagen in Ihrem Smartphone. Je öfter Sie sie wiederholen, desto besser werden sie für Sie funktionieren.

Entspannen und üben

Häufige, stark negative Emotionen belasten Ihren Körper, denn jedes Mal, wenn Sie eine starke negative Emotion verspüren, bereitet sich Ihr Körper auf eine Gefahr vor und damit auf eine Flucht oder einen Kampf. Menschen mit einer BPS berichten von mehr negativen und weniger positiven Emotionen als die meisten anderen Menschen (weitere Informationen zu diesen negativen Emotionen finden Sie in Kapitel 6). Diese stark negativen Emotionen sind belastend und erhöhen das Risiko für die folgenden Gesundheitsprobleme:

- Bluthochdruck
- Chronische Kopfschmerzen
- Muskelschmerzen
- Typ-2-Diabetes
- Rückenschmerzen
- Reizdarmsyndrom
- Sodbrennen
- Immunschwäche
- Herzerkrankungen
- Schlaganfall

Der Ansatz, Emotionen durch das Erlernen von Entspannungstechniken zu kontrollieren, basiert auf einer schlichten biologischen Wahrheit: Man kann nicht gleichzeitig entspannt und hektisch sein. Wenn Sie sich in einem Zustand der Entspannung befinden, tritt Ihr Körper auf die Bremse, Ihre Herzfrequenz sinkt, Ihre Muskeln entspannen sich und Sie haben Zeit zum Nachdenken. Auf diese Weise trägt Entspannung dazu bei, Emotionen zu kontrollieren. In den nächsten Abschnitten beschreiben wir verschiedene Konzepte und Methoden zur Entspannung.

Muskeln entspannen

Die *progressive Muskelentspannung* gibt es seit den späten 1930er-Jahren, als der Arzt Edmund Jacobsen erstmals über das Verfahren berichtete. Im Grunde geht es bei dieser Technik darum, eine Muskelgruppe anzuspannen und dann die Spannung wieder loszulassen. Dabei achtet man auf die Muskelgruppe, die man anspannt, und dann darauf, wie sie sich anfühlt, wenn man die Spannung löst. Fast jeder kann von dieser einfachen Technik profitieren. Wenn Sie jedoch unter Rückenproblemen, Arthritis oder Muskelschmerzen leiden oder kürzlich eine Verletzung erlitten haben, sollten Sie diese Technik nur nach Rücksprache mit Ihrem Arzt anwenden.

Sich auf das Entspannen vorbereiten

Wenn Sie diese Muskelentspannungstechnik in Betracht ziehen, beachten Sie die folgenden Tipps:

- Suchen Sie sich einen ruhigen Ort und schalten Sie Ihr Handy aus.
- Nehmen Sie keine bewusstseinsverändernden Substanzen zu sich.
- Üben Sie nicht mit vollem Magen.
- Tragen Sie locker sitzende Kleidung.
- Wenn Ihre Füße leicht frieren, tragen Sie Socken.
- Versuchen Sie, Ihr Gesicht bewusst entspannt zu halten.
- Wenn Sie beim Anspannen der Muskeln Schmerzen verspüren, hören Sie auf. Ziel ist ein mittlerer Anspannungsgrad der einzelnen Muskelgruppen.

- ✔ Wenn Sie Ihre Muskeln entspannen, konzentrieren Sie sich auf das entspannte Gefühl.
- ✔ Wenn Sie während dieser Übung sehr unruhig werden oder Angst empfinden, hören Sie auf.
- ✔ Machen Sie sich keine Sorgen, wenn Sie einschlafen; machen Sie einfach weiter, wenn Sie aufwachen.
- ✔ Erwarten Sie nicht, perfekt zu sein; schließlich soll diese Technik entspannend wirken.
- ✔ Rechnen Sie damit, dass es einige Zeit dauern wird, bis Sie den Prozess beherrschen.

Vollständige progressive Muskelentspannung

Sie können mit der vollständigen progressiven Muskelentspannung beginnen. Sie müssen sich zwar nicht genau an die Anweisungen in diesem Abschnitt halten, jedoch können sie Ihnen den Einstieg erleichtern. Nach einigen Übungsrunden werden Sie in der Lage sein, die progressive Muskelentspannung ohne Anleitung durchzuführen.

Wenn Sie mit dieser Technik Ihre starken Emotionen unter Kontrolle bringen möchten, sollten Sie sie mindestens eine Woche lang täglich üben. Nach einigen Übungsdurchgängen können Sie mit einer kürzeren Version arbeiten. Mit der Zeit werden Sie in der Lage sein, Ihre Muskeln willentlich zu entspannen, ohne dass Sie ein bestimmtes Verfahren anwenden müssen. Im Internet finden Sie zum Beispiel auf manchen Websites gesetzlicher Krankenkassen kostenlose, vertonte Sprachversionen der progressiven Muskelentspannung zum Herunterladen. Manchmal ist die Durchführung mit sprachlicher Begleitung und etwas entspannender Musik einfacher zu lernen.

Um mit der progressiven Muskelentspannung zu beginnen, befolgen Sie diese Schritte:

1. **Machen Sie es sich bequem und atmen Sie ein paar Mal tief durch. Atmen Sie tief durch die Nase ein. Halten Sie den Atem ein paar Sekunden lang an und atmen Sie dann langsam aus.**

   Jedes Mal, wenn Sie die Muskeln anspannen, halten Sie die Spannung etwa 10 Sekunden lang. Wenn Sie die Spannung lösen und sich entspannen, konzentrieren Sie sich 10 bis 15 Sekunden lang auf die Entspannung. Kümmern Sie sich nicht um die genaue Zeit und benutzen Sie keine Stoppuhr!

2. **Beginnen Sie mit Ihren Füßen. Krümmen Sie Ihre Zehen und spannen Sie alle Muskeln in Ihren Füßen an. Entspannen Sie jetzt wieder. Konzentrieren Sie sich auf das Gefühl der Entspannung in Ihren Füßen.**

3. **Weiter geht es körperaufwärts: Spannen Sie Ihre Waden an, indem Sie Ihre Fersen nach unten drücken und Ihre Zehen in Richtung Ihres Kopfes strecken. Achten Sie auf Muskelkrämpfe und hören Sie auf, wenn Sie Schmerzen verspüren. Entspannen: Spüren Sie, wie die Spannung aus Ihren Waden abfließt.**

4. **Spannen Sie Ihre Oberschenkel an. Halten Sie die Spannung und lösen Sie sie dann.**

5. **Spannen Sie Ihr Gesäß an. Bleiben Sie konzentriert. Entspannen Sie sich und spüren Sie die Erleichterung.**

6. **Ziehen Sie Ihren Bauch ein. Stellen Sie sich vor, wie Ihr Bauchnabel Ihre Wirbelsäule berührt. Anspannen, dann entspannen. Spüren Sie, wie die Spannung nachlässt.**

7. **Ballen Sie die Fäuste und drücken Sie sie zusammen. Entspannen. Spüren Sie das Gefühl.**

8. **Spannen Sie Ihre Armmuskeln an. Drücken Sie Ihre Oberarme eng an Ihren Körper. Halten Sie Ihre Unterarme ausgestreckt, als würden Sie etwas vor sich halten. Spannen Sie Ihre Muskeln mit aller Kraft an. Lassen Sie nun Ihre Arme erschlaffen und lösen Sie den Stress.**

9. **Um Ihre Schultern zu entspannen, müssen Sie zwei separate Bewegungen ausführen. Zuerst ziehen Sie Ihre Schultern hoch und versuchen, Ihre Ohren zu berühren. Halten und loslassen. Als Nächstes ziehen Sie Ihre Schulterblätter nach hinten und strecken Ihre Brust heraus. Stellen Sie sich vor, wie Ihre Schulterblätter sich fast gegenseitig berühren. Dann wieder entspannen.**

10. **Seien Sie vorsichtig mit Ihrem Nacken, pressen Sie nicht zu fest und versuchen Sie dies nicht, wenn Sie ein Schleudertrauma oder eine andere Nackenverletzung haben. Ziehen Sie Ihr Kinn nach unten zur Brust. Halten Sie die Position und entspannen Sie wieder. Nun bewegen Sie Ihren Kopf zur Seite. Neigen Sie Ihr Ohr in Richtung einer Schulter – halten und wieder entspannt zur Mitte zurückkommen. Führen Sie nun die gleiche Bewegung auf der anderen Seite aus – Ohr zur Schulter. Ziehen Sie zum Schluss Ihren Kopf sanft nach hinten in Richtung Rücken und lassen Sie dann vorsichtig los.**

11. **Jetzt das Gesicht. Ziehen Sie die Mundwinkel nach oben, runzeln Sie die Stirn und pressen Sie den Mund, die Zunge und die Lippen zusammen. Entspannen Sie sich wieder.**

12. **Stellen Sie sich mit geschlossenen Augen vor, Sie würden Ihre Muskeln einzeln durchgehen. Wenn Sie in einem Bereich immer noch Verspannungen spüren, wiederholen Sie den Zyklus aus Anspannen und Entspannen der Muskeln. Atmen Sie ein paar Minuten lang tief durch und spüren Sie die Entspannung.**

Viele Menschen verspüren Verspannungen in Schultern, Rücken oder Nacken. Sie können die Anzahl der Anspannungs- und Entspannungsübungen für diese Bereiche jederzeit ändern oder erhöhen. Sie können auch mehrmals täglich einen Körperbereich anspannen und entspannen, um Stress sofort abzubauen.

Verkürzte Muskelentspannung

Nachdem Sie die Muskelentspannung wie im vorherigen Abschnitt beschrieben geübt haben, versuchen Sie, Muskelgruppen zusammenzufassen. Probieren Sie aus, ob Sie mit der folgenden Technik Entspannung erreichen können.

1. **Machen Sie es sich bequem und atmen Sie ein paar Mal tief durch.**
2. **Spannen Sie alle Muskeln von der Taille abwärts an. Pressen Sie Ihr Gesäß zusammen, krümmen Sie die Zehen und spannen Sie die Oberschenkel an. Halten Sie diese Spannung etwa zehn Sekunden lang, dann entspannen Sie sich.**
3. **Ziehen Sie den Bauch ein und versuchen Sie, den Rücken in den Boden (oder Stuhl) zu drücken. Halten Sie die Spannung und lassen Sie sie dann los, während Sie spüren, wie die Spannung von Ihnen abfließt.**
4. **Drücken Sie Ihre Arme an Ihren Körper, pressen Sie Ihre Hände zusammen und ziehen Sie Ihre Schultern in Richtung Ihrer Ohren. Wenn Sie sich entspannen, stellen Sie sich vor, wie Sie von Wellen warmen Wassers sanft umspült werden.**
5. **Spannen Sie die Muskeln in Ihrem Gesicht an – grinsen Sie, verziehen Sie das Gesicht und kneifen Sie die Augen zusammen. Halten Sie die Muskeln angespannt und entspannen Sie sich dann.**
6. **Konzentrieren Sie sich auf Ihren Körper. Spüren Sie Bereiche mit Verspannungen? Wenn ja, spannen Sie die Muskeln in diesen Bereichen an und entspannen Sie sie dann wieder. Atmen Sie tief durch und genießen Sie es. Achten Sie darauf, wie sich Ihr Körper anfühlt.**

Wenn Sie mithilfe der verkürzten Entspannungstechnik einen entspannten Zustand erreichen, sind Sie vielleicht in der Lage, sich die Entspannung Ihres Körpers vorzustellen, ohne tatsächlich Muskeln anzuspannen. Wenn Sie die längeren Versionen der Muskelentspannung üben, bis Sie mit dem Gefühl der körperlichen Entspannung vertraut sind, erinnert sich Ihr Körper an die Erfahrung der Entspannung. Bei ausreichender Übung ermöglicht Ihnen diese Erinnerung, sich nach Belieben zu entspannen.

Eine eher mentale Art der Muskelentspannung

Wenn Sie bereit sind, Ihre Muskeln zu entspannen, ohne sie körperlich anzuspannen, versuchen Sie es mit der folgenden Technik. Diese Schritte helfen Ihren Muskeln, locker und entspannt zu bleiben:

1. **Schließen Sie die Augen und atmen Sie tief durch.**
2. **Konzentrieren Sie sich auf Ihren Kopf. Entspannen Sie sich und lassen Sie alle Anspannung aus Ihrem Denken weichen.**
3. **Lenken Sie Ihre Aufmerksamkeit langsam über Ihren Kopf nach unten. Denken Sie an Ihren Nacken und Ihre Schultern. Entspannen Sie die Muskeln.**

4. **Gehen Sie weiter nach unten, zu Ihren Armen und Ihrem Bauch. Atmen Sie und entspannen Sie sich.**

5. **Gehen Sie nun weiter nach unten. Lösen Sie jegliche Anspannung.**

6. **Entscheiden Sie sich, ruhig und gelassen zu sein.**

Sich über die Sinne beruhigen

Das Hören von klassischer Musik beruhigt und entspannt manche Menschen. Andere wiederum empfinden es als quälend, eine Symphonie anhören zu müssen. Ein warmes Bad bringt manchen Frieden und Ruhe, andere wiederum finden es langweilig, in der Badewanne herumzusitzen. Obwohl einige Menschen bei einer Aromatherapie niesen müssen, fühlen sich andere durch bestimmte Gerüche besänftigt.

Wir empfehlen Ihnen, die folgenden Aktivitäten durchzugehen, um einige zu finden, die sich zum Entspannen eignen. Wenn Sie eine BPS haben, erstellen Sie eine Liste mit fünf bis zehn Aktivitäten, die Sie ohne großen Aufwand zur Beruhigung durchführen können. Eine solche Liste hilft Ihnen, sich daran zu erinnern, eine Ihrer beruhigenden Aktivitäten anzuwenden, wenn Sie von Emotionen überwältigt werden.

Schreiben Sie Ihre Liste auf ein paar Karteikarten. Platzieren Sie eine Karte zu Hause an einem Ort, an dem Sie sie bemerken werden (beispielsweise an Ihrem Badezimmerspiegel), eine weitere in Ihrem Auto und eine dritte an Ihrem Arbeitsplatz. Versuchen Sie, mindestens eine Aktivität auszuwählen, die sich an den meisten Orten durchführen lässt, an denen Sie sich aufhalten. Sie können schließlich nicht in einem Whirlpool sitzen, während Sie Auto fahren, aber Sie können im Auto beruhigende Musik hören. Bei der Arbeit dürfen Sie wahrscheinlich kein Lagerfeuer anzünden, aber vielleicht ist eine Tasse Tee möglich. Hier sind einige unserer Vorschläge für entspannende Aktivitäten (aber beschränken Sie sich nicht auf unsere Ideen – lassen Sie Ihrer Fantasie freien Lauf):

- ✔ **Für die Ohren:** Ob Jazz, Klassik, Rock, Elektro oder Hip-Hop – wählen Sie Musik, die Sie in eine bessere Stimmung versetzt. Hören Sie Ihre Lieblingsmusik. Probieren Sie auch Aufnahmen von Naturgeräuschen aus. Vielleicht gefällt Ihnen das Geräusch von fließendem Wasser. Es gibt zahlreiche Apps, die dieses Geräusch für Sie abspielen. Oder Sie können einen Zimmerbrunnen kaufen oder sogar selbst bauen. Je nachdem, wo Sie leben, gehen Sie nach draußen und lauschen dem Wind, dem Verkehr, den Vögeln, dem Fluss oder Meer.

- ✔ **Für die Augen:** Schauen Sie nach draußen, gehen Sie in einen Park, beobachten Sie spielende Tiere, gehen Sie in ein Museum, sehen Sie sich ein schönes Fotoalbum an, schauen Sie sich ein Aquarium an, beobachten Sie einen Wasserfall, ein Lagerfeuer oder einen Kamin, blicken Sie auf das Meer oder einen See. Wenn Sie nicht in der Nähe von Wasser, Wald, Wiesen oder eines anderen Naturschauplatzes leben, der Sie beruhigt, kaufen Sie sich ein Buch mit entsprechenden Bildern und blättern Sie darin, wenn Sie von Gefühlen überwältigt werden.

- **Für die Nase:** Zünden Sie eine Kerze an, backen Sie ein paar Kekse, riechen Sie an Blumen, zünden Sie Räucherstäbchen an, probieren Sie die Aromatherapie aus, tragen Sie ein wenig Parfüm auf oder machen Sie einen Spaziergang im Einkaufszentrum in der Nähe einer Bäckerei.
- **Für die Geschmacksknospen:** Genießen Sie eine heiße Tasse Kaffee, ein kleines Stück Schokolade, ein kaltes Glas Wasser mit Eiswürfeln, ein Stück Toast mit Marmelade, etwas Chili-Eintopf (je schärfer, desto besser), eine Tasse Hühnersuppe oder eine Portion Eiscreme. Trinken Sie ein Glas Milch oder Kamillentee – was auch immer Sie beruhigt.

Wenn Sie Probleme mit Substanzmissbrauch haben, ist ein Glas Wein eine sehr schlechte Strategie zum Entspannen. Ein einziges Glas Wein ist in Ordnung, aber wenn Sie nach einem Glas Lust auf mehr bekommen, lassen Sie es lieber. Das gleiche Prinzip gilt für Eiscreme, wenn Sie eine Essstörung haben.

- **Für den Tastsinn:** Gönnen Sie sich eine Massage oder eine Umarmung durch einen Ihnen nahestehenden Menschen, streicheln Sie Ihren Hund oder Ihre Katze, setzen Sie sich in einen Whirlpool, ziehen Sie Ihre Lieblings-Jogginghose an, kriechen Sie ins Bett und ziehen Sie die Bettdecke bis unters Kinn.

Ihr Gemütszustand lässt sich auch durch eine radikale Veränderung Ihrer Körpertemperatur besänftigen. Diese Veränderung können Sie durch ein nicht zu heißes Bad oder einen Saunabesuch erreichen. Oder Sie versuchen es auf eine sehr überraschende Art und Weise – mit Kältereizen, zum Beispiel indem Sie Ihr Gesicht in ein Waschbecken mit Eiswasser tauchen! Ja, Sie haben richtig gelesen. Wenn Sie Ihr Gesicht in Eiswasser tauchen, während Sie 15 oder 20 Sekunden lang den Atem anhalten, kann dies dazu führen, dass Ihr Körper seine Stoffwechselrate ändert, was wiederum Ihre Stimmung beeinflusst. Diese Technik ist besonders wirksam bei schweren emotionalen Belastungen und bei Weitem nicht so unangenehm, wie Sie vielleicht denken. Möglicherweise müssen Sie Ihr Gesicht zwei- oder dreimal untertauchen, um die volle Wirkung zu erzielen.

Nachdem Sie Ihre Liste mit entspannenden Aktivitäten erstellt haben, warten Sie nicht auf überwältigende Emotionen, um eine davon auszuprobieren. Seien Sie vorbereitet. Wenn Sie jetzt Entspannung üben, sind Sie besser für Zeiten gerüstet, in denen Sie wirklich gestresst sind. Durch Übung erhalten Sie das Wissen darüber, wie sich Ihr Körper anfühlt, wenn er entspannt ist. Und wenn Sie das Wissen haben, können Sie Ihren Körper und Geist beruhigen, wenn Sie sich angespannt fühlen.

Ruhe visualisieren

Verbannen Sie Ablenkungen aus Ihrer Umgebung. Nehmen Sie sich die Freiheit, mindestens 15 Minuten mit dieser Übung zu verbringen. Setzen Sie sich in einen bequemen Stuhl. Atmen Sie tief durch und schließen Sie die Augen. Stellen Sie sich einen friedlichen Ort vor. Das kann ein Ort sein, an dem Sie schon einmal waren, oder eine Fantasievorstellung. Die meisten Menschen denken an eine schöne Umgebung in der Natur, aber es könnte auch eine Lieblingsbuchhandlung oder ein gemütliches Café sein. Es geht darum, sich etwas vorzustellen, das sich friedlich und beruhigend anfühlt.

Sobald Sie Ihren Ort geschaffen haben, begeben Sie sich auf eine mentale Reise dorthin. Achten Sie auf die Details, die Geräusche, die Gerüche, Luftzüge, was auch immer. Atmen Sie langsam und tief durch. Verweilen Sie ein wenig.

Erwarten Sie keine sofortigen, wundersamen Ergebnisse von der Visualisierung. Lassen Sie der Sache Zeit und üben Sie, damit es gelingt. Es ist eine Fertigkeit wie jede andere.

Meditation entdecken

Wie ein frei fliegender Drachen, der durch eine plötzliche Windänderung erfasst wird, schwanken die Emotionen bei einer BPS vermutlich ohne besonderen Anlass erheblich. Die Emotionen steigen schnell himmelhoch und stürzen unerwartet ab. Die Vorstellung, Emotionen durch Meditation zu kontrollieren, mag schwierig, wenn nicht gar unmöglich erscheinen, aber schlagen Sie das Buch noch nicht zu.

Meditation hilft, emotionale Stürme zu besänftigen. Es gibt keine klare, allgemein anerkannte Definition von Meditation. In der Regel beinhaltet sie jedoch anhaltende, konzentrierte Aufmerksamkeit sowie Reflexion oder Kontemplation. Mit etwas Übung kann der Geist zu einem Ort des Friedens und der Zufriedenheit werden. Ein ausgeglichener Geist ist stabil und in der Lage, die täglichen Herausforderungen anzunehmen. Meditation hilft, den unausgeglichenen Geist zu stabilisieren.

Vorteile der Meditation

Zahlreiche Studien belegen, dass Meditation verschiedene Aspekte des menschlichen Lebens verbessert. Meditation ist jedoch keine Zauberformel und wirkt nicht bei allem und jedem, wie manche Befürworter behaupten.

Die Vorteile der Meditation lassen sich in folgende Kategorien einteilen:

- **Emotional:** Meditation scheint das Risiko eines Rückfalls bei einer Depression zu verringern (obwohl sie nicht so wirksam ist wie andere Ansätze zur Erstbehandlung einer Depression). Sie verringert in der Regel Angstzustände und kann wirksam Stress abbauen.
- **Körperlich:** Meditation senkt nachweislich den Blutdruck, hilft bei chronischen Schmerzen, verbessert Magen-Darm-Symptome und hilft bei Suchtzuständen. Sie ist eine sehr gute Strategie bei Schlaflosigkeit.
- **Kognitiv:** Meditation fördert die Konzentration und das Gedächtnis. Sie ist besonders nützlich, um unproduktives, sich wiederholendes Denken zu verringern.

Seit wir regelmäßig täglich 10 bis 15 Minuten meditieren, haben wir beide festgestellt, dass wir in der Lage sind, das überaktive negative Gedankenkarussell abzuschalten, das uns manchmal um 4:00 Uhr morgens durch den Kopf schwirrt. Meditation hilft wirklich, Schlaflosigkeit zu reduzieren.

Obwohl verschiedene Studien gezeigt haben, dass Meditation zu solchen Erfolgen führt, wissen wir noch nicht, welche spezifischen Meditationsarten in welcher Dauer für welche Problembereiche am besten geeignet sind.

Wie meditiert man?

Damit Meditation funktioniert, ist häufiges Üben erforderlich. Es gibt keine festen Regeln oder Richtlinien dafür, wie oft man meditieren sollte, aber einmal täglich etwa fünf Minuten sind ein guter Anfang. Langfristig sollte man versuchen, regelmäßig zu meditieren. Nach den ersten Meditationsübungen empfiehlt es sich, die Meditationszeit von fünf Minuten zu verlängern. Wie viel Zeit Sie investieren, bleibt jedoch Ihnen überlassen. Viele Menschen stellen fest, dass sie es genießen, täglich 10, 30 oder sogar 60 Minuten zu meditieren. Hier sind einige Tipps, wie Sie sich das Meditieren zur Gewohnheit machen können:

- ✔ **Tragen Sie bequeme, lockere Kleidung.** Es ist keine besondere Kleidung erforderlich (tragen Sie aber keine hautengen Jeans).
- ✔ **Schalten Sie Ihr Handy und andere Geräte aus (es sei denn, Sie verwenden eine Meditations-App).** Schauen Sie nicht fern und benutzen Sie nicht Ihren Computer. Wer möchte, kann leise Musik hören.
- ✔ **Meditieren Sie, wo immer Sie möchten.** Draußen ist wunderbar (obwohl es an einer belebten Straße vielleicht nicht so einfach ist). Richten Sie sich zu Hause einen besonderen Ort ein, an dem Sie eine Kerze, ein besonderes Bild, ein Gemälde, einige Gegenstände mit spiritueller Bedeutung oder ein Foto betrachten können.
- ✔ **Setzen Sie sich auf einen Stuhl, eine Matte – ein sogenanntes *Zabuton* – oder ein Kissen.** Manche Menschen verwenden auch Holzklötze, Decken oder ein kleines Kissen, ein *Zafu*, um bequemer zu sitzen. Wichtig ist, dass Sie aufrecht sitzen.
- ✔ **Sitzen Sie still.** Sie können in verschiedenen Positionen sitzen. Man kann beispielsweise mit gekreuzten Beinen sitzen und die Hände mit den Handflächen nach oben auf die Knie legen. Oder drücken Sie die Fersen gegeneinander. Sie können auch einfach bequem sitzen, so wie Sie es normalerweise tun. Am Anfang mag es schwierig sein, eine Position über längere Zeit beizubehalten, aber Übung macht den Meister. Ein Meditations- oder Yogakurs kann Ihnen helfen, die richtige Position für sich zu finden.
- ✔ **Beginnen Sie damit, Ihre Atmung wahrzunehmen.** Sie können die Augen dabei schließen oder auflassen. Versuchen Sie, sich auf nichts anderes als Ihre Atmung zu konzentrieren. Lassen Sie die Gedanken einfach kommen und gehen.

Viele Menschen gehen davon aus, dass Meditation nur funktioniert, wenn sie lernen, alle überflüssigen Gedanken, die ihnen durch den Kopf gehen, zu eliminieren, und dass sie während einer »guten« Meditationssitzung völlig konzentriert und bewegungslos bleiben sollten. Das stimmt so nicht. Sie werden Gedanken haben und Ihre Nase wird jucken! Kratzen Sie sich, wenn Sie wollen, und lassen Sie Ihre Gedanken manchmal schweifen. Bei Meditation geht es nicht darum, einen mystischen, perfekten Zustand zu erreichen. Vielleicht können einige Mönche eine so perfekte Kontrolle finden, aber die meisten von uns tun, was ihnen möglich ist.

Arten der Meditation

Es gibt viele verschiedene Meditationsformen, aus denen Sie wählen können. Hier ist ein kurzer Überblick über Atemmeditation, Gehmeditation, Body-Scan-Meditation, Mantra-Meditation, Kerzenmeditation und Apps:

- ✔ **Atemmeditation:** Seien Sie vollkommen entspannt – halten Sie Ihre Augen halb geöffnet oder geschlossen. Richten Sie Ihre Aufmerksamkeit auf Ihre Atmung. Achten Sie beim Einatmen durch die Nase auf den Luftstrom. Die Luft strömt sanft durch Ihre Nasenlöcher in Ihre Lungen und dann tiefer, bis die Luft Ihren Bauch aufwölbt. Legen Sie eine Hand auf Ihren Bauch, um zu spüren, wie die Luft ihn ausfüllt. Spannen Sie dann diese Muskeln fester an, um die Luft herauszupressen. Atmen Sie tief ein und konzentrieren Sie sich auf das Gefühl des Atmens. Richten Sie Ihre Aufmerksamkeit auf die einströmende und die ausströmende Luft. Wenn Ihre Gedanken abschweifen, bringen Sie sie zurück zum Atmen. Setzen Sie diese Meditation fort, bis sich Ihre Gedanken beruhigen.

- ✔ **Gehmeditation:** Machen Sie an einem schönen Tag einen langsamen Spaziergang. Gehen Sie dazu nicht in ein überfülltes Einkaufszentrum. Atmen Sie ein paar Mal tief durch, bevor Sie losgehen. Nehmen Sie Ihre Körperbewegungen wahr. Konzentrieren Sie sich auf Ihre Beine. Wie bewegen sich die Muskeln in Ihren Waden, Knöcheln und Oberschenkeln, um Ihren Körper durch den Raum zu bewegen? Denken Sie an die Magie der Bewegung. Konzentrieren Sie sich auf Ihre Beine, Ihren Körper und Ihre Füße. Wenn Ihnen andere Gedanken in den Sinn kommen, lassen Sie sie los, aber haben Sie nicht das Gefühl, sie unterdrücken zu müssen. Denken Sie wieder an das Gehen. Konzentrieren Sie sich auf das Tempo Ihrer Schritte, den Rhythmus Ihrer Atmung. Achten Sie auf das Geräusch Ihrer Schritte. Gehen Sie gleichmäßig und konzentriert. Nehmen Sie die Empfindungen in Ihrem Körper wahr – die Temperatur, Ihre Atmung, Ihre Muskeln. Gehen Sie auf diese Weise zehn Minuten oder länger.

- ✔ **Körperscan-Meditation:** Diese Art der Meditation eignet sich für fast jede Position. Sie wird oft von Menschen mit chronischen Schmerzen mit großem Erfolg eingesetzt. Machen Sie es sich zunächst bequem und atmen Sie ein paar Mal tief durch. Schließen Sie die Augen. Konzentrieren Sie sich darauf, wie sich Ihr Körper von Kopf bis Fuß anfühlt. Scannen Sie langsam und lassen Sie zu, dass Entspannung einkehrt und Anspannung ersetzt. Nehmen Sie sich mindestens 10 Minuten Zeit. Einige Meditationsprogramme für den Körperscan empfehlen 45 Minuten pro Tag. Das ist eine große Verpflichtung, und wir sind uns nicht sicher, ob sie wesentlich effektiver ist als kürzere Versionen.

- ✔ **Mantra-basierte Meditation:** Bei dieser Art der Meditation werden wiederholt Worte, Laute oder Phrasen verwendet, um zu transformieren und zu heilen. Man nimmt an, dass einige Mantras eine spirituelle Grundlage haben, andere sind bedeutungslos.

Alle Mantras helfen Ihnen, Ihre Aufmerksamkeit zu fokussieren. Sie können laut oder im Kopf gesprochen werden. Erfinden Sie Ihre eigene Mantra-Meditation. Hier sind ein paar Vorschläge:

- »Om« oder »aum«
- »Schamanah«
- Akzeptanz hinein, Urteil heraus
- Frieden und Güte für alle
- Einatmend beruhige ich meinen Körper; ausatmend entspanne ich mich.
- Frieden empfindend atme ich ein, Freude empfindend atme ich aus.

✔ **Kerzenmeditation:** Eine weitere Form der Meditation, bei der man die Flamme einer Kerze betrachtet und dabei tief atmet. Setzen Sie sich ruhig hin und richten Sie Ihre ganze Aufmerksamkeit auf die Flamme. Sehen Sie die verschiedenen Farben des Feuers. Beobachten Sie, wie sich die Flamme bewegt und verformt. Bleiben Sie fünf oder zehn Minuten lang konzentriert.

✔ **Apps:** Apps werden immer beliebter und sind eine kostengünstige Möglichkeit, zumindest grundlegende Meditationsfähigkeiten zu erlernen. Ihr Vorteil ist, dass sie einfach zu bedienen sind und eine Struktur vorgeben. Das macht es einfacher, häufiger zu meditieren. Viele Apps bieten kostenlose Testversionen an. Informieren Sie sich selbst und sehen Sie sich die Bewertungen an, bevor Sie eine solche App herunterladen oder kaufen.

Es gibt buchstäblich Dutzende »Arten« der Meditation, aber es gibt nicht viele Studien, die den Wert einer bestimmten Meditationsart gegenüber anderen belegen. Es scheint häufig keine Rolle zu spielen, wie lange man meditiert oder welche Art der Meditation man praktiziert. Wichtig ist, dass Sie es regelmäßig tun.

Experimentieren Sie mit verschiedenen Meditationspraktiken. Erwarten Sie keine schnellen Ergebnisse. Die Vorteile der Meditation sind unter Umständen erst nach einiger Zeit spürbar. Die subtilen Veränderungen in Ihrem Geist, Ihren Emotionen und Ihrem Körper haben jedoch eine sehr heilende Wirkung. Das folgende Beispiel zeigt, wie Gudrun die Meditation nutzt, um ihr emotionales Gleichgewicht zu bewahren, und demonstriert, wie heilsam dies sein kann.

Gudrun geht zum Mittagessen in die Kantine. Ein paar ihrer Kollegen sitzen an einem anderen Tisch und lachen. Als Gudrun hereinkommt, hören sie abrupt auf zu lachen. Gudrun fragt: »Habe ich ein privates Gespräch unterbrochen?«

»Nein, wir haben über dich getratscht und gelacht«, scherzt eine der Frauen. Gudrun spürt, wie ihr Gesicht rot wird und Wut in ihr aufsteigt. »Das war nur ein Scherz, Gudrun«, sagt eine ihrer Kolleginnen. »Wir haben überhaupt nicht über dich geredet. Du nimmst alles so persönlich. Vergiss es einfach.«

Gudrun dreht sich um und verlässt den Speisesaal. Sie geht zurück in ihr Büro und schließt die Tür. Gudrun ist seit etwa sechs Monaten wegen einer BPS in Therapie. Ein Schwerpunkt ihrer Therapiearbeit liegt darin, zu lernen, ihre Wut zu kontrollieren. Sie fühlt sich gut, weil sie den Speisesaal verlassen hat. Sie ist sich bewusst, dass sie noch vor ein paar Monaten in einer solchen Situation mit einer explosiven Tirade reagiert hätte. Jetzt sitzt sie an ihrem Schreibtisch und schließt die Augen. Sie atmet ein paar Mal tief durch und spürt, wie sich ihr Körper entspannt. Nach ein paar Minuten verspürt sie tiefen Frieden und Freude. Gudrun kehrt in den Speisesaal zurück und entschuldigt sich bei ihren Kollegen.

Gudruns Beispiel ist typisch für die Meditationserfahrungen vieler Menschen. Meditation ist weder Zauberei noch eine schnell erlernbare Fertigkeit. Mit etwas Übung hilft sie Ihnen jedoch, Ihre Emotionen besser als bisher zu kontrollieren. Und es gibt keine wirkliche Grenze, wie weit Sie die Meditation bringt. Gudrun könnte ihre Meditationserfahrung irgendwann so verinnerlicht haben, dass sie ihren reflexartigen Ärger unterdrücken kann, bevor er überhaupt aufkommt. Mehr über Meditation können Sie in *Meditation Für Dummies*, 4. Auflage, von Stephan Bodian (Wiley-VCH) erfahren.

Falsche Annahmen über die Meditation

Um die Meditation ranken sich viele Missverständnisse. Hier ist eine Liste der zehn häufigsten falschen Annahmen, die uns immer wieder begegnen:

- ✔ **Man kann Meditation erst dann lernen, wenn man aufhören kann zu denken.** Das stimmt nicht. Bei fast allen Meditierenden kommen und gehen verschiedene Gedanken. Wenn das passiert, kann man lernen, sie einfach vorbeiziehen zu lassen. Sie mögen interessant sein, aber kein Grund zur Beunruhigung.

- ✔ **Meditation ist von Natur aus religiös.** Einige Meditationsformen basieren angeblich auf einer spirituellen Grundlage. Viele Meditationsformen haben jedoch keinen Bezug zu Religion oder Spiritualität. Die Entscheidung liegt bei Ihnen.

- ✔ **Man muss lernen, unbequeme Positionen zu erdulden.** Manche Meditierenden möchten lernen, wie sie enormes Unbehagen oder sogar Schmerzen ertragen können. Das ist nicht notwendig, es sei denn, Sie streben danach.

- ✔ **Meditation ist teuer.** Die meisten Meditationsformen sind nicht mit hohen Kosten verbunden. (Beachten Sie, dass für Apps, die weiter oben in diesem Kapitel besprochen wurden, möglicherweise eine Gebühr anfällt.) Tatsächlich können Sie das Meditieren kostenlos aus Büchern und über kostenlose Online-Quellen erlernen. (Sie können sogar heute damit beginnen, nachdem Sie diesen Abschnitt des Kapitels gelesen haben.) Es gibt jedoch einige kultähnliche Meditationsprogramme, die anfangs wenig kosten, dann aber zu sehr hohen Summen eskalieren. Achten Sie auf übertrieben hohe Gebühren und informieren Sie sich umfassend!

- ✔ **Man muss jahrelang meditieren und an langen Retreats teilnehmen, um die besten Ergebnisse zu erzielen.** Sie können so viel oder so wenig meditieren, wie Sie möchten. Es ist nicht ganz klar, wie viel für die verschiedenen angestrebten Ergebnisse erforderlich ist. Kultähnliche Programme werben oft für teure, ausgedehnte Retreats.

- **Meditation ist ein virtuelles Allheilmittel, das Ihr Leben radikal verbessern kann.** Wir empfehlen Meditationsübungen aus verschiedenen Gründen. Meditation hat jedoch keine magischen Kräfte und funktioniert nicht bei jedem und für alles. Wenn eine BPS diagnostiziert wurde, sollte man immer mit einem Therapeuten zusammenarbeiten, um die besten Ergebnisse zu erzielen.
- **Ein personalisiertes Mantra hat erheblichen Wert.** Diese Botschaft ist nicht durch Forschungsergebnisse belegt. Sie wird häufig von kultähnlichen Programmen verwendet, um die »Besonderheit« ihres Programms zu vermitteln. Seien Sie vorsichtig.
- **Man muss einen tiefen meditativen Zustand erreichen, um von der Meditation zu profitieren.** Manche Menschen haben das Gefühl, dass sie solche Zustände erreichen, andere nicht. Wahrscheinlich werden Sie an manchen Tagen das Gefühl eines tieferen Zustands verspüren und an anderen weniger.
- **Ich habe keine Zeit zum Meditieren.** Jeder kann 10 Minuten Zeit am Tag finden. Regelmäßigkeit hat einen genauso großen Nutzen wie die Dauer der Meditation. Tun Sie es einfach.
- **Meditation ist schwer zu erlernen.** Das stimmt nicht. So gut wie jeder kann es erlernen – die größere Herausforderung besteht eher darin, es dann auch weiter zu pflegen und beizubehalten.

Akzeptanz erlangen

Was wir Ihnen jetzt sagen werden, mag etwas seltsam klingen, aber haben Sie Geduld mit uns. Wenn bei Ihnen eine BPS diagnostiziert wurde, haben Sie wahrscheinlich viel Zeit damit verbracht, gegen das anzukämpfen, wozu Ihre BPS Sie antreibt, wie beispielsweise:

- Emotionale Ausbrüche
- Impulse
- Temperament
- Verlangen nach Alkohol oder Drogen

Wahrscheinlich empfinden Sie Ihre BPS-Symptome als schrecklich und inakzeptabel. Doch trotz all Ihrer Bemühungen fühlen Sie sich im Würgegriff dieser Probleme gefangen.

Sie können vermutlich nicht erkennen, dass Sie sich zu sehr bemüht haben. Was? Soll das heißen, dass Sie jegliche Gegenwehr einstellen und all Ihre Probleme einfach akzeptieren sollen? Nicht ganz.

Ihre Erfahrung mit der BPS ist vergleichbar mit einer Strömung, in die Sie hineingezogen werden. Strömungen sind schmale Wasserbänder, die in der Regel kraftvoll von dem Ort wegfließen, an dem Sie sich eigentlich aufhalten möchten (der Sicherheit des Ufers). Selbst erfahrene Schwimmer, die versuchen, gegen eine Strömung anzuschwimmen, drohen zu ertrinken. Experten raten Menschen, die in eine Strömung geraten, dringend davon ab, direkt gegen die Flut zu schwimmen. Sie empfehlen vielmehr, dass Schwimmer in dieser misslichen Lage »akzeptieren«, dass sie von der Strömung erfasst wurden, und parallel zur Strömung schwimmen, bis diese nachlässt. Sobald die Strömung nachlässt, können sie sicher zum Ufer schwimmen.

Ähnlich verhält es sich mit der Flucht vor den Strömungen Ihrer BPS: Sie müssen zunächst akzeptieren, wo Sie sich befinden. Das bedeutet, dass Sie aufhören müssen, sich selbst anzuklagen, zu bestrafen und zu geißeln, nur weil Sie eine BPS haben. Niemand wünscht sich bewusst eine solche Störung, und es gibt zahlreiche Faktoren außerhalb Ihrer Kontrolle, die zum Auftreten dieser Störung beitragen (Beispiele finden Sie in Kapitel 4). Wenn Sie allmählich akzeptieren, wo Sie sich gerade befinden, können Sie mehr Energie aufbringen, um an einen besseren Ort zu gelangen.

Wir bieten Ihnen zwei wichtige Strategien an, um zu einer Einstellung zu finden, die von Akzeptanz geprägt ist. Wenn Sie die folgenden beiden Fertigkeiten üben, werden Sie feststellen, dass Sie langsam auf das Ufer zuschwimmen, weg von dem Ort, an den die BPS Sie verschleppen will:

- ✔ Entdecken Sie Ihren inneren Beobachter.
- ✔ Spielen Sie mit Ihrem urteilenden Verstand.

Das beobachtende Bewusstsein

Das menschliche Gehirn ist ein bemerkenswertes Organ. Menschen haben ihr Gehirn genutzt, um Sprache zu erschaffen und die Geheimnisse des Universums vom Kosmos bis hin zu den Subatomen zu erforschen. Das Gehirn bewertet und beurteilt auch fast alles, was es wahrnimmt.

Allzu oft sind diese Beurteilungen negativ, beunruhigend und verstörend. In Wahrheit neigen die meisten Menschen wahrscheinlich mehr als nötig zu solch harschen Urteilen, aber Menschen mit einer BPS treiben diese Angewohnheit auf die Spitze.

Menschen mit einer BPS sind nicht weniger intelligent als andere. Sie nutzen jedoch den urteilenden, bewertenden Teil ihres Gehirns übermäßig, was ihre negativen Gedanken verstärkt. Ein hervorragender Arzt mit einer BPS beispielsweise sorgt sich sehr um die Gesundheit seiner Patienten, verurteilt sie jedoch gleichzeitig für ihren ungesunden Lebensstil. Wenn er nicht so viel urteilen und bewerten würde, könnte er seine Patienten mit sanftem Verständnis erfolgreicher beeinflussen.

Ein Ausweg aus diesem Dilemma besteht darin, das Bewusstsein und die Entwicklung des sogenannten *inneren Beobachters* zu fördern. Um Ihren eigenen inneren Beobachter zu finden, schließen Sie für ein paar Minuten die Augen. Achten Sie nun darauf, wann Ihnen ein Gedanke in den Sinn kommt. Es dauert vielleicht ein paar Sekunden oder ein paar Minuten, aber wir sind ziemlich sicher, dass ein Gedanke kommen wird – selbst, wenn es nur ein Gedanke ist, wie »Ich frage mich, wann mir ein Gedanke in den Sinn kommen wird« oder »Das fühlt sich dumm und langweilig an«.

Sobald Sie den Gedanken bemerken, öffnen Sie die Augen. Fragen Sie sich, wer den Gedanken bemerkt hat. Sie selbst sind eindeutig nicht Ihre Gedanken. Vielmehr bemerkt ein aufmerksamer Teil Ihres Bewusstseins, was in Ihnen vorgeht, ohne ein Urteil oder eine Bewertung abzugeben. Ihr Gedanke mag ein Urteil enthalten haben, aber Ihre *Beobachtung* des Gedankens war lediglich das – eine Beobachtung.

Wenn wir auf Reisen sind, verbinden wir gerne ein wenig Arbeit mit Freizeit. Wir schleppen unsere Computer mit uns herum und widmen Teile unserer Reise dem Schreiben. Wenn wir unterwegs schreiben, ändert sich unsere Perspektive – und manchmal ist das überraschend produktiv. Heute ist ein Tag zum Schreiben. Wir haben einen langen Spaziergang gemacht und hatten das Zimmerpersonal in unserem Hotel gebeten, unser Zimmer zu reinigen, während wir unterwegs waren. Aber als wir zurückkamen, war das Zimmerpersonal immer noch in unserem Zimmer.

Um keinen einzigen Moment zu verschwenden, lassen Sie uns Ihnen den Unterschied zwischen dem bewertenden oder kritischen Verstand und dem inneren Beobachter anhand unserer Erfahrung im Hotel zeigen.

- **Urteilender Verstand:** Wir sind gezwungen, draußen zu warten, weil das Hotel nicht sofort jemanden geschickt hat, der unser Zimmer reinigt, als wir darum gebeten haben. Unsere Computer sind im Zimmer eingeschlossen. Wir haben nichts zu tun. Es ist etwas zu warm hier draußen. In der Ferne rumpeln Züge und der Verkehr ist unerträglich. Das Meer ist kaum zu hören. Wie sollen wir dieses Buch jemals rechtzeitig fertigstellen? Es ist furchtbar. Gelbe Blätter hängen an den Reben und tote Blätter liegen verstreut auf der Terrasse. Abstoßend dünne Menschen, die im Pool schwimmen, erinnern uns an die Pommes Frites, die wir zum Mittagessen gegessen haben.

- **Innerer Beobachter:** Wir sitzen draußen. Die Temperatur beträgt etwa 24 Grad Celsius. Die Sonne scheint und der Himmel ist strahlend blau. Über den Rasen hinweg kann man das Meer sehen. Lila, rote, rosa, weiße und blaue Blumen umgeben uns. An einem Spalier rankt eine grüne Rebe mit einigen gelben Blättern. Der Wind weht ein paar tote Blätter über die Terrasse. Hotelangestellte, die für die Instandhaltung zuständig sind, rumpeln mit ihren auf dem Kopfsteinpflaster klappernden Karren vorbei. Eine Zugpfeife durchbricht die Stille. In der Ferne fahren ein paar Autos vorbei.

Wir mogeln ein bisschen. Wir befinden uns zufällig mitten im Winter in Barcelona. Wir hätten die Szene für das beobachtende Bewusstsein leicht idyllisch gestalten können, weil die Umgebung in Barcelona so schön ist. Der innere Beobachter beschreibt jedoch lediglich, was ist. Im Gegensatz dazu urteilt der kritische Verstand – und das in der Regel sehr harsch. Wenn wir uns ausschließlich auf unseren kritischen Verstand verlassen, können wir uns fast überall unglücklich machen – sogar in Barcelona!

Der innere Beobachter akzeptiert einfach, was im Umfeld passiert, und beschreibt lediglich, was da ist. Je mehr Sie Ihren inneren Beobachter einsetzen und akzeptieren, was um Sie herum und in Ihnen vorgeht, desto weniger verzweifelt werden Sie wahrscheinlich sein.

Versuchen Sie, an eine Zeit zurückzudenken, in der Sie Ärger empfunden haben. Schreiben Sie alle kritischen, urteilenden Gedanken auf, die Ihre Verzweiflung ausgelöst haben. Schreiben Sie dann Ihre Geschichte neu, ohne dabei irgendwelche Urteile zu fällen. Konzentrieren Sie sich darauf, Ereignisse und Szenen aus dem Abstand einer neutralen Perspektive zu beschreiben.

Um Ihnen eine Vorstellung von der Diskrepanz zwischen diesen beiden Teilen Ihres Bewusstseins zu vermitteln, beachten Sie den Unterschied zwischen den folgenden kritischen Gedanken, die vom Verstand erzeugt werden, und den Beschreibungen derselben Szenen durch den inneren Beobachter im Beispiel von Johanna.

Die Bankangestellte gibt **Johanna** den Scheck zurück und sagt: »Es tut mir leid, Frau Schreiber. Dieser Scheck stammt von einer Auslandsbank. Wir können ihn zwar einlösen, aber das Geld wird erst in fünf Werktagen verfügbar sein.«

Johanna, die seit sechs Jahren in dieser Filiale Kunde ist, fragt die Angestellte: »Könnten Sie das mit Ihrem Vorgesetzten klären? Ich habe schon früher Schecks dieser Auslandsbank in dieser Höhe eingelöst.«

Johannas kritischer Verstand: Diese blöde Kuh, wie kann sie es wagen! Ich kann nicht glauben, dass mir das passiert. Was denkt sie sich? Dass ich versuche, dieser verdammten Bank Geld zu stehlen? Ich kann nicht glauben, dass sie den Nerv dazu hat. Das war's, ich nehme mein Geld und suche mir eine Bank, die mich respektiert.

Johannas beobachtendes Bewusstsein: Das ist noch nie passiert. Ich frage mich, ob meine Bank eine neue Richtlinie eingeführt hat. Vielleicht arbeitet heute der Manager, den ich kenne. Ich bin sicher, dass ich jemandem zeigen kann, dass ich genug auf meinem Konto habe, um den Scheck zu decken. Wenn nicht, kann ich wohl ein paar Tage auf das Geld warten.

Wie fühlt sich Johanna, wenn sie ihren kritischen Verstand einsetzt? Wahrscheinlich ziemlich wütend. Wenn sie jedoch auf ihren inneren Beobachter hört, bleibt sie überwiegend ruhig. Vielleicht fühlt sie sich etwas unbehaglich, aber sicherlich nicht völlig verärgert.

Ein innerer Beobachter befreit Sie nicht von allen belastenden Gefühlen. Er hilft jedoch, den Würgegriff dieser Gefühle zu lockern, indem er Ihnen ermöglicht, das zu akzeptieren, was ist, anstatt die Situation durch die gefühlsbasierte Bewertung zu verschlimmern. Paradoxerweise mildert die Erlaubnis, negative Gefühle zu haben, deren Gesamtwirkung.

Mit dem urteilenden Verstand spielen

Eine weitere Strategie im Umgang mit der Tendenz Ihres Verstandes, harsche, urteilende Gedanken zu erzeugen, folgt einem eher spielerischer Ansatz. Psychologen wissen, dass es fast unmöglich ist, negative Gedanken vollständig zu stoppen. Tatsächlich zeigen Untersuchungen, dass negative Gedanken wie ein Bumerang zurückkommen und an Intensität zunehmen, wenn man versucht, sie zu unterdrücken.

Sie können jedoch die emotionale Wirkung Ihrer negativen Gedanken erheblich verringern, indem Sie versuchen, anders mit ihnen umzugehen. Wir empfehlen Ihnen, zwei Strategien auszuprobieren, um Ihre negativen Gedanken zu relativieren: Danken Sie Ihrem Verstand und vertonen Sie Ihre Gedanken.

Dem Verstand danken

Dem eigenen Verstand danken bedeutet, die Kraft des Sarkasmus zu nutzen, um den emotionalen Aufruhr zu zerstreuen, den negatives Denken verursacht. Wenn Ihnen harsche, kritische Gedanken durch den Kopf gehen, danken Sie Ihrem Verstand buchstäblich dafür, dass er so hilfreich ist. Hier sind einige Beispiele für negative Gedanken und Möglichkeiten, wie Sie Ihrem Verstand dafür danken, dass er sie hervorgebracht hat:

Negativer Gedanke: Ich bin hoffnungslos.

Sarkastischer, dankbarer Gedanke: Danke, Verstand; das war ein äußerst hilfreicher Gedanke.

Negativer Gedanke: Ich bin ein gemeiner, hasserfüllter Mensch.

Sarkastischer, dankbarer Gedanke: Das war eine kreative Aussage. Vielen Dank für die Hilfe, Verstand.

Negativer Gedanke: Ich werde nie glücklich sein.

Sarkastischer, dankbarer Gedanke: Was für eine vielversprechende Zukunftsprognose! Wie kann ich dir jemals dafür danken, Verstand?

Diese Methode mag zunächst etwas albern erscheinen. Aber in gewisser Weise sind Albernheit und Ironie der Sinn der Sache: Sie schaffen Distanzierung. Mit dieser Strategie lassen sich Gedanken anders einordnen. Mit etwas Übung werden Sie feststellen, dass Gedanken wirklich nur Gedanken sind und nicht die Realität widerspiegeln. Sich bei seinem Verstand zu bedanken, ist eine weitere Möglichkeit, das emotionale Feuer zu löschen, das durch hitzige Gedanken verursacht wird.

Die Gedanken vertonen

Wenn Sie das nächste Mal darüber nachdenken, wie schrecklich Sie sind, wie unerträglich Ihr Leben ist oder wie gemein die Leute zu Ihnen sind, versuchen Sie, Ihre Gedanken zur Melodie eines Liedes zu singen. Fast jedes Lied eignet sich dafür, solange es nicht zu traurig ist. Wir finden Kinderlieder, Weihnachtslieder und Popsongs besonders nützlich. Wenn Sie Ihre Gedanken laut zu fröhlichen Melodien singen, ändert sich die Bedeutung Ihrer Gedanken. Auch hier gilt: Albernheit und Ironie können eine Distanzierung unterstützen!

IN DIESEM KAPITEL

Die eigenen Werte entdecken

Ein persönliches Leitbild entwickeln

Sich selbst und anderen vergeben

Kapitel 17
Eine Identität schaffen

Manche Menschen mit einer Borderline-Persönlichkeitsstörung (BPS) wachen eines Morgens auf und sind von einer Person, einer Stelle, einer politischen Idee, einem Projekt oder einer Religion begeistert. Ihre Leidenschaft ist ansteckend und andere schließen sich oft mit Eifer an. Aber dann lehnen sie ihre vorherige Leidenschaft von heute auf morgen ab oder verlieren das Interesse daran. Ihre flüchtigen Interessen und wankelmütigen Loyalitäten führen dazu, dass sie sich zerrissen und unverbunden fühlen und die Menschen in ihrer Umgebung verwirren, insbesondere diejenigen, die ihre Leidenschaften teilten.

Wenn Menschen mit einer BPS dazu gedrängt werden, über ihre Werte, Ziele und Überzeugungen nachzudenken, werden sie oft unruhig und verlieren die Orientierung. Sie können ihre Ideale oder Prinzipien nicht in Worte fassen. Der geringste Impuls durch eine neue Person oder eine neue Idee kann ihren Fokus völlig verändern. Daher fällt es ihnen möglicherweise schwer, eine konsistente Identität oder ein Gefühl dafür zu entwickeln, wer sie sind. Ihr Leben ist oft voller aufgegebener Freunde, Beziehungen und Interessen.

In Kapitel 7 gehen wir ausführlicher auf die Probleme ein, die Menschen mit einer BPS aufgrund ihrer instabilen Identität häufig haben. In diesem Kapitel geben wir Ihnen einige Anregungen, wie Sie an einem stabileren Selbstbild arbeiten können. Wir stellen Strategien vor, mit denen Sie Ihre Werte ermitteln können, und zeigen Ihnen dann, wie Sie auf der Grundlage dieser Werte ein Lebensmotto formulieren. Um diesen Prozess zu erleichtern, legen wir einen Plan vor, wie Sie Schuldzuweisungen und Wut loslassen und Vergebung finden.

Die wichtigen Dinge in Ihrem Leben

Erinnern Sie sich noch daran, wie es war, als Kind den Sommerferien, dem nächsten Geburtstag oder einem Feiertag entgegenzufiebern? Den meisten Menschen geht es so, dass die Zeit mit zunehmendem Alter immer schneller zu vergehen scheint. Wahrscheinlich haben Sie nicht viel Zeit, um über den Sinn des Lebens nachzudenken – schließlich haben die meisten Menschen schon genug damit zu tun, den Alltag zu bewältigen.

Für viele Menschen hat das Erlebnis einer Pandemie die Vorstellung ins Bewusstsein gerückt, im Einklang mit ihren Werten zu leben. Die unvermeidliche Unsicherheit über Leben und Tod während einer solchen Krise macht das Nachdenken besonders wichtig. Sich ein wenig Zeit zu nehmen, um einen Schritt zurückzutreten und darüber nachzudenken, worum es im Leben geht und wie man es leben möchte, ist nützlich und gelegentlich sogar lebensverändernd. Ob Sie eine BPS haben oder nicht, wenn Sie herausfinden, was Ihnen am wichtigsten ist, können Sie Ziele für die Zukunft formulieren, die Ihnen wiederum dabei helfen, nicht mehr ständig mit sich selbst zu kämpfen.

Menschen mit einer BPS sind manchmal damit überfordert, über das große Ganze nachzudenken. Deshalb empfehlen wir den Betroffenen, die Übungen in diesem Abschnitt zusammen mit einem Therapeuten durchzuführen – und zwar schrittweise über einen längeren Zeitraum.

Persönliche Prioritäten finden

Um zu klären, was Ihnen wichtig ist, müssen Sie darüber nachdenken, was Sie sich von Ihrem Leben erhoffen. Hier gibt es mehrere wichtige Punkte zu beachten. Einige der Themen, die wir in diesem Abschnitt beschreiben, interessieren Sie vielleicht nicht, während andere für Sie möglicherweise nicht relevant oder nicht umsetzbar sind. Sie müssen nicht alle Fragen beantworten, die wir hier stellen, aber die Liste der persönlichen Prioritäten, die auf unsere nummerierten Anweisungen folgt, gibt Ihnen einige Themen zum Nachdenken.

Schreiben Sie Ihre Gedanken und Antworten auf unsere Fragen in ein Notizbuch oder verwenden Sie ein elektronisches Gerät dafür. Die Aufzeichnung Ihrer Gedanken hilft Ihnen, klarer zu denken, und ist nützlich, wenn Sie Ihr persönliches Leitbild entwickeln möchten. Bei der Zusammenarbeit mit einem Therapeuten ist es hilfreich, ein Dokument zu haben, auf das Sie in späteren Sitzungen zurückgreifen können. Mit den folgenden Schritten lernen Sie, das Wichtigste in Ihrem Leben zu erkennen:

1. **Schreiben Sie alle fett gedruckten Worte aus der folgenden Liste der persönlichen Prioritäten in Ihr Notizbuch.**
2. **Denken Sie über die Fragen nach, die den fett gedruckten Worten folgen.**
3. **Halten Sie Ihre Antworten schriftlich fest. Wenn eine bestimmte Kategorie für Sie unwichtig oder irrelevant ist, überspringen Sie sie oder schreiben Sie N/A für »nicht zutreffend«.**
4. **Kreisen Sie die fünf Werte ein, die Ihnen am wichtigsten erscheinen.**
5. **Grenzen Sie Ihre Auswahl dann auf die drei Werte ein, auf die Sie sich zuerst konzentrieren möchten. Unterstreichen Sie diese.**

Hier ist eine Auswahl möglicher persönlicher Prioritäten:

- ✔ **Wohltätigkeit:** Was bedeutet Wohltätigkeit für Sie? Ist sie ein Teil Ihres Lebens? Wie möchten Sie Ihr Leben in Bezug auf Wohltätigkeit ändern? Verbringen Sie so viel Zeit damit, anderen zu helfen, wie Sie möchten? Wie können Sie wohltätiger mit sich selbst umgehen?
- ✔ **Umwelt:** Legen Sie Wert auf Umweltschutz? Möchten Sie die Welt besser hinterlassen, als Sie sie vorgefunden haben, indem Sie Ihren ökologischen Fußabdruck minimieren? Recyceln Sie? Nehmen Sie sich Zeit, die Natur zu schätzen und zu genießen? Wie sehen Sie sich selbst im Verhältnis zu Lebewesen und Pflanzen? Machen Sie sich Sorgen über den Klimawandel und möchten Sie Ihre eigenen, persönlichen Schritte unternehmen, um etwas dagegen zu unternehmen?
- ✔ **Arbeit:** Wie definieren Sie Arbeit? Gibt Ihnen Arbeit einen Sinn? Was können Sie tun, um Ihr Arbeitsleben zu verändern? Sind Sie mit Ihrer Arbeit zufrieden? Können Sie davon leben? Hilft Ihre Arbeit anderen? Haben Sie jemals über eine andere Art von Arbeit nachgedacht, die Ihnen sinnvoller erscheinen würde?
- ✔ **Spiritualität:** Haben Sie spirituelle Überzeugungen und wenn ja, welche? Geben Ihnen diese Überzeugungen Trost? Wie beeinflussen sie die Art und Weise, wie Sie Ihr Leben gestalten? Leben Sie ein Leben, das mit Ihrer Spiritualität vereinbar ist? Welche Veränderungen möchten Sie in Ihrem Leben vornehmen, um es besser mit Ihren spirituellen Überzeugungen in Einklang zu bringen? Wie können Sie diese Veränderungen vornehmen?
- ✔ **Gemeinschaft:** Wer sind die Menschen in Ihrer Gemeinschaft? Tragen Sie zu Ihrer Gemeinschaft bei? Nehmen Sie Ihrer Gemeinschaft etwas weg? Was bedeutet es, ein Mitglied Ihrer Gemeinschaft zu sein? Denken Sie, dass es wichtig ist, sich politisch zu engagieren? Möchten Sie auf der Grundlage dieser Gedanken Veränderungen vornehmen?
- ✔ **Intime Beziehungen:** Zu wem haben Sie eine enge Beziehung? Haben Sie aufgrund der BPS Beziehungen verloren? Wie zeigen Sie den Menschen, die Ihnen wichtig sind, dass Sie sich um sie sorgen? Helfen Ihnen Ihre engen Beziehungen oder schaden sie Ihnen?
- ✔ **Familie:** Definieren Sie Familie für sich selbst. Wer gehört zu Ihrer Familie? Hegen Sie noch immer Groll wegen Ihrer Kindheit? Wäre es besser, diesen Groll loszulassen? Was bedeutet es für Sie, ein Familienmitglied zu sein? Sehen Sie einen Sinn darin, Ihre Familie näher zusammenzubringen?
- ✔ **Freunde:** Haben Sie Freunde? Schätzen Sie Freundschaft? Welche Veränderungen möchten Sie in Ihrem Leben vornehmen, wenn Sie an Ihre Freundschaften denken? Tun Sie etwas, um Freunde näher an sich heranzulassen? Möchten Sie das?
- ✔ **Kreativität:** Was bedeutet Kreativität für Sie? Haben Sie Möglichkeiten, Ihre kreative Energie auszudrücken? Sind Sie mit dem Stellenwert zufrieden, den Kreativität in Ihrem Leben einnimmt?

- ✔ **Intellektuelle Ziele:** Welchen Wert messen Sie lebenslangem Lernen bei? Trauen Sie sich zu, zu lernen, sich in Bezug auf Ihre BPS selbst zu helfen? Nutzen Sie sich bietende Gelegenheiten? Was möchten Sie anders machen, nachdem Sie über das Lernen nachgedacht haben?

- ✔ **Erholung und Unterhaltung:** Was machen Sie gerne in Ihrer Freizeit? Beschäftigen Sie sich oft und lange genug mit Dingen, die Ihnen Spaß machen? Sind Ihnen Hobbys wichtig? Schätzen Sie Erholung wegen der positiven Auswirkungen, die sie auf Ihre Stimmung und Ihr Leben haben kann?

- ✔ **Besitz:** Ist Ihnen Besitz wichtig? Haben Sie alles, was Sie sich wünschen? Haben Sie alles, was Sie brauchen? Haben Sie schon einmal darüber nachgedacht, Ihre Beziehung zu materiellen Gütern zu ändern?

- ✔ **Finanzen:** Sind Sie mit Ihren Finanzen zufrieden? Haben Sie Probleme mit zu hohen Ausgaben? Sparen Sie für die Zukunft? Haben Sie schon einmal darüber nachgedacht, für einen Notfall zu sparen? Gibt es Bedürfnisse, die finanziell nicht erfüllt werden? Können Sie jetzt oder in naher Zukunft etwas tun, um Ihre Situation zu verbessern?

- ✔ **Gesundheit:** Wie steht es um Ihre Gesundheit? Ist sie Ihnen wichtig? Tun Sie etwas für Ihre Gesundheit? Treiben Sie Sport, schlafen Sie ausreichend und ernähren Sie sich gesund? Leiden Sie unter einer Suchterkrankung, die sich auf Ihre Gesundheit oder Ihre Beziehungen auswirkt?

- ✔ **Äußere Erscheinung:** Gefällt Ihnen Ihr Aussehen? Wie wichtig ist Ihnen Ihr Äußeres? Ist es Ihnen wirklich wichtig, wie Sie aussehen? Ist Ihnen das Aussehen Ihrer Freunde wichtig? Haben Sie gelernt, Veränderungen Ihres Aussehens im Zuge des Älterwerdens zu akzeptieren?

- ✔ **Sie:** Was mögen Sie an sich? Können Sie sich selbst akzeptieren? Legen Sie Wert auf Ehrlichkeit? Was mögen Sie nicht an sich? Geben Sie sich selbst die Schuld für all Ihre Probleme und Schwierigkeiten? Sind Anerkennung oder Erfolg entscheidend für Ihr Glück? Ist es Ihnen wichtig, Recht zu haben?

Versuchen Sie, sich nicht selbst fertigzumachen, wenn Sie feststellen, dass Sie nicht so leben, wie es Ihren Werten entspricht. Ob Sie an einer Borderline-Persönlichkeitsstörung leiden oder nicht – nur wenige Heilige leben immer und vollständig im Einklang mit ihren Werten.

Nachdem Sie Ihre Werte überprüft und entschieden haben, welche drei Ihnen am wichtigsten sind, sind Sie bereit für den nächsten Schritt: das Erstellen eines persönlichen Lebensleitbildes.

Ein persönliches Lebensleitbild erstellen

Unternehmen erstellen Leitbilder, um die zentralen Zwecke, Ziele und Ausrichtungen ihrer Organisationen festzuhalten. Auf diese Weise behalten Führungskräfte den Überblick darüber, ob ihr Unternehmen auf dem richtigen Weg bleibt oder von seiner Hauptaufgabe abweicht. Ein Leitbild hilft auch den Verbrauchern, den Zweck und die Werte eines bestimmten Unternehmens und seiner Produkte zu verstehen.

Die Erstellung eines persönlichen Lebensleitbildes erfüllt ähnliche Ziele für Sie in Ihrem Leben. Ein solches Leitbild kann Ihnen helfen zu erkennen, ob Sie auf dem richtigen Weg sind oder ob Sie viel Zeit in Aktivitäten investieren, die von Ihren Prioritäten abweichen.

Vorbereitung zur Erstellung Ihres Leitbildes

Hier sind einige Tipps, die Sie bei der Erstellung Ihres Lebensleitbildes beachten sollten:

- ✔ **Denken Sie an kleine Ziele, nicht an globale.** Sie sollten beispielsweise nicht versprechen, den weltweiten Hunger zu beseitigen. Das ist vielleicht ein schöner Gedanke, aber für *einen* Menschen in *einem* Leben ziemlich schwer zu erreichen! Überlegen Sie stattdessen, sich einmal pro Woche bei einer Lebensmitteltafel zu engagieren.
- ✔ **Versuchen Sie, Ideen einzubringen, die Sie an den meisten Tagen auf einfache Weise umsetzen können.** Vielleicht haben Sie beispielsweise festgestellt, dass es Ihnen wichtig ist, wohltätiger zu sein. Sie können in Ihr Leitbild aufnehmen, dass Sie an den meisten Tagen einen kleinen Teil Ihrer Zeit dafür verwenden möchten, sich entweder gegenüber anderen Menschen freundlich zu zeigen oder anderen auf irgendeine Weise zu helfen.
- ✔ **Konzentrieren Sie sich auf konkrete, positive Handlungen, anstatt zu sagen, was Sie nicht tun werden.** Sie sollten beispielsweise nicht sagen, dass Sie nie wieder wütend sein werden. Versprechen Sie stattdessen, anderen Komplimente zu machen, und üben Sie sich in emotionaler Selbstkontrolle (in Kapitel 16 erfahren Sie mehr über die Regulierung von Emotionen).
- ✔ **Halten Sie Ihr Leitbild möglichst kurz und realistisch.** In der Regel ist ein Absatz in etwa ausreichend. Versuchen Sie, nicht zu viel zu behandeln; denken Sie daran, dass Sie im Laufe der Jahre jederzeit Änderungen vornehmen und Elemente hinzufügen können.
- ✔ **Konzentrieren Sie sich auf Veränderungen, die Sie in Ihrem Leben vornehmen möchten.** Diese Veränderungen betreffen in der Regel Dinge, von denen Sie gerne mehr tun würden.
- ✔ **Ändern Sie Ihr Leitbild, wenn es sich nicht ganz richtig anfühlt.** Im Laufe der Zeit möchten Sie vielleicht etwas zu Ihrer Liste hinzufügen oder etwas daraus entfernen. Schließlich können (und werden) sich persönliche Werte ändern.

Ihr Leitbild zu Papier bringen

Die schriftliche Fassung eines Lebensleitbilds ist anstrengend und erfordert Nachdenken und Zeitaufwand. Sie werden vielleicht mehrere Entwürfe verfassen, bevor Sie damit zufrieden sind. Zögern Sie nicht, Ihren Therapeuten oder Ihre Therapeutin, oder einen engen, vertrauenswürdigen Freund, den Sie schon länger kennen, um Feedback zu bitten. Um Ihr Leitbild zu Papier zu bringen, gehen Sie wie folgt vor:

1. **Beginnen Sie mit der Überprüfung Ihrer drei am höchsten bewerteten Grundwerte.**
2. **Füllen Sie die Lücken für ähnliche Aussagen wie im Folgenden aus, um Ihr Lebensleitbild zu erstellen:**

   Weil ich __________ schätze, plane ich, __________.

   Ich werde ____________, um ______________.

   Ich werde ___________ durch ____________ werden.

   Ich werde ___________ verbessern, indem ich _______________.

   Ich verpflichte mich, _______ durch ___________ zu stärken.

   Ich widme mein Leben ________, indem ich ______________.

3. **Achten Sie darauf, jeden Ihrer drei Kernwerte in irgendeiner Weise zu berücksichtigen, aber halten Sie die Maßnahmen klein und machbar.**

Zwei Beispiele für Lebensleitbilder

Bevor Sie sich daranmachen, Ihr Lebensleitbild zu entwerfen, empfiehlt sich ein kurzer Blick auf die Bemühungen anderer Menschen. Das folgende Beispiel von Diana zeigt, wie ein anfängliches Leitbild Werte widerspiegeln kann, die sich im Wandel befinden.

> **Diana**, eine talentierte Mittzwanzigerin, verliert ihre Stelle in einem örtlichen Musiktheater. Ihr Chef entlässt sie, weil sie zu oft gefehlt und sich ständig mit anderen Darstellern gestritten hat. Nach einer Überdosis verschreibungspflichtiger Medikamente wird sie kurzzeitig ins Krankenhaus eingeliefert. Dort diagnostiziert man bei ihr eine Borderline-Persönlichkeitsstörung und überweist sie zur Einzel- und Gruppentherapie (Informationen zu den verschiedenen Behandlungsmöglichkeiten bei der BPS finden Sie in Kapitel 11).
>
> Im Rahmen ihrer Behandlung arbeitet Diana daran, ihre Grundwerte zu ergründen und zu identifizieren. Sie wählt drei Bereiche aus, auf die sie sich konzentrieren möchte: Freunde, Arbeit und Aussehen. Hier ist das Leitbild, das sie sich zurechtgelegt hat:
>
> **Dianas erstes Lebensleitbild:** Weil mir Freunde wichtig sind, werde ich daran arbeiten, meine Emotionen zu kontrollieren und in Gegenwart meiner Freunde ruhiger zu bleiben. Weil ich weiß, dass ich das Privileg habe, als Tänzerin arbeiten zu können, werde ich mich um mehr Zuverlässigkeit bemühen. Ich lege Wert auf mein Äußeres und das ist für meine Arbeit entscheidend, also werde ich mich weiterhin gesund ernähren und Sport treiben, um gesund zu bleiben.
>
> Im Laufe von zwei Jahren, in denen sie unregelmäßig zur Therapie geht, erleidet Diana mehrere Rückfälle. Ihre guten Absichten verhindern nicht, dass sie zwei weitere

Male ihre Stelle verliert. Der Druck, auf der Bühne zu stehen, scheint sie zu stark emotional zu belasten. Sie ist arbeitslos, auf die Unterstützung ihrer Eltern angewiesen und hat keine Freunde mehr. Frustriert und einsam sucht Diana Hilfe. Ihr Therapeut bittet Diana, sich noch einmal anzusehen, wie sie ihr Leben verbringt. Diana besinnt sich auf ihr Leitbild. »Diese Werte kommen mir jetzt oberflächlich vor«, sagt sie zu ihrem Therapeuten, »ich klinge wie ein Teenager. Ich habe mich darauf konzentriert, wie gut ich aussehe und wie ich meinen Freunden gefalle. Jetzt möchte ich mich einfach als guter Mensch fühlen und eine Stelle behalten.«

Diana beschließt, dass sich ihre Werte geändert haben. Sie möchte nun eine Arbeitssituation finden, mit der sie umgehen kann. Sie hat verstanden, dass sie eine strukturiertere und weniger anspruchsvolle Arbeit braucht. Ihr Aussehen ist für sie jetzt viel weniger wichtig als früher. Nachdem sie ihre Werte neu analysiert hat, legt Diana drei neue Bereiche fest, auf die sie sich konzentrieren möchte: ihre eigene psychische Gesundheit verbessern, eine stabile, stressarme Arbeit finden und anderen durch Freiwilligenarbeit bei der Caritas helfen. Sie entwickelt das folgende neue Lebensleitbild:

Dianas zweites Lebensleitbild: Ich verpflichte mich, in Behandlung zu bleiben, um besser für mich zu sorgen. Da mir finanzielle Unabhängigkeit wichtig ist, möchte ich eine Arbeit finden, die ich dauerhaft ausüben kann. Da ich dankbar für die Hilfe bin, die ich erhalten habe, möchte ich mich dafür einsetzen, anderen zu helfen, indem ich mich mit einer Organisation wie der Caritas in Verbindung setze.

Beachten Sie, dass Dianas erstes Leitbild keine Aussagen darüber enthielt, was sie nicht tun würde, wie beispielsweise wütend zu werden, sondern sich stattdessen darauf konzentrierte, positive Anstrengungen zu unternehmen, um ruhig zu bleiben. Sie stellte fest, dass sie noch nicht ganz bereit war, ihre Emotionen zu kontrollieren, aber sie fand heraus, dass es helfen könnte, den Arbeitsplatz zu wechseln. Als sie nach zwei Jahren ihr Leben neu analysierte, verpflichtete sie sich erneut zu einer Therapie und beschloss, anderen helfen zu wollen. Sie hatte das Gefühl, dass sich ihre Werte positiv entwickelt hatten.

Die folgende Geschichte über Thorsten zeigt jemanden, der nicht nach seinem Wertesystem lebt, weil er in Wut verstrickt ist.

Thorsten ist Anwalt und begibt sich nach seiner dritten Scheidung in Behandlung wegen einer Borderline-Persönlichkeitsstörung. Trotz langer Arbeitszeiten ist er finanziell instabil. Er gibt zu viel Geld aus und seine Scheidungen haben ihn viel gekostet. Sein Arzt sagt ihm, dass er lernen muss, seine Wut zu kontrollieren, sonst droht ihm ein Herzinfarkt.

Thorsten beschließt, einen Psychologen aufzusuchen, um an seinen Problemen zu arbeiten. Sein Psychologe möchte, dass Thorsten sein Leben und seine Werte betrachtet. Er erkennt, dass er einen Großteil seines Lebens damit verbracht hat, wütend darüber zu sein, wie ungerecht die Welt ist. Er erinnert sich daran, dass er sich in seiner Jugend vorgestellt hat, etwas in der Welt zu bewirken. Thorsten beschließt, dass die drei Kernwerte, die ihm am wichtigsten sind, intellektuelle Ziele, Engagement für die Gemeinschaft und finanzielle Stabilität sind. Mit diesen Werten im Hinterkopf entwickelt er das folgende Leitbild:

> **Thorstens Lebensleitbild:** Ich verpflichte mich, Zeit damit zu verbringen, meinem Interesse an Politik nachzugehen. Ich werde an lokalen politischen Treffen teilnehmen und lernen, wie ich in meiner Gemeinde Verantwortung übernehmen kann. Ich gelobe, 15 Prozent meines Einkommens auf ein Rentenkonto einzuzahlen, um meine Finanzen wieder aufzubauen.

Thorsten stellte fest, dass ihm sein Lebensleitbild dabei half, sich darüber klar zu werden, wer er war und welchen Weg er im Leben einschlagen wollte. Er erkannte, dass ein Großteil seines Verhaltens und seiner Konzentration ihn von seinen wahren Zielen und Werten abhielt. Nachdem er sein Leitbild verfasst hatte, entwickelte er ein tieferes Verständnis für seine Identität und dafür, worum es in seinem Leben geht.

Vergebung und Selbstmitgefühl

Mit Zeit, Geduld und Beharrlichkeit werden Sie wahrscheinlich erfolgreich sein, Ihr neues Lebensleitbild umzusetzen. Wenn Sie sich jedoch von Wut auf andere Menschen oder sogar auf sich selbst beherrschen lassen, behindern und lähmen diese Gefühle Ihre Fähigkeit, Fortschritte zu machen. Wut verbraucht enorme Mengen emotionaler Ressourcen. Selbst ein kleiner Teil der Energie, die Sie derzeit der Wut widmen, kann Sie der Umsetzung Ihres angestrebten Lebensleitbilds ein großes Stück näherbringen.

Es ist jedoch eine beunruhigend schwierige Aufgabe, loszulassen oder Vergebung zu finden – insbesondere, wenn es gute Gründe für die Wut gibt. Wir sind jedoch der Meinung, dass sich die Mühe lohnt. Wenn Sie beginnen, Vergebung als einen Schritt zur Umsetzung Ihrer Lebensaufgabe zu betrachten, müssen Sie über die beiden Arten der Vergebung nachdenken: Vergebung sich selbst gegenüber und Vergebung gegenüber anderen.

Sich selbst zuerst vergeben

Viele, vielleicht sogar die meisten Menschen mit einer BPS, verbringen viel Zeit damit, schlecht über sich selbst zu denken. Sie wissen in der Regel, wenn ihr Verhalten unangemessen war oder anderen oder ihnen selbst unnötigen Schaden zugefügt hat. Dieses Wissen führt oft zu Selbsthass und Verzweiflung. Typische Gedanken in solchen Momenten sind

- ✔ Ich bin ein wertloser Mensch.
- ✔ Ich bin hoffnungslos.
- ✔ Ich verdiene es nicht zu leben.
- ✔ Was stimmt nicht mit mir?

Wenn Sie jemals die oben genannten Überlegungen anstellen, möchten wir Sie an einen wichtigen Aspekt erinnern, den wir in Kapitel 16 ansprechen: Nur weil Sie etwas fühlen oder denken, heißt das noch lange nicht, dass es wahr ist. Führen Sie die folgenden Schritte aus, wenn Sie das nächste Mal anfangen, sich selbst abzuwerten:

1. **Beginnen Sie damit, die Verantwortung für Handlungen anzuerkennen und zu übernehmen, die Sie jetzt als verletzend und/oder bedauerlich gegenüber anderen oder sich selbst empfinden.**

   Wenn möglich, entschuldigen Sie sich oder leisten Sie Wiedergutmachung, wenn Ihre Handlungen andere Personen betrafen. Wenn Ihre Handlungen nur Ihnen selbst geschadet haben, entschuldigen Sie sich bei sich selbst.

2. **Würdigen Sie die Tatsache, dass Sie Ihre BPS nicht verursacht oder darum gebeten haben.**

   Ihre BPS ist das Ergebnis einer Reihe komplizierter, interagierender Faktoren, die wir in Kapitel 4 behandeln. Niemand möchte eine BPS haben.

3. **Machen Sie sich klar, dass Sie die Vergangenheit nicht ändern können. Nichts, was Sie jetzt tun, wird Ihre vergangenen Handlungen ungeschehen machen.**

   Sich auf vergangenes Bedauern zu konzentrieren, hindert Sie definitiv daran, voranzukommen. Selbstabwertung geht praktisch in Selbstgefälligkeit über, wenn Sie dadurch daran gehindert werden, positive Veränderungen vorzunehmen. Mit anderen Worten: Wenn Sie in Selbstabwertung verharren, erreichen Sie nur sehr wenig und die Gefahr ist groß, sich ausschließlich auf Ihre eigenen Probleme zu konzentrieren.

4. **Wiederholen Sie immer wieder Folgendes: »Ich bin da, wo ich bin. Ich kann nicht mehr tun, als positive Schritte zu unternehmen, damit es mir besser geht.«**

Sich selbst zu vergeben, ist ein längerfristiger Prozess. Man kann es nicht planen und dann einfach erledigen. Auf dem Weg zur Vergebung werden Sie zwangsläufig viele Male scheitern. Aber nachdem Sie begonnen haben, sich selbst zu vergeben, sollten Sie auch daran arbeiten, anderen zu vergeben.

Von Selbstvergebung zu Selbstmitgefühl

Im vorherigen Abschnitt über Selbstvergebung haben Sie erfahren, wie man sich von Schuldgefühlen befreien und sich auf die Zukunft konzentrieren kann. Selbstmitgefühl ist mit einer tieferen Ebene der Akzeptanz verbunden. Es entsteht, wenn man lernt, sich selbst freundlich und mit Empathie zu begegnen. Man kann Selbstmitgefühl unter anderem dadurch entwickeln, dass man sich vorstellt, sich ein guter Freund zu sein. Wenn Sie das nächste Mal Schuld- und/oder Schamgefühle verspüren, sollten Sie in Erwägung ziehen, sich selbst eine kurze Nachricht aus der Perspektive Ihres besten Freundes zu senden.

Nehmen wir zum Beispiel **Aisha**, die an einer BPS leidet und in der Vergangenheit immer wieder emotionale Ausbrüche gegenüber Familienmitgliedern hatte. Nach einem Jahr Therapie geht es ihr besser und sie hat gelernt, sich selbst zu vergeben. Sie hat erkannt, dass ihre BPS auf eine Kombination aus biologischen, sozialen und psychologischen Faktoren zurückzuführen ist. Sie versteht jetzt, dass sie nicht für ihre früheren Ausbrüche verantwortlich ist, aber sie fühlt sich immer noch zumindest ein wenig schuldig und beschämt.

Ihr Therapeut ermutigt sie, einen Brief über diese Scham aus der Perspektive einer mitfühlenden Freundin zu schreiben. Folgendes kommt dabei heraus:

> Liebe Aisha,
>
> ich weiß, dass du dich schuldig fühlst, weil du ab und zu mit deiner Familie streitest. Aber ich möchte, dass du weißt, wie stolz ich auf all die Fortschritte bin, die du im letzten Jahr gemacht hast. Ich verstehe vollkommen, warum du eine Borderline-Persönlichkeitsstörung hast. Es war nicht deine Schuld. Es ist gut, dass du dir Hilfe geholt hast. Gut gemacht, Mädchen. Denke einmal an das Gute, das du tust. Es gibt so viel. Zum Beispiel kümmerst du dich um deine Nichten, auch wenn sie anstrengend sind. Trotz all der Probleme, die deine Eltern dir in deiner Kindheit bereitet haben, stehst du immer noch zu ihnen. Ich würde dich am liebsten ganz fest umarmen.
> Ich hab dich lieb.
>
> Aisha

Wir empfehlen tatsächlich, dass Sie sich selbst einen Brief schreiben, der von Freundlichkeit und Mitgefühl geprägt ist. Nehmen Sie sich jetzt selbst in den Arm und klopfen Sie sich auf die Schulter. Selbstmitgefühl aufzubringen, ist nicht immer einfach. Es erfordert viel Übung, aber diejenigen, die sich selbst mit Mitgefühl begegnen, sind zufriedener mit ihrem Leben und haben bessere Beziehungen. Die Mühe lohnt sich!

Schwierigkeiten, anderen zu vergeben

Viele unserer Klienten, insbesondere diejenigen mit einer BPS, haben im Laufe der Jahre von schrecklichen Misshandlungen, Zeiten unvorstellbarer Verletzungen und erschreckend schwierigen Lebensumständen mit Verlusten, finanziellen Rückschlägen und unerwarteten Enttäuschungen berichtet. Viele dieser Ereignisse wurden von grausamen, hasserfüllten Eltern, Familienmitgliedern oder Gleichaltrigen verursacht. Schlagen wir ernsthaft vor, dass Sie diesen Menschen vergeben?

Ja, wir empfehlen Ihnen genau das. Aber machen Sie sich bitte bewusst, dass Vergebung nicht bedeutet, dass Sie die schmerzhaften Handlungen, die gegen Sie verübt wurden, für akzeptabel erklären. Vergebung heißt auch nicht, dass Sie die Bedeutung dessen, was Ihnen widerfahren ist, herunterspielen müssen oder sollen. Vergebung bedeutet vielmehr, die Wut, den Hass und/oder den Wunsch nach Rache loszulassen, die Sie wie einen zwei Zentner schweren Rucksack, den Sie sich jeden Tag Ihres Lebens auf den Rücken geschnallt haben, mit sich herumtragen.

Studien haben gezeigt, dass Menschen, die sich durch Vergebung mit der Vergangenheit aussöhnen, ein glücklicheres und erfüllteres Leben führen. Nachdem sie von der Last der Wut befreit sind, können sie wieder leichter nach vorne schauen.

Sie fragen sich vielleicht, wie Sie jemals loslassen können, so wie wir es Ihnen vorschlagen. Vergebung ist ein Prozess, der viel Arbeit erfordert. Oft ist eine therapeutische Unterstützung hierbei hilfreich oder gar notwendig, zum Beispiel, wenn es sich bei dem Vergehen um eine schwere Traumatisierung (wie zum Beispiel sexuelle Gewalt) gehandelt hat. Hier sind die Schritte, die wir Ihnen auf Ihrem Weg zur Vergebung empfehlen:

1. **Erinnern Sie sich bewusst an das Vergehen, das jemand gegen Sie begangen hat.**

   Wenn Sie dies tun, versuchen Sie jedoch, das Ereignis aus der Distanz zu betrachten. Stellen Sie sich vor, das Ereignis würde auf einem Bildschirm stattfinden, als würden Sie sich einen Film ansehen. Betrachten Sie das Vergehen so objektiv und unvoreingenommen wie möglich.

2. **Nehmen Sie dem Täter die Macht.**

   Indem Sie Ihre Wut loslassen und dem Täter vergeben, entziehen Sie der Person oder den Personen, die Ihnen Unrecht getan haben, jegliche Macht über Sie. Stellen Sie sich vor, wie der Täter schwach wird, ohne dass Sie damit irgendwelche Rachegefühle verbinden.

3. **Betrachten Sie sich als Überlebenden und nicht länger als Opfer.**

   Sie schaffen das, indem Sie sich selbst als handlungsfähig und stark wahrnehmen, statt als hilflos und schwach.

4. **Vergeben Sie.**

   Noch einmal: Wenn Sie vergeben, erklären Sie nicht, dass die Handlungen des Täters richtig, akzeptabel oder in Ordnung waren. Stattdessen entscheiden Sie sich loszulassen. Geben Sie sich das Recht, das Leben zu führen, das Sie geführt hätten, wenn das Ereignis nie stattgefunden hätte.

IN DIESEM KAPITEL

Sich in andere einfühlen

Verständnis für die Auswirkungen der eigenen Worte und Handlungen auf andere entwickeln

Die Abwehrhaltung überwinden

Positiv handeln üben

Kapitel 18
Sich in die Lage anderer versetzen

Wenn Sie eine BPS haben, sind Ihre Freundschaften zeitweise turbulent, chaotisch und unbefriedigend gewesen. Intimbeziehungen waren wahrscheinlich oft schwierig und herausfordernd. In Kapitel 8 werden einige der Hauptgründe für diese Probleme besprochen. Wenn Sie bereit sind, an der Verbesserung Ihrer Beziehungen zu arbeiten, empfehlen wir Ihnen, Kapitel 8 vor diesem hier zu lesen.

Gute Beziehungen bieten im Allgemeinen unzählige Vorteile. Untersuchungen zeigen, dass Menschen mit unterstützenden sozialen Netzwerken eine bessere körperliche und geistige Gesundheit genießen und länger leben. Tatsächlich scheint es auch vor frühem Gedächtnisverlust zu schützen, wenn man Menschen hat, mit denen man reden kann. Bei so vielen natürlichen Vorteilen sollte der Aufbau besserer Beziehungen ein wichtiger Bestandteil Ihres Plans zur Überwindung der BPS sein.

In diesem Kapitel erläutern wir ausführlich, wie wichtig es ist, die Perspektiven anderer Menschen zu verstehen, und zeigen Ihnen, wie Sie dies mithilfe verschiedener Schlüsselstrategien erreichen können. Wir erläutern auch, wie man Verständnis dafür entwickelt, wie sich die eigenen Emotionen und Verhaltensweisen auf andere Menschen auswirken. Anschließend besprechen wir, wie man Abwehrhaltungen in der Beziehung zu anderen erkennt und minimiert. Zum Schluss stellen wir Ihnen einige unserer bevorzugten zwischenmenschlichen Fertigkeiten vor, die Ihnen dabei helfen können, bessere Beziehungen zu Freunden, Familie, Kollegen und sogar Fremden aufzubauen.

Die Standpunkte anderer verstehen

Die wichtigste zwischenmenschliche Fertigkeit ist die Fähigkeit zu verstehen, dass andere Menschen zwar wie Sie Gedanken, Meinungen und Gefühle haben, diese aber nicht immer mit Ihren übereinstimmen. Wenn Sie nicht verstehen, was andere bewegt, laufen Sie Gefahr, sie zu beleidigen, zu missachten, zu verletzen oder zu verärgern. Sie riskieren, Ihre Zuhörer mit Ihren eigenen Problemen zu überfordern oder zu langweilen und die Signale zu übersehen, die Ihnen sagen, dass es an der Zeit ist, sich auf Ihr Gegenüber einzulassen.

Diese zwischenmenschliche Fertigkeit umfasst sowohl das Verständnis dafür, dass andere Menschen unabhängige Gedanken und Gefühle haben, als auch die Wertschätzung dafür, dass andere Menschen verschiedene Motivationen und Absichten haben, die sie nicht immer offen und explizit äußern. Die Fähigkeit, die Perspektiven und Denkweisen anderer Menschen zu verstehen, ermöglicht Ihnen unter anderem:

- ✔ Sich in andere Menschen hineinzuversetzen
- ✔ Zu verstehen, was andere tun
- ✔ Ihr Verhalten zu ändern, je nachdem, wie andere reagieren
- ✔ Vorauszuahnen, wie andere Menschen vermutlich auf Sie reagieren werden
- ✔ Nuancen in Gesprächen zu verstehen, wie zum Beispiel Sarkasmus, Humor und Neckereien
- ✔ Ihre Aussagen an das Feedback anderer anzupassen

Mitgefühl und *Empathie* werden oft synonym verwendet, haben aber sehr unterschiedliche Bedeutungen. Mitgefühl entsteht, wenn man das Gefühl der Fürsorge oder Sorge für eine Einzelperson oder sogar eine Gruppe von Menschen empfindet. Beispielsweise kann man mit der Notlage von Obdachlosen Mitgefühl haben. Empathie hingegen bedeutet, dass man sich in die Situation einer anderen Person einfühlen kann. Empathie kann entstehen, weil man selbst einmal etwas Ähnliches erlebt hat oder weil man sich wirklich in die Lage eines anderen versetzen kann. So kann man sich beispielsweise richtig mitfreuen, wenn ein Freund befördert wird. Empathie scheint eine fortgeschrittene Fähigkeit zu sein, die von Mensch zu Mensch unterschiedlich ausgeprägt ist – manche Menschen scheinen einfach von Natur aus einfühlsamer zu sein als andere.

Projektion: denken, dass andere fühlen, was man selbst fühlt

Menschen mit einer Borderline-Persönlichkeitsstörung entwickeln Bewältigungsstrategien, die sich langfristig als kontraproduktiv erweisen können. Eine dieser Methoden besteht darin, die eigenen schmerzhaften, negativen Gefühle oder Eigenschaften auf eine andere Person *zu projizieren*. Durch diese unbewusste Strategie wird versucht, schlechte Gefühle zu vermeiden, indem sie auf eine andere Person übertragen werden. Mit *unbewusst* meinen wir, dass der Einsatz dieser und anderer Bewältigungsstrategien in der Regel nicht das Ergebnis einer aktiven selbstbestimmten Entscheidung ist.

Einige Beispiele für Projektion

Die folgenden Beispiele sollen verdeutlichen, wie Menschen mit einer BPS Projektion als Mittel zur Bewältigung des mit negativen Gefühlen verbundenen Schmerzes unbewusst einsetzen:

> **Peter** glaubt, dass er sehr unförmig ist und nie fit genug sein wird. Der Gedanke, keinen guten Körper zu haben, macht ihm Angst. Er nörgelt ständig an seiner Frau herum, dass sie unförmig und zu dick sei. Er schreit sie an, wenn sie gelegentlich Kekse für ihre Kinder kauft. Er verwendet Projektion, um sich vor seinem eigenen schmerzhaften Körperbild zu schützen.

> **Katja** ist nach einem Streit mit einem Kollegen von Wut überwältigt. Sie kommt nach Hause und erzählt ihrer Mitbewohnerin, was passiert ist. Ihre Mitbewohnerin fragt Katja, ob sie vielleicht ein wenig überreagiert. Katja sagt ihr, sie solle sich aus ihren Angelegenheiten heraushalten, wenn sie nichts anderes zu bieten hat als Ärger und Kritik. Katja interpretiert die Frage ihrer Mitbewohnerin falsch und versteht sie aufgrund ihrer eigenen Wut über die Situation als Kritik.

> **Olivias** Mutter ist verängstigt und besorgt, wenn sie die ganze Nacht wegbleibt. Als Olivia eines Morgens nach Hause kommt, sitzt ihre Mutter in der Küche und fragt Olivia: »Wo warst du? Ich war außer mir vor Sorge.« Olivia schreit ihre Mutter an: »Jedes Mal, wenn ich wegbleibe, behandelst du mich wie eine Schlampe.« Olivia empfindet die aufrichtige Sorge ihrer Mutter als übertrieben wertend und kritisch, weil sie sich für ihr eigenes Verhalten schämt.

Peter, Katja und Olivia fühlen sich wegen einer ihrer persönlichen Eigenschaften schlecht – schlechtes Körperbild, übermäßige Wutausbrüche und sexuelle Freizügigkeit. Dennoch kritisieren alle drei andere, um sich nicht mit ihrem eigenen Leid und ihrer Scham auseinandersetzen zu müssen. Dadurch fühlen sich ihre Mitmenschen ungerechtfertigt verleumdet und verstehen nicht, warum sie sich immer solchen Anschuldigungen ausgesetzt sehen.

Projektionen verringern

Wenn Sie dazu neigen, Ihre eigenen Emotionen auf andere Menschen zu projizieren, können Sie dies durch Übung einschränken. Um eine maximale Wirkung zu erzielen, sollten Sie jedoch Ihre eigenen Bemühungen mit einer Therapie kombinieren.

Der Prozess der Verringerung von Projektionen beginnt mit der Verbesserung Ihrer *Selbstwahrnehmung*, das heißt der ehrlichen Beobachtung und Bewertung Ihrer Emotionen. Denken Sie an Ihre Vergangenheit und an schwierige Interaktionen mit anderen zurück. Fragen Sie sich, ob Sie anderen vorgeworfen haben, Gefühle zu haben, die Ihren eigenen Gefühlen entsprachen. Wenn ja, sollten Sie verhindern, dass dieses Muster Ihre aktuellen und zukünftigen Beziehungen ruiniert oder beeinträchtigt.

Außerdem sollten Sie auf Ihre Emotionen achten, insbesondere auf Ärger und Wut. Achten Sie auf die Reaktionen Ihres Körpers (beispielsweise Muskelverspannungen in Brust,

Schultern oder Kiefer, schneller Herzschlag, Erröten und Schwitzen), die auftreten, bevor Sie etwas Kritisches sagen oder bevor Sie jemanden angreifen. Zögern Sie um jeden Preis, etwas zu sagen, wenn diese körperlichen Gefühle Sie überkommen! Wenn Sie Ihre erste Reaktion hinauszögern, können Sie ein paar Mal langsam und tief durchatmen, anstatt (verbal) um sich zu schlagen.

Nachdem Sie Ihre Reaktion verzögert haben, stellen Sie sich ein paar Fragen:

- ✔ Könnte ich verärgert über *mich selbst* sein?
- ✔ Hat mich in letzter Zeit etwas beschämt?
- ✔ Habe ich vor etwas Angst?
- ✔ Habe ich Angst, dass mich jemand im Stich lässt?

Wenn Sie eine dieser Fragen bejahen, ist Ihre Wut wahrscheinlich eher auf Ihre eigenen Sorgen als auf die andere Person zurückzuführen. Versuchen Sie, anstelle eines Wutausbruchs eine der folgenden alternativen oder weniger provozierenden Aussagen zu treffen:

- ✔ Ich bin gerade emotional aufgewühlt. Ich muss mich später noch einmal bei Ihnen melden.
- ✔ Bevor wir hier weitermachen, muss ich eine Pause machen.
- ✔ Ich muss über einige Dinge nachdenken, bevor ich mich dazu äußere.
- ✔ Ich verstehe Sie und verspreche, dass ich mit Ihnen darüber reden werde, wenn es mir besser geht.

Sich über andere zu ärgern, weil man sich selbst schämt und wütend auf sich ist, ist eine tief verwurzelte Gewohnheit. Solche lang anhaltenden Muster zu ändern, erfordert viel Zeit und Übung – ganz zu schweigen von der Anstrengung. Lassen Sie sich Zeit und erwarten Sie keine sofortigen Ergebnisse.

Perspektivisches Denken üben

Es ist zwar wichtig, nicht davon auszugehen, dass andere Menschen das Gleiche empfinden wie man selbst, aber zum perspektivischen Denken gehört auch, dass man weiß, wie man die Gemütsverfassung anderer Menschen versteht – mit anderen Worten, ihre Gedanken und Gefühle. In den folgenden Abschnitten werfen wir einen Blick auf einige Strategien, mit denen Sie sich diese Fertigkeit erarbeiten können.

Abwechselnd reden

Wenn die Emotionen hochkochen, nimmt der Leidensdruck in der Regel die gesamte Aufmerksamkeit in Anspruch. Und leider geraten bei Menschen mit einer BPS die Emotionen häufig außer Kontrolle. Stellen Sie sich vor, dass Ihr Gehirn nur begrenzten Raum bietet – wenn es mit Emotionen gefüllt ist, werden die Denkfähigkeiten überfordert.

In solchen Momenten ist es schwer, der Versuchung zu widerstehen, mit jedem, der sich gerade anbietet, über alles zu reden, was man fühlt. Wenn Sie diesem Impuls jedoch nachgeben, übersehen Sie wahrscheinlich, dass die Person, mit der Sie sprechen, irgendwann unruhig, gelangweilt und/oder erschöpft sein wird.

Sie können dieser Versuchung entgegenwirken, in dem Sie sich selbst dazu zwingen, in den meisten, wenn nicht sogar in allen Gesprächen, die Rollen zu tauschen. So wie Eltern ihren Kindern beibringen, zu teilen und sich abzuwechseln, müssen Sie sich selbst beibringen, in Gesprächen das Wort abzugeben. Dabei werden Sie wahrscheinlich viel darüber erfahren, was Ihr Gesprächspartner denkt und fühlt.

Als gute Faustregel gilt, möglichst nur die Hälfte der Gesprächszeit in Anspruch zu nehmen und die andere Hälfte dem Gesprächspartner zu überlassen. Viele Fragen zu stellen, ist eine gute Möglichkeit, dieses Ziel zu erreichen. Diese Strategie wird im nächsten Abschnitt behandelt.

Fragen stellen

Wenn Sie Interesse an anderen Menschen zeigen, ist es viel wahrscheinlicher, dass diese sich auch für Sie interessieren. Fragen halten nicht nur das Gespräch in Gang, sondern helfen Ihnen auch, Ihrem Gesprächspartner zu zeigen, dass Sie sich für ihn und das jeweilige Thema interessieren. Anhand der Antworten auf Ihre Fragen können Sie dann ableiten, was die andere Person möglicherweise denkt.

Versuchen Sie, den Antworten aufmerksam zuzuhören, wenn Sie Fragen stellen. Erwägen Sie, auf die Antwort mit einer weiteren vertiefenden Frage zu reagieren. Auch dies hält das Gespräch in Gang und das Interesse beider Parteien aufrecht. Weitere Gedanken zu diesem Thema finden Sie im Abschnitt »Zuhören« weiter hinten in diesem Kapitel.

Wenn Menschen Ihre Fragen beantworten, versuchen Sie, ihnen nicht gleich böswillige Absichten zu unterstellen, wenn Ihnen eine Antwort nicht gefällt, und tun Sie Ihr Bestes, um Ihre Abwehrreaktionen erst mal zurückzuhalten. Weitere Informationen zu diesem Thema finden Sie im Abschnitt »Nicht gleich in die Defensive gehen«.

Vermutlich denken Sie darüber nach, welche Art von Fragen Sie Ihren Gesprächspartnern stellen sollten. Obwohl fast jede Frage hilfreich sein kann, können Sie vielleicht ein paar Beispiele gebrauchen, auf die Sie aufbauen können. Die folgende Liste ist zwar bei Weitem nicht vollständig, aber sie lässt sich auf viele verschiedene Situationen anwenden:

- ✔ Können Sie mir mehr darüber erzählen? (Psychotherapeuten lieben diese Frage.)
- ✔ Wie haben Sie davon erfahren?
- ✔ Ist das etwas, das Ihnen sehr am Herzen liegt?
- ✔ Wie stehen Sie zu diesem Thema?
- ✔ Erzählen Sie mir etwas über sich. (Okay, das ist nicht wirklich eine Frage, aber diese Aufforderung dient demselben Zweck.)

- Ist Ihnen so etwas in Ihrem Leben schon einmal passiert?
- Wie gehen Sie mit solchen Dingen um?

BEISPIEL

Bemühen Sie sich, Ihre Fragen in einem sanften, neugierigen Ton zu stellen. Vermeiden Sie jeglichen Anflug von Sarkasmus oder Anklage. Wenn Sie dies nicht tun, kann dies den Zweck, Ihnen bei der Entwicklung und Pflege von Beziehungen zu helfen, zunichtemachen.

Alternative Bedeutungen und Motivationen erwägen

Menschen mit einer BPS neigen manchmal dazu, die Bedeutung der Worte anderer Menschen und deren Absichten falsch zu interpretieren. Allzu oft leiten sie aus den Worten anderer böswillige, aggressive Motive ab. Diese Fehlinterpretation wird als *böswillige Annahme* bezeichnet. Wenn Sie eine böswillige Annahme treffen, ist ein Gegenangriff praktisch unvermeidlich.

Arbeiten Sie mit Ihrem Therapeuten oder Ihrer Therapeutin zusammen, um einige Ihrer vergangenen Gespräche zu rekapitulieren, die schlecht ausgegangen sind. Das kann Ihnen dabei helfen, weniger böswillige und wertende Interpretationen zu entwickeln, die zutreffender sind.

Die folgenden Beispiele in Tabelle 18.1 zeigen, wie jemand mit einer BPS leicht böswillige Annahmen in Bezug auf relativ neutrale Aussagen anderer Menschen treffen kann. Die Tabelle gibt auch Beispiele für nicht wertende Interpretationen derselben neutralen Aussagen.

Neutrale Aussage	Böswillige Annahme	Unvoreingenommene Annahme
Hast du heute schon die Post geholt?	Er sagt, dass ich nie etwas tue, ohne vorher daran erinnert zu werden.	Er ist nur neugierig auf die Post.
Wie geht es dir heute?	Er sagt, dass ich krank und alt aussehe.	Er möchte wirklich wissen, wie es mir geht.
Meine Güte, das dauert heute aber lange, bis wir im Laden sind.	Er sagt, dass ich nicht schnell genug fahre.	Da hat er recht. Der Verkehr ist heute wirklich schlimm.

Tabelle 18.1: Annahmen über neutrale Aussagen

Wenn Sie sich dabei ertappen, wie Sie böswillige Annahmen treffen, werden Sie wahrscheinlich viele negative Interaktionen erleben. Diese Annahmen machen Sie nicht nur unglücklich, sondern sorgen auch für mehr Stress in Ihrem Leben. Darüber hinaus beeinträchtigen böswillige Annahmen die Qualität all Ihrer Beziehungen.

Mitunter erweisen sich böswillige Annahmen als wahr. Mit anderen Worten: Manchmal sind Menschen wirklich feindselig. Sie haben jedoch nichts zu verlieren, wenn Sie an die unvoreingenommenen Annahmen glauben. In den meisten Fällen ist Ihre vorurteilsfreie Annahme richtig, und wenn Sie Ihre böswillige Annahme zurückhalten und so einen Gegenangriff vermeiden, verhindern Sie, dass aus einem harmlosen Gespräch ein Streit wird. Ganz zu schweigen davon, dass Sie auch Ihre Beziehungen aufrechterhalten oder verbessern können.

Das Beispiel von Brigitte veranschaulicht die reflexartige Tendenz vieler Menschen mit einer BPS, böswillige Annahmen in Bezug auf die Beweggründe anderer Menschen zu treffen. Wenn Sie zu solchen Annahmen neigen, kann es hilfreich sein, sich etwas Zeit zu nehmen, um Ihre vergangenen hitzigen Gespräche zu überdenken (wie Brigitte es mit ihrem Therapeuten tut), um realistischere und positivere, urteilsfreie Annahmen zu finden.

Brigitte geht zweimal pro Woche zur Therapie zu Dr. Rosenberg. Sie arbeitet derzeit an der Verbesserung ihrer Fähigkeit, andere Menschen zu verstehen. Sie erzählt Dr. Rosenberg von einem Vorfall, den sie letzte Woche mit einer Freundin hatte.

»Meine Freundin rief mich an und fragte, ob ich mit ihr einkaufen gehen will«, erklärt Brigitte. »Ich sagte ja, aber nicht heute.« Darauf sagte meine Freundin, dass sie dann ohne mich gehen wird. Das hat mich wütend gemacht: Wenn ich nicht springe, wenn Sie es will, serviert sie mich einfach ab. Ich sagte ihr, gut – dann such dir eine andere Freundin zum Shoppen. Dann tat sie überrascht, dass ich wütend wurde, und fragte mich, was mit mir los sei. Sie serviert mich nicht nur ab, sondern sagt mir auch noch, dass ich verrückt bin. Ich verstehe das nicht. Warum sind die Leute so gemein zu mir?«

»Lassen Sie uns das, was Sie mir gerade erzählt haben, nutzen, um zu üben, die Perspektive einer anderen Person einzunehmen. Zuerst hat Ihre Freundin Sie gebeten, mit ihr einkaufen zu gehen. Sagen Sie mir, was sie damit gemeint haben könnte,« fragt Dr. Rosenberg behutsam.

»Nun, das ist einfach – sie wollte, dass jemand mit ihr einkaufen geht«, antwortet Brigitte.

»Was sagt Ihnen diese Einladung darüber, was sie für Sie empfindet?«

»Ich denke, das bedeutete, dass sie mit mir einkaufen gehen wollte.«

Dr. Rosenberg hakt weiter nach: »Glauben Sie, dass sie damit sagen wollte, dass sie Ihre Gesellschaft möchte? Mag sie Sie?«

Brigitte antwortet: »Ja, sie wollte Zeit mit mir verbringen. Und ich nehme an, das bedeutet, dass sie mich mag. Darüber habe ich noch nie wirklich nachgedacht.«

»Als Nächstes sagen Sie ihr, dass Sie nicht mitkommen können, und sie sagt, dass sie ohne Sie gehen wird. Was hat das bedeuten?«

»Das bedeutete, dass ich ihr egal war,«, antwortet Brigitte.

»Wirklich? Gibt es einen anderen Grund, warum sie das gemeint haben könnte?«, fragt Dr. Rosenberg.

»Ich weiß es nicht. Ich schätze, sie könnte gemeint haben, dass sie an diesem Tag einkaufen gehen musste. Genau, wie Sie schon tausendmal angemerkt haben, hatte das vielleicht nichts damit zu tun, dass sie mich nicht mag. Aber sie hatte kein Recht, mich verrückt zu nennen.«

Dr. Rosenberg sagt dazu: »Ich bin mir nicht sicher, ob ich gehört habe, dass sie gesagt hat, dass Sie verrückt sind. Sie sagten, sie habe gefragt, was mit Ihnen los sei. Könnte sie versucht haben, eine andere Bedeutung zu vermitteln?

»Mir fällt keine ein. Sie war wirklich unhöflich.«

»Nun«, fährt Dr. Rosenberg fort, »ist es möglich, dass sie ihre Frustration über Sie zum Ausdruck gebracht hat? Mit anderen Worten, könnte es sein, dass sie durch Ihren Ärger nervös und verärgert war und einfach nicht wusste, wie sie damit umgehen sollte? Wollte sie damit wirklich sagen, dass Sie *verrückt* sind?«

Brigitte zögert und sagt: »Hm, ich nehme an, das ist möglich. Sie haben darauf hingewiesen, dass ich dazu neige, in dem, was Menschen sagen, die schlimmstmögliche Bedeutung zu sehen. Glauben Sie wirklich, dass sie einfach nur frustriert war?«

»Ja, das glaube ich wirklich. Sie sind von einem Gespräch über das Einkaufen dazu übergegangen, sie zu beschuldigen, Sie wegen nichts im Stich gelassen zu haben. Diese Annahme macht für Sie Sinn, weil Sie große Angst davor haben, verlassen zu werden. Aber andere Menschen verstehen nicht, wie empfindlich Sie in dieser Hinsicht sind.«

Brigitte überlegt einen Moment und sagt dann: »Puh, da muss ich wohl über Einiges nachdenken.«

Brigitte hat die Bedeutung der Aussage ihrer Freundin falsch interpretiert, und diese Fehlinterpretation führte dazu, dass sie ihre Freundin beschuldigte, ihre Beziehung beenden zu wollen. Als ihre Freundin Brigitte fragte, was los sei, glaubte sie, dass ihre Freundin sie für verrückt hielt. Ihr Therapeut hilft ihr, andere, realistischere Möglichkeiten zu erkennen, wie sie das Gespräch hätte interpretieren können.

Wie Brigitte können Menschen mit einer BPS andere Personen oft recht gut einschätzen, aber sie übertreiben die Negativität in den meisten Gesprächen stark. Wenn eine Aussage negativ aufgefasst werden *kann*, nehmen sie sie meist auch so auf. Menschen mit einer BPS betrachten selbst neutrale Kommentare häufig als feindselig.

Gefühle, auch starke negative Gefühle, sind weder gut noch schlecht. Sie haben das Recht, zu fühlen, was Sie fühlen. Wichtig ist, wie Sie mit Ihren Gefühlen umgehen.

Die Auswirkungen auf andere

Menschen mit einer BPS sind sich häufig nicht voll und ganz bewusst oder erkennen (in der Situation) gar nicht erst, wie sich ihr Verhalten auf die Menschen auswirkt, die ihnen wichtig sind. Da ihre eigenen überwältigenden Emotionen ihre volle Aufmerksamkeit in Anspruch nehmen, können sie nicht ausreichend auf die Reaktionen ihrer Mitmenschen achten. Das kann zu Kommunikationsstörungen führen. Im Laufe der Gespräche fühlen sich ihre Gesprächspartner nicht mehr mit ihnen verbunden, was letztendlich zu einer beiderseitig erlebten Distanz führt. Das wiederum kann Gefühle von Einsamkeit und des »Nicht-richtig-Dazugehörens« auslösen. So kann eine negative Kommunikationsspirale entstehen

Tatsächlich besteht bei Menschen mit einer BPS ein hohes Risiko, von anderen Personen abgelehnt zu werden. Wir nehmen hier kein Blatt vor den Mund. Der Grund für diese Ablehnung ist jedoch nicht, dass sie schlechte Menschen sind. Der Grund ist, dass sie möglicherweise nicht verstehen, wie sich ihr Verhalten oder ihre Worte auf andere Menschen auswirken.

Ein erster Schritt hin zu einem besseren Verständnis Ihrer Wirkung auf andere Menschen besteht darin, ihnen ins Gesicht zu schauen. Üben Sie, verschiedene Gesichtsausdrücke zu erkennen. Versuchen Sie, den Unterschied in den Gesichtsausdrücken zu sehen, wenn Menschen müde, gelangweilt, genervt, begeistert, traurig, neutral, glücklich und wirklich wütend sind. Achten Sie auch auf den Tonfall und die Gesten anderer Menschen. Beginnen Sie diese Übung mit Menschen, die mit anderen sprechen, und wenden Sie Ihre Fähigkeiten dann auf Menschen an, die mit Ihnen sprechen.

Obwohl es ein wichtiger Schritt auf dem Weg zu Ihrem übergeordneten Ziel ist, andere Menschen besser zu verstehen, ist es auch wichtig, dass Sie daran arbeiten, Ihre Abwehrhaltung abzubauen. Wenn Sie nicht sicher sind, was Abwehrhaltung bedeutet, lesen Sie den nächsten Abschnitt.

Nicht gleich in die Defensive gehen

Der Begriff *Abwehrhaltung* bezieht sich auf die Gewohnheit, vermeintlichen Angriffen, Übergriffen und Kritik mit Gegenangriffen zu begegnen. Wir sprechen hier nicht von körperlichen Angriffen. Vielmehr geht es um die Situationen, in denen Sie das Gefühl haben, dass andere Menschen Ihnen gegenüber kritisch eingestellt sind. Menschen mit einer BPS reagieren auf diese realen oder vermeintlichen Angriffe oft mit Gegenangriffen. Dazu gehört unter anderem, dass sie anderen die Schuld zuschieben oder das Gespräch durch sarkastische oder feindselige Äußerungen anheizen.

Wenn man in Wut gerät, kann man weit weniger klar denken oder Interaktionen wahrnehmen, als wenn man sich ruhig und entspannt fühlt. Die Reaktionen von sehr wütenden Menschen sind in 99,2 Prozent der Fälle unangemessen – diese Zahl haben wir zwar gerade erfunden, aber Sie verstehen, was wir meinen. Wenn wir Menschen wütend sind, sind unsere Denkfähigkeiten einfach nicht voll einsatzfähig. Die folgenden drei Strategien sollen Ihnen helfen, Ihre Abwehrhaltung zu überwinden.

Sich nicht in den Mittelpunkt rücken

Defensiv eingestellte Menschen konzentrieren sich auf sich selbst. Sie glauben nicht unbedingt, dass sie besser oder wichtiger sind als andere, aber sie sind in gewisser Weise davon überzeugt, dass sich die Welt um sie dreht. Mit anderen Worten: Sie stehen ständig im Rampenlicht – das jedoch viel zu hell leuchten kann. Bedenken Sie, dass alles im Leben eine persönliche Bedeutung hat und dass alle guten und schlechten Dinge, die passieren, Ihre Gefühle und Stimmungen beeinflussen.

Dinge zu persönlich zu nehmen, ist ein häufig vorkommendes Kommunikationsproblem, insbesondere bei Menschen mit Persönlichkeitsstörungen, einschließlich der BPS. Hier sind einige Beispiele für dieses Problem in der Praxis:

- ✔ Eine Kundin in einem Restaurant wird wütend, wenn sie auf die Bedienung warten muss, weil sich einige der Kellner krankgemeldet haben und nicht genügend Personal für die Menge an Gästen zur Verfügung steht. Sie ist so unhöflich zu ihrem Kellner, dass es den anderen am Tisch peinlich ist. Der Kellner entschuldigt sich und erklärt, dass sie leider unterbesetzt sind, aber die Kundin weigert sich, die Entschuldigung anzunehmen. Stattdessen hat sie das Gefühl, dass das Restaurant sie irgendwie für die schlechte Behandlung auserkoren hat.
- ✔ Ein Autofahrer wird wütend, wenn er auf dem Weg zur Arbeit an einem Bahnübergang warten muss. Sein Blutdruck steigt, während er den Zug vorbeifahren sieht. Er fragt sich, warum die Züge immer dann kommen, wenn er bereits spät dran ist.
- ✔ Ein Notarzt ruft einen Neurologen an, um einen Beratungstermin mit ihm zu vereinbaren, und wird sarkastisch und wütend, als der Neurologe zunächst einige Fragen zum Patienten stellt. Der Notarzt fühlt sich persönlich beleidigt, weil der Neurologe nicht gleich ins Auto springt und in die Notaufnahme kommt, ohne das Urteil des Arztes infrage zu stellen.
- ✔ Ein Mann wird wütend, weil seine Computertastatur nicht mehr funktioniert. Nachdem er einen Ersatz bekommen hat, beeinträchtigt seine Wut seine Fähigkeit, seine Arbeit fortzusetzen. Er glaubt, dass Computerprobleme bei ihm überdurchschnittlich häufig auftreten.

Das Hauptproblem in allen vier Beispielen ist, dass alle Personen glauben, dass der jeweilige Vorfall irgendwie eine negative, *persönliche* Bedeutung hat. Selbst zufällige Ereignisse wie Computerausfälle und geschlossene Bahnschranken werden zur persönlichen Angelegenheit. Wenn Sie dazu neigen, Ereignisse ausschließlich auf sich zu beziehen, wie es die Menschen in diesen Beispielen tun, ist es an der Zeit, an diesem Problem zu arbeiten. Die folgenden Schritte helfen dabei:

1. **Beruhigen Sie sich und atmen Sie zwei- oder dreimal langsam und tief durch.**
2. **Fragen Sie sich, ob das ärgerliche Ereignis wirklich mit Ihnen zu tun hat oder ob es sich möglicherweise nur um die Umstände oder Pech handelt.**
3. **Fragen Sie sich, ob es für Sie von Vorteil ist, sich aufzuregen und wütend zu werden.**
4. **Überlegen Sie, ob Ihre Wut jemandem in Ihrer Umgebung oder Ihnen selbst schaden könnte.**
5. **Sagen Sie sich: »Dinge passieren. Es geht nicht immer nur um mich.«**

Verbündete an Ihrer Seite

Einige unserer Patienten haben im Laufe der Jahre festgestellt, dass unsere zweite Technik bei der Überwindung der Abwehrhaltung überraschend nützlich ist. Bei dieser Technik stellen Sie sich einen *objektiven Beobachter* an Ihrer Seite vor, der Ihnen in einer Krise mit weisen Ratschlägen und Anleitung zur Seite steht. Die Aufgabe Ihres Beobachters besteht darin, zu bemerken, wenn Sie sich gereizt, wütend oder bedroht fühlen. In solchen Momenten sollte Ihr Beobachter Ihnen einige hilfreiche Ratschläge geben, wie zum Beispiel die folgenden:

- ✔ Beruhige dich. Wenn du jetzt etwas sagst, machst du alles nur noch schlimmer.
- ✔ Was hast du zu verlieren, wenn du davon ausgehst, dass du nicht angegriffen wirst?
- ✔ Lass uns dieses Mal etwas anderes versuchen als das übliche Ausrasten, okay?
- ✔ Ich bin hier, um zu helfen, erinnerst du dich? Sag stattdessen etwas Neutrales oder Positives.
- ✔ Wie oft hat es die Lage verbessert, wenn du explodiert bist?
- ✔ Was wird sie denken und fühlen, wenn du das sagst? Wie würdest du dich fühlen, wenn jemand das zu dir sagen würde?
- ✔ Wie wäre es, wenn du ihm tatsächlich ein Kompliment machst, anstatt ihn fertigzumachen, wie du es gerne tun würdest?

Nachdem Sie sich den Rat Ihres objektiven Beobachters angehört haben, bemühen Sie sich, ihn zu befolgen! Diese Technik kann Ihnen wirklich helfen, wenn Sie sie üben. Es ist unwahrscheinlich, dass es gleich beim ersten Versuch funktioniert, aber mit der Zeit werden Sie diese beruhigenden Worte immer öfter von Ihrem Beobachter hören.

Manche Menschen schreiben die Ratschläge des Beobachters auf eine Karteikarte und lesen sie jeden Tag, um ihren objektiven Beobachter daran zu erinnern, sie zu verwenden, wenn sich die Dinge verschlechtern.

Entschärfen

Eine gute Alternative zur Abwehrhaltung ist das *Entschärfen*. Wenn Sie das Gefühl haben, dass jemand Sie kritisiert, kann Entschärfen die Situation beruhigen, statt sie zu eskalieren. Entschärfen bedeutet, das Gegenteil von dem zu tun, wozu Sie sich eigentlich hingezogen fühlen: Anstatt einen Gegenangriff zu starten, versuchen Sie, eine *Spur von Wahrheit* in dem zu finden, was die andere Person gerade zu Ihnen gesagt hat. Wenn Sie tatsächlich einem kleinen Teil des Gesagten (manchmal sogar allem) zustimmen, halten Sie den Dialog in Gang und lassen allmählich den Druck aus dem Gesprächskessel, der kurz vor der Explosion stand.

Zur Klarstellung: Entschärfen bedeutet nicht, dass Sie vor Ihrem Gesprächspartner kapitulieren oder ihn anlügen. Stattdessen stellt es einen ehrlichen Versuch dar, etwas an der Perspektive der anderen Person zu finden, das Sie wirklich befürworten können. Tabelle 18.2

zeigt Ihnen, wie man das Entschärfen als Reaktion auf verschiedene Arten von Kritik einsetzt. Für diese Beispiele verwenden wir Situationen, die selbst für uns eindeutig kritisch klingen. Sie können das Entschärfen allerdings auch anwenden, wenn Sie nicht sicher sind, ob Ihre Wahrnehmung korrekt ist.

Kritik	Entschärfende Antwort
Du schreist die Kinder zu oft an.	Manchmal schreie ich. Das ist einer der Gründe, warum ich in Therapie bin. Ich bin zu schnell frustriert. Aber vielleicht kannst du versuchen, es mir etwas behutsamer zu sagen.
Du gibst viel zu viel Geld für unnützen Kram aus.	Das ist etwas, worauf ich achten muss, und ich versuche es. Ich hoffe, dass es mir hilft, meine Ausgaben am Computer zu verfolgen.
Ich kann nicht glauben, dass du schon wieder einen Strafzettel wegen zu schnellen Fahrens bekommen hast.	Du hast recht, das habe ich. Allerdings ist das der erste seit einem Jahr, das ist eine große Verbesserung für mich.
Du lässt immer schmutziges, übel riechendes Geschirr in der Spüle stehen.	Ich verstehe, dass du verärgert bist. Allerdings ist mir ein bisschen Geschirr nicht so wichtig wie dir. Können wir da vielleicht einen Kompromiss finden?

Tabelle 18.2: Die Abwehrhaltung entschärfen

Bei eindeutiger, ungeheuerlicher verbaler oder körperlicher Misshandlung ist es nicht angebracht, die Situation zu entschärfen. Wenn Sie sich in einer solchen Situation befinden, sollten Sie sich an Ihren Therapeuten, eine Einrichtung für häusliche Gewalt oder, in Gewaltsituationen, an die Polizei wenden. Manchmal wissen Menschen nicht genau, ob sie misshandelt werden. Wenn diese Situation auf Sie zutrifft, kann ein Besuch bei einem Psychologen helfen, Klarheit zu schaffen.

Besser miteinander auskommen

Menschen mit einer BPS verfügen mitunter nicht über ausreichende soziale Kompetenzen, um gute zwischenmenschliche Beziehungen zu pflegen und zu fördern. Ihr Liebesleben ist oft durch Verluste und Konflikte gekennzeichnet. In diesem Abschnitt beschreiben wir einige grundlegende Möglichkeiten zur Verbesserung sozialer Interaktionen.

Wenn Sie eine BPS haben, empfehlen wir Ihnen, die folgenden Fertigkeiten mit Bekannten oder Freunden zu üben. Versuchen Sie, Ihre zwischenmenschlichen Fertigkeiten mit Menschen zu verbessern, zu denen Sie keine intensiven Beziehungen haben, bevor Sie sich damit an engere Beziehungen wagen. Rechnen Sie damit, dass sich diese Strategien anfangs etwas seltsam und unangenehm anfühlen werden. Mit ein wenig Übung dürften sie Ihnen jedoch in Fleisch und Blut übergehen.

Zuhören

Anderen zuzuhören, zeigt nicht nur Interesse, sondern hilft auch dabei, die Fertigkeit zu entwickeln, sich in andere hineinzuversetzen. Zuhören ist sowohl eine Fertigkeit als auch eine Gewohnheit, die man pflegen muss. Mit etwas Übung wird es zur Selbstverständlichkeit. Vielleicht denken Sie, dass Sie bereits gut zuhören können. Wenn dem so ist, müssen Sie vielleicht nicht an diesem Problem arbeiten. Aber bevor Sie diese Entscheidung treffen, sollten Sie einige Leute fragen, ob sie denken, dass Sie beim Zuhören noch besser werden könnten. Wenn sie das bejahen, versuchen Sie, nicht gleich in die Defensive zu gehen!

Hier sind ein paar Tipps, wie Sie sich eine bessere Art des Zuhörens aneignen können:

- ✔ Unterbrechen Sie nicht, auch wenn Sie starke Gefühle in Bezug auf die Äußerungen haben.
- ✔ Halten Sie den Blickkontakt, auch wenn es unangenehm ist.
- ✔ Schauen Sie nicht auf Ihr Handy, während Sie sich unterhalten.
- ✔ Wiederholen Sie, was Sie gehört haben, um sicherzustellen, dass Sie es richtig verstanden haben.
- ✔ Geben Sie keine Ratschläge, es sei denn, Sie werden darum gebeten.
- ✔ Bitten Sie um eine Klarstellung, wenn Sie sich nicht sicher sind, was gesagt wurde.
- ✔ Versuchen Sie zu verstehen, was die Person fühlt, der Sie zuhören.

Sie werden sich wundern, wie sehr gutes Zuhören Ihre Beziehungen verbessert. Die Menschen lieben gute Zuhörer.

Komplimente machen

Komplimente zu machen, steigert nicht nur das Wohlbefinden Ihres jeweiligen Gegenübers, sondern auch Ihr eigenes Selbstvertrauen. Sie werden an Selbstvertrauen gewinnen, wenn Menschen positiv auf Ihre Bemühungen reagieren. Machen Sie es sich zum Ziel, jeden Tag mindestens zwei Komplimente zu machen. Wir versprechen Ihnen, dass Sie diese Übung erfüllend und lohnenswert finden werden. Beachten Sie Folgendes, wenn Sie Komplimente machen:

- ✔ **Seien Sie konkret.** Machen Sie keine großartigen, globalen Aussagen wie »Du bist der beste Mensch auf der ganzen Welt«, denn die meisten Menschen werden Ihnen nicht glauben. Suchen Sie stattdessen nach etwas kleineren und konkreteren Dingen wie »Ich fand es toll, wie du das Verkaufsmeeting gemeistert hast« oder »Dieses Abendessen ist köstlich«.
- ✔ **Vermischen Sie nicht das Negative mit dem Positiven.** Sagen Sie beispielsweise nicht: »Ich fand es toll, wie du das Verkaufsmeeting gemeistert hast, vor allem nach

dem schrecklichen Job, den du letzte Woche abgeliefert hast«, oder »Dieses Abendessen ist köstlich. Ich wünschte, du könntest jeden Abend so kochen.«

Wenn Sie schon länger keine Komplimente mehr gemacht haben, reagieren andere Menschen anfangs vielleicht seltsam. Sie fragen sich, was Sie vorhaben, und werden unter Umständen sogar ein wenig sarkastisch. Wir empfehlen Ihnen jedoch, es weiter zu versuchen. Mit der Zeit werden sie sich an Ihr neues Verhalten gewöhnen und wahrscheinlich recht gut auf die Veränderung reagieren.

Abfedern statt zuschlagen

Menschen mit einer BPS klagen häufig darüber, dass ihre Bedürfnisse von anderen Menschen nicht erfüllt werden. Sie beschweren sich, dass sie von anderen nicht gehört werden oder dass sie sich nicht trauen, direkt um das zu bitten, was sie wollen. Wir haben eine Strategie, die es Ihnen vielleicht erleichtert, Ihre Bedürfnisse zu erfüllen. Diese Technik wird als *Abfedern* bezeichnet – im Gegensatz zum Zuschlagen. Beim *Zuschlagen* beschimpft man eine Person, verachtet sie und macht sie lächerlich. Wie wahrscheinlich ist es, dass andere Menschen zuhören und tun, was Sie wollen, wenn Sie verbal geohrfeigt werden? Nicht sehr wahrscheinlich.

Beim Abfedern hingegen mildern Sie den Schlag so weit wie möglich ab, während Sie dennoch klar sagen, was Sie wollen. Sie können das Abfedern mit einigen einfachen Sätzen erreichen. Diese Sätze helfen Ihnen, darauf hinzuweisen, dass Sie die Wahrheit und Weisheit nicht gepachtet haben. Mit anderen Worten, sie helfen Ihnen zu erkennen, dass Ihr Standpunkt möglicherweise nicht ganz ohne Fehler ist. Und in Wahrheit ist das immer der Fall – bei allen Menschen, ob sie eine BPS haben oder nicht.

Hier sind einige Beispielaussagen, die Ihnen beim Erlernen des Abfederns helfen sollen. Sie können sehr nützlich sein, wenn Sie versuchen, die Bedürfnisse oder Wünsche anderer Menschen zu erfüllen. Der abfedernde Satz ist fett gedruckt:

- ✔ **Ich könnte mich irren, aber ich habe mich gefragt,** ob das, was du gesagt hast, dazu gedacht war, mich zu verletzen.
- ✔ **Vielleicht bin ich überempfindlich,** aber mit diesem Tonfall dringst du nicht zu mir durch.
- ✔ **Mir ist klar, dass meine Bitte vielleicht etwas nervt,** aber ich fühle mich so überfordert; würde es dir etwas ausmachen, für eine Weile zu übernehmen?
- ✔ **Ich könnte mich irren,** aber es fühlt sich so an, als wärst du sauer auf mich.

Sie sollten nicht zu viel Gebrauch vom Abfedern machen, sonst wirkt es auf andere schnell gekünstelt. Aber die Technik erleichtert es Ihnen, Ihre Bedürfnisse auszudrücken. Aussagen wie die in den vorherigen Beispielen helfen Ihnen auch dabei, sich weniger fordernd zu fühlen. Außerdem erleichtert die Technik es anderen Menschen, Ihnen zuzuhören. Natürlich *könnten wir uns irren*!

IN DIESEM KAPITEL

Schemata mit verschiedenen Strategien im Auge behalten

Mit neuen, anpassungsfähigeren Schemata leben

Kapitel 19
Problematische Grundüberzeugungen ändern

In Kapitel 9 gehen wir darauf ein, wie unsere Wahrnehmung oder Interpretation von Ereignissen unsere Gefühle gegenüber dem Geschehen in unserem Umfeld stark beeinflussen kann. Unsere emotionalen Reaktionen sind tatsächlich mindestens genauso stark von unseren Interpretationen der Ereignisse wie von den Ereignissen selbst abhängig.

Schemata, oder die Grundüberzeugungen, die wir in Bezug auf uns selbst, die Welt und die Menschen haben, mit denen wir in Beziehung stehen, sind dafür verantwortlich, wie wir Ereignisse gewohnheitsmäßig interpretieren. Ein Schema, das häufig bei Menschen mit einer BPS eine Rolle spielt, ist beispielsweise die *ängstliche Bindung*. Dieses Schema gründet auf der tiefen Überzeugung, dass andere Menschen sie irgendwann verlassen werden. Nehmen wir an, eine Person mit einem ängstlichen Bindungsschema hat einen Partner, der viele Überstunden macht. Sie vermutet dann etwa, dass ihr Partner eine Affäre hat oder sie meidet. Keine noch so inständigen Beteuerungen können ihre Sorgen lindern. Jemand mit einem sicher gebundenen Schema wird diese Überstunden eher nicht als Zeichen von Ablehnung interpretieren.

In diesem Kapitel konzentrieren wir uns darauf, wie Sie die Schemata ändern können, die Sie davon abhalten, Ihr Leben klarer und vielleicht aus einem anderen Blickwinkel zu sehen. Wir stellen Ihnen verschiedene Strategien vor, mit denen Sie Ihre Schemata infrage stellen. Anschließend beschreiben wir Techniken, mit denen Sie neue, anpassungsfähigere Schemata entwickeln, die Ihnen helfen können, zufriedener mit Ihrem Leben zu sein.

Strategien zur Überwindung von Schemata

Bevor Sie Ihre problematischen Schemata ändern können, müssen Sie vollständig verstehen, was diese Schemata sind und wie sie entstanden sind. Bitte machen Sie sich bewusst, dass es unzählige problematische Schemata gibt und dass Sie, egal wie sehr Sie suchen, keine endgültige Liste finden werden. Jede umfassende, problematische und langjährige Überzeugung, die Sie in Bezug auf sich selbst oder die Welt haben, kann ein Schema sein, das Ihre Aufmerksamkeit verdient. Kapitel 9 behandelt Schemata im Detail, einschließlich der Frage, was Schemata sind, woher sie kommen, wie sie funktionieren und welche Sie eventuell haben.

Tabelle 19.1 bietet eine kurze Zusammenfassung, damit Sie nicht im Buch herumblättern müssen. Lesen Sie die folgende Liste der Schemata durch und kreisen Sie alle ein, die Ihrer Meinung nach auf Sie zutreffen könnten. Es empfiehlt sich, die Liste von Zeit zu Zeit durchzugehen, um zu sehen, ob Sie etwas übersehen haben. Ändern Sie die Formulierungen ruhig ein wenig, um das Schema besser auf Sie zuzuschneiden.

Selbstkonzept-Schemata		
Problematisches Schema	**Entgegengesetztes problematisches Schema**	**Adaptives Schema**
Anspruch: Glauben, dass man ein Recht auf alles hat, was man will, und empört sein, wenn man es nicht bekommt	**Unwürdigkeit:** Glauben, dass man es nicht wert ist, dass die eigenen Bedürfnisse erfüllt werden	**Ausgewogener Selbstwert:** Glauben, dass die eigenen Bedürfnisse es verdienen, erfüllt zu werden, aber nicht immer und nicht auf Kosten anderer
Überlegenheit: Sich selbst für besser als andere Menschen halten	**Minderwertigkeit:** Glauben, dass man nicht so fähig oder gut ist wie andere Menschen	**Selbstakzeptanz:** Sowohl die eigenen Stärken als auch die eigenen Schwächen schätzen, ohne sich übermäßig Gedanken darüber zu machen

Beziehungsschemata		
Problematisches Schema	**Entgegengesetztes problematisches Schema**	**Adaptives Schema**
Vermeidende Bindung: Glauben, dass man andere Menschen nicht braucht, und sie daher auf Distanz halten	**Ängstliche Bindung:** Glauben, dass man höchstwahrscheinlich von anderen verlassen wird und dementsprechend übermäßig anhänglich und eifersüchtig sein	**Sichere Bindung:** Glauben, dass Freundschaften und Intimität möglich und realistisch sind, aber auch wissen, dass man manchen Menschen nicht trauen kann
Idealisierung: Neue Partner und Freunde als perfekt und frei von Fehlern betrachten	**Abwertung:** Glauben, dass Partner-/in oder Freund/-in fast nur Fehler hat (tritt häufig auf, wenn sich das Idealisierungsschema als falsch erweist)	**Realistische Sicht auf andere:** Glauben, dass jeder sowohl positive als auch negative Eigenschaften hat, und Toleranz gegenüber einem gewissen Maß an Fehlern

Welt-Schemata		
Problematisches Schema	**Entgegengesetztes problematisches Schema**	**Adaptives Schema**
Völlig sicher: Glauben, dass man keine angemessenen Vorsichtsmaßnahmen ergreifen muss, und blasierte Naivität zeigen	**Gefährlich:** Glauben, dass die Welt sehr gefährlich ist, und große Sorgen um die eigene Sicherheit hegen	**Angemessene Sicherheit:** Verstehen, dass man in dieser Welt vorsichtig sein muss, aber auch, dass man sich von der Angst nicht das Leben diktieren lassen darf
Vollkommen vorhersehbar: Glauben, dass man vollständig kontrollieren kann, wie sich Dinge entwickeln und daher davon ausgehen, dass man bei allem, was man versucht, erfolgreich sein wird (und in der Regel am Boden zerstört sein, wenn doch ein Misserfolg eintritt)	**Völlig unvorhersehbar:** Die Welt als völlig chaotisch und unvorhersehbar betrachten und infolgedessen glauben, dass man zufälligen Ereignissen hilflos ausgeliefert ist	**Vorhersehbar:** Anerkennen, dass die Welt bis zu einem gewissen Grad vorhersehbar ist, zufällige Ereignisse jedoch alles auf den Kopf stellen können, und sich infolgedessen auf verschiedene Möglichkeiten vorbereiten und glauben, dass die Dinge im Allgemeinen funktionieren

Tabelle 19.1: Schemata-Übersicht

Manchmal wechseln Menschen von einem problematischen Schema zum genauen Gegenteil. Ein anderes Mal erleben sie ein problematisches Schema, sein Gegenteil und gelegentlich sein adaptives Gegenstück. Der Schlüssel liegt darin, zu wissen, welche problematischen Schemata bei Ihnen häufig auftreten, und dann daran zu arbeiten, diese bestimmten Schemata zu schwächen. Später in diesem Kapitel zeigen wir Ihnen, wie Sie adaptive Schemata stärken können.

Machen Sie sich keine Vorwürfe, wenn Sie häufig eine Vielzahl problematischer Schemata erleben oder sogar alle, die wir in der vorherigen Tabelle erwähnt haben. In dem Maße, wie Sie an einem oder zwei problematischen Schemata arbeiten, verlieren manchmal auch andere ihren Einfluss auf Ihr Leben. Mit Zeit und Fleiß lassen sich Ihre Schemata zum Besseren verändern. Die folgenden Abschnitte zeigen Ihnen einige Möglichkeiten, wie Sie diesen Veränderungsprozess in Gang setzen können.

Wie sich Schemata auf die Gefühle auswirken

Um den Einfluss von Schemata auf Ihr Leben zu verringern, ist es am besten, sie näher zu beleuchten und zu verfolgen, wo und wann sie auftreten. Schemata sind so etwas wie Kakerlaken. Sie halten sich bevorzugt in den dunklen Ecken und Winkeln Ihres Geistes auf. Wenn Sie Ihre Schemata in Aktion beobachten, werden Sie verstehen, dass Ihre emotionalen Reaktionen kein fester Bestandteil Ihrer Persönlichkeit sind – sie stammen direkt aus Ihren Schemata. Und Sie als Person sind nicht identisch mit Ihren Schemata.

In Kapitel 16 wird erläutert, wie Sie Ihre Gedanken und Emotionen beobachten oder überwachen können. In diesem Abschnitt bitten wir Sie, darauf zurückzugreifen und Ihre eigenen Schemata und deren Auswirkungen auf Ihre Gefühle zu betrachten.

Durch die tägliche Beobachtung Ihrer eigenen Schemata werden Sie mit der Zeit besser verstehen, warum Sie so denken und fühlen, wie Sie es tun. Wenn Sie darüber hinaus erkennen, dass Ihre Schemata – und nicht Sie – fragwürdig sind, werden die Schemata vermutlich weniger Einfluss auf Sie und Ihre Gefühle ausüben. Die Beobachtung Ihrer Schemata erfordert lediglich etwas Übung.

Wenn Sie sich hinsetzen und über Ihre Schemata schreiben, können Sie Abstand gewinnen und eine objektivere Perspektive einnehmen. Sie können dazu ein Notizbuch, ein Tablet oder eine Notiz-App verwenden. Lesen Sie Ihre Aufzeichnungen so oft durch, wie Sie möchten.

1. **Wenn Sie sich verzweifelt fühlen, versuchen Sie herauszufinden, welches Ereignis Ihre Gefühle ausgelöst haben könnte.**

   Notieren Sie dieses Ereignis oben auf Ihrem Blatt. Das kann etwas sein, das Ihnen tatsächlich passiert ist, oder ein Gedanke, der aufgetaucht ist. Beschreiben Sie das Ereignis klar und deutlich.

2. **Teilen Sie den Rest Ihres Blattes oder Ihrer Datei in drei Spalten auf. Notieren Sie in der linken Spalte Ihre Gedanken, Wahrnehmungen, Interpretationen oder Bedeutungen rund um das Ereignis.**

   Mit anderen Worten: Notieren Sie, was Sie dachten, als das Ereignis eintrat.

3. **Notieren Sie in der mittleren Spalte, wie Sie sich in Bezug auf das Ereignis fühlen.**

   Wenn Sie Schwierigkeiten haben, Ihre Gefühle zu benennen, lesen Sie in Kapitel 6 nach, in dem körperliche Empfindungen und Wörter zur Beschreibung von Gefühlen erklärt werden.

4. **Gehen Sie Tabelle 19.1 durch, um herauszufinden, ob eines Ihrer problematischen Schemata mit Ihren Gedanken und Gefühlen zusammenhängt. Notieren Sie dieses Schema oder diese Schemata in der rechten Spalte.**

   Notieren Sie alle Schemata, die an der Reaktion auf ein bestimmtes Ereignis beteiligt zu sein scheinen. Beschreiben Sie Ihr Schema kurz anhand unserer Definition oder passen Sie die Formulierung dieses Schemas an, um zu verdeutlichen, inwiefern dieses auf Sie zutrifft. Jemand mit einem Überlegenheitsschema kann beispielsweise diese Überzeugung nur in Bezug auf sein Arbeitsleben und nicht in Bezug auf intime Beziehungen haben.

Schemata scheuen das Licht wie Vampire. Indem Sie sie regelmäßig näher beleuchten, werden sie mit der Zeit immer schwächer werden.

Der Unterschied zwischen Gedanken und Schemata besteht darin, dass Schemata allgemeine, weit gefasste Überzeugungen sind, die sich von Ereignis zu Ereignis fortsetzen. Gedanken richten sich dagegen *spezifisch* auf ein bestimmtes Ereignis. Die folgenden Beispiele von Melissa, Amanda und Kalle zeigen, wie drei Menschen genau dasselbe Ereignis erleben und dennoch mit völlig unterschiedlichen Gedanken und Gefühlen reagieren können, weil jeder von ihnen unterschiedliche Schemata mit sich herumträgt.

Melissa, **Amanda** und **Kalle** gehen gerne in Restaurants essen, wenn ihr Portemonnaie es zulässt. Dabei ist die Bedienung nicht immer erfreulich. Diese drei Personen reagieren und fühlen sich bei schlechtem Service völlig unterschiedlich, weil jede von ihnen ein anderes Primärschema hat: Melissa betrachtet das Ereignis durch ein Schema der Unwürdigkeit, Amanda durch ein Schema der Gefahr und Kalle durch ein Schema des Anspruchsdenkens. Tabelle 19.2, Tabelle 19.3 und Tabelle 19.4 zeigen, was jede Person denkt und fühlt, als das Personal des Restaurants nach 20 Minuten Wartezeit immer noch keine Getränkebestellung aufgenommen hat.

Schema und Definition	Gedanken	Gefühle
Unwürdig: Ich erwarte nicht, dass meine Bedürfnisse erfüllt werden. Ich bin es nicht wert, dass man mir Aufmerksamkeit schenkt.	Niemand schenkt mir jemals Aufmerksamkeit; warum sollte es bei diesem Kellner anders sein? Ich denke, ich gehe einfach in etwa zehn Minuten nach Hause.	Ich bin mutlos und niedergeschlagen.

Tabelle 19.2: Schemabeobachtung Melissa

Schema und Definition	Gedanken	Gefühle
Gefährlich: Ich mache mir ständig Sorgen um meine Sicherheit.	Ich frage mich, ob sie das Essen so lange liegen lassen, bis es verdirbt. Bei einem so schlechten Service ist das Essen vielleicht schlecht zubereitet und ich könnte krank werden, wenn ich es esse.	Ich bin ängstlich und voller Furcht.

Tabelle 19.3: Schemabeobachtung Amanda

Schema und Definition	Gedanken	Gefühle
Anspruch: Ich verdiene von allem nur das Beste, und die Leute sollten mir besser geben, was ich will, sonst werde ich ungemütlich.	Ich kann nicht glauben, dass sie hier so nachlässig und schlampig sind. Ich werde mich beim Management beschweren und vielleicht schreibe ich sogar einen Leserbrief an die Zeitung. Für so etwas gibt es keine Entschuldigung.	Ich bin empört, voller Verachtung und angespannt.

Tabelle 19.4: Schemabeobachtung Kalle

Die Beispiele von Melissa, Amanda und Kalle zeigen, wie stark sich Ihre Schemata auf Ihre Gedanken und Gefühle auswirken, wenn Sie etwas erleben. Beachten Sie, dass alle drei Personen zwar dasselbe Ereignis erlebt haben, ihre Schemata sie jedoch zu völlig unterschiedlichen Reaktionen veranlassten.

Problematische Kindheitsschemata verändern

Schemata bilden sich in der Kindheit. In dieser Phase sind sie oft sehr sinnvoll, da sie den Versuch des Verstandes widerspiegeln, die Welt zu verstehen. Die Schemata der meisten Menschen entsprechen ihren Interpretationen der Erziehung durch ihre Eltern sowie ihrer Interaktionen mit Lehrern, Freunden und Verwandten. Was ist also das Problem mit diesen Schemata, wenn sie doch einfach nur die Art und Weise sind, wie das Gehirn sich einen Reim auf die Welt macht?

Ihre Schemata sind nicht problematisch, wenn Sie als Kind in einem gesunden, ausgeglichenen und einigermaßen vorhersehbaren Umfeld aufgewachsen sind. Leider entspricht das nicht dem Umfeld, das die meisten Menschen mit einer BPS beschreiben. Oft waren die Kindheiten der Betroffenen eher chaotisch, unvorhersehbar und gespickt mit extremen Botschaften vonseiten ihrer Eltern – sowohl übermäßig harte, fordernde Botschaften (wie »Du bist ein erbärmlicher, tollpatschiger Trottel!«) als auch unrealistisch positive Botschaften (wie »Du bist das beste Kind auf der ganzen Welt, es gibt nichts, was du nicht kannst!«).

Es ist nicht überraschend, dass die Schemata von Menschen mit einer BPS meist eher extrem sind und oft zu überwältigenden Emotionen führen. In Anbetracht des Umfelds, in dem sich ihre Schemata entwickelt haben, sind diese Tendenzen vernünftig und, nun ja, eher normal. Aber das Umfeld verändert sich normalerweise, wenn Menschen erwachsen werden. In der Erwachsenenwelt werden die meisten Menschen nicht auf die gleiche extreme Weise behandelt wie Menschen mit einer BPS von ihren Eltern behandelt wurden.

Kein Grund zum Verzweifeln. Mithilfe der folgenden Übung können Sie erkennen, dass die Ereignisse, die Ihre Schemata heute auslösen, im Vergleich zu den Ereignissen, die in Ihrer Kindheit zu ihrer Herausbildung beigetragen haben, in der Regel verblassen. So geht's:

1. **Richten Sie auf einer Seite Ihres Notizbuchs oder digitalen Geräte drei Spalten ein.**
2. **Notieren Sie Ihr problematisches Schema in der linken Spalte. (Beispiele für problematische Schemata finden Sie in Tabelle 19.1.)**

   Beschreiben Sie, wie sich dieses bestimmte Schema in Ihrem Leben auswirkt. Sie können entweder die Definition verwenden, die wir in Tabelle 19.1 bereitstellen, oder Ihre eigene Definition selbst formulieren. Vergessen Sie nicht, dass manche Menschen in verschiedenen Situationen gegensätzliche Schemata erleben. Nehmen Sie beide Gegensätze auf, wenn Sie sie erleben.

3. **Notieren Sie eine oder mehrere Erinnerungen aus Ihrer Kindheit, die möglicherweise zur Entstehung dieses Schemas beigetragen haben könnten, in der mittleren Spalte.**

4. **Schreiben Sie die Ereignisse oder Geschehnisse, die dieses Schema bei Ihnen in Ihrem jetzigen Leben auslösen, in die rechte Spalte.**

   Achten Sie darauf, wie alt Sie sich fühlen, wenn ein Ereignis Ihr Schema auslöst.

5. **Erinnern Sie sich daran, dass Sie heute älter sind, dass die aktuellen auslösenden Ereignisse in der Regel nicht so bedeutend sind wie die Ereignisse, die Ihre Schemata verursacht haben, und dass Ihr Verstand mit der Zeit den Unterschied zwischen den Ereignissen Ihrer Kindheit und denen der Gegenwart erkennen wird.**

Haben Sie Geduld. Es braucht Zeit, um vollständig zwischen damals und heute zu unterscheiden.

Jennifers Beispiel zeigt, wie jemand mit einer BPS die Übung »Damals und heute« nutzen kann, um die Verbindung zwischen den heutigen Auslösern von bestimmten problematischen Schemata und den Ereignissen, die sie in der Kindheit verursacht haben, zu durchbrechen. Jennifers Formular ist in Tabelle 19.5 dargestellt.

Jennifer ist eine 38-jährige Immobilienmaklerin, die seit einigen Monaten in Therapie ist. Sie hat ein interessantes Muster problematischer Schemata, das das Schema der Gefahr, das ängstliche Bindungsschema und das übermäßige Hin-und-her-Wechseln zwischen dem Anspruchs- und dem Unwürdigkeitsschema umfasst. Ihre Psychotherapeutin empfiehlt ihr, die Übung »Damals und heute« zu verwenden, damit sie erkennt, dass die Ereignisse, die heute ihre problematischen Schemata auslösen, im Vergleich zu ihren Kindheitserfahrungen relativ harmlos sind.

Jennifer führt ihre Übung »Damals und heute« regelmäßig jede Woche über einen Zeitraum von etwa zwei Monaten durch. Sie vergleicht ständig die Ereignisse, die ihre problematischen Schemata in ihrer Kindheit geprägt haben, mit Ereignissen, die sie in ihrer heutigen Welt auslösen. Sie stellt fest, dass diese Schemata jetzt durch relativ triviale Ereignisse ausgelöst werden, während die Ereignisse, die sie in ihrer Kindheit geprägt haben, eine weitaus größere Bedeutung hatten, zumindest aus der Perspektive eines Kindes. Diese Erkenntnis hilft Jennifer, sich selbst zu verzeihen, dass sie diese Schemata aufweist, und ermöglicht es ihr auch, die heutige Realität realistischer zu betrachten.

Problematisches Schema	Kindheitserinnerungen an die Ursprünge	Aktuelle Auslöser
Gefährlich: Ich gerate ständig in Panik und mache mir Sorgen um meine Sicherheit.	Unsere Nachbarschaft war schrecklich. Es gab Banden und sogar gelegentliche brutale Schlägereien und Überfälle aus vorbeifahrenden Autos. Meine Mutter warnte mich ständig vor Kriminellen und anderen Gefahren in der Welt.	Immer wenn ich das Haus für mehr als eine Stunde verlassen muss, egal ob ich einkaufen gehe oder nur eine Besorgung mache, überkommt mich ein Gefühl der Angst. Wenn mich jemand grüßt, flippe ich aus.

Problematisches Schema	Kindheitserinnerungen an die Ursprünge	Aktuelle Auslöser
Ängstliche Bindung: Ich bin dauernd eifersüchtig und anhänglich. Ich kann den Gedanken nicht ertragen, verlassen zu werden, aber es kommt mir so vor, als würde ich immer verlassen werden.	Trotz all ihrer Warnungen vor den Gefahren in der Welt wurde meine Mutter immer sehr wütend auf mich, wenn ich etwas vermasselte. Dann stürmte sie aus dem Haus und ließ mich mehrere Stunden lang allein im Haus zurück. Ich war erst acht Jahre alt und hatte eine Todesangst.	Selbst die geringste Kritik oder das kleinste negative Wort eines Partners gibt mir das Gefühl, wieder acht Jahre alt zu sein. Ich gerate innerlich in Panik und mein Magen spielt verrückt. Meine Panik führt dazu, dass ich mich festklammere. Außerdem beschuldige ich meinen Freund, wenn er ein paar Minuten zu spät kommt, dass er eine Affäre hat.
Anspruch und Unwürdigkeit: Im Allgemeinen habe ich das Gefühl, dass ich es nicht verdiene, dass meine Bedürfnisse erfüllt werden. Aber in seltenen Fällen, wenn mir jemand etwas verweigert, was ich möchte, explodiere ich vor Wut, als stünde mir alles zu.	Meine Eltern betrachteten Kinder als etwas, das man sehen, aber nicht hören sollte. Sie schenkten uns selten Beachtung. Wenn ich fragte, ob ich zum Spielen zu einem anderen Kind gehen dürfe, sagte meine Mutter, sie habe keine Zeit, mich irgendwohin zu schleppen.	Wenn ich jemanden um einen Gefallen bitten möchte, kann ich das selten tun. Ich fühle mich so unglaublich unwürdig. Aber wenn ich um etwas bitte und abgelehnt werde, fühle ich mich schlecht behandelt. In diesen Momenten fühle ich mich wieder wie das kleine Kind und habe das Gefühl, dass die Menschen meine Grundbedürfnisse nicht respektieren.

Tabelle 19.5: Jennifers »Damals-und-heute-Übung«

Erstellung einer Kosten-Nutzen-Analyse

Die Änderung von Schemata kann eine schwierige Aufgabe sein, weil man fest an die Wahrheit seiner Schemata glaubt und sie als Vorteil betrachtet. Die Vorstellung, dass der Verstand tatsächlich glaubt, dass in der Kindheit entstandene Schemata helfen, mag kontraintuitiv erscheinen. Wie kann jemand ein gefährliches Schema als nützlich empfinden? Vielleicht können Ihnen einige Beispiele helfen, diese Vorstellung besser zu verstehen. In der folgenden Liste beschreiben wir verschiedene Vorteile, die Menschen mit dem Festhalten an ihren problematischen Schemata verbinden. Diese Vorteile äußern sich in der Regel in Form von Ängsten vor den Folgen, die ein Loslassen der Schemata mit sich bringen würde.

- ✔ **Gefährlich:** Wenn eine Frau mit diesem Schema beschließt, nicht mehr daran zu glauben, befürchtet sie ernsthaft, dass sie sich unnötigen Gefahren aussetzt, weil sie nicht mehr so sehr auf ihre Sicherheit bedacht ist.

✔ **Unwürdigkeit:** Nehmen wir an, ein berufstätiger Mann hat dieses problematische Schema. Er beschließt, sein Unwürdigkeitsschema aufzugeben. Er stellt sein Schema jedoch nicht infrage, indem er positive Maßnahmen am Arbeitsplatz ergreift, um voranzukommen. Der Grund dafür ist, dass er so stark an seine Unwürdigkeit glaubt und »weiß«, dass er mit Sicherheit scheitern wird, wenn er es versucht. Der vermeintliche Vorteil, den er sich davon verspricht, sein Unwürdigkeitsschema beizubehalten, besteht darin, dass er nicht das Risiko eingehen muss, es zu versuchen und zu scheitern.

✔ **Anspruch:** Dieses problematische Schema kann zum Tragen kommen, wenn jemand stets darauf bedacht ist, dass seine Bedürfnisse ständig erfüllt werden müssen. Personen mit diesem Schema befürchten, dass andere auf ihnen herumtrampeln, wenn sie weniger fordernd sind.

Glücklicherweise gibt es einen Ausweg aus diesem Schemadilemma – die sogenannte *Kosten-Nutzen-Analyse.* Mithilfe dieser Analyse können Sie Ihre problematischen Schemata hinterfragen und feststellen, ob sie tatsächlich so vorteilhaft sind, wie Sie denken, oder ob sie Ihnen weitaus mehr schaden, als Ihnen bewusst ist.

Hier sind die einzelnen Schritte, die Sie bei der Durchführung einer Kosten-Nutzen-Analyse Ihrer problematischen Schemata durchführen sollten. Ziehen Sie auf einer Seite oder in Ihrem digitalen Gerät eine vertikale Trennlinie in der Mitte.

1. **Notieren Sie oben auf der Seite eines Ihrer problematischen Schemata, das Ihnen im Weg zu stehen scheint, zusammen mit seiner Definition. (Beispiele für problematische Schemata finden Sie in Tabelle 19.1.)**

   Sie können die Definition gerne individuell anpassen, damit sie die Funktionsweise dieses Schemas in Ihrem Leben genau beschreibt.

2. **Notieren Sie in der linken Spalte alle denkbaren Möglichkeiten, wie Ihr Schema Ihnen zugutekommen oder Sie vor Schaden bewahren könnte. Lassen Sie sich Zeit.**

3. **Notieren Sie in der rechten Spalte alle Möglichkeiten, wie Ihr problematisches Schema Ihnen schaden könnte.**

   Zu Beginn können Sie die Vorteile überprüfen und aufschreiben, inwiefern diese möglicherweise nicht der Wahrheit entsprechen. Wenn Sie beispielsweise ein gefährliches Schema haben und glauben, dass ein Vorteil darin besteht, dass das Schema Sie vor allen Gefahren schützt, sollten Sie sich fragen, ob der Versuch, alle Risiken zu vermeiden, tatsächlich funktionieren kann. Mit anderen Worten: Gibt es wirklich eine Möglichkeit, Blitzeinschläge, Naturkatastrophen oder andere Fälle höherer Gewalt zu vermeiden? Die Antwort lautet »Nein«. Ihr gefährliches Schema hindert Sie also nur daran, am Alltag teilzunehmen.

4. **Überdenken Sie Ihre Kosten-Nutzen-Analyse sorgfältig.**

   Entscheiden Sie, ob Ihr Schema mehr Kosten oder Nutzen für Ihr Leben bringt. Besprechen Sie Ihre Ergebnisse mit Ihrem Therapeuten.

Eine Kosten-Nutzen-Analyse ist ein gutes Hilfsmittel, aber nur eine von vielen Möglichkeiten, an Ihren problematischen Schemata zu arbeiten. Diese Art von Arbeit braucht Zeit. Haben Sie Geduld mit sich selbst.

Margaretes Beispiel zeigt, wie jemand ihr mit einer Kosten-Nutzen-Analyse vor Augen führen kann, dass einige ihrer problematischen Schemata ihr mehr im Weg stehen als ihr helfen.

Margarete hat als Programmiererin für ein Start-up-Unternehmen gearbeitet. Sie hat diese Stelle länger als jede andere in den letzten fünfzehn Jahren seit ihrem Abschluss an einer Fachhochschule ausgeübt. Sie lebt mit einer Borderline-Persönlichkeitsstörung und hat vor etwa drei Monaten mit einer Psychotherapie begonnen. Sie und ihr Psychotherapeut, Herr Bastian, haben ein Schema identifiziert, das ihr am häufigsten im Weg steht – die ängstliche Bindung. Obwohl ihr Therapeut verschiedene Möglichkeiten vorgeschlagen hat, mit dem Abbau dieses Schemas zu beginnen, hat sie sich geweigert, den Versuch zu wagen.

Bei einem ihrer Termine sagt Herr Bastian: »Ich sehe, dass Sie sehr zögerlich sind, Ihr ängstliches Bindungsschema anzugehen.«

Margarete antwortet: »Ja, ich weiß, dass Ihr Vorschlag Sinn macht, aber ich kann mich einfach nicht dazu durchringen, die Dinge auszuprobieren, die Sie vorgeschlagen haben.«

»Ich glaube, Sie haben aus gutem Grund Probleme damit«, fährt Herr Bastian fort. »Ich glaube, ich habe Ihnen vorgeschlagen, etwas gegen dieses Schema zu unternehmen, obwohl Sie noch nicht bereit dafür sind.«

»Wie kommt das, Herr Bastian? Ich dachte, Sie wüssten alles und hätten auf alles eine Antwort.«

Herr Bastian hebt die Augenbrauen und sagt: »Wenn das nur wahr wäre. Ich glaube, ich habe in diesem Fall einen Fehler gemacht. Ich habe Ihnen empfohlen, etwas zu ändern, von dem Sie annehmen, dass es vorteilhaft ist. Ich denke, wir müssen diese Annahme mit einer Kosten-Nutzen-Analyse unter die Lupe nehmen. Schreiben wir alle denkbaren Vorteile auf, die Ihre Schemata Ihnen bringen könnten. Dann können wir uns ansehen, inwieweit dieselben Schemata Sie auch etwas kosten könnten.«

Margarete sagt: »Ich dachte, problematische Schemata wären immer schlecht und würden mir schaden. Was meinen Sie damit?«

»Nun, letzten Endes schaden sie Ihnen wahrscheinlich, aber man würde nicht an seinen Schemata festhalten, wenn man nicht zumindest das Gefühl hätte, dass sie einige Vorteile bieten. Wie wäre es, wenn wir versuchen, die Kosten und den Nutzen Ihrer Schemata zu betrachten?«, schlägt Herr Bastian vorsichtig vor.

Tabelle 19.6 zeigt, was Margarete in Bezug auf die Vorteile ihres ängstlichen Bindungsschemas herausgefunden hat.

Schema: Ängstliche Bindung – Ich bin fest davon überzeugt, dass jeder, der mir wichtig ist, mich irgendwann verlassen wird.	
Nutzen	**Kosten**
Diese Überzeugung hilft mir, auf jedes frühe Warnzeichen zu achten, sobald eine neue Person das Interesse verliert. Auf diese Weise werde ich nicht überrascht.	
Ich werde nicht so sehr verletzt sein, wenn ich weiß, was auf mich zukommt.	
Dieses Schema hilft mir sehr dabei, mit allen, die mir wichtig sind, in engem Kontakt zu bleiben.	
Die Leute denken, dass ich sehr aufmerksam bin.	

Tabelle 19.6: Margaretes Kosten-Nutzen-Analyse des ängstlichen Bindungsschemas: Nutzen

Jetzt versteht Margarete, warum sie dieses Schema nur ungern aufgeben möchte. Es scheint ihr wichtige Vorteile zu bieten. Dr. Bastian empfiehlt ihr jedoch, als Nächstes die Spalte »Kosten« auszufüllen. Tabelle 19.7 zeigt, wie ihre vollständige Analyse aussieht.

Schema: Ängstliche Bindung – Ich bin fest davon überzeugt, dass jeder, der mir wichtig ist, mich irgendwann verlassen wird.	
Nutzen	**Kosten**
Diese Überzeugung hilft mir, auf jedes frühe Warnzeichen zu achten, sobald eine neue Person das Interesse verliert. Auf diese Weise werde ich nicht überrascht.	Dieses Schema macht mich eifersüchtig und anhänglich. Das mögen andere nicht wirklich. Ich bin so überängstlich, dass ich die Leute verrückt mache.
Ich werde nicht so sehr verletzt sein, wenn ich weiß, was auf mich zukommt.	Die Wahrheit ist wohl, dass es genauso weh tut, ob ich nun davon ausgehe, dass mich jemand verlässt, oder ob ich nicht davon ausgehe.
Dieses Schema hilft mir sehr dabei, mit allen, die mir wichtig sind, in engem Kontakt zu bleiben.	Viele Leute haben mir gesagt, dass ich so nahe an ihnen dran bin, dass sie sich erstickt fühlen.
Die Leute denken, dass ich sehr aufmerksam bin.	Dieses Schema gibt mir das Gefühl, übermäßig abhängig von anderen Menschen zu sein.
	Ich denke, dieses Schema erhöht die Wahrscheinlichkeit, dass mich andere verlassen.

Tabelle 19.7: Margaretes vollständige Kosten-Nutzen-Analyse des ängstlichen Bindungsschemas

Margarete bewertet die Kosten-Nutzen-Analyse ihres ängstlichen Bindungsschemas und kommt zu dem Schluss: »Wenn ich mir das genauer ansehe, kann ich erkennen, dass mein Schema mir viel mehr geschadet als geholfen hat. Selbst einige der Vorteile scheinen nicht so vorteilhaft zu sein, wenn ich darüber nachdenke. Ich sollte jetzt in der Lage sein, den nächsten Schritt in Richtung Änderung des Schemas zu gehen.«

Herr Bastian warnt: »Ich denke, die Kosten-Nutzen-Analyse ist ein guter Anfang. Aber unterschätzen Sie nicht die Macht von Schemata. Die Änderung Ihrer problematischen Schemata und die Übernahme neuer, positiverer Schemata wird viel Arbeit und Mühe erfordern.«

Adaptive Schemata anwenden

Im vorherigen Abschnitt *Strategien zur Überwindung von Schemata* wurden verschiedene Techniken vorgestellt, mit denen Sie die Häufigkeit und die Auswirkungen Ihrer problematischen Schemata reduzieren können. Jetzt ist es an der Zeit, die Häufigkeit Ihrer *adaptiven Schemata* zu erhöhen, also von Schemata, die weniger extrem sind und Ihnen dabei helfen sollen, besser mit anderen auszukommen, die Welt realistischer zu sehen und sich selbst mehr so zu sehen, wie andere es tun. Die Häufigkeit adaptiver Schemata lässt sich auf zwei Arten erhöhen: durch direkte Maßnahmen und durch den Einsatz von Lernkarten.

Der direkte Ansatz

Direkte Handlungen helfen Ihnen, Ihre adaptiven Schemata zu etablieren und zu stärken. Beachten Sie, dass jeder, auch Menschen mit einer BPS, manchmal auf eine Weise handelt, die mit adaptiven und manchmal mit problematischen Schemata übereinstimmt. Durch direkte, unterstützende Handlungen nehmen Sie sich mehr Zeit für adaptive Schemata und weniger Zeit für problematische Schemata.

Wenn Sie von einem der problematischen Schemata in Tabelle 19.1 betroffen sind, sehen Sie sich die Handlungsliste für adaptive Schemata in Tabelle 19.8 an. Dort finden Sie Ideen, wie Sie Ihre adaptiven Schemata in den Schemadimensionen, die Sie betreffen, stärken können. Die Maßnahmen in Tabelle 19.8 sind nur der Anfang. Seien Sie kreativ und entwickeln Sie selbst weitere Ideen oder erarbeiten Sie mit Ihrer Therapeutin oder Ihrem Therapeuten weitere Möglichkeiten.

Selbstkonzept-Schemata	
Adaptive Schemata	**Fördernde Maßnahmen**
Ausgeglichenes Selbstwertgefühl	Wenn ich etwas möchte, werde ich abwägen, ob es jemanden übermäßig verärgern oder stören würde, wenn ich danach frage. Wenn nicht, werde ich mich dazu bringen, danach zu fragen.
	Ich werde meine Freundin als Vorbild nehmen. Sie fragt gezielt nach dem, was sie möchte, aber sie tut das mit beeindruckender Anmut.
Selbstakzeptanz	Ich werde absichtlich jede Woche ein paar Fehler machen, um mich daran zu erinnern, dass ich ein Mensch bin.
	Ich werde mir angewöhnen, mich zu entschuldigen, wenn es angebracht ist.

Beziehungsschemata	
Adaptive Schemata	Fördernde Maßnahmen
Sichere Bindung	Ich werde eine Freundin anrufen und sie bitten, mit mir zum Mittagessen zu gehen. Ich beginne, an den Treffen der Nachbarschaftsgruppe teilzunehmen und werde mich darum bemühen, Leute kennenzulernen.
Realistische Ansicht über andere	Ich werde eine Liste der positiven und negativen Eigenschaften meiner Freunde erstellen und versuchen zu akzeptieren, dass jeder Mensch beides in sich vereint. Ich werde meine Freundin um Feedback zu Dingen bitten, die mein Partner sagt, bevor ich ihn verteufele. Sie hat einen realistischen Blick für Menschen.

Welt-Schemata	
Adaptive Schemata	Fördernde Maßnahmen
Vernünftige Sicherheit	Ich werde in meinem Leben ein paar angemessene Risiken eingehen, aber trotzdem vorsichtig bleiben. Ich kann meine Therapeutin/meinen Therapeuten um Feedback bitten, was angemessen ist. Ich werde mehr lange, interessante Spaziergänge machen. Ich werde gefährliche Orte meiden, aber ich werde mich zwingen, auch alleine an (unbekannte) Orte zu gehen.
Vorhersehbar	Ich werde ein paar Dinge ausprobieren, von denen ich früher dachte, dass ich sie nicht kontrollieren kann. Ich werde einen Plan B und einen Plan C haben, falls etwas nicht klappt. Ich werde anfangen zu notieren, wann etwas funktioniert und wann nicht. Ich glaube, ich vergesse normalerweise Dinge, die wirklich gut funktionieren.

Tabelle 19.8: Adaptive Schemata – Handlungsliste

Die Handlungsliste für adaptive Schemata in Tabelle 19.8 kratzt nur an der Oberfläche der Möglichkeiten. Nutzen Sie Ihre Kreativität und/oder wenden Sie sich auf der Suche nach weiteren Ideen an Freunde oder Ihren Therapeuten. Einige der Handlungen in unserer Liste passen möglicherweise zu Ihrer Situation, andere jedoch nicht. Selbst wenn Sie in unseren Beispielen keine Ideen finden, die für Ihr Leben relevant sind, sind wir zuversichtlich, dass Ihnen selbst etwas einfällt.

Es ist wichtig, dass Sie Handlungen auswählen, die Sie für machbar halten. Wenn Sie eine Idee ausprobieren, die Ihnen zu schwierig erscheint, teilen Sie sie in kleinere Schritte auf. Sie erhalten keine Extrapunkte für größere Schritte. Sie erreichen das Ziel auch, wenn Sie einen kleinen Schritt nach dem anderen machen.

Mit Lernkarten auf Kurs bleiben

Eine weitere Strategie zur Stärkung Ihrer adaptiven Schemata ist die Verwendung sogenannter *Schema-Lernkarten*. Diese Lernkarten organisieren Informationen aus den in diesem Kapitel beschriebenen Strategien in praktischen 10 × 15 Zentimeter großen Karten. Sie können aber auch Ihre eigene digitale Version entwerfen. Die Karten enthalten außerdem ein weiteres Element: *Selbstakzeptanz fördernde Aussagen.*

Selbstakzeptanz fördernde Aussagen sollen Sie unterstützen, wenn Sie in Versuchung geraten, nicht die gewünschten Änderungen vorzunehmen oder Maßnahmen zu ergreifen. Es ist unvermeidlich, dass Sie manchmal wankelmütig werden. Wenn das passiert, akzeptieren Sie es einfach und verzeihen Sie sich, dass Sie ein Mensch sind.

Die vollständigen Anweisungen zum Ausfüllen einer Schema-Lernkarte finden Sie in Tabelle 19.9.

Vorderseite	Rückseite
Mein problematisches Schema: Notieren Sie den Namen Ihres problematischen Schemas und passen Sie die Definition nach Belieben an. **Gefühle:** Beschreiben Sie die Gefühle, die Sie haben, wenn Ihr Schema aktiv ist. **Ursprung in der Kindheit:** Beschreiben Sie ein oder zwei Vorfälle aus Ihrer Kindheit, die möglicherweise zu Ihrem Schema geführt haben. **Aktuelle Auslöser:** Notieren Sie Ereignisse, die in Ihrem aktuellen Umfeld häufig Ihre problematischen Schemata auslösen.	**Mein neues Ziel für das adaptive Schema:** Notieren Sie den Namen des adaptiven Schemas, das Sie stärken möchten, und passen Sie es für Ihre Person an, wenn Sie möchten. **Schritte auf dem Weg zum neuen Schema:** Listen Sie ein bis drei Handlungsschritte auf, die Sie zur Förderung dieses adaptiven Schemas unternehmen möchten. **Selbstakzeptanz fördernde Aussagen:** Wenn Sie wankelmütig werden oder es nicht schaffen, die gewünschten Änderungen umzusetzen, notieren Sie sich, was Sie sich selbst auf eine akzeptierende, vergebende Weise sagen möchten.

Tabelle 19.9: Schema-Lernkarte – Anweisungen

Schema-Lernkarten können Ihnen auf verschiedene Weise helfen. Zunächst erinnern sie Sie daran, was Sie sagen oder tun möchten, wenn Sie einen Fehler machen und nach einem Ihrer problematischen Schemata handeln. Mit anderen Worten, sie erinnern Sie an Ihre Selbstakzeptanz fördernden Aussagen, was wichtig ist, da problematische Schemata dazu neigen, alle anderen Realitäten auszulöschen. Denken Sie an diese Situation: Als Sie das letzte Mal einen schweren Rückschlag erlitten haben, der Ihr Schema der Minderwertigkeit ausgelöst hat, konnten Sie sich wahrscheinlich an keine einzige Ihrer positiven Eigenschaften oder Fähigkeiten erinnern. Nachdem Sie den Vorfall überwunden hatten, stellten Sie fest, dass Sie sich leichter an einige dieser positiven Aspekte erinnern konnten. Zusätzlich zur Erinnerung an Ihre Selbstakzeptanz fördernden Aussagen helfen Ihnen Lernkarten dabei, sich Folgendes ins Gedächtnis zu rufen:

- ✔ Aktive Maßnahmen zu ergreifen, um neue, anpassungsfähigere Schemata aufzubauen

- ✔ Sich den Unterschied zwischen dem, was Ihre unangepassten Schemata heute auslöst, und dem, was sie in Ihrer Kindheit verursacht hat, bewusst zu machen

Füllen Sie für alle Ihre problematischen Schemata je eine Schema-Lernkarte aus und lesen Sie jede von ihnen regelmäßig – insbesondere dann, wenn Ihre Schema-Auslöser auftreten. Aber denken Sie daran, Geduld mit sich zu haben.

Tabelle 19.10 zeigt ein Beispiel für Schema-Lernkarten, die **Clara**, eine 38-jährige Kellnerin, mit ihrer Therapeutin ausgearbeitet hat. Nutzen Sie dieses Beispiel als Orientierungshilfe bei der Entwicklung Ihrer eigenen Lernkarten.

Vorderseite	Rückseite
Mein problematisches Schema: Ängstliche Bindung – Ich mache mir ständig Sorgen, dass jemand, der mir wichtig ist, mich verlassen könnte. **Gefühle:** Ich bin ängstlich, eifersüchtig und anhänglich. **Ursprung in der Kindheit:** Mein Vater verließ meine Mutter, als ich sechs Jahre alt war. Danach hatte meine Mutter eine endlose Reihe von Freunden, die versuchten, mir näherzukommen, später aber wieder verschwanden. **Aktuelle Auslöser:** Dieses Schema wird wirksam, wenn jemand sich von Plänen mit mir zurückzieht, wenn mein Therapeut die Stadt verlässt und wenn mich jemand auch nur im Geringsten kritisiert.	**Mein neues Ziel für das adaptive Schema:** Sichere Bindung – Ich möchte mich in der Nähe von Menschen wohlfühlen und nicht mehr so verzweifelt sein. **Schritte auf dem Weg zum neuen Schema:** Ich werde aufhören, die Motive von Menschen infrage zu stellen, wenn sie ihre Pläne mir gegenüber ändern; ich werde daran arbeiten, nicht so defensiv gegenüber Menschen zu sein – und ich werde Kapitel 18 lesen, um Hilfe im Umgang mit Kritik zu erhalten. **Selbstakzeptierende Aussagen:** Ich bin auch nur ein Mensch. Ich habe dieses Problem schon seit vielen Jahren; natürlich werde ich hier und da wankelmütig sein.

Tabelle 19.10: Claras Schema-Lernkarte Nr. 1

Nachdem Sie Ihre eigenen Schema-Lernkarten ausgefüllt haben, sprechen Sie mit Ihrem Therapeuten oder Ihrer Therapeutin darüber und arbeiten Sie dann daran, sich Ihren neuen, anpassungsfähigeren Schemata anzunähern. Aber seien Sie darauf vorbereitet, dass Sie auf dem Weg dorthin auch ein paar Fehler machen werden. Lesen Sie Ihre Lernkarten regelmäßig.

IN DIESEM KAPITEL

Fakten über Medikamente

Hilfe in schwierigen Zeiten

Ihre Medikamentenoptionen

Entscheiden, ob man Medikamente ausprobieren sollte

Kapitel 20
Medikamente bei BPS

Psychotrope Medikamente sind Arzneimittel, die auf die Stimmung, das Verhalten oder die Wahrnehmung einwirken. In den letzten Jahrzehnten hat der Einsatz dieser Medikamente rasant zugenommen. Obwohl die meisten Menschen mit einer Borderline-Persönlichkeitsstörung (BPS) ein oder mehrere psychotrope Medikamente einnehmen, gibt es überraschenderweise nur sehr wenige Forschungsarbeiten, die den Einsatz von Medikamenten zur Behandlung der BPS unterstützen.

In diesem Kapitel erläutern wir, was die Wissenschaft über die BPS und Medikamente zu sagen hat. Wir beschreiben verschiedene Klassen von Medikamenten, die Ärzte häufig verschreiben, um Symptome psychischer Erkrankungen zu behandeln. Wir untersuchen auch die häufigsten Nebenwirkungen sowie die Kosten und den Nutzen dieser Medikamente. Abschließend möchten wir Ihnen noch einige Ratschläge und Gedanken zu der Frage mit auf den Weg geben, ob man Medikamente ablehnen sollte.

Medikamente auf dem Prüfstand

Die Wissenschaft ist sich nicht einig über die Wirksamkeit von Medikamenten zur Behandlung von Symptomen einer BPS. Derzeit liegen keine eindeutigen Studien vor, die darauf hindeuten, dass ein bestimmtes Medikament BPS-Symptome heilen oder gar beseitigen kann. Tatsächlich besagen die 2022 veröffentlichten Leitlinien zur Behandlung der Borderline-Persönlichkeitsstörung, dass Medikamente nicht anstelle anderer, besser geeigneter psychotherapeutischer Maßnahmen eingesetzt werden sollen.

Das Problem ist, dass es den meisten Studien zum Einsatz von Medikamenten bei einer BPS bisher an Sorgfalt und hohen wissenschaftlichen Standards gefehlt hat. Das Hauptproblem ist der Mangel an sogenannten *randomisierten klinischen Studien* (RCTs), in der Wissenschaft die Studienform mit der höchsten

Anerkennung. Solche RCTs sind jedoch zeit- und kostenaufwendig. Bei dieser Form der Studie weisen die Studienleiter sorgfältig ausgewählte und diagnostizierte Teilnehmende nach dem Zufallsprinzip einer Behandlung zu. Wenn eine Studie beispielsweise untersucht, wie Medikament A die Symptome einer BPS verbessert, werden einige Teilnehmende einer Gruppe zugewiesen, die Medikament A erhält, während andere einer Gruppe zugewiesen werden, die ein Medikament ohne Wirkstoff (auch als *Placebo* bekannt) erhält. Ein dritter Teil der Teilnehmer kann einer Gruppe zugewiesen werden, die eine Zeit lang kein Medikament erhält. In den am besten konzipierten Studien wissen weder die Teilnehmenden noch die behandelnden Ärzte und Ärztinnen, welche Teilnehmende eine echte Behandlung und welche ein Placebo erhalten. Mehr Informationen finden Sie im Kasten *Weitere Forschung zu Medikamenten für die BPS.*

Zu den weiteren Problemen bei der Erforschung von Medikamenten und der BPS gehören die enormen Unstimmigkeiten zwischen den Studien, wodurch sich ein Vergleich und eine Gegenüberstellung äußerst schwierig gestalten. Die Studien unterscheiden sich in der Behandlungsdauer, in der Methode zur Messung der Verbesserung und in der Art der Rekrutierung der Teilnehmenden.

Einige Studien wurden beispielsweise über einen Zeitraum von fünf Wochen durchgeführt, während andere über sechs Monate liefen. Zur Messung der Verbesserung verwendeten einige Studien Selbstauskünfte der Patienten, andere psychologische Testergebnisse und wieder andere Bewertungen des Arztes, der die Medikamente verabreicht hatte. Was die Rekrutierungsmethoden betrifft, so wurden in einigen Studien Personen über Zeitungsanzeigen gesucht, während in anderen Studien Personen einbezogen wurden, die sich in Therapie befanden. An einzelnen Studien nahmen nicht genügend Personen teil, während bei anderen zu viele Personen vorzeitig ausstiegen. Schließlich unterscheiden sich die Studien auch in Bezug auf die Finanzierung: In manchen Fällen stellten die Produzenten der untersuchten Medikamente die Mittel für die Studien bereit, was viele Fachleute dazu veranlasste, die Ergebnisse aufgrund möglicher Interessenkonflikte infrage zu stellen.

Zusammenfassend lässt sich sagen, dass sowohl Ärzte als auch Patienten bei der Verabreichung und Einnahme von Medikamenten gegen die BPS Vorsicht walten lassen sollten. Obwohl viele Menschen enorm von Psychopharmaka profitieren, ist der Gang zur Apotheke bei einer BPS keine gute Idee. Die meisten Fachleute für psychische Gesundheit sind sich einig, dass eine Psychotherapie die beste Behandlungsform für die BPS ist. Im folgenden Abschnitt werden wir dennoch die Gründe betrachten, warum Ärzte manchmal Medikamente bei der Behandlung der BPS in Betracht ziehen.

Weitere Forschung zu Medikamenten für die BPS

Die Cochrane Collaboration, eine globale gemeinnützige Organisation, die wissenschaftliche Literatur durchsucht und die Qualität der Forschung zu verschiedenen Störungen bewertet, bietet leicht verständliche Rezensionen dieser Forschung kostenlos im Internet an. Gehen Sie auf die Webseite von Cochrane Deutschland (`https://www`

.cochrane.de/cochrane-library) und suchen Sie nach der Störung, die Sie interessiert. Der jüngste Bericht der Cochrane Collaboration über BPS kommt zu dem Schluss, dass die aktuellen wissenschaftlichen Erkenntnisse eine medikamentöse Behandlung der BPS nicht unterstützen.

Eine ähnliche Herangehensweise in Bezug auf die Bewertung wissenschaftlicher Studien und gängiger Behandlungen verwenden die Autorinnen und Autoren der deutschen Behandlungsleitlinie, die verschiedenen Organisationen, Fachverbänden und Betroffenenvertretungen angehören. Die Leitliniengruppe kommt ebenfalls zu dem Schluss, dass die medikamentöse Behandlung der BPS nur begleitend und in speziellen Fällen eine Rolle spielen sollte, während Psychotherapie die erste Wahl darstellt. Genaueres können Sie hier nachlesen: `https://www.awmf.org/service/awmf-aktuell/borderline-persoenlichkeitsstoerung`

Hilfe durch Medikamente

Experten sind sich einig, dass Psychotherapie zur Behandlung von BPS nach wie vor die erfolgreichste Methode ist, um Menschen mit dieser Störung zu helfen. Manchmal kann es jedoch sinnvoll sein, zusätzlich Medikamente zu verabreichen. Die meisten Betroffenen, die sich für die Einnahme von Medikamenten entscheiden, verspüren jedoch nicht die erhoffte Linderung. In der Regel reduzieren Medikamente bei einer BPS nur eine begrenzte Anzahl von Symptomen. Dazu kommt, dass alle Psychopharmaka erhebliche negative Nebenwirkungen haben können. Aus diesem Grund ist eine Behandlung, die sich in erster Linie auf Psychotherapie konzentriert, die beste Behandlungsform.

Patienten und verschreibende Ärzte sind gleichermaßen froh, wenn ein Medikament die Symptome zu lindern scheint. Untersuchungen haben jedoch gezeigt, dass ein Großteil der positiven Effekte, die bei der Behandlung einer BPS berichtet werden, auf einen *Placebo-Effekt* zurückzuführen sind, der auftritt, wenn eine Person hofft und erwartet, dass etwas wirkt, und diese Hoffnung den Patienten tatsächlich kurzfristig zu einer Besserung verhilft. Dies könnte erklären, warum Medikamente, die bei einer BPS zunächst zu wirken scheinen, mit der Zeit oft an Wirksamkeit verlieren.

Überlegungen zur Einnahme von Medikamenten

Ihr Arzt verschreibt Ihnen unter Umständen Medikamente aufgrund anderer Störungen oder Symptome, die gleichzeitig mit Ihrer BPS auftreten. Wenn eine oder mehrere der folgenden Situationen eintreten, kann Ihr Arzt daher die Einnahme von Medikamenten in Betracht ziehen:

- ✔ **Sie leiden sowohl an einer BPS als auch an einer schweren Depression.** Studien haben gezeigt, dass eine Depression mit einer Psychotherapie wirksam behandelt werden kann. Für manche Menschen sind Medikamente jedoch eine geeignete Ergänzung zur Psychotherapie.

- **Sie leiden an einer BPS und schwerer, lähmender Angst- und/oder Panikattacken.** Psychotherapie ist eine äußerst wirksame Behandlungsmethode für dieses Problem, aber eine begrenzte Anzahl von Patienten empfindet Medikamente als hilfreich, um Fortschritte in der Therapie zu erzielen. Wichtig dabei: Es sollte sich nicht um Beruhigungsmittel handeln (Abhängigkeitspotenzial)!
- **Sie leiden an einer BPS und einer bipolaren Störung.** Bei einer bipolaren Störung, früher als manisch-depressive Störung bekannt, verschreiben Ärzte fast immer Medikamente. Weitere Informationen zu dieser Störung finden Sie in Candida Finks und Joe Kraynaks Buch *Manisch-depressiv für Dummies*, 3. Auflage (Wiley-VCH).
- **Sie hören Stimmen oder sehen Dinge, die nicht vorhanden sind, oder Sie haben bizarre, paranoide Gedanken.** Medikamente können bei der Behandlung dieser Symptome helfen, haben jedoch oft erhebliche Nebenwirkungen und sollten bei einer BPS nur selten über einen längeren Zeitraum eingenommen werden (weitere Informationen zu möglichen Medikamenten finden Sie im Abschnitt *Blick in den Medikamentenschrank*). Wenn Sie an einer BPS (und nicht an Schizophrenie) leiden, sollten Sie diese Medikamente nicht über einen längeren Zeitraum einnehmen müssen, da diese Symptome selten über einen längeren Zeitraum hinweg auftreten.
- **Sie sind gefährdet, sich selbst oder jemand anderem unmittelbar Schaden zuzufügen.** Wenn Sie aufgrund von gefährlichem oder selbstgefährdendem Verhalten in eine Notaufnahme eingewiesen werden, wird Ihnen das medizinische Personal wahrscheinlich Medikamente zur Beruhigung verabreichen. Dies kann in einer Krisensituation kurzfristig sinnvoll und hilfreich sein, stellt aber keine Dauermedikation dar.
- **Ihre individuellen Symptome veranlassen Ihren Arzt zu der Feststellung, dass es von Vorteil wäre, es mit einem Medikament zu versuchen.** Manchmal haben erfahrene Psychiaterinnen und Psychiater Gründe dafür, ein bestimmtes Medikament auszuprobieren, insbesondere wenn andere Behandlungen fehlgeschlagen sind. Sie sollten sich jedoch niemals unter Druck gesetzt fühlen, etwas gegen Ihren Willen einzunehmen. Um sicherzustellen, dass Menschen mit einer BPS mit der von ihrem Arzt vorgeschlagenen Behandlung einverstanden sind, empfehlen wir ihnen und ihren Angehörigen, sich gründlich über die Vor- und Nachteile von Medikamenten zu informieren.

Wichtige Vorsichtsmaßnahmen

Vor Beginn einer medikamentösen Behandlung sollte eine vollständige körperliche Untersuchung durchgeführt werden. Ihr Arzt wird möglicherweise eine Blutuntersuchung durchführen, um Ihre Schilddrüsenfunktion, Ihren Cholesterinspiegel, den Zustand Ihrer Leber und andere Gesundheitsrisiken zu erfassen, die Einfluss auf die Entscheidung für ein Medikament nehmen können. In einigen Fällen kann Ihr Arzt ein *Elektrokardiogramm* (EKG) empfehlen, um festzustellen, wie schnell und regelmäßig Ihr Herz schlägt.

Informieren Sie Ihren Hausarzt über alle Behandlungen, die Sie erhalten, einschließlich Psychotherapie oder Medikamente. Besprechen Sie vor der Einnahme von Medikamenten mit Ihrem Arzt Folgendes:

✔ Alle körperlichen Beschwerden, einschließlich der folgenden:

- Diabetes
- Hoher Blutdruck
- Metabolisches Syndrom (eine Kombination aus Übergewicht, Bluthochdruck, erhöhten Blutfetten und Diabetes oder einer Vorstufe davon)
- Herzerkrankungen
- Lebererkrankungen
- Schilddrüsenfehlfunktion
- Nierenerkrankungen
- Chronische Schmerzen
- Migräne
- Allergien
- Hormonstörungen
- Menopause
- Arthritis
- Krebserkrankungen

✔ Andere Medikamente (verschreibungspflichtig oder rezeptfrei), die Sie einnehmen

✔ Vitamine, Kräuter oder Nahrungsergänzungsmittel, die Sie regelmäßig einnehmen

✔ Starken Koffeinkonsum (und/oder Energydrinks)

✔ Ihren Drogen- oder Alkoholkonsum

✔ Tabakkonsum

✔ Ob Sie schwanger sind, eine Schwangerschaft planen oder stillen

✔ Die Vorgeschichte psychischer Erkrankungen in Ihrer Familie

✔ Frühere Medikamente, die Sie nicht gut vertragen haben

✔ Frühere Medikamente, die Sie als nützlich empfunden haben

Sprechen Sie unbedingt mit Ihrem Arzt über Suizidgedanken, die Sie möglicherweise haben oder in der Vergangenheit hatten. Erwähnen Sie auch alle Fälle von Suizidversuchen oder Selbstverletzungen. Einige Medikamente können Suizidgedanken verstärken. Darüber hinaus sind bestimmte Medikamente bereits bei einer geringen Überdosierung tödlich.

Blick in den Medikamentenschrank

In diesem Abschnitt beschreiben wir kurz die Medikamente, die Ärzte üblicherweise zur Behandlung von Symptomen im Zusammenhang mit einer Borderline-Persönlichkeitsstörung und anderen psychischen Erkrankungen verschreiben. Derzeit gibt es jedoch nur wenige Belege dafür, dass Medikamente den Betroffenen unmittelbar helfen. Dennoch nehmen die meisten Menschen mit einer BPS irgendeine Art von Medikamenten ein. Daher ist es sowohl für die betroffenen Personen als auch für diejenigen, die sich um sie kümmern, wichtig zu wissen, welche verschiedenen Medikamentengruppen es gibt. Denken Sie daran, dass Forscher und Forscherinnen ständig neue Medikamente entwickeln und entsprechende Studien zu Nebenwirkungen und allgemeinen Vorteilen durchführen. Für die neuesten Informationen über Medikamente und ihre Nebenwirkungen wenden Sie sich bitte zuerst an Ihren Arzt oder Ihre Ärztin. Informationen über Medikamente finden Sie auch im Internet in der Medikamente-Datenbank Gelbe Liste unter `www.gelbe-liste.de` und im Arzneimittel-Informationssystem unter `https://www.bfarm.de`

Erschreckend viele Menschen mit einer BPS unternehmen Suizidversuche und begehen Suizid. Daher müssen Ärzte, die eine BPS behandeln, immer berücksichtigen, ob eine Überdosis eines der von ihnen verschriebenen Medikamente tödlich sein kann.

In einer kleinen Studie mit Menschen mit einer BPS verabreichten Forscher einer Patientengruppe ein Gramm Omega-3-Fettsäuren (in Fischöl enthalten) und einer anderen Gruppe Placebos (Zuckerpillen). Nach acht Wochen stellten die Forscher eine Verringerung der Depressions- und Aggressionssymptome in der Gruppe fest, die Omega-3-Fettsäuren einnahm, nicht jedoch in der Gruppe, die Placebos einnahm. Omega-3-Fettsäuren könnten sich letztendlich als wirksame und sichere Option zur Behandlung von Depressionen und Aggressionen bei Menschen mit einer BPS erweisen, doch sind derzeit noch weitere umfassende Untersuchungen erforderlich.

Antidepressiva

Die am häufigsten verschriebenen Medikamente für Menschen mit einer BPS sind *Antidepressiva*. Die Medikamente dieser Kategorie erhöhen die Verfügbarkeit bestimmter Neurotransmitter (chemische Botenstoffe, die die Kommunikation zwischen Nervenzellen fördern) im Gehirn. Diese Neurotransmitter beeinflussen Stimmung, Energie, Aggressivität, Impulsivität, Aufmerksamkeit, Motivation, Erregung und Appetit. Forscher haben jedoch herausgefunden, dass Antidepressiva nicht besonders hilfreich sind, um die Stimmung von Menschen mit einer BPS zu verbessern.

SSRIs

Ärzte verschreiben häufig selektive Serotonin-Wiederaufnahmehemmer (SSRIs) für Menschen mit einer BPS. Die SSRIs erhöhen die Verfügbarkeit von Serotonin im Gehirn. Obwohl die meisten Menschen mit einer BPS keine klassische schwere Depression aufweisen, zeigen einige Untersuchungen, dass SSRIs dazu beitragen können, Wut und Impulsivität zu verringern. Ein wichtiger Vorteil bei der Einnahme dieses Medikaments besteht in dem geringen Risiko einer Überdosierung. Es kann ein bis vier oder mehr Wochen dauern, bis SSRIs ihre Wirkung entfalten.

Wenn Sie SSRIs als Behandlungsform erwägen, sollten Sie Folgendes bedenken:

- Zu den Nebenwirkungen können Gewichtszunahme, Schwindel, Mundtrockenheit, Magenverstimmung, Schlaflosigkeit, Apathie, verminderter Sexualtrieb, Kopfschmerzen, Gewichtsverlust, Zittern, Schwitzen oder Angstzustände gehören. Die Nebenwirkungen lassen in der Regel nach einigen Wochen (zum Teil auch Monaten) nach und können manchmal mit anderen medizinischen Behandlungen gemildert werden.
- Setzen Sie SSRIs nicht abrupt ab. Zu schnelles Absetzen kann zu Kopfschmerzen, Übelkeit, Schwitzen, Schlafstörungen, beängstigenden Träumen oder Fieber und Schüttelfrost führen. Auch bei langsamem Absetzen kommt es oft zu sogenannten Absetzsymptomen, das heißt auch das sollte unbedingt professionell begleitet werden.
- Studien haben SSRIs mit einer erhöhten Wahrscheinlichkeit von Suizidgedanken und -versuchen bei Kindern, Jugendlichen und jungen Erwachsenen in Verbindung gebracht. Ärzte müssen die Stimmung sorgfältig überwachen, wenn Patienten neue Medikamente einnehmen, insbesondere bei jüngeren Menschen.
- Ein lebensbedrohlicher Zustand, das sogenannte *Serotonin-Syndrom,* kann auftreten, wenn zu viel Serotonin im Körper vorhanden ist. Eine andere Gruppe von Antidepressiva – Monoaminoxidasehemmer (MAO-Hemmer) – kann ebenfalls zu diesem Zustand führen, wenn sie gleichzeitig mit SSRIs eingenommen werden (weitere Informationen zu MAO-Hemmern finden Sie im folgenden Abschnitt). Darüber hinaus können einige Migränemedikamente, Schmerzmittel und Nahrungsergänzungsmittel das Risiko für ein Serotonin-Syndrom erhöhen.

In den letzten ein bis zwei Jahrzehnten sind zahlreiche verschiedene SSRIs auf den Markt gekommen. Oft muss man mehrere ausprobieren, um herauszufinden, welches am besten wirkt. Seien Sie geduldig und arbeiten Sie mit Ihrem Therapeuten oder Psychiater zusammen, wenn Sie SSRIs zum ersten Mal einnehmen.

Weitere Antidepressiva

Da SSRI relativ sicher sind und begrenzte Forschungen ihre Anwendung bei einer BPS unterstützen, werden andere Arten von Antidepressiva weniger häufig eingesetzt. Auf der

Suche nach Linderung verschreiben Ärzte jedoch manchmal Antidepressiva, die andere Neurotransmitter beeinflussen, oder Antidepressiva älterer Generationen. Dazu gehören unter anderem

- ✔ **SNRIs:** Serotonin-Noradrenalin-Wiederaufnahmehemmer (SNRIs) wirken, indem sie die Spiegel der Neurotransmitter Serotonin und Noradrenalin erhöhen.
- ✔ **NDRIs:** Noradrenalin-Dopamin-Wiederaufnahmehemmer (NDRIs) erhöhen die Verfügbarkeit der Neurotransmitter Noradrenalin und Dopamin. Ärzte setzen manchmal eines der Medikamente dieser Kategorie ein, um Menschen dabei zu helfen, mit dem Rauchen aufzuhören oder um eine Aufmerksamkeitsdefizit-/Hyperaktivitätsstörung (ADHS) zu behandeln.
- ✔ **Trizyklische Antidepressiva:** Ärzte verschreiben Menschen mit einer BPS nur selten Trizyklika, eine ältere Art von Medikamenten, da eine Überdosierung tödlich sein kann. Die Nebenwirkungen sind möglicherweise auch erheblich stärker als bei anderen, besser abgestimmten Medikamenten und können Mundtrockenheit, Schwindel, Blutdruckabfall und Sehstörungen umfassen.
- ✔ **MAO-Hemmer:** MAO-Hemmer sind die älteste Art von Antidepressiva und können schwerwiegende und gefährliche Nebenwirkungen haben, darunter gefährliche Blutdruckspitzen. Daher werden sie von Ärzten nur selten eingesetzt.
- ✔ **Neuroleptika:** auch *Antipsychotika* genannt, wurden ursprünglich von Forschern entwickelt, um Menschen mit Schizophrenie zu helfen. Heute werden sie von Ärzten auch bei anderen Problemen eingesetzt, unter anderem bei der BPS. In den folgenden Abschnitten werden die beiden Klassen von Antipsychotika beschrieben, die typischen und die atypischen.

Eine seltene, aber schwerwiegende Nebenwirkung von Neuroleptika ist das sogenannte *Maligne Neuroleptische Syndrom* (MNS). Es verursacht Fieber, Delirium und Muskelstarre und kann zum Koma führen. Deshalb ist MNS durchaus auch lebensgefährlich. Wissenschaftler dachten früher, dass MNS nur als Reaktion auf die älteren typischen Antipsychotika auftritt. Ärzte haben jedoch Fälle von MNS bei Menschen gemeldet, die neuere atypischen Antipsychotika einnehmen. Wenn diese Symptome bei Ihnen oder einer Ihnen nahestehenden Person, die Antipsychotika einnimmt, auftreten, suchen Sie sofort einen Arzt auf.

Typische Antipsychotika

Typische Antipsychotika gibt es schon so lange, dass man sie auch klassische Antipsychotika nennt. Ärzte setzen sie häufig in Notaufnahmen ein, um Menschen zu beruhigen. Diese Medikamente sind in der Regel keine gute Wahl für Personen mit einer BPS, da BPS in der Regel chronisch ist. Typische Antipsychotika können bei langfristiger Einnahme zu störenden Nebenwirkungen führen.

Eine besonders beunruhigende Nebenwirkung typischer Antipsychotika ist die *tardive Dyskinesie*, die sich in unkontrollierten, sich wiederholenden Bewegungen äußert. Menschen mit dieser Nebenwirkung verziehen das Gesicht, schmatzen mit den Lippen oder führen schnelle Bewegungen mit Körper, Armen oder Beinen aus. Häufig können sie ihre Finger nicht kontrollieren und es sieht aus, als würden sie auf einem imaginären Klavier spielen. Infolgedessen kommt es bei Menschen, die bereits unter einer schweren emotionalen Belastung leiden, zu einer körperlichen Beeinträchtigung, die äußerst schwer zu ertragen ist. Leider kann die Behandlung dieser Nebenwirkung viel Zeit in Anspruch nehmen und ist nicht immer erfolgreich. Obwohl es zwei neue Medikamente gibt, die diese Symptome der tardiven Dyskinesie zu lindern scheinen, sind weitere Studien erforderlich, um ihre Wirksamkeit und Sicherheit vollständig zu verstehen.

Eine weitere besorgniserregende Nebenwirkung, die hauptsächlich bei typischen Antipsychotika auftritt, ist die sogenannte *Akathisie* (*Sitzunruhe*). Menschen, die von dieser Nebenwirkung betroffen sind, beschreiben einen verzweifelten Zustand innerer Unruhe, Erregung und Angst. Die Behandlung beginnt mit dem Absetzen des typischen Antipsychotikums und dem Ausprobieren anderer Medikamente, um die Symptome zu lindern.

Atypische Antipsychotika

Forscher haben diese neueren Neuroleptika in der Hoffnung entwickelt, das Risiko von Nebenwirkungen wie der tardiven Dyskinesie zu verringern, es ist jedoch noch nicht klar, inwieweit dieses Ziel erreicht wurde. Begrenzte Forschungsergebnisse deuten darauf hin, dass atypische Antipsychotika eine beruhigende Wirkung haben und die Impulsivität verringern können. Forscher haben einige positive Studien mit Patienten mit einer BPS durchgeführt, aber auch hier ist die Forschung begrenzt.

Auch atypische Antipsychotika können im Einzelfall mit erheblichen Nebenwirkungen einhergehen (zum Beispiel Gewichtszunahme, Hyperglykämie oder Diabetes). Darüber hinaus deuten einige Berichte darauf hin, dass diese Medikamente möglicherweise das Risiko eines plötzlichen Herzversagens erhöhen. Daher sollten Sie oder jemand, der Ihnen nahesteht, diese Medikamente nicht ohne sorgfältige Abwägung von Vor- und Nachteilen einnehmen.

Stimmungsstabilisatoren

Stimmungsstabilisatoren, auch bekannt als *Antikonvulsiva,* sind Medikamente, die bei Menschen mit Epilepsie wiederkehrende Anfälle verhindern. Zusätzlich scheinen sie auch Stimmungsschwankungen auszugleichen und werden daher häufig von Menschen mit einer bipolaren Störung eingenommen. Einige Studien deuten darauf hin, dass Stimmungsstabilisatoren bei manchen Menschen mit einer BPS Wutausbrüche, emotionale Dysregulation und Impulsivität verringern können. Auch hier ist die Forschung noch begrenzt.

Sollten Sie Stimmungsstabilisatoren für sich selbst oder für jemanden, der Ihnen am Herzen liegt, in Betracht ziehen, dürfen Sie die damit verbundenen Risiken nicht ignorieren. Erstens müssen Menschen, die diese Medikamente einnehmen, engmaschig auf mögliche Toxizität überwacht werden. Und zweitens kann eine Überdosierung von Stimmungsstabilisatoren tödlich sein.

Medikamente gegen Angstzustände (leichte Beruhigungsmittel)

Viele Menschen mit einer BPS berichten von leichten bis schweren Angstzuständen und Schlaflosigkeit. Auf der Suche nach Linderung empfehlen einige verschreibende Ärzte Beruhigungsmittel wie Benzodiazepine. Solche Medikamente machen jedoch stark abhängig, und bei einigen Menschen mit einer BPS kommt es zu vermehrten Suizidgedanken und emotionalen Störungen. Daher sind sie für die Behandlung von BPS-Symptomen selten angezeigt.

Problematische Polypharmazie-Strategie

Pflegefachkräfte, Ärzte, Psychologen und verschreibende Psychiater möchten ihren Patienten mit einer BPS helfen. Viele von ihnen haben jedoch keine Ausbildung in der Durchführung spezifischer Psychotherapien, die auf die BPS zugeschnitten sind. Wenn ein Patient einen verschreibenden Arzt um Hilfe bittet, wählt dieser ein Mittel aus dem pharmazeutischen Werkzeugkasten aus, von dem er glaubt, dass es helfen wird. Wenn dieses Medikament nur minimal Wirkung zeigt, wird häufig ein zweites Medikament ausgewählt. Dann ein drittes und vielleicht ein viertes oder fünftes.

Untersuchungen haben ergeben, dass eine solche Strategie der *Polypharmazie* weltweit gängige Praxis ist, obwohl die Behandlungsrichtlinien im Allgemeinen davon abraten. Das liegt daran, dass alle Medikamente, die man bei einer BPS in Betracht ziehen kann, bedenkliche Nebenwirkungen haben. Darüber hinaus gibt es keine Belege dafür, dass die Verschreibung mehrerer Medikamente gegen eine BPS sinnvoll ist.

Auf der Suche nach besseren Ergebnissen

Aufgrund der jahrzehntelangen Frustration darüber, dass keine wirksame medikamentöse Behandlung für die BPS gefunden werden konnte, haben einige Kliniker vorgeschlagen, die BPS in Untergruppen einzuteilen. Diese Gruppierungen können den verschreibenden Ärzten dabei helfen, die Medikamente sorgfältiger auszuwählen, die für bestimmte Patienten besser geeignet sind. Folgende Untergruppen wurden vorgeschlagen:

- ✔ **Wütend und impulsiv:** Es wird vorgeschlagen, diese Patienten mit SSRIs und niedrig dosierten atypischen Antipsychotika zu behandeln. Omega-3-Fettsäuren können bei diesen Patienten ebenfalls eine Rolle spielen.
- ✔ **Hoch emotional reaktiv und hochsensible Reaktion auf Ablehnung:** Bei diesen Patienten wird eine Behandlung mit niedrig dosierten atypischen Antipsychotika, SSRIs und Stimmungsstabilisatoren vorgeschlagen.
- ✔ **Eigenartiges Denken:** Es wird angenommen, dass diese Patienten besonders gut mit niedrig dosierten atypischen Antipsychotika behandelt werden können.

In einer aktuellen internationalen Studie untersuchten Forscher eine große Probandengruppe mit einer BPS. Sie fanden heraus, dass fast 90 Prozent aller Patienten mindestens ein Medikament einnahmen. Mehr als die Hälfte nahm drei oder mehr Medikamente ein. Die Autoren kamen zu dem Schluss, dass dies ein Beweis für einen übermäßigen Einsatz von Medikamenten bei der BPS ist. Diese Mehrfachmedikation erfolgt trotz der geringen Belege dafür, dass sich eine BPS wirksam mit Medikamenten behandeln lässt.

Medikamentöse Behandlung

Die Lebensqualität von Menschen mit einer BPS kann sehr schlecht sein. Wie wir in Kapitel 3 beschreiben, erleben einige Betroffene plötzliche Stimmungsschwankungen und haben schwerwiegende zwischenmenschliche Probleme. Andere verletzen sich selbst und einige begehen schließlich Suizid. Es ist deshalb verständlich, warum Menschen nach Möglichkeiten suchen, ihr Leiden zu beenden. Wenn die Einnahme eines Medikaments die BPS heilen würde, wären alle Beteiligten zweifellos begeistert. Leider ist es sehr unrealistisch, dass eine solche »Wunderpille«, die alle Symptome heilt, jemals erfunden wird.

Die Erwartungen an Medikamente sollten entsprechend realistisch sein. Wenn Ihre Behandlung die Einnahme von Medikamenten umfasst, halten Sie engen Kontakt zu Ihrem Arzt oder Psychiater, damit die Wirkung des Medikaments sowie die Auswirkungen auf Ihre Stimmung und Ihren allgemeinen Gesundheitszustand überwacht werden können. Wenn Sie Medikamente einnehmen, empfehlen wir Ihnen Folgendes:

- ✔ Haben Sie Geduld. Bei manchen Medikamenten dauert es mehrere Wochen, bis sie ihre volle Wirkung entfalten.
- ✔ Halten Sie sich auf dem Laufenden. Informieren Sie sich über die zu erwartenden Nebenwirkungen und besprechen Sie die Vorteile und Risiken gründlich mit Ihrem Arzt.
- ✔ Nehmen Sie Ihre Medikamente wie verschrieben ein. Setzen Sie Medikamente nicht plötzlich ab, ohne Ihren Arzt zu konsultieren, da dies zu ernsthaften Problemen führen kann. Nehmen Sie niemals mehr als die verschriebene Menge ein.
- ✔ Trinken Sie keinen Alkohol und nehmen Sie keine illegalen Drogen, während Sie Medikamente gegen die BPS einnehmen.
- ✔ Wenn bei Ihnen schwerwiegende Nebenwirkungen auftreten, besprechen Sie mit Ihrem Arzt, ob Sie möglicherweise einige Ihrer Medikamente absetzen oder reduzieren können.
- ✔ Informieren Sie Ihren Arzt über alle Nebenwirkungen, die bei Ihnen auftreten, einschließlich Beeinträchtigungen Ihres Sexuallebens, auch wenn Ihnen dies unangenehm sein sollte. Manchmal lassen die Nebenwirkungen mit der Zeit nach; in anderen Fällen kann Ihr Arzt ein anderes Medikament verschreiben, um die Nebenwirkungen zu behandeln, oder ein weiteres Medikament hinzufügen, um die Nebenwirkungen des ersten Medikaments zu verringern.

- ✔ Wenn Sie glauben, dass ein bestimmtes Medikament für Sie hilfreich sein könnte, Ihr Arzt jedoch anderer Meinung ist, hat er wahrscheinlich einen guten Grund dafür. Viele Menschen mit einer BPS fragen nach Medikamenten, die süchtig machen können. Letztendlich richten diese Medikamente wahrscheinlich mehr Schaden an, als sie nutzen.
- ✔ Seien Sie sich bewusst, dass die Einnahme zusätzlicher Medikamente höchstwahrscheinlich nicht zu einem vollkommen zufriedenstellenden Ergebnis führt. Je mehr Medikamente Sie einnehmen, desto mehr Nebenwirkungen sind zu erwarten.
- ✔ Wenn Sie mit Ihrem Arzt nicht einer Meinung sind, können Sie eine zweite Meinung einholen. Versuchen Sie jedoch, der Versuchung des endlosen Arztwechsels zu widerstehen, denn Sie suchen vermutlich nach dem perfekten Arzt, den es jedoch nicht gibt.

Studien zeigen, dass eine Psychotherapie bei einer BPS in der Regel besser wirkt als Medikamente. Vergessen Sie nicht, dass eine Psychotherapie Zeit braucht. Erwarten Sie keine Wunder von Medikamenten, denn Sie werden höchstwahrscheinlich enttäuscht sein.

Teil V
Ratschläge für besorgte Mitmenschen

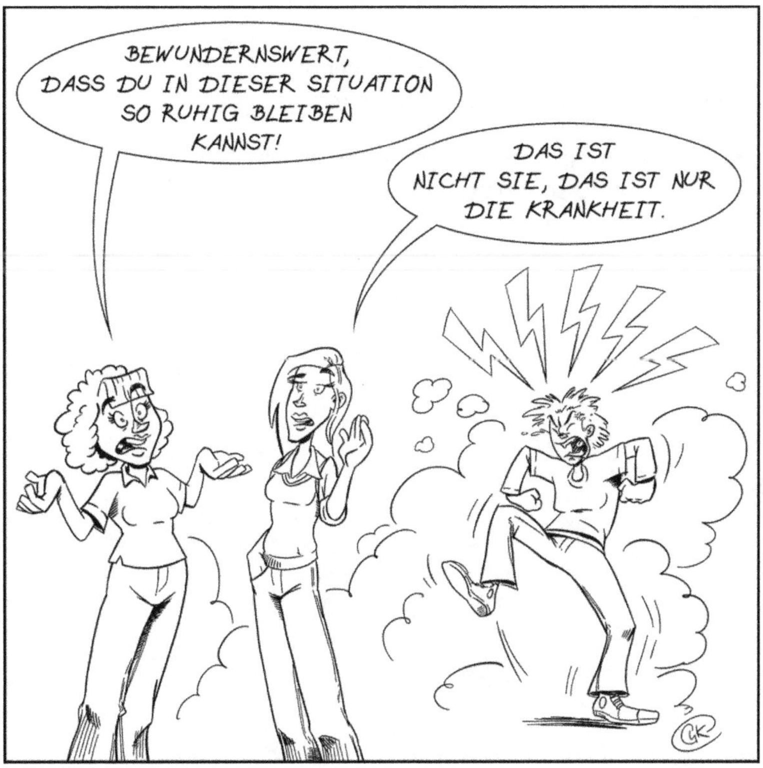

BEWUNDERNSWERT, DASS DU IN DIESER SITUATION SO RUHIG BLEIBEN KANNST!
DAS IST NICHT SIE, DAS IST NUR DIE KRANKHEIT.

IN DIESEM TEIL ...

Fähigkeiten für den Umgang mit BPS-Betroffenen erwerben

Angemessene Grenzen in Beziehungen setzen

Entscheiden, ob es besser ist, zu bleiben oder zu gehen

Frühsymptome bei Kindern und Jugendlichen verstehen, die BPS entwickeln könnten

Sicherheit im Umgang mit befreundeten, von BPS betroffenen Personen gewinnen

IN DIESEM KAPITEL

BPS-Verhaltensweisen und ihre Auswirkungen

Sicherheit in Beziehungen, in denen ein Partner eine BPS hat

Eine Beziehung mit einem Menschen beenden, der eine BPS hat

Sich dafür entscheiden, zusammenzubleiben

Kapitel 21

Was tun, wenn Partner oder Partnerin eine BPS haben

Mit einer BPS zu leben, ob als unmittelbar betroffene Person oder als liebender Partner, fühlt sich an, als würde man über einen alten Brettersteg gehen, der über einen Bach führt. Einige Planken sind fest und sicher, während andere wackeln, unter Ihrem Gewicht ächzen und Sie Gefahr laufen, in den Bach hinunterzustürzen. Man weiß nie, wie sich der nächste Schritt anfühlen wird – eine Situation, die verwirrt und aus dem Gleichgewicht bringt. Denn manchmal fühlen sich Partner und Partnerinnen von Menschen mit einer BPS häufig manipuliert, kritisiert, missverstanden und sogar verängstigt. Natürlich sind viele Menschen mit einer BPS auch interessant, liebevoll, kreativ und aufregend. Kein Wunder, dass ihre Partner die Beziehung zu ihnen fortsetzen möchten.

Dieses Kapitel richtet sich an Ehemänner, Ehefrauen, Partner oder Liebhaber von Menschen mit einer BPS. Wenn Sie selbst eine BPS haben, können Sie dieses Kapitel lesen, um die Perspektive und möglicherweise gemischten Gefühle Ihres Partners besser zu verstehen. Auch Therapeuten, die mit Familienangehörigen von BPS-Klienten arbeiten, werden von der besonderen Perspektive dieses Kapitels profitieren.

Zu Beginn dieses Kapitels sprechen wir häufige BPS-Verhaltensweisen an. Denjenigen unter Ihnen, die mit Menschen mit einer BPS zusammenleben und sie lieben, erklären wir, wie Sie eine gewisse emotionale und körperliche Sicherheit in Ihrer Beziehung aufrechterhalten können. Wir geben Ihnen Strategien für den Umgang mit Situationen an die Hand, in denen die Kommunikation erschwert ist. Wir bieten auch einige Hinweise, wie Sie beurteilen können, ob Sie in der Beziehung bleiben sollten oder nicht. Außerdem loten wir aus, wie man eine Beziehung mit jemandem, der eine BPS hat, sicher beenden kann, wenn man sich dazu entschließt. Und schließlich geben wir Ihnen einige Tipps, wie Sie eine Beziehung mit einem BPS-Partner aufrechterhalten können, wenn Ihnen dies als die beste Option erscheint.

Borderline-Verhaltensweisen in Beziehungen

Wenn Ihr Partner eine BPS hat, sollten Sie das Wesen dieser Störung verstehen lernen, damit Sie versuchen können, Ihre Beziehung zu verbessern, professionelle Hilfe in Anspruch zu nehmen, um Ihre eigenen Gefühle zu verstehen, oder sich dafür entscheiden, die Beziehung zu beenden. Wir empfehlen Ihnen dringend, die Kapitel 3 bis 10 zu lesen, um die Komplexität dieser Störung und die Auswirkungen auf das Leben der Betroffenen und ihr Umfeld umfassend zu verstehen. Die meisten Laien wissen nicht viel über die Borderline-Persönlichkeitsstörung. Daher kann es schnell zu Verwirrungen, Missverständnissen und Konflikten kommen wenn sie eine Beziehung mit einer Person, die mit der BPS lebt, eingehen.

Im Mittelpunkt dieses Abschnitts stehen verschiedene problematische BPS-Verhaltensweisen, die eine Beziehung mit einer davon betroffenen Person erschweren. Wir erklären, wie sich diese Verhaltensweisen äußern, und geben Ihnen in den folgenden Abschnitten Anregungen, wie Sie damit umgehen können. Wir hoffen, dass diese Informationen Ihnen helfen, Ihren Bezug zur Realität zu stärken.

Menschen mit einer BPS handeln nicht bewusst und absichtlich so, wie sie es tun. Ihre Probleme haben eine lange Vorgeschichte und sind unter anderem biologisch als auch in frühkindlichen Erfahrungen begründet. Die folgenden Informationen sollen Ihnen helfen, die davon betroffenen Menschen besser zu verstehen und effektiver mit den Herausforderungen ihres Verhaltens umgehen zu lernen.

Ins Extreme gehen

Die meisten Menschen, ob sie nun eine BPS haben oder nicht, besitzen viele gute Eigenschaften, gemischt mit einigen weniger guten. Menschen mit einer BPS können diese Mischung von Eigenschaften bei anderen Menschen jedoch nicht so einfach wahrnehmen. Sie konzentrieren sich stattdessen immer nur auf das eine oder das andere. Für sie sind ihre Partner entweder Engel oder Teufel – dazwischen gibt es kaum Abstufungen. Wenn Sie an einem Tag für Ihren Partner der wunderbarste Mensch sind, der je gelebt hat, kann es sein, dass er Sie am nächsten Tag (manchmal auch schon nach einer Stunde) zutiefst verachtet.

Das folgende Beispiel von Werners Beziehung zu Theresa, die eine BPS hat, zeigt, wie jemand mit einer BPS von umschmeichelnden, liebevollen Verhaltensweisen zu einem von Wut und Hass geprägten, abwertenden Verhalten wechseln kann.

Seit seiner Scheidung vor zwei Jahren ist Werner keine ernsten Beziehungen eingegangen – bis jetzt. Erst vor ein paar Wochen hat er **Theresa** kennengelernt, aber er ist bereits Hals über Kopf verliebt. Sie ist hübsch, klug und charmant. Sie liebt ihn abgöttisch. Zu Werners Freude wurden sie schnell intim. Und seit ihrem zweiten Rendezvous sind sie so gut wie unzertrennlich.

Theresa ruft ihn den ganzen Tag über an oder schreibt ihm Kurznachrichten. Und wenn Werner seine beiden kleinen Kinder nicht bei sich Hause hat, treffen sie sich

> abends. Sobald das gemeinsame Sorgerecht vereinbart war, stellte Werner die Regel auf, dass keine Frau bei ihm übernachten darf, wenn seine Kinder bei ihm sind. Theresa gefällt diese Regel nicht, aber er geht davon aus, dass sie es einfach verstehen muss.
>
> An einem Mittwoch wartet Werner mit den anderen Eltern vor der Grundschule. Sein Handy summt – Theresa schreibt ihm: »Wo bist du?« Er schreibt zurück: »Ich hole die Kinder ab.« Sie schreibt daraufhin: »Bis später dann«. Werner geht davon aus, dass sie Donnerstag nach der Arbeit meint. Später am Abend erledigen seine Kinder zu Hause ihre Hausaufgaben, während Werner die Küche putzt. Theresa benutzt ihren Schlüssel und betritt das Haus. »Papa, wer ist das?«, fragen Werners Kinder wie aus einem Munde.
>
> »Äh, hallo Theresa, ich habe dich nicht erwartet«, sagt Werner, während er die Hand vor sich ausstreckt, um sie davon abzuhalten, ihn wie üblich leidenschaftlich zu begrüßen.
>
> Theresa greift in eine Einkaufstüte und holt eine Eistorte heraus. »Ich dachte, die Kinder würden sich über etwas Leckeres freuen, während wir oben in deinem Zimmer reden«, schlägt sie vor.
>
> »Ähm, Theresa, das ist keine so gute Idee. Ich würde gerne, aber ich denke, es ist zu früh für meine Kinder, um jetzt mit so etwas fertigzuwerden«, sagt Werner mit leiser Stimme.
>
> »Oh, ich verstehe. Unsere Beziehung ist dir nicht so wichtig. Du bist wahrscheinlich immer noch in deine Ex-Frau verliebt!« schnappt Theresa zurück, dreht sich abrupt herum und geht.
>
> Am nächsten Tag schickt Theresa dann Werner Blumen an seinen Arbeitsplatz. Werner ist sehr erfreut, aber gleichzeitig auch verwirrt.

Wenn Werner sich entscheidet, seine Beziehung zu Theresa aufrechtzuerhalten, kann er mit vielen weiteren solcher abrupter Umschwünge in Theresas Gefühlen und Verhaltensweisen rechnen. Wie andere Menschen mit einer BPS wechselt Theresa innerhalb von Sekunden von einem Extrem ins andere. Oft scheinen sie sich am nächsten Tag nicht mehr an ihre abwertenden Ausbrüche zu erinnern.

Schweigen als Bestrafung

Manche Menschen mit einer BPS reagieren auf ihre Wut, indem sie jegliche Kommunikation verweigern. Für ihre Partner fühlt sich dieses Schweigen außerordentlich verletzend an. Die kalten Blicke und die Weigerung zu sprechen, stehen häufig in krassem Gegensatz zu der freundlichen Fassade, die Menschen mit einer BPS anderen gegenüber zeigen. Sie spielen fröhlich mit Kindern oder flirten mit Kellnern, würdigen ihre Partner aber keines Blickes. Die Partner wissen oft nicht, womit sie die Funkstille verdient haben – vielleicht haben sie eine Hose nicht richtig gefaltet, zu lange mit einer anderen Person geredet oder einfach nur falsch reagiert. Egal, wie trivial ihr Fehlverhalten ist, sie wissen meist nie, wie sie es beheben können, weil ihre BPS-Partner sich weigern, ihnen zu sagen, was sie stört.

Menschen mit einer BPS wenden diese Strategie des Schweigens oft an, wenn ihre Partner eigentlich mit ihnen kommunizieren möchten. Durch ihr Schweigen erhalten sie vielleicht eine Illusion von Macht, mit deren Hilfe sie die Verletzlichkeit verbergen können, die sie in ihrem Inneren spüren. Das Schweigen kann aber auch Ausdruck eines Hilflosigkeitsgefühls sein, das durch die Überforderung im Umgang mit den eigenen intensiven Gefühlen entsteht. Durch Schweigen können sie die Distanz oder Nähe in ihren Beziehungen kontrollieren.

Richard, bei dem kürzlich eine BPS diagnostiziert wurde, ist seit etwa zwölf Jahren mit Sonja verheiratet. Ihre Geschichte veranschaulicht die subtile Grausamkeit der Schweigetaktik.

> »Wie war dein Treffen mit deinem Chef?«, fragt Sonja ihren Ehemann **Richard,** als er zur Tür hereinkommt. »Hat er sich dafür entschuldigt, dass er so unfair zu dir war?«
>
> Richard schlägt die Tür zu und schleudert seine Aktentasche auf den Boden – Papiere fallen heraus. Der Hund verzieht sich erschreckt in seine Ecke und Sonja sagt: »Ich schätze, es lief nicht so gut. Geht es dir gut?«
>
> Anstatt zu antworten, geht Richard zum Kühlschrank und nimmt eine Schüssel mit übrig gebliebenen Spaghetti heraus. Er beginnt, die kalten Spaghetti in seinen Mund zu schaufeln, wobei ihm die Soße am Kinn herunterläuft. Sonja versucht es noch einmal: »Hey, Schatz, kann ich irgendetwas für dich tun? Kann ich dir etwas zu trinken holen?«
>
> Richard dreht ihr den Rücken zu und schlingt die Reste hinunter. Dann holt er eine angefangene Packung Eis aus dem Gefrierfach und löffelt sie in großen Portionen leer. Sonja weiß, was als Nächstes kommt. Sie seufzt und sagt: »Okay, Richard, ich gehe jetzt einkaufen. Brauchst du irgendetwas?«
>
> Er antwortet nicht und geht ins Badezimmer. Sie hört, wie die Dusche eingeschaltet wird. Wenn sie zurückkommt, wird er höchstwahrscheinlich schon schlafen.

Wenn er unter Stress steht, fällt es Richard, wie vielen Menschen mit einer BPS, schwer, offen über seine Gefühle zu sprechen. Stattdessen verschließt er sich und lässt seine Verzweiflung an seiner Partnerin aus. Nach zwölf Jahren Ehe und vielen Therapien kann Sonja sich aus der Situation befreien, indem sie das Haus verlässt.

Bevor wir fortfahren, möchten wir eines klarstellen: Strafendes Schweigen ist eine Form der Misshandlung. Es ist eine sehr verletzende Handlung, die Menschen mit einer Borderline-Persönlichkeitsstörung den Menschen antun können, die sie am meisten lieben. Die Betroffenen – in der Regel ihre Partner – fühlen sich herabgewürdigt, machtlos, hilflos, verwirrt und zerrissen (weitere Informationen zu diesen Gefühlen finden Sie im Abschnitt *Sich abgelehnt und verlassen fühlen*). Schweigen verletzt das Wesen von Intimität und Vertrauen.

Wenn Ihr Partner Sie mit Schweigen oder anders bestraft, kann eine Therapie Ihnen helfen, herauszufinden, was vor sich geht und was Sie tun sollten.

Gaslighting

Gaslighting ist ein Begriff, der auf den Film *Gaslight* aus dem Jahr 1940 zurückgeht. In dem Film manipuliert die Hauptfigur Gregory die Gaslampen im Haus einer Frau so, dass sie zeitweise gedimmt werden, wenn sie denkt, sie sei allein. Durch seine Manipulation glaubt sie, dass sie sich das Dimmen nur einbildet und beginnt, an ihrer geistigen Gesundheit zu zweifeln.

Heutzutage bedeutet Gaslighting, falsche oder verzerrte Informationen mit der Absicht zu verbreiten, die Fähigkeit einer Person zu stören, ihren eigenen Sinnen, ihrer Denkfähigkeit und ihrer Erinnerung an Ereignisse zu vertrauen. Menschen mit einer BPS sind sich ihres Gaslighting-Verhaltens möglicherweise nicht bewusst, aber sie verzerren oft Fakten, halten Informationen zurück oder schreiben die Geschichte um, sodass ihre Partner ihren eigenen Reaktionen und Erinnerungen nicht mehr trauen. Indem sich ihre Partner dadurch ängstlicher und unsicherer fühlen, werden Personen mit einer BPS sich dann häufig darin sicherer, dass ihre Partner sie nicht verlassen werden – dieses Gefühl motiviert (unbewusst) ihr Gaslighting-Verhalten.

Jan hat eine BPS und nutzt Gaslighting, um seine Frau Liane zu verwirren und zu verunsichern. Zuerst stellt Jan absichtlich einige Mülleimer um, die Liane für ihre Party aufgestellt hat. Damit ist die Bühne für seinen nächsten Schachzug bereitet: Er lädt eine ehemalige Freundin zur Party ein.

> »Das Essen sieht wunderbar aus. Der Caterer hat ganze Arbeit geleistet«, erzählt Liana ihrem Ehemann **Jan**. »Die ersten Gäste werden bald kommen.«
>
> Jan nickt: »Wo sind die Mülleimer für die benutzten Teller und Becher?«
>
> »Ich habe einen in die Speisekammer gestellt und den anderen draußen auf die Terrasse«, Liane hört das erste Auto vorfahren und schaut in die Speisekammer, wo sie keinen Mülleimer findet. Sie schaut auch auf der Terrasse nach und kann den anderen Mülleimer nicht finden. »Hast du die Mülleimer weggestellt?« fragt sie Richard.
>
> »Nein, du hast wahrscheinlich vergessen, sie rauszustellen. Geh einfach unsere Gäste begrüßen. Und versuche, nett zu sein, und blamier mich nicht, wenn du kannst«, schnauzt Jan.
>
> An der Tür sieht Liana Ellen, Jans ehemalige Freundin. »Ellen«, sagt sie und streckt ihr zur Begrüßung die Hand entgegen, »ich freue mich, dich zu sehen.« Liana kann sich nicht daran erinnern, dass Jan ihr gesagt hätte, dass er Ellen eingeladen hat, aber Liana weiß, dass sie nicht fragen sollte.
>
> Jan kommt mit den beiden Mülleimern aus der Garage. Er stellt einen in die Speisekammer und einen auf die Terrasse. Liana fragt sich, ob sie sie wirklich nach draußen gestellt hat. Sie ist durch die Sache mit den Mülleimern und die Ex-Freundin verunsichert. Sie weiß, dass es ein schwieriger Abend werden wird.

Wie Sie am Beispiel von Jan und Liana sehen können, beginnt Liana die eigenen Wahrnehmungen und Erinnerungen infrage zu stellen. Die Realität scheint sich unter ihren Füßen zu verschieben. Das liegt daran, dass es für die Person ohne eine BPS schwierig ist, den Zweck des Gaslighting-Verhaltens zu verstehen. Gaslighting ist darauf ausgelegt, dass sich jemand unsicher fühlt und aufgrund dieser Selbstzweifel weniger daran interessiert ist, die Beziehung zu beenden.

Wir wollen hier aber auch die Möglichkeit nicht unerwähnt lassen, dass Gaslighting auch andersherum in einer Beziehung mit einer Person mit einer BPS auftreten kann – und dann ebenso schädlich wirkt. Gerade die Personen mit einer BPS, die mit Selbstwertproblemen und Unsicherheiten in Identitätsfragen zu kämpfen haben, können eventuell anfälliger für Gaslighting-Verhalten durch nahestehende Personen sein. Sie bezweifeln dann lieber ihre eigenen Fähigkeiten, als durch Konfrontation einen Partnerschaftskonflikt oder mögliches Verlassenwerden in Kauf zu nehmen.

Den Partner isolieren

Die Isolierung eines Partners ist, wie das Gaslighting im vorherigen Abschnitt, eine Möglichkeit, dessen Selbstbewusstsein zu schmälern. Durch soziale Unterstützung und Beziehungen fühlen sich Menschen selbstbewusster und sicherer. Sie vertrauen ihrem eigenen Urteilsvermögen und kennen den Unterschied zwischen akzeptablem und unzumutbarem Verhalten. Menschen mit einer BPS versuchen manchmal, ihre Partner von Freunden, Verwandten und anderen Unterstützungsquellen zu isolieren, um sie noch fester an sich zu binden. Infolgedessen fühlen sich ihre Partner weniger sicher und weniger selbstbewusst, was wiederum die Wahrscheinlichkeit verringert, dass sie ihre Partner mit der BPS verlassen. Denn die Vorstellung verlassen zu werden, kann große Ängste auslösen. Menschen mit einer BPS sind sich ihrer Versuche, ihre Partner zu isolieren, wahrscheinlich nicht bewusst, aber das Ergebnis ist dasselbe.

Die Isolierung vollzieht sich oft langsam und schleichend über einen längeren Zeitraum. Sie kann Partner ereilen, bevor sie wissen, wie ihnen geschieht. Wenn Sie sich nicht sicher sind, ob Sie isoliert werden oder nicht, sollten Sie sich die folgenden Fragen stellen:

- ✔ Ist Ihnen das Verhalten Ihres Partners so peinlich, dass Sie es vermeiden, mit anderen Menschen auszugehen?
- ✔ Haben Sie Angst, Ihren Freunden und nahen Verwandten die Wahrheit über die Art Ihrer Beziehung zu sagen?
- ✔ Fragt Ihr Partner Sie, wohin Sie gehen, wie lange Sie wegbleiben und mit wem Sie sich treffen, wenn Sie das Haus für ein paar Stunden verlassen?
- ✔ Fühlen Sie sich von Ihrem Partner eingeengt?
- ✔ Macht Ihr Partner Ihre Freunde und Familie schlecht?
- ✔ Findet Ihr Partner Wege, Ihre Pläne, andere Menschen zu treffen, zu durchkreuzen?

Wenn Sie nach der Überprüfung dieser Fragen immer noch nicht sicher sind, ob Sie isoliert werden oder nicht, sollten Sie in Erwägung ziehen, sich beraten zu lassen und mit einer neutralen Person über Ihre Situation zu sprechen. Eine vertrauliche Anlaufstelle oder Kontaktperson, die Ihnen dabei hilft, Realität und die

Auswirkungen der BPS auseinanderzuhalten, kann Ihnen dabei helfen, rationaler mit dem Geschehenen umzugehen.

Die Gegenwart aufmischen

Wenn Ihr Partner eine BPS hat, bemerken Sie wahrscheinlich, dass die Atmosphäre in Ihrer Beziehung elektrisch aufgeladen ist. Ihr Partner gerät manchmal ohne ersichtlichen Grund in Rage und reagiert auf Ereignisse möglicherweise mit intensiven und manchmal stark schwankenden Emotionen.

Menschen mit einer BPS haben große Schwierigkeiten, ihre Emotionen zu regulieren. (Weitere Informationen zu explosiven Emotionen finden Sie in Kapitel 6.). Die emotionale Achterbahnfahrt der betroffenen Person kann bei Partnern und Partnerinnen Wut, Angst und Hilflosigkeit auslösen.

Davids Geschichte zeigt, wie manche Menschen mit einer BPS in impulsiven Ausbrüchen große Risiken eingehen, obwohl ihr riskantes Verhalten die Menschen, die ihnen wichtig sind, verängstigen kann.

> Regen und Wind sind so heftig, dass Autos und Lastwagen am Straßenrand anhalten und darauf warten, dass das Wetter etwas besser wird. **Davids** Scheibenwischer wischen auf der höchsten Stufe, aber die Sicht bleibt gleich null. »David, kannst du nicht rechts ranfahren?«, fragt Ben, »ich bekomme langsam Angst.«
>
> »Lenk mich nicht ab, Ben. Ich muss mich aufs Fahren konzentrieren«, antwortet David knapp.
>
> Eine plötzliche Böe drückt das Auto kurzzeitig auf die andere Spur. Ben versinkt voller Angst in seinem Sitz. David tritt aufs Gas – wütend auf das Wetter, aber auch angestachelt von den gefährlichen Bedingungen. Ben fühlt sich hilflos; es ist nicht das erste Mal, dass sein Partner etwas tut, das ihm Angst macht.

Ben, Davids Partner, hat im Laufe der Zeit gelernt, dass er David zur Weißglut bringt, wenn er sich über dessen riskantes Verhalten beschwert. Ben fühlt sich hilflos, wenn es darum geht, das Verhalten seines Partners zu ändern. Es ist ihm auch peinlich, jemandem von seinen Bedenken zu erzählen. Er fühlt sich unsicher und in seiner Beziehung zu David gefangen.

Ansprüche geltend machen

Partner von Menschen mit einer BPS fühlen sich häufig unter Druck gesetzt, unnachgiebige Forderungen zu erfüllen. Sie haben das Gefühl, nach der Pfeife ihres Partners tanzen zu müssen, weil dies die einzig hörbaren Töne in der Beziehung sind. Menschen mit einer BPS haben manchmal den Anspruch, dass ihre Bedürfnisse erfüllt werden, egal wie trivial oder wichtig sie sind. Sie verstehen oft nicht, wie sich ihre unerbittlichen Forderungen auf ihre Partner auswirken.

Wenn Sie versuchen, den Forderungen Ihres Partners zu widerstehen, legt dieser womöglich nach und wird noch fordernder. Schließlich geben Sie auf. Leider verstärken Sie dadurch das Verhaltensmuster und erhöhen die Wahrscheinlichkeit, dass es erneut auftritt.

Das folgende Beispiel von Heidi veranschaulicht, wie Menschen mit einer BPS egoistisch (beziehungsweise egozentrisch) wirken können, weil sie nicht in der Lage sind zu erkennen, dass sie übermäßige Anforderungen an ihren Partner stellen.

> **Heidi** ist Medizintechnikerin in einem vielbeschäftigten Unternehmen. Sie kommt müde nach Hause.
>
> »Uwe, was hast du zum Abendessen gemacht? Ich bin total erledigt«, fragt sie ihren Mann. Ohne auf eine Antwort zu warten, beschwert sie sich: »Du glaubst nicht, was ich für einen Tag hatte. Die Patienten mussten eine Stunde auf die Laborergebnisse warten, und mein Chef war den ganzen Tag schlecht gelaunt. Bring mir ein Bier.«
>
> Heidi legt sich auf die Couch und zieht ihre Schuhe aus. »Uwe, hast du mich gehört? Wo ist die Fernbedienung? Habe ich dir schon gesagt, dass ich meinen Job hasse? Ich weiß nicht, warum du mich nicht stärker unterstützt. Uwe, was zum Teufel machst du da eigentlich?«
>
> Uwe murmelt vor sich hin: »Ich hatte auch einen schlechten Tag.«
>
> »Was hast du gesagt? Uwe, ich brauche wirklich ein Bad – kannst du das Wasser für mich anstellen? Ich esse später zu Abend. Hey, wo ist mein Bier? Uwe? Uwe, warum diese Laune?«
>
> »Ich bin gleich da, Heidi, lass mich dir ein Bier öffnen und dein Bad fertig machen.«

Uwe fühlt sich niedergeschlagen und vernachlässigt. Wenn Sie Heidi fragen würden, wie Uwe sich fühlt, könnte sie darauf nicht antworten, weil sie seine Gefühle nicht wahrnimmt. Menschen mit einer BPS können sich oft nur schwer in ihre Mitmenschen hineinversetzen. Stattdessen konzentrieren sie sich auf ihre eigenen Wünsche und Bedürfnisse. (Weitere Informationen zu diesem speziellen BPS-Symptom finden Sie in Kapitel 8.)

Impulsiv handeln

Partner mit einer BPS handeln oft unüberlegt. Sie können sich selbst verletzen, sich bis zur Besinnungslosigkeit betrinken, riskante Drogen konsumieren, Suizidversuche unternehmen oder damit drohen, Geld verspielen, stehlen oder auf Shopping-Touren gehen, die außer Kontrolle geraten. (Weitere Informationen über die Impulsivität bei Menschen mit einer BPS finden Sie in Kapitel 5.) Nach einer Weile stellt man vielleicht sogar fest, dass man als Partner gegenüber einigen dieser impulsiven Episoden abgestumpft ist. Andererseits kann es auch sein, dass man sich nie an diese Verhaltensweisen gewöhnt und das eigene Gefühlsleben immer wieder Achterbahn fährt. Es kann manchmal so scheinen, dass nichts den Kreislauf der Impulsivität verlangsamen oder stoppen könnte.

Das folgende Beispiel von Helena, einer jungen, an einer BPS leidenden Frau, und ihrem Freund Aaron zeigt, wie ein Muster aus Wut, Alkoholkonsum und Selbstverletzung eine Beziehung zerstören kann.

> **Helena** gerät in rasende Eifersucht, als sie ihren Freund dabei erwischt, wie er mit einer Bekannten Kurznachrichten austauscht. »Wie kannst du es wagen!«, schreit sie. »Du bist widerlich.«
>
> »Wovon redest du, Helena? Das ist eine Arbeitskollegin. Sieh dir an, was ich geschrieben habe. Da läuft nichts Romantisches«, erwidert Aaron. »Was ist das Problem? Ich habe nichts verbrochen.«
>
> »Ich muss mir nicht ansehen, was du geschrieben hast. Ich habe deine Flirts satt, ich halte es hier nicht mehr aus. Ich gehe aus, damit ich mich beruhigen kann«, Helena greift nach ihrer Handtasche und ihren Schlüsseln.
>
> »Bitte, Helena, mach keine Dummheiten. Das letzte Mal, als du ausgegangen bist, hast du dich total betrunken und dich am nächsten Tag ziemlich schlecht gefühlt. Du hattest Glück, dass du nicht wegen Trunkenheit am Steuer erwischt wurdest. Du solltest nicht Auto fahren, wenn du in die Kneipe gehst.« Aaron steht auf und geht auf Helena zu.
>
> »Komm mir bloß nicht zu nahe«, wehrt Helena ab und stürmt hinaus. »Ich mache, was ich will. Ich bin nicht dein Eigentum.« Helena stürmt hinaus und schlägt die Haustür hinter sich zu.
>
> Aaron schreibt weiter Kurznachrichten und fragt sich, ob er irgendwann endlich den Mut aufbringen kann, Helena zu verlassen.
>
> Helena geht in die Kneipe zwei Straßen weiter und beginnt zu trinken. Nach ihrem vierten Drink ruft der Barkeeper, der sie gut kennt, Aaron an, damit er sie abholt. Als Aaron eintrifft, findet er Helena an der Theke vor, wo sie sich auf einen jungen Mann stützt, der sich offensichtlich unbehaglich fühlt. Aaron hofft, Helena ohne eine weitere Szene nach Hause bringen zu können.

Wie Aaron retten auch andere Partner von Menschen mit einer BPS hin und wieder ihre Liebsten aus riskanten Situationen. Impulsives, riskantes Verhalten kann auch sexuelle Eskapaden beinhalten, die wenig dazu beitragen, das Gefühl der Leere zu füllen, aber der Beziehung großen Schaden zufügen.

Sich abgelehnt und verlassen fühlen

Eine romantische Beziehung mit jemandem, der an einer BPS leidet, kann eine Herausforderung sein. Eines der Symptome der BPS ist die Angst vor dem Verlassenwerden, aber auch vor Vereinnahmung durch den Partner. Das kann sich in einem ständigen Hin und Her zwischen Klammern und Wegrennen oder Wegstoßen äußern.

Das folgende Beispiel von Andreas und Anita veranschaulicht das schwankende Verhalten eines Mannes mit einer BPS und die Auswirkungen auf seine neue Frau.

»Du siehst heute Abend wunderschön aus, Anita«, sagt **Andreas,** während er seine Frau umarmt und ihr einen Kuss auf die Lippen drückt. »Mir gefällt deine neue Frisur und das Kleid ist umwerfend. Es ist toll, eine hübsche junge Frau zu haben, mit der man angeben kann.«

»Danke, Andreas, ich weiß, dass diese Party mit deinen Kollegen wichtig ist, und ich wollte, dass du stolz auf mich bist«, sagt Anita, während sie ihr Haar glattstreicht und ihre Handtasche nimmt.

Andreas antwortet zunächst nicht. Er beginnt sich zu fragen, warum Anita sein schönes Kompliment verderben musste. Seine gute Laune schlägt in Verärgerung um. Er wendet sich von ihr ab, während er spricht. »Glaubst du, ich brauche eine Frau, die mich vor meinen Kollegen gut aussehen lässt?«

»Nein, Andreas, natürlich nicht. Ich hatte gehofft, dir eine Freude zu machen«, antwortet sie, verwirrt über den Ton seiner Frage. »Wir gehen nicht auf viele Partys, für die wir uns schick anziehen müssen, und, äh, ich weiß nicht. Es tut mir leid, wenn ich etwas Falsches gesagt habe.«

»Aha, ich gehe also nicht oft genug mit dir aus. Ich versuche, es dir recht zu machen, aber du bist so oberflächlich und verwöhnt, dass nichts, was ich tue, gut genug ist«, Andreas stapft die Treppe hinunter in die Küche.

Anita folgt ihm und sagt: »Andreas, wovon redest du? Ich möchte dir nur nahe sein. Ich möchte, dass wir miteinander reden und glücklich sind.«

Andreas schwelende Wut füllt den stillen Raum. Anita schüttelt den Kopf. »Bin ich verrückt?«, fragt sie sich.

Anita versteht nicht, was passiert ist. Andreas fühlte sich anfangs wohl und Anita nahe, aber dann bekam er Angst. Wovor hatte er Angst? Vielleicht vor dem Gedanken, dass sie ihn verlassen könnte, wenn er sie zu sehr liebt. Oder vielleicht vor dem Gedanken, dass sie auf der Party mit einem anderen flirtet. Oder die Angst, dass sie ihn für jemand Besseren verlassen könnte. Andreas große Angst, verlassen zu werden, beruht auf einem tiefen Gefühl der Minderwertigkeit. Diese Angst führt dazu, dass er Anita von sich stößt.

Sein Selbstwertgefühl bedroht sehen

Menschen mit einer BPS haben eine sehr fragile Vorstellung davon, wer sie sind und was sie wert sind. Ihr empfindliches Selbstwertgefühl kann leicht erschüttert werden. Die Partner dieser Menschen verletzen manchmal das Selbstwertgefühl ihrer Liebsten, ohne überhaupt zu wissen, dass sie dies tun. Menschen mit einer BPS können Kommentare, die in guter Absicht gemacht werden, als verletzend empfinden. Ihr Gehirn spinnt ein komplexes Netz, das bereit ist, jede unschuldige kleine Bemerkung aufzufangen und zu verzerren.

Das folgende Beispiel illustriert, wie eine harmlose Frage schnell zu einer Bedrohung für das Selbstwertgefühl von Menschen mit einer BPS werden kann. Es handelt von Alyssa, einer Frau mit einer BPS, und ihrem Date Süley, mit dem sie zum ersten Mal ausgeht.

»Hm, dieses Fleisch ist saftig und zart. Perfekt. Wie schmecken dir deine Linguine, **Alyssa?**«, fragt Süley.

»Fantastisch,« antwortet sie. »Danke, dass du mich hierhin mitgenommen hast. Ich probiere gerne neue Restaurants aus«, sagt Alyssa und lächelt.

»Ich freue mich, dass wir endlich ausgehen konnten. Du bist mir schon länger aufgefallen. Ich dachte, du würdest nie mit mir ausgehen wollen. Ich bin froh, dass ich gefragt habe, und noch mehr, dass du ja gesagt hast«, sagt Süley und lächelt ebenfalls.

»Weißt du, ich war bis letztes Jahr verheiratet. Ich habe mich eine Weile von Männern ferngehalten. Meine Trennung war schwierig für mich und ich musste daran arbeiten, wieder auf die Beine zu kommen«, gesteht Alyssa. »Aber jetzt bin ich bereit, wieder auf Partnersuche zu gehen, und mit dir auszugehen, scheint ein perfekter Anfang zu sein. Erzähl mir von dir, Süley.«

»Nun, ich arbeite in der Firma, seit ich vor ein paar Jahren meinen MBA-Abschluss gemacht habe. Ich hoffe, ich kann noch ein paar Jahre hier bleiben. Die Firma hat mich gut behandelt. Letztes Jahr bin ich zum Bezirksleiter befördert worden«, sagt Süley. »Und du, was sind deine Hoffnungen und Träume?«

Alyssas Gesicht wird ernst. Sie wird von Traurigkeit überwältigt. »Hoffnungen und Träume. Die sind mit dem Ende meiner Ehe zu Bruch gegangen. Ich wollte eine Familie. Jetzt habe ich nichts mehr.«

»Oh, Alyssa, es tut mir leid, dass ich das angesprochen habe. Ich schätze, das war dumm von mir. Ich habe über die Zukunft gesprochen, nicht über die Vergangenheit. Ich hoffe, ich habe dich nicht verärgert«, sagt Süley, während er über den Tisch nach ihrer Hand greift.

Sie zieht ihre Hand weg und sagt: »Sei nicht herablassend zu mir, Süley. Nur weil du verdammt perfekt bist, heißt das nicht, dass du das Recht hast, mir das unter die Nase zu reiben.«

»Alyssa, Mensch, ich wollte nicht … Ich weiß nicht, was ich sagen soll, ich bin ein bisschen verwirrt, wirklich. Können wir noch mal von vorne anfangen?«, fragt Süley aufrichtig.

»Nein, Süley. Ich glaube nicht. Ehrlich gesagt, würde ich jetzt gerne gehen. Danke fürs Essen.«

Süley lässt Bargeld auf dem Tisch liegen und fährt Alyssa nach Hause. Er ist noch verwirrter, als sie ihn auf einen Drink einlädt. Er lehnt dankend ab.

Alyssa war zu Beginn des Abends in guter Stimmung. Süleys Interesse schmeichelte ihr. Aber durch seine an sich harmlose Frage nach ihren Hoffnungen und Träumen löste Süley bei Alyssa eine Kaskade selbstverachtender Reaktionen aus. Sie fiel innerlich in ein Loch und reagierte verärgert. Zu Hause angekommen hatte sie ihre Verärgerung bereits vergessen und war bereit für eine sexuelle Begegnung. Diese Geschichte zeigt, wie leicht man das Selbstwertgefühl eines Menschen mit einer BPS verletzen kann, ohne es zu wissen.

Sicher sein: emotional und körperlich

Die Herausforderungen einer Beziehung mit jemandem, der eine BPS hat, erscheinen umso größer, wenn man emotionale und körperliche Sicherheit mit einbezieht. Sie machen sich wahrscheinlich Sorgen um die Sicherheit Ihrer Partnerin, wenn sie sich impulsiv und selbstzerstörerisch verhält, wie zum Beispiel durch Ritzen und Verbrennen oder sogar suizidale Handlungen. Sie haben möglicherweise auch Bedenken, selbst misshandelt zu werden, sei es emotional oder körperlich. In den folgenden Abschnitten finden Sie einige Ideen, wie Sie mit diesen schädlichen Verhaltensweisen umgehen können (viele davon haben wir bereits in den vorherigen Abschnitten beschrieben).

Wir empfehlen Ihnen dringend, sich selbst in Therapie oder psychologische Beratung zu begeben, wenn Sie mit jemandem in einer engen Beziehung leben, der eine BPS hat. Dieser Rat gilt insbesondere dann, wenn Ihr Partner sich selbst Schaden zufügt oder Sie oder andere Mitglieder Ihrer Familie misshandelt. Diese Probleme stellen komplexe und herausfordernde Bedrohungen dar, die jeden Menschen an die Grenzen seiner Bewältigungsfähigkeit bringen können.

Mit selbstverletzendem Verhalten des Partners umgehen

Nichts ist schmerzhafter, als mit anzusehen, wie sich der Partner selbst zerstört. Wahrscheinlich fühlen Sie sich schuldig, verantwortlich, frustriert oder sogar wütend, wenn Sie dieses Verhalten bei jemandem beobachten, den Sie lieben. Aber es ist wichtig, dass Sie Ihre eigenen Grenzen erkennen. Sie sind nicht die Ursache für diese Handlungen und können sicher nicht die Rolle eines Therapeuten für Ihren Partner übernehmen. Streiten, argumentieren oder diskutieren Sie nicht über diese brisanten Themen. Ihr Partner ist während eines Ausbruchs *nicht* empfänglich für Logik und Argumentation.

Nachdem wir Ihnen nun gesagt haben, was Sie nicht tun sollten, geben wir Ihnen ein paar Anregungen, was Sie tun können:

- ✔ Erinnern Sie Ihren Partner an alternative Bewältigungsstrategien, die er möglicherweise aufgeschrieben hat. (Beispiele für Notfallpläne und Lernkarten finden Sie in den Kapiteln 15 und 16.) Schlagen Sie alternative Strategien jedoch nicht zum ersten Mal während eines potenziell gewalttätigen oder explosiven Ausbruchs vor. Üben Sie stattdessen im Voraus.
- ✔ Denken Sie daran, dass die Handlungen Ihres Partners nichts mit Ihnen zu tun haben. Mit anderen Worten: Versuchen Sie sie nicht zu persönlich zu nehmen.
- ✔ Bleiben Sie ruhig.
- ✔ Sagen Sie Ihrem Partner ruhig, dass Sie für eine Weile gehen werden – wenn das Verhalten nicht lebensbedrohlich zu sein scheint. Diese Maßnahme funktioniert am besten, wenn Sie Ihrem Partner bereits gesagt haben, dass Sie das nächste Mal, wenn er sich ernsthaft selbst schädigt, für eine Weile gehen werden.
- ✔ Rufen Sie einen Krankenwagen oder die Polizei, wenn das Verhalten zu eskalieren droht.

- ✔ Erinnern Sie Ihren Partner an frühere Bewältigungsstrategien, die anscheinend funktioniert haben.
- ✔ Rufen Sie Ihren eigenen Therapeuten an und vereinbaren Sie einen Termin, um Ihre Optionen für die Zukunft zu besprechen.

Auf keinen Fall sollten Sie die Verantwortung für die Handlungen Ihres Partners übernehmen. Natürlich kann man es vermeiden, leicht zugängliche Waffen im Haus herumliegen zu haben, aber Sie können nicht jedes scharfe Objekt oder jede potenzielle Waffe beseitigen.

Was man als Opfer von Misshandlungen tun kann

Nur selten beabsichtigen Menschen mit einer BPS, ihren Partnern bewusst und vorsätzlich Schaden zuzufügen. Vielmehr reagieren sie auf Ängste mit einer erstaunlichen emotionalen Intensität und schlagen in Selbstverteidigung um sich. Aber in gewisser Weise spielt es keine Rolle, was ihre Absichten sind, denn die Folgen sind für ihre Partner dieselben,

Wenn Sie im Extremfall wirklich um Ihre körperliche Sicherheit fürchten, gibt es nur eins: alle beteiligten Kinder abholen, ein paar wichtige Dokumente mitnehmen (falls vorhanden) und den Haushalt verlassen. Drohen Sie nicht damit, dass Sie gehen werden; tun Sie es einfach und rufen Sie die Polizei – am besten, nachdem Sie das Haus verlassen haben und sich an einem sicheren Ort befinden.

Ob Ihr Partner böswillig ist oder nur hilflos verunsichert, Misshandlung ist niemals in Ordnung. Wenn Sie sich nicht sicher sind, ob das Verhalten Ihres Partners zu weit geht, suchen Sie eine Therapie auf oder lassen Sie sich beraten, um die Situation zu klären. Misshandlung kann in den unterschiedlichsten Formen auftreten, etwa durch Schuldzuweisungen, Gaslighting, Isolierung, übermäßige Forderungen und Schweigen (weitere Beispiele finden Sie im Abschnitt *Borderline-Verhaltensweisen in Beziehungen*). Erschwerend kommt hinzu, dass Misshandlungen nicht immer leicht zu erkennen sind. Außerdem haben Misshandlungen die unangenehme Eigenschaft, mit der Zeit zu eskalieren.

Unabhängig davon, ob Sie selbst eine Therapie in Anspruch genommen haben oder nicht, können Sie mehr Klarheit über die Situation bekommen, wenn Sie in einem privaten Tagebuch über die Interaktionen zwischen Ihnen und Ihrem Partner schreiben. Menschen mit einer BPS vermitteln anderen manchmal das Gefühl, verrückt zu sein. Da kann eine objektive Darstellung der Interaktionen helfen, Klarheit zu schaffen. Entscheidend ist, dass Sie genau aufschreiben, was jeder von Ihnen gesagt hat und was passiert ist, fast so, als würden Sie einen Polizeibericht schreiben. Wenn Sie Ihre Einträge nach einer gewissen Zeit durchsehen, können Sie vielleicht besser einschätzen, ob und wie viel Missbrauch Sie sich gefallen lassen haben.

Wenn Sie einen Therapeuten haben und Sie beide zu dem Schluss kommen, dass es im Moment das Beste ist, in der Beziehung zu bleiben, finden Sie hier einige Strategien, um die Anzahl der verbalen Angriffe zu minimieren:

- ✔ Distanzieren Sie sich wenn möglich erst mal von Ihrem eigenem Ärger, denn wenn Sie ihn unmittelbar ausdrücken, wird der Konflikt nur eskalieren.

- ✔ Verteidigen Sie sich nicht, aber stimmen Sie auch nicht zu, dass Sie das verletzende Verhalten verdient haben.
- ✔ Wenn Sie doch sprechen, gestalten Sie das Gespräch einfach. Bleiben Sie auf die Gegenwart konzentriert.
- ✔ Versuchen Sie, Empathie für die wahrscheinlich zugrunde liegende Emotion auszudrücken, die vermutlich Angst, Besorgnis oder Verletzlichkeit ist. Sie können zum Beispiel sagen: »Ich weiß, dass du wahrscheinlich große Angst hast. Ich bin offen dafür, über deine Angst zu sprechen.«
- ✔ Sagen Sie Ihrem Partner: »Ich kann mich im Moment nicht mit diesem Thema befassen. Ich muss eine Weile spazieren gehen.«
- ✔ Akzeptieren Sie nicht die Schuld für den Ausbruch. Missbräuchliches Verhalten ist nicht akzeptabel, auch wenn es durch etwas ausgelöst wurde, das Sie gesagt haben.
- ✔ Drohen Sie nicht, endgültig zu gehen. Sie können sich später immer noch dafür entscheiden.
- ✔ Vereinbaren Sie, später zu sprechen, wenn sich alle ruhiger fühlen.
- ✔ Stimmen Sie zu, dass Sie unterschiedlicher Meinung sein können.
- ✔ Verstärken Sie die Auseinandersetzung nicht, indem Sie kapitulieren oder betteln.

Falls sich der Partner entschuldigt, nachdem der verbale Angriff abgeklungen ist, ist das zwar adäquat, kann aber in der Regel nicht alles einfach aus dem Weg räumen. Weisen Sie Ihren Partner daher nochmals darauf hin, dass Sie durch den Vorfall verletzt wurden und dass Sie möchten, dass er sich bemüht, solche Vorfälle zu minimieren.

Sich von einem Partner mit BPS trennen

Partner von Menschen mit einer BPS denken immer wieder darüber nach, ihre Beziehung zu beenden. Die meisten Partner geben zu, dass sie parallel zu den schwankenden Gefühlen ihrer BPS-Partner zwischen Liebe und Hass hin- und hergerissen sind. Manchmal wünschen sich Partner, das ganze Problem würde einfach verschwinden. Es ist fast immer schwer, sich zu trennen, aber bei einem Partner mit einer BPS ist es nicht nur schwer, sondern auch beängstigend und schmerzhaft.

Die Entscheidung abwägen

Die Entscheidung, ob man in einer Beziehung zu einem Partner mit einer BPS bleiben soll oder nicht, ist schwierig. Auch wenn Sie vielleicht Verletzungen und unvorstellbare Konflikte erlebt haben, mag Ihr Partner zu vielen anderen Zeiten charmant, intelligent, liebevoll, fürsorglich und großzügig gewesen sein. Viele Menschen mit einer BPS spüren, wenn man über eine Trennung nachdenkt, und steigern als Reaktion darauf ihre liebevolle Zuneigung in solchen Phasen häufig. Darüber hinaus verspüren Sie möglicherweise schreckliche

Schuldgefühle und/oder machen sich Sorgen um Ihre Kinder, Ihren Partner oder sich selbst. Wie können Sie sich aus diesem Dilemma befreien?

Eine ausgezeichnete Methode, um bei schwierigen Entscheidungen wie dieser Klarheit zu finden, ist die sogenannte *Zwei-Stühle-Methode.* Mit dieser Methode können Sie herausfinden, was zu tun ist, wenn es in Ihrem Kopf einfach nur rund geht. Das Verfahren ist ziemlich einfach und läuft wie folgt ab:

1. **Stellen Sie zwei ähnlich gestaltete Stühle einander gegenüber auf.**
2. **Nennen Sie einen der Stühle Ihren *In-der-Beziehung-bleiben*-Stuhl.**
3. **Nennen Sie den anderen Stuhl Ihren *Aus-der-Beziehung-aussteigen*-Stuhl.**
4. **Setzen Sie sich zuerst auf den *Bleiben*-Stuhl.**

   Sprechen Sie laut mit der imaginären anderen Seite von Ihnen, die auf dem anderen Stuhl sitzt. Erklären Sie diesem Teil von Ihnen, warum es im Moment das Beste ist, in der Beziehung zu bleiben. Nennen Sie jedes Argument, das Sie jemals vorgebracht haben, und achten Sie darauf, wie Sie sich dabei fühlen.

5. **Wechseln Sie nun auf den Stuhl *Aussteigen*.**

   Argumentieren Sie gegen das, was Sie gerade gesagt haben, und nennen Sie alle weiteren Gründe, die Ihnen einfallen, warum Sie aus der Beziehung aussteigen müssen. Achten Sie auch hier darauf, wie Sie sich dabei fühlen.

6. **Wiederholen Sie den Vorgang. Mit anderen Worten: Wechseln Sie so lange den Stuhl, bis Sie das Gefühl haben, dass Sie das Argument ausgeschöpft haben.**
7. **Ziehen Sie in Erwägung, diese Übung mehrmals zu wiederholen, bis Sie sich bereit fühlen, an Ihrer Entscheidung festzuhalten, egal wie diese lautet.**

Psychologen wenden diese Methode seit vielen Jahrzehnten an, um Menschen in den schwierigsten Situationen zu helfen. Sie können sie für die verschiedensten Konfliktsituationen im Leben einsetzen. Das folgende Beispiel von Julia verdeutlicht, wie diese Strategie in der Praxis funktioniert.

> Julia ist seit sieben Jahren mit **Michael** verheiratet, der eine BPS hat. Michael hat Julia mehr als einmal beschimpft. Er hat sie nie geschlagen, aber sie hat schreckliche Angst vor der Intensität seines Zorns. Er hat ihren Hund geschlagen und getreten und mit den Fäusten gegen Wände gehauen. Michael strahlt Liebenswürdigkeit, Charme und Zuneigung aus, aber seine emotionale Misshandlung hat Julia jegliches Selbstwertgefühl, alle Energie und jede Freude genommen. Michael und Julia haben vier Paartherapeuten aufgesucht; einige Monate lang geht es ihnen besser, dann verschlechtert sich die Lage wieder. Der letzte Therapeut diagnostiziert bei Michael eine Borderline-Persönlichkeitsstörung und sagt voraus, dass die Ehe nicht halten wird, wenn Michael sich nicht selbst Hilfe sucht.
>
> Julia sucht selbst einen Therapeuten auf, um herauszufinden, was sie tun soll. Ihr Therapeut schlägt die Zwei-Stühle-Methode vor. Folgendes kommt Julia bei ihrem ersten Versuch in den Sinn:

Bleiben-Stuhl: Michael kann sehr liebevoll sein. Er gibt mir, was ich will, und ist großzügig mit Geld. Er kann freundlich zu anderen sein – besonders zu Fremden. Er kann mit jedem reden, wenn ihm danach ist. Er scheint mit vielen seiner früheren Freundinnen in Kontakt zu bleiben. Wir reisen viel und sehen viele exotische Orte auf der Welt. Ich mag ihn auch. Er braucht mich.

Aussteigen-Stuhl: Man weiß nie, wann Michael die Beherrschung verliert. Manchmal wegen Kleinigkeiten. Bei manchen Partys oder Treffen war er so wütend, dass er gegangen ist. Er behandelt meine Freunde oder Familie nicht mit Respekt (er macht nur dann eine Show, wenn er das Gefühl hat, dass er es muss – etwa, wenn wir in der Öffentlichkeit sind). Er hat keine Freunde – nur Leute, die er aus der Vergangenheit kennt. Ich glaube, er trifft sich immer noch mit einigen seiner Freundinnen, um sich Unterstützung zu holen, aber das würde er nie zugeben. Er flirtet vor mir mit Fremden und streitet ab, was er tut. Auf manchen unserer Ausflüge wird er wütend und zieht sich zurück. Ja, er ist mir wichtig, aber irgendwie vertraue ich ihm nicht und kenne ihn nicht. Ich glaube, er ist innerlich verletzt, aber ich kann nicht zu ihm durchdringen. Ja, er braucht mich, aber er hat Angst, mir näherzukommen – es ist, als würden wir in zwei getrennten Welten leben.

Bleiben-Stuhl: Wenn ich mir anhöre, was ich gesagt habe, klingt es so oberflächlich. Als würde ich bei ihm bleiben, weil er manchmal nett sein kann. Aber in Wahrheit traue ich ihm nicht. Ich weiß nie, wann ich ihm missfallen könnte. Okay. Dies soll der Stuhl sein, auf dem ich mich darauf konzentriere, zu bleiben, aber ich schweife ab. Was bedeutet das?

Aussteigen-Stuhl: Das bedeutet, dass ich Schwierigkeiten habe, an der Idee festzuhalten, zu bleiben – dass das Bleiben sich immer weniger nach dem anfühlt, was ich tun möchte. Halte ich seine Großzügigkeit in Bezug auf Geld wirklich für so wichtig? Warum warte ich immer noch?

Bleiben-Stuhl: Ich bleibe, weil ich Angst habe.

Aussteigen-Stuhl: Zumindest bin ich beim richtigen Thema. Wovor habe ich also solche Angst? Habe ich keine Freunde? Ich habe auch eine guten Stelle. Und ich weiß, dass meine Familie mir helfen wird.

Bleiben-Stuhl: Ich habe gesehen, wie er seine Ex-Frau behandelt. So möchte ich nicht behandelt werden.

Aussteigen-Stuhl: Ja, das wird kein Spaß. Aber was ist mit dem, womit ich nicht umgehen kann?

Bleiben-Stuhl: Mir gehen die Argumente aus.

Julia wiederholt diese Übung in den nächsten zwei Wochen noch fünf Mal. Jedes Mal werden ihre Argumente für den *Bleiben-Stuhl* schwächer. Sie konsultiert einen Anwalt, der ihr Ratschläge gibt, wie sie die Beziehung sicher beenden kann.

Wie Julia bleiben viele Menschen in Beziehungen, weil ihre Partner mit einer BPS leidenschaftlich, aufregend, liebevoll und großzügig sein können. Aber wenn sich das Blatt wendet, fällt es ihnen schwer, diese Kluft zu überbrücken. Freunde und Familie bekommen manchmal nur die nach außen gerichtete, gute Seite der Person mit der BPS zu sehen. Die Tatsache, dass Freunde und Familie die Partner mit der BPS für wunderbar halten, lässt die Partner ohne BPS mehr als nur ein wenig verwirrt zurück, wenn sie hören, wie Menschen, die ihnen wichtig sind, die Partner in den höchsten Tönen loben, von denen sie glauben, entweder verbal, emotional oder körperlich misshandelt zu werden.

Eine missbräuchliche Beziehung verlassen, wenn man sich dazu entschließt

Wir können und wollen Ihnen nicht sagen, dass Sie Ihren Partner mit einer Borderline-Persönlichkeitsstörung verlassen sollen. Wenn Sie jedoch nach der im vorherigen Abschnitt beschriebenen Zwei-Stühle-Methode zu dem Schluss kommen, dass Sie die missbräuchliche Beziehung beenden wollen, müssen Sie noch einen weiteren Aspekt berücksichtigen – Ihre persönliche Sicherheit. Wir empfehlen Ihnen, die folgenden Ratschläge zu befolgen, wenn körperliche oder schwere emotionale Misshandlung ein wesentlicher Bestandteil Ihrer Beziehung ist – und diese Ratschläge gelten umgekehrt natürlich auch für Betroffene mit einer BPS, die selbst eine missbräuchlichen Beziehung beenden wollen:

- ✔ Sagen Sie Ihrem Partner nicht, dass Sie ihn verlassen wollen.
- ✔ Sprechen Sie mit Ihrem Therapeuten und Ihrem Anwalt über lokale Anlaufstellen (einschließlich Frauenhäusern).
- ✔ Stellen Sie eine Tasche mit Kopien wichtiger Papiere zusammen, wie beispielsweise Kontonummern, Geburtsurkunden, Krankenakten, Schulunterlagen, Versicherungspolicen und Ihre Heiratsurkunde sowie einen Satz Auto- und Hausschlüssel.
- ✔ Packen Sie einen Koffer mit ein paar Kleidungsstücken für sich und Ihre Kinder.
- ✔ Bewahren Sie diese Taschen an einem Ort auf, an dem Ihr Partner sie nicht finden kann, oder bei einem Freund oder Nachbarn.
- ✔ Heben Sie etwas Bargeld ab und bewahren Sie es an einem sicheren Ort auf.
- ✔ Wenn Ihr gewalttätiger Partner herausfindet, dass Sie eine Flucht planen, sind Sie einem höheren Missbrauchsrisiko ausgesetzt. Seien Sie also vorsichtig.
- ✔ Wenn Sie das Internet zur Planung Ihrer Flucht nutzen, achten Sie darauf, den Browser vollständig zu schließen, den Browserverlauf zu löschen und den Computer auszuschalten, wenn Sie fertig sind.
- ✔ Noch besser: Nutzen Sie einen Computer in einer öffentlichen Bibliothek.
- ✔ Überlegen Sie, ob Sie mit Ihren Kindern und Freunden ein Codewort vereinbaren, damit diese wissen, wann sie Hilfe rufen müssen.
- ✔ Nehmen Sie keine Drogen oder greifen Sie nicht zu Alkohol, um sich Mut zu machen.
- ✔ Hinterlassen Sie eine Nachricht, in der Sie erklären, wie Sie über Ihren Anwalt kontaktiert werden können.

- Vermeiden Sie eine letzte Konfrontation. Verlassen Sie die Wohnung, wenn Ihr Partner außer Haus ist und es sehr unwahrscheinlich ist, dass er zurückkehrt, während Sie die Wohnung verlassen.

Uns ist bewusst, dass viele dieser Empfehlungen für Sie hart oder sogar drakonisch klingen mögen. Wenn Sie jedoch aufgrund Ihrer Vorgeschichte wirklich einem Missbrauchsrisiko ausgesetzt sind, kann das Unterlassen dieser Schritte Ihre Sicherheit ernsthaft gefährden.

Es ist äußerst wichtig, dass Ihre Kinder keinen gewalttätigen Konflikten ausgesetzt werden. Gewalt mitanzusehen, schadet Kindern unweigerlich.

Nicht-missbräuchliche Beziehungen verlassen, wenn man sich dazu entschließt

Andererseits herrschen natürlich nicht in jeder Beziehung mit jemandem, der eine BPS hat, Missbrauch und Gewalt. Manchmal entscheiden sich Menschen, eine Beziehung zu beenden, weil sie einfach extrem unbefriedigend ist. Wenn Sie sich in einer ähnlichen Situation befinden, sollten Sie die folgenden Ratschläge in Betracht ziehen:

- Planen Sie voraus. Besprechen Sie rechtliche Fragen mit einem Anwalt, bevor Sie mit Ihrem Partner sprechen.
- Wenn Sie sich Ihrer Entscheidung sicher sind, unternehmen Sie keine weiteren Versöhnungsversuche.
- Bleiben Sie ruhig. Überbringen Sie Ihre Botschaft klar, aber wiederholen Sie sie nicht immer wieder. Ihr Partner braucht keine ausführliche Erklärung. Halten Sie die Botschaft einfach, kurz und knapp.
- Sofern sich die Probleme Ihres Partners nicht mit der Zeit gelegt haben, empfehlen wir Ihnen generell, nach Ihrer Abreise weiteren Kontakt zu vermeiden. Bei Kindern und geteiltem Sorgerecht haben Sie in dieser Angelegenheit natürlich keine Wahl.
- Wenn Sie Ihrem Partner von Ihrer Entscheidung erzählen, lassen Sie sich nicht von seinen Verhandlungsversuchen oder Versprechungen beirren.
- Ziehen Sie die Konsequenz, indem Sie die Wohnung bald nach dem Gespräch mit Ihrem Partner verlassen. Im Haushalt zu bleiben, kann riskant sein, selbst wenn es zuvor nicht zu Misshandlungen gekommen ist. Ziehen Sie in Erwägung, für den Notfall ein paar Freunde oder Verwandte zur Verfügung zu haben, falls die Lage sich unerwartet verschlimmern sollte.
- Rechnen Sie damit, dass Ihre Partner mit der BPS aufgrund der Angst, verlassen zu werden, wahrscheinlich extrem verärgert und verzweifelt sein werden. *Diese Reaktion ist nicht Ihre Schuld und Sie können sie nicht verhindern.* Sie werden möglicherweise mit E-Mails, Textnachrichten, Betteln, Anrufen, Suiziddrohungen oder sogar Stalking bombardiert. Lassen Sie sich bei diesen Problemen von einem Therapeuten helfen. Möglicherweise müssen Sie sogar die Polizei über besonders bedrohliches Verhalten Ihres Ex-Partners informieren.

Wenn Sie die Beziehung beendet haben, sollten Sie sich darüber im Klaren sein, dass Sie wahrscheinlich eine gewisse Zeit lang darüber trauern werden, was hätte sein können oder sein sollen. Menschen mit einer BPS sind oft liebevoll, aufregend und interessant, sodass der Verlust groß sein kann, auch wenn Sie wissen, dass Sie die Beziehung beenden mussten. Wir empfehlen Ihnen, einen Therapeuten aufzusuchen, wenn Sie Schwierigkeiten haben, mit den Emotionen umzugehen, die mit der Beendigung der Beziehung einhergehen.

In einer Beziehung bleiben

Manchmal ist es sinnvoll, in der Beziehung zu bleiben, auch wenn immer wieder Schwierigkeiten auftreten. Auch hier gilt: Nicht jeder, der mit jemandem mit einer BPS in einer Beziehung lebt, sollte diese beenden. Es gibt triftige Gründe, in der Beziehung zu bleiben. Die Gründe dafür sind individuell und von Fall zu Fall unterschiedlich. Zu den häufigsten Gründen für einen Verbleib gehören jedoch die folgenden:

- ✔ Sie glauben fest an den Wert einer Beziehung, sei es aus religiösen oder moralischen Gründen.
- ✔ Die Therapie scheint Ihrem Partner mit der BPS zumindest zu helfen, im Laufe der Zeit stetige Veränderungen zu bewirken.
- ✔ Sie glauben an den Wert einer langfristigen, gemeinsamen Geschichte und an die Hoffnung für die Zukunft.
- ✔ Ihr Partner misshandelt Sie weder körperlich noch emotional schwerwiegend.
- ✔ Sie genießen viele Aspekte der Beziehung und der Person sehr.
- ✔ Es gibt mehr gute als schlechte Tage.
- ✔ Ihr Partner ist ein wunderbarer Elternteil und Sie möchten die Familie nicht auseinanderreißen.
- ✔ Ihrem Partner scheint es im Laufe der Jahre auch ohne Therapie besser zu gehen.

Auch wenn ein oder mehrere gute Gründe dafür sprechen, dass Sie bleiben, sollten Sie alle Aspekte der Beziehung berücksichtigen. Sprechen Sie mit Ihrem eigenen Therapeuten darüber. In jedem Fall ist es niemals in Ordnung, schwere Misshandlungen zu akzeptieren.

Und die Liebe?

Wenn Sie in einer Beziehung mit einem Menschen mit einer BPS leben, haben Sie sich wahrscheinlich in eine Person verliebt, die sich leidenschaftlich für Sie interessierte, aufregend war und sich über alle Maßen großzügig zeigte. Während der Zeit des Werbens festigten diese positiven Eigenschaften Ihre Bindung. Möglicherweise fühlten Sie sich wie auf Wolke sieben, und dieses Gefühl hielt wahrscheinlich eine ganze Weile an. Aber irgendwann treten vielleicht die emotionalen und zwischenmenschlichen Probleme in den Vordergrund und eventuell zeigt die Person mit der BPS auch die in diesem Kapitel beschriebenen problematischen Verhaltensweisen.

Dieser Wandel ist zunächst verwirrend, und Sie möchten zu der früheren Zeit zurückkehren, als Ihr Partner leidenschaftlich, aufregend und großzügig war. Deshalb ist es so schwer, die Hoffnung aufzugeben.

Es ist gut zu wissen, dass es Menschen mit einer BPS mit der richtigen Therapie mit der Zeit besser geht. Wenn Sie warten können, werden Sie vielleicht feststellen, dass die Person zurückkehrt, in die Sie sich verliebt haben.

Durchhalten

Nehmen wir einmal an, Sie haben sich aus den richtigen Gründen dafür entschieden, eine langfristige Beziehung mit einer Person mit einer BPS aufrechtzuerhalten. Sie können Maßnahmen ergreifen, um diese Beziehung und Ihr eigenes emotionales Wohlbefinden zu verbessern:

- ✔ **Machen Sie sich so gut wie möglich mit der Borderline-Persönlichkeitsstörung vertraut, woher sie kommt und was sie bedeutet.** Sie können mit diesem Buch beginnen, wichtige Quellen im Internet durchgehen und andere Bücher über die BPS lesen. Im Anhang finden Sie wichtige zusätzliche Quellen.
- ✔ **Suchen Sie sich einen eigenen Therapeuten.** Ein guter Psychotherapeut wird Ihnen helfen, das Gleichgewicht zu halten und Ihre Probleme auf konstruktive Weise zu verstehen.
- ✔ **Bauen Sie sich ein unterstützendes Netzwerk aus Freunden und Familienmitgliedern auf.** Nutzen Sie diese Menschen jedoch nicht vorwiegend dazu, ihnen Ihr Leid zu klagen. Manchmal versuchen Freunde und Familienmitglieder, Sie zu der einen oder anderen Position zu überreden, was das Verbleiben in Ihrer Beziehung betrifft. Hören Sie höflich zu, aber sprechen Sie mit Ihrem Therapeuten darüber, um eine objektivere Perspektive zu hören.
- ✔ **Achten Sie auf Ihre körperliche Gesundheit.** Ernähren Sie sich gesund und treiben Sie regelmäßig Sport, egal was passiert. Meditation ist ebenfalls ein gutes Mittel. (Weitere Informationen zur Meditation finden Sie in Kapitel 16.)
- ✔ **Konzentrieren Sie sich darauf, dass sie beide miteinander auskommen.** Aber gestehen Sie sich zu, die Lage neu zu bewerten, wenn sich ein wirklich schlechter Trend abzeichnet oder ein besonders problematisches Verhalten auftaucht.

Die Entscheidung, die Beziehung zu einem Menschen mit einer BPS aufrechtzuerhalten, kann Herausforderungen mit sich bringen. Gleichzeitig sind aber auch positive Entwicklungen möglich. Selbstverständlich gibt es auch gut funktionierende Beziehungen mit BPS-Betroffenen, und die Darstellung der extremen Verhaltensweisen in diesem Kapitel bedeutet nicht, dass dies in jedem Fall so ist oder kommen wird!

IN DIESEM KAPITEL

Erste Anzeichen einer Borderline-Persönlichkeitsstörung

Die schwerwiegenderen Symptome erkennen

Die Notbremse ziehen und sich selbst retten

Mit ernsthaften Bedrohungen umgehen

An der Seite eines Freundes oder einer Freundin bleiben

Kapitel 22

Freundschaften mit Personen mit einer BPS

Wir haben noch nie jemanden mit einer Borderline-Persönlichkeitsstörung (BPS) gesehen, der ein T-Shirt trägt, auf dem für alle Welt sichtbar steht: Ich habe eine BPS! Es mag sein, dass es ein oder zwei dieser T-Shirts tatsächlich irgendwo gibt, aber sie sind definitiv kein alltäglicher Anblick. Wenn ich es mir recht überlege, könnten wir vielleicht eines entwerfen und Millionen damit verdienen – oder besser nicht.

Tausende, wenn nicht Millionen Menschen leben in dieser Welt, ohne ihre Diagnosen gegenüber Kollegen und sogar Freunden preiszugeben. Menschen mit einer BPS fallen in einer Menschenmenge nicht unbedingt auf. Sie sehen genauso aus wie alle anderen. Schließlich gibt es keine äußeren körperlichen Anzeichen für diese Störung und die Betroffenen verhalten sich an vielen Tagen in vielen Situationen auch nicht anders als andere Menschen.

Zu Beginn einer Beziehung haben Menschen mit einer BPS in der Regel keine größeren zwischenmenschlichen Probleme. Tatsächlich sind sie manchmal sogar besonders charmant und interessant. Oft freundet sich jemand mit ihnen an, ohne zu ahnen, dass sie eine Persönlichkeitsstörung haben. Später führen Ereignisse und Emotionen oft zu einer völlig unerwarteten Entwicklung.

In diesem Kapitel werfen wir einen Blick auf die ersten Anzeichen einer BPS in einer Freundschaft. Wir untersuchen das eine oder andere Problem, das sich verschlimmern und problematisch entwickeln kann. Anhand einiger Tipps zeigen wir Ihnen, wie Sie einer befreundeten Person helfen können, ohne selbst in gefährliche Situationen zu geraten.

Wir klären, wie man mit ernsthaften Bedrohungen der eigenen Sicherheit oder der Sicherheit nahestehenden Personen umgehen und wie man eine Beziehung mit einer Person mit einer BPS beenden kann, wenn man sich dazu entschließt. Wenn Sie sich schließlich entscheiden, die Freundschaft fortzuführen, haben wir auch dafür ein paar Tipps parat. An dieser Stelle ist es uns wichtig darauf hinzuweisen, dass die geschilderten Probleme in Freundschaften natürlich nicht für alle Freundschaften mit Menschen mit BPS stehen. Auch Menschen mit BPS können erfüllende und langjährige Freundschaften führen. Genauso wie es andersherum auch in Freundschaften ohne BPS zu Problemen und destruktiven Beziehungsmustern kommen kann.

Erste Warnsignale einer BPS

Je früher Sie Anzeichen einer BPS in einer aufkeimenden Freundschaft erkennen, desto besser. Wenn Sie frühzeitig feststellen, dass eine befreundete Person eine BPS hat, vermeiden Sie es vielleicht, übermäßige Verpflichtungen einzugehen und/oder sich in eine Freundschaft zu verstricken, die Sie überfordern könnte.

Wir schlagen hier keinesfalls vor, Freundschaften mit Menschen mit einer BPS besser zu vermeiden. Wir empfehlen Ihnen jedoch, sich möglichst umfassend über diese Störung und ihre Auswirkungen auf die Betroffenen zu informieren. Wenn Sie wissen, worauf Sie sich einlassen, können Sie Grenzen setzen, lernen, nicht alles persönlich zu nehmen, und entscheiden, wie sehr Sie sich engagieren möchten.

Auf welche Anzeichen sollten Sie bei einer neuen Freundschaft achten? Die folgenden Warnsignale können Ihnen dabei helfen, zu entscheiden, ob Sie es mit Ihrer neuen Beziehung etwas langsamer angehen lassen wollen als mit anderen Beziehungen:

- ✔ **Zu nah:** Ihre neue Bekanntschaft gibt ungewöhnlich intime Details schon früh in der Beziehung preis.
- ✔ **Zu viel Schmeichelei:** Sie wissen, dass Sie ein guter Mensch sind, aber wenn eine neue Bekanntschaft Ihnen von Anfang an mit einem dicken Pinsel reichlich Honig um den Mund schmiert, haben Sie vielleicht ein Problem. Lassen Sie sich nicht von Lob verführen.
- ✔ **Zu viel Zeit:** Sie verbringen gerne Zeit mit einem neuen Freund oder einer neuen Freundin, aber Sie haben, wie die meisten Menschen, im Alltag viel zu tun. Seien Sie vorsichtig, wenn das Kontaktbedürfnis deutlich größer ist als in bisherigen Freundschaften.
- ✔ **Zu viele Kurznachrichten/Anrufe:** Sicher, wir alle schreiben viele Kurznachrichten. Aber wenn neue Freunde Ihnen am Tag 40 Kurznachrichten schreiben, sollten Sie vorsichtig sein.
- ✔ **Zu neugierig:** Sie möchten Ihr Leben mit Freunden teilen – aber nicht mit allen Ihren Freunden – und Vertrauen sollte sich im Laufe der Zeit langsam entwickeln. Wenn

Ihre neue Freundin oder Ihr neuer Freund Ihnen zu Beginn zu viele persönliche Fragen stellt, sollten Sie dies als Warnsignal verstehen.

- ✔ **Unzuverlässig:** Menschen mit einer BPS sagen häufig Veranstaltungen, Verabredungen, Treffen und dergleichen ab oder kommen zu spät. Das ist nicht weiter schlimm, es sei denn, es ist die Regel. Wenn neue Freunde häufig Verabredungen absagt, können Sie das als mangelnden Respekt für Ihre Zeit auffassen. Regelmäßige Absagen oder zu spätes Erscheinen können auch auf eine narzisstische Persönlichkeitsstörung hindeuten. (Weitere Informationen zu dieser und anderen Persönlichkeitsstörungen finden Sie in Kapitel 3.)
- ✔ **Zu kritisch:** Die meisten Menschen mit einer BPS kritisieren andere zu Beginn einer neuen Beziehung nicht übermäßig. Wenn sie jedoch andere Freunde oder frühere Beziehungen häufig scharf kritisieren, fragen Sie sich, ob Sie der oder die Nächste sein könnten.
- ✔ **Lange Liste zerbrochener Freundschaften:** Wenn Sie anscheinend der einzige Freund oder die einzige Freundin sind, die diese Person im Moment hat, und wenn sie Ihnen von zahlreichen früheren Freunden erzählt, kann man sich doch wundern, oder?

Unsere Liste mit Warnsignalen ist nicht als Grundlage für die Diagnose Ihrer Freunde gedacht! Diese Anzeichen sind lediglich Merkmale, die irgendwann zu Problemen in Ihrer neuen Beziehung führen können. Eine fundierte Diagnose einer BPS kann nur ein psychologischer Psychotherapeut oder ein Psychiater stellen. Wenn Sie eine Freundschaft eingegangen sind, die mehrere der oben genannten Warnzeichen aufweist, empfehlen wir Ihnen lediglich, sehr langsam und vorsichtig vorzugehen.

Rebeccas Beispiel zeigt, wie leicht man in eine destruktive Beziehung mit Menschen mit einer BPS geraten kann. Rebecca hat noch nie jemanden mit dieser Störung kennengelernt und sieht sich in etwas verstrickt, das sie nicht versteht.

Rebecca bemerkt, dass **Anke** alleine am Ausgangspunkt des Wanderwegs steht. Rebecca ist seit einigen Monaten Mitglied einer Wandergruppe für Singles. Sie erinnert sich daran, wie schwer es anfangs war, sich zu integrieren, und geht zu Anke, um sich vorzustellen. Anke lächelt breit und erzählt ihr, wie nervös sie ist, zu einer Gruppe von Singles zu stoßen. »Meine Scheidung wurde letzte Woche rechtskräftig, und hier bin ich nun«, sagt Anke. »Ich hoffe, eine ganz neue Gruppe von Freunden kennenzulernen. Mein Ex-Mann hat alle unsere Bekannten davon überzeugt, dass ich verrückt bin und zu viel trinke. Also habe ich nicht nur meine Ehe verloren, sondern auch alle meine Freunde.«

Rebecca antwortet: »Das tut mir leid. Du kannst sicher sein, dass du hier viele Leute kennenlernen wirst. Wir versuchen, unsere Aktivitäten abwechslungsreich zu gestalten. Wir wandern viel hier in der Gegend und arbeiten viel ehrenamtlich an der Instandsetzung von Wanderwegen. Einige von uns fahren im Winter auch Ski.«

> »Rebecca«, Anke umarmt sie, »ich bin so froh, dass ich dich kennengelernt habe. Ich weiß, dass wir beste Freundinnen werden. Würdest du ein Stück mit mir gehen, damit wir reden können? Ich muss dir unbedingt etwas sagen.«
>
> »Klar, Anke«, sagt Rebecca ein wenig überrumpelt, »ich werde dich nach und nach auch den anderen vorstellen. Was musst du mir erzählen?«
>
> »Nun«, beginnt Anke, »ich dachte, du solltest wissen, wer mein Ex-Mann ist, falls es Ärger gibt.«
>
> »Oh mein Gott, Anke, hat er dich missbraucht?«
>
> »Nein, aber er ist ziemlich wütend geworden. Er ist Anwalt, ein sehr bekannter Anwalt, und er war wirklich sauer auf mich. Weißt du, als wir zusammen waren, war der Sex ziemlich gut. Aber er hatte verrückte Arbeitszeiten und du weißt, wie das ist. Ich langweilte mich und fühlte mich auch einsam. Also war ich eines Abends unterwegs und habe einen Typen kennengelernt. Dann haben wir angefangen, uns zu treffen. Freunde, weißt du. Nichts Ernstes. Dann hat mein Ex es herausgefunden. Ich habe ihm gesagt, dass es bedeutungsloser Sex war. Dass ich ihn immer noch liebe. Aber dann wurde er so wütend, dass ich nicht anders konnte. Am Ende habe ich ihm von den anderen Affären erzählt, die ich hatte, während er arbeitete. Er hatte kein Recht, sich von mir scheiden zu lassen. Ich war eine gute Ehefrau, findest du nicht auch, Rebecca?«
>
> Rebecca ist sich nicht sicher, ob sie Anke wirklich zustimmt, aber sie sagt: »Na ja, ich denke, wir haben alle unsere Probleme.«
>
> Anke ergreift ihre Hand: »Ich wusste, dass du das verstehst. Wie wäre es, wenn wir nach der Wanderung ausgehen und etwas trinken? Schau dir den Typen da drüben an. Ist der nicht süß? Mit wie vielen von diesen Typen warst du schon aus?«
>
> Rebecca fühlt sich nicht so recht wohl in ihrer Haut, aber sie geht gerne mit neuen Freunden etwas trinken, also sagt sie: »Klar, das klingt nach Spaß. Ich bin nur mit ein paar von diesen Typen ausgegangen und nur als Freunde.«
>
> In den nächsten Wochen verbringt Rebecca immer mehr Zeit mit Anke und ihre beunruhigenden Gefühle nehmen zu. Sie ist sich nicht sicher, was sie tun soll.

Rebecca wusste nicht, wie sie mit dieser Beziehung umgehen sollte. Anke kam ihr zu schnell zu nahe. Sie plauderte ungewöhnlich intime Details aus ihrem Leben gegenüber einer an sich fremden Person aus und schmeichelte Rebecca, indem sie sagte: »Ich weiß, dass wir beste Freundinnen werden.« Wenn Rebecca gewusst hätte, worauf sie achten muss, und die Warnsignale in Ankes Verhalten erkannt hätte, hätte sie vielleicht eher eine Vorstellung davon gehabt, was in dieser Situation zu tun ist. Zum Beispiel wäre sie nach der Wanderung nicht gleich mit ihr etwas trinken gegangen, oder sie hätte auf ihr ungutes Gefühl gehört und die Beziehung bereits im Vorfeld beendet.

Wenn eine neue Bekanntschaft so aufdringlich ist wie Anke, können Sie sich trotzdem dafür entscheiden, eine neue Freundschaft zu beginnen. Wir empfehlen jedoch, dass Sie langsam und vorsichtig vorgehen. Wenn Sie einer Freundschaft zustimmen, sollten Sie vielleicht schon früh einige Grenzen setzen.

Vereinbaren Sie beispielsweise keine häufigen Treffen und seien Sie vorsichtig, was Sie über Ihr Privatleben erzählen.

Wer anfällig für den Einfluss einer BPS-Person ist

Wie eine Motte, die vom Licht angezogen wird, können manche Menschen nicht widerstehen, sich von der emotionalen Intensität einer BPS-Person mitreißen zu lassen. Diese Menschen lassen sich in der Regel einer von fünf Gruppen zuordnen. Diese Gruppen sind nicht eingehender erforscht, entsprechen aber Beobachtungen, die auf gesundem Menschenverstand beruhen:

- ✔ **Helfer und Fürsorger:** Helfer und Fürsorger wollen Menschen »heilen«. Leider kann weder der beste fürsorgliche Freund noch die beste Freundin die Probleme der BPS lösen und wird oft verletzt, überfordert oder frustriert.
- ✔ **Menschen mit geringem Selbstwertgefühl:** Menschen mit geringem Selbstwertgefühl wollen sich besser fühlen. Sie lassen sich leicht von der Schmeichelei verführen, die Personen mit einer BPS häufig großzügig verteilen, insbesondere in den frühen Phasen einer Beziehung. Ihr Selbstwertgefühl leidet jedoch stark, wenn die Schmeichelei allzu oft in Verachtung umschlägt.
- ✔ **Menschen, die sich gelangweilt fühlen:** Manche Menschen haben ein etwas höheres Bedürfnis nach Aufregung als andere. Sie lassen sich möglicherweise auf eine Beziehung mit einer Person mit BPS ein, weil sie das aufregend finden. Sie sehnen sich nach neuen, gelegentlich auch riskanten Erfahrungen. Diese Sehnsucht kann für beide zu Problemen führen.
- ✔ **Einsame, innerlich leere Menschen:** Manche Menschen fühlen sich einsam. Vielleicht sind sie neu in der Stadt, nicht sozial versiert oder haben einfach noch keine guten Kontakte geknüpft. Sie sind anfällig für die schnelle Intimität, die von jemandem mit einer BPS angeboten wird. Auch hier kann das starke Nähebedürfnis zu Problemen führen.
- ✔ **Ängstliche Bindung:** Bei manchen Menschen ist das Gefühl der Unsicherheit in Bezug auf ihre persönlichen Beziehungen stark ausgeprägt. Dieses Problem rührt in der Regel aus einer Kindheit, in der es häufig zu Unterbrechungen oder Störungen in engen Beziehungen kam. Die Person mit einer BPS bietet oft eine große Dosis Bewunderung und Zuneigung, was sich für Menschen mit ängstlicher Bindung unwiderstehlich anfühlt. Leider enden viele Beziehungen mit einer weiteren unterbrochenen Bindung.

Menschen, die sich zu einer Person mit BPS hingezogen fühlen, haben ähnliche Probleme wie Leere, Ängstlichkeit, Impulsivität, Angst vor dem Verlassenwerden und so weiter. Im Allgemeinen haben viele Menschen einige Elemente mit Menschen, die an einer Persönlichkeitsstörung leiden, gemeinsam. Sie weisen jedoch nicht so viele Symptome oder gleichermaßen starke Symptome auf. Ihr tägliches Funktionieren ist nicht wesentlich beeinträchtigt. Mit anderen Worten: Jeder hat Probleme.

Es ist wichtig, potenzielle Freunde frühzeitig in einer Beziehung zu beurteilen. Eine voraussichtlich problematische Beziehung frühzeitig zu beenden, ist viel einfacher, als damit zu warten, bis sich die Freundschaft bereits vertieft hat. Menschen ohne BPS können fürsorgliche, liebevolle Beziehungen zu Freunden aufbauen, die an einer BPS leiden. Leider steigen die Belastungen manchmal so stark an, dass ein Ende der Freundschaft praktisch notwendig wird. Das tut beiden weh. Je intensiver die Beziehung in der Anfangsphase ist, desto wichtiger ist es, diese Einschätzung frühzeitig und sorgfältig vorzunehmen.

Schwerwiegende Symptome erkennen

Manche Menschen mit einer BPS funktionieren im Alltag in vielen Bereichen sehr gut, haben vielleicht bereits eine oder mehrere Behandlungen hinter sich und haben einen angemessenen Umgang mit vielen der belastenden Symptome gefunden. Diese Entwicklungen spiegeln sich auch positiv in ihren Freundschaften wider. In diesem Abschnitt wollen wir aber einmal auf die weniger unkomplizierten und erfreulich verlaufenden Beziehungen schauen:

Nehmen wir an, Sie haben eine neue, auf den ersten Blick beste Freundin gefunden und keine Anzeichen einer Persönlichkeitsstörung bemerkt. Oder vielleicht haben Sie die Anzeichen ignoriert. Oder aber Ihre Freundin konnte ihre Probleme anfangs besser verbergen als die meisten anderen.

Irgendjemand oder irgendetwas wird irgendwann die BPS-Symptome Ihrer neuen Freundin auslösen. Dazu kann es etwa ausreichen, dass Sie eines Tages nicht genug Zeit für Ihre Freundin haben, was bei ihr zu der Angst führt, verlassen zu werden. Oder es können Missverständnisse in der Kommunikation sein, die in Wut und Zorn ausarten.

Irgendwann in der Beziehung könnte diese neue Freundin einen Weg einschlagen, der mit Problemen gepflastert ist. Sie spüren, wie Sie nach unten gezogen werden, hineingezogen in einen riesigen Strudel, der von unerklärlichem Verhalten, Schuldgefühlen, Sorgen und Verwirrung angetrieben wird. Aber keine Angst, wir werfen Ihnen gleich einen Rettungsring zu. Die folgende Liste deckt viele der ernsthaften Anzeichen einer BPS ab (im folgenden Abschnitt finden Sie Anregungen, wie Sie mit diesen komplexen Symptomen umgehen können):

- ✔ **Übermäßige Forderungen:** Hier geht es um ernsthafte Forderungen. Ihre Freundin bittet Sie beispielsweise zunächst nur um ein paar Gefallen mehr als die meisten Ihrer anderen Freunde. Doch dann eskalieren die Anfragen zu intensiveren Forderungen, wie etwa Anrufe mitten in der Nacht, um mit schwerwiegender emotionaler Belastung fertigzuwerden. Oder die Forderung, dass Sie Ihre Freundin in die Notaufnahme bringen, um einen Suizidversuch abzuwenden.
- ✔ **Erwartungen, dass Sie sich für eine Seite entscheiden:** Menschen mit einer BPS haben häufig viele Konflikte in ihren intimen Beziehungen. Achten Sie also darauf, wenn Ihre Freundin Sie mit Details über diese Konflikte überhäuft und Sie bittet, für sie Partei zu ergreifen.

Wenn Menschen mit einer BPS von ihren Beziehungen erzählen, neigen sie oft zu Verzerrungen, weil sie dazu tendieren, Menschen entweder als durchweg gut oder völlig schlecht zu betrachten. Lassen Sie sich nicht dazu verleiten, in Konflikten mit ihren Partnern übermäßig Partei für sie zu ergreifen. Sie waren nicht dabei und können daher nicht wissen, was passiert ist.

- **Unerwartete Wut oder Zorn:** Viele Menschen mit einer BPS haben Schwierigkeiten, ihre Emotionen zu regulieren. Kleine Probleme eskalieren schnell zu Wutausbrüchen.
- **Substanzmissbrauch:** Viele Menschen trinken gerne in Gesellschaft. Für Menschen mit einer BPS ist es oft schwierig, sich zu mäßigen. Seien Sie vorsichtig bei Freunden, die sich häufig betrinken oder gefährliche Drogen nehmen. Auch Medikamentenmissbrauch kann bei Menschen mit einer BPS vorkommen.
- **Unnötige Risiken:** Wenn Ihre Bekanntschaft rücksichtslos fährt, hochriskante Sportarten ausübt oder etwas tut, das Ihnen Angst macht, kann dieses Verhalten möglicherweise auf eine BPS zurückzuführen sein. Lassen Sie sich nicht dazu verleiten, sich ihnen anzuschließen.
- **Selbstverletzung:** Wenn Ihre Freundin selbstzerstörerische Verhaltensweisen an den Tag legt, wie zum Beispiel Ritzen oder Verbrennen, oder sich absichtlich auf andere Weise Schmerzen zufügt, hat sie ein ernstes Problem. Auch Suiziddrohungen fallen in diese Kategorie der Selbstverletzung, und Sie sollten sie nicht verharmlosen.

Wenn Ihre Freundin mit Suizid droht, schlagen Sie ihr vor, sich sofort professionelle Hilfe zu holen. Wenn sie sich weigert, Hilfe zu suchen, liegt es nicht an Ihnen, zu entscheiden, wie ernst die Drohung ist – rufen Sie den Notruf an.

Umgang mit BPS-Freunden

Wie sollen Sie sich verhalten, wenn bei Ihrem Freund oder Ihrer Freundin eine BPS diagnostiziert wurde oder wenn Sie ernsthafte Anzeichen wie die im vorherigen Abschnitt genannten beobachten? Grundsätzlich lässt sich das Verhalten gegenüber Freunden mit einer BPS in zwei Kategorien einteilen – das, was Sie tun können, und das, was Sie nicht tun können.

Was Sie tun können

Menschen mit einer BPS können lustig, freundlich, enthusiastisch, intelligent und interessant sein. Vielleicht möchten Sie die Beziehung aufgrund dieser Eigenschaften aufrechterhalten. Aber dieselbe Person kann auch den Eindruck erwecken, Sie auszunutzen und Sie in Situationen zu verwickeln, die unangemessen erscheinen. Wenn Sie freundlich bleiben wollen, ohne das Gefühl haben zu müssen, ausgenutzt zu werden, können Ihnen die folgenden Punkte helfen:

- **Bleiben Sie ruhig.** Freunde mit einer BPS werden Sie höchstwahrscheinlich von Zeit zu Zeit mit herausforderndem Verhalten provozieren. Wenn Sie gereizt oder wütend reagieren, machen Sie alles nur noch schlimmer. Bleiben Sie hingegen ruhig, vermitteln Sie dem Freund oder der Freundin eine positive Botschaft. Ruhig zu bleiben, bedeutet jedoch nicht, dass Sie ihm oder ihr gegenüber keine vernünftigen Grenzen setzen können.

- ✔ **Setzen Sie vernünftige Grenzen.** Seien Sie sich Ihrer persönlichen Grenzen bewusst. Gelegentlich werden Freunde mit einer BPS Ihnen weismachen wollen, dass Ihre Grenzen übertrieben oder gar verrückt sind. Wenn Sie sich dann über Ihre eigenen Rechte und Grenzen nicht im Klaren sind, bitten Sie jemanden, der keine BPS hat, um eine zweite Meinung. Um Ihre selbst gesetzten Grenzen zu bewerten, können Sie sich auch fragen, was Sie einer anderen Person in Ihrer Situation sagen würden. Wenn Sie wissen, was vernünftig ist, sagen Sie es und bleiben Sie dabei. Wankelmütigkeit lädt zur Überschreitung von Grenzen ein.

- ✔ **Erinnern Sie sich daran, dass Menschen mit einer BPS nicht absichtlich böswillig sind.** Sie versuchen nicht bewusst und methodisch, Sie zu verärgern oder zu verletzen. Die BPS hat tiefe Wurzeln in der Kindheit, im sozialen Umfeld und der Biologie. Menschen entscheiden sich nicht dafür, eine BPS zu entwickeln. Daher sollten Sie das unangemessene Verhalten des Freundes oder der Freundin entpersonalisieren – denken Sie daran, dass es nicht um Sie geht.

- ✔ **Erwarten Sie nicht zu viel.** Natürlich möchten Sie die positiven Eigenschaften Ihrer Freunds schätzen, aber Sie müssen auch mit einem gewissen Maß an Kritik, Missbilligung, Ablehnung und Unberechenbarkeit rechnen. Wie wir in einem der vorherigen Punkte beschreiben, müssen Sie wissen, was für Sie akzeptabel ist, und wenn Sie etwas sehen, das nicht akzeptabel ist, müssen Sie wissen, wie Sie reagieren wollen.
  Sie können nicht erwarten, dass Menschen mit einer BPS immer nur ihre positiven Eigenschaften zeigen.

- ✔ **Überlegen Sie, welche Informationen Sie preisgeben.** Vielleicht haben Sie ein paar vertrauenswürdige Freunde, denen Sie Ihre tiefsten Geheimnisse anvertrauen können. Manchmal kann es Personen mit einer BPS jedoch schwerfallen, spontanen Impulsen zu widerstehen, vor allem in emotional überwältigenden oder stressigen Situationen. Dann kann es passieren, dass eine Personen mit einer BPS zwar aufrichtig beteuert hatte, etwas vertraulich zu behandeln, aber dann doch unüberlegt darüber redet. Einfach, weil in dem Moment ein Kontrollverlust einsetzt und die Konsequenzen des eigenen Verhaltens nicht ausreichend beachtet werden (können).

Das folgende Beispiel von Petra und Michelle zeigt, welche Art Grenzen Sie möglicherweise gegenüber Freunden mit einer BPS setzen sollten.

> Petra ist seit vielen Jahren mit **Michelle** befreundet. Beide arbeiten in der Innenstadt und treffen sich häufig zum Mittagessen. Michelle hat eine BPS und bemüht sich ständig, an ihren Problemen zu arbeiten. Sie ist seit vier Jahren in Therapie.
>
> Petra trainiert dreimal pro Woche in einem örtlichen Fitnessstudio. Eines Tages fragt Michelle Petra beim Mittagessen, ob sie mit ihr zusammen trainieren möchte. Petra stimmt zu. In den nächsten Monaten sagt Michelle häufig in letzter Minute ab, und wenn sie doch kommt, ist sie chronisch zu spät. Manchmal bittet Michelle Petra, ihren Trainingsplan zu ändern, um ihr entgegenzukommen, und Petra versucht

normalerweise, dem nachzukommen. Aber Petra ist genervt und beginnt, Michelle aus dem Weg zu gehen.

Dann hinterfragt Petra ihre Freundschaft zu Michelle. Sie denkt an einige der positiven Eigenschaften von Michelle, wie ihren großartigen Sinn für Humor, ihre Hilfsbereitschaft und ihr politisches Wissen. Sie erkennt jedoch, dass sie ihrer Freundin gegenüber Grenzen setzen muss, was das Fitnessstudio angeht, damit sie nicht abgelehnt wird.

Petra beschließt, sich an ihren Trainingsplan zu halten und nicht damit zu rechnen, dass Michelle auftaucht. Sie sagt Michelle, dass sie dreimal pro Woche zu bestimmten Zeiten ins Fitnessstudio gehen muss, um gesund zu bleiben. Wenn Michelle zu spät kommt, wird Petra ohne sie weitermachen. Wenn Michelle Tag und Uhrzeit ändern möchte, wird Petra wahrscheinlich nicht mitmachen, es sei denn, es passt ihr wirklich gut. Michelle ist zunächst verärgert über Petras Grenzen, stimmt aber zu, da sie keine andere Wahl hat. Später setzt Petra auch bei mehreren anderen Problemen in ihrer Freundschaftsbeziehung Grenzen. Dieser klare Rahmen hat langfristig für beide in der Freundschaft gut funktioniert.

Wenn Sie mit Menschen mit einer BPS befreundet sind, überlegen Sie am besten sorgfältig, welche Probleme sich durch klare Grenzen verbessern lassen. Sie können von Menschen mit BPS nicht zu viel erwarten, aber Sie haben sicherlich das Recht, für sich selbst einzustehen, unangemessenes Verhalten nicht zu akzeptieren und nicht zuzulassen, dass jemand Ihre Zeit und Ihren Zeitplan ständig missachtet.

Freundschaften sind keine Einbahnstraße. Von einem Freund oder einer Freundin mit einer BPS erhalten Sie vielleicht nicht so viel wie von Ihren anderen Freunden, aber Sie müssen etwas Positives aus der Beziehung mitnehmen, damit sie gesund ist. Freundschaften sind eine Entscheidung – wenn Sie sich durch eine Freundschaft eingeengt fühlen, sprechen Sie mit einer vertrauten Person, einem Seelsorger oder suchen Sie sogar eine Therapie auf, um herauszufinden, was los ist.

Was Sie nicht tun sollten

Menschen mit einer BPS suchen oft Unterstützung bei anderen, wo sie nur können. Sie leiden unter chronischen, tiefen emotionalen Belastungen und suchen verzweifelt nach Linderung. In vielen Fällen ist es nicht ungewöhnlich, dass sie Freunde um besondere Gefallen und Ratschläge bitten. Manchmal beschwören sie ihre Freunde sogar, in Konflikten in ihrem Namen zu intervenieren. Freunden von Menschen mit einer BPS kann es leicht passieren, dass sie von der Freundschaft überwältigt werden und sich schuldig fühlen, weil sie nicht immer für ihre Freunde da sind.

Im vorherigen Abschnitt haben wir erläutert, wie Sie eine Beziehung zu einer Person mit einer BPS aufrechterhalten können. Jetzt geben wir Ihnen einige Ratschläge, was Sie in dieser Freundschaft vermeiden sollten.

- ✔ **Übernehmen Sie nicht die Rolle eines Therapeuten.** Im Allgemeinen möchte man seinen Freunden helfen. Gelegentlich gibt man sicher auch Ratschläge. Aber wir möchten Ihnen einen Rat geben: Lassen Sie sich nicht in die Rolle des Therapeuten Ihres Freundes oder Ihrer Freundin drängen! Auch wenn Sie glauben zu wissen, was er oder sie tun sollte, sollten Sie diesen Rat nicht erteilen, denn Menschen mit einer BPS brauchen viel mehr als nur Vorschläge, was sie tun sollen. Wenn Sie anfangen, sich wie ein Therapeut zu verhalten, werden Sie sich bald überfordert und ausgelaugt fühlen.

- ✔ **Meiden Sie eine Vermittlerrolle gegenüber anderen Personen.** Menschen mit einer BPS geraten in zahlreiche Konflikte mit anderen Menschen – Kollegen, Ehepartnern, Partnern und Freunden. Wenn das passiert, versuchen sie, Unterstützung für ihre Position zu finden. Sie bitten Sie möglicherweise, in ihrem Namen zu intervenieren oder als Vermittler zu fungieren. Gehen Sie auf solche Anfragen nicht ein. Sie sind wahrscheinlich ohnehin kein ausgebildeter Mediator und können als Freund oder Freundin keine Objektivität und Neutralität einbringen.

Umgang mit gefährlichen Situationen

Wenn Sie mit jemandem befreundet sind, der an einer BPS leidet, bekommen Sie die »dunklen« Phasen vielleicht nur selten mit. Betroffene verbergen ihre Symptome manchmal über lange Zeiträume vor bestimmten Personen. Je enger Ihre Freundschaft wird, desto wahrscheinlicher ist es jedoch, dass Ihr Freund/Ihre Freundin mit der BPS seine beziehungsweise ihre wahren Gefühle zeigt.

Schwierig und beängstigend wird es, wenn BPS-Freunde drohen, sich selbst zu verletzen oder sich das Leben zu nehmen. Wie können Sie Ihrem Freund oder Ihrer Freundin helfen, ohne überfordert zu werden? Die folgenden Punkte bieten eine Hilfestellung:

- ✔ Machen Sie sich bewusst, dass Selbstverletzungen und Suiziddrohungen häufige Symptome einer BPS sind. Sie sind nicht für die Schmerzen Ihrer Freunde verantwortlich.
- ✔ Sagen Sie Ihrem Freund/Ihrer Freundin, dass Sie verstehen, dass er oder sie leidet und dass die Gefahr, sich selbst zu verletzen, Teil seiner/ihrer Störung ist.
- ✔ Versuchen Sie, die Person abzulenken, und ermutigen Sie sie etwas zu tun, das ihr in der Vergangenheit geholfen hat.
- ✔ Bleiben Sie ruhig. Werden Sie nicht emotional und versuchen Sie nicht, die Situation mit Logik zu durchschauen.
- ✔ Weigern Sie sich, Zeuge von Selbstmissbrauch oder Selbstverletzungen zu werden.
- ✔ Holen Sie Hilfe. Wenn Sie das Gefühl haben, dass Ihr Freund/Ihre Freundin sich in Gefahr begeben könnte, holen Sie Hilfe. Wenn er oder sie einen Therapeuten hat, wenden Sie sich zunächst an diesen. Warten Sie nicht ab, diese Drohung müssen Sie ernst nehmen. Zögern Sie nicht, die Polizei zu rufen, wenn Sie wirklich Angst um das Leben der befreundeten Person haben.

Informieren Sie sich über die BPS und bilden Sie sich weiter (lesen Sie zunächst den Rest dieses Buches). Wenn Sie sich entscheiden, die Freundschaft aufrechtzuerhalten, sollten Sie in Erwägung ziehen, einer Selbsthilfegruppe für Familien und Freunde von Menschen mit psychischen Störungen beizutreten, wie dem Bundesverband der Angehörigen psychisch erkrankter Menschen. (Weitere Informationen zu dieser Gruppe finden Sie unter www.bapk.de.)

Freundschaftsbeziehungen beenden

In Freundschaftsbeziehungen zu Menschen mit einer BPS kann man irgendwann vor der Frage stehen, ob es nicht besser ist, die Beziehung zu beenden. Ihr Freund oder Ihre Freundin hat Sie vielleicht mit Forderungen und Bitten um Rat und Hilfe ausgelaugt oder mit täglichen Dramen völlig erschöpft. Wenn Sie sich entscheiden, die Beziehung zu beenden, fragen Sie sich sicherlich, wie Sie dies tun sollen, und Sie haben womöglich Schuldgefühle, weil Sie jemanden verlassen, der so viele Bedürfnisse hat. Diesem Thema widmen wir die folgenden beiden Abschnitte.

Das Ende angemessen kommunizieren

Sie können sich wahrscheinlich unzählige Möglichkeiten vorstellen, eine Freundschaft zu beenden – schließlich hat Paul Simon sich in seinem Song *Fifty Ways to leave Your Lover* sage und schreibe fünfzig Möglichkeiten ausgedacht, einen geliebten Menschen zu verlassen. Er wollte damit sagen, dass im Prinzip jede Methode funktioniert, und das gilt auch, wenn man sich von jemandem mit einer BPS trennt. Wir möchten Ihnen jedoch einige konkrete Ratschläge geben, die Sie beherzigen können, wenn Sie sich entscheiden, eine freundschaftliche Beziehung zu Menschen mit einer BPS zu beenden.

- ✔ **Versuchen Sie es zunächst mit dem, was wir als »wohlwollende Vernachlässigung« bezeichnen.** Mit anderen Worten: Sagen Sie ein paar Mal »Nein«, seien Sie beschäftigter als sonst, antworten Sie nicht sofort auf Textnachrichten und machen Sie sich einfach weniger verfügbar. Wir raten ihnen aber nicht, diese Person einfach zu »ghosten«, sich also einfach gar nicht mehr zu melden, denn das wäre unfair und unangemessen. In der Regel ist ein aufrichtiges Gespräch immer die bessere Lösung.
- ✔ **Fassen Sie sich kurz und drücken Sie sich klar aus.** Führen Sie nicht alle Gründe im Detail auf, denn für jemanden mit einer BPS kann dies vielleicht schwer zu verarbeiten sein.
- ✔ **Versuchen Sie nicht, Ihre Freunde zu überzeugen.** In dem Moment, in dem Sie sagen, dass Sie die Freundschaft beenden, werden Menschen mit BPS eventuell nicht mehr in der Lage sein, Logik oder Argumente wahrzunehmen.
- ✔ **Teilen Sie Ihre Entscheidung an einem passenden Ort mit.** Das kann auch ein öffentlicher Ort sein. Das mag Ihnen vielleicht ein wenig unfair erscheinen. Schließlich könnte es Ihrem Freund/Ihrer Freundin peinlich sein, sich vor anderen emotional zu äußern. Allerdings fühlen Sie sich möglicherweise sicherer, wenn Menschen in der

Nähe sind. Wenn Sie absolut sicher sind, dass er oder sie in der Vergangenheit nicht wütend oder gewalttätig war, können Sie ein privates Gespräch in Betracht ziehen. Da dies eine sehr individuelle Entscheidung ist, möchten wir Sie nur ermutigen über den richtigen Ort nachzudenken.

- ✔ **Es ist in Ordnung, einen Brief zu schreiben.** Insbesondere wenn die mit Ihnen befreundete Person jemals Wut oder andere Anzeichen von Gewalt gezeigt hat, können Sie schriftlich kommunizieren. Da mag in der heutigen Zeit auch eine geschriebene Nachricht im verwendeten Messenger-Programm angemessen sein – je nach dem, was sich für ihre Beziehung richtig anfühlt.
- ✔ **Reden Sie nicht um den heißen Brei herum.** Nachdem Sie sich entschieden haben, die Beziehung zu beenden, lassen Sie sich nicht umstimmen. Menschen mit einer BPS hassen es, sich verlassen zu fühlen, daher werden sie vermutlich alles Mögliche versuchen, um Sie davon zu überzeugen, die Freundschaft aufrechtzuerhalten. Machen Sie sich im Voraus klar, dass Sie Ihre Entscheidung getroffen haben und dass Sie daran festhalten werden, egal was Ihr Freund/Ihre Freundin sagt oder tut. Wenn Sie schwanken, wird der Schmerz für Sie beide nur noch länger anhalten.
- ✔ **Bleiben Sie ruhig.** Menschen mit BPS könnte sehr emotional reagieren, sei es mit Tränen, Angst oder Wut. Sie können vor der Konfrontation für sich selbst oder mit einer anderen Person üben, was Sie sagen und wie Sie es sagen wollen.
- ✔ **Machen Sie keine Kehrtwende.** Die mit Ihnen befreundete Person könnte von Ihrem Handeln überrascht sein und ruhig bleiben und akzeptieren, was Sie zu sagen haben. In einer solchen Situation ist die Versuchung, es sich noch einmal zu überlegen, möglicherweise größer. Der Freund oder die Freundin möchte vielleicht in einigen Wochen oder Monaten wieder Kontakt zu Ihnen aufnehmen. Auch hier gilt: Wenn Ihre Gründe für die Beendigung der Beziehung stichhaltig waren, sollten Sie nicht in Versuchung geraten, die Beziehung wieder aufzunehmen.

Freundschaften zu beenden ist nie angenehm, aber Sie haben das Recht zu erwarten, dass eine Freundschaft Ihnen ein gutes Gefühl gibt. Lassen Sie sich nicht von einer Freundschaft unglücklich machen. Dafür ist das Leben zu kurz.

Mit Schuldgefühlen kämpfen

Die meisten Menschen, die sich dazu entschließen, eine Freundschaft zu beenden, haben ein wenig Schuldgefühle. Wer Beziehungen zu Menschen mit einer BPS beendet, fühlt sich besonders schuldig, weil diese Freunde viel Hilfe benötigen. Sie denken vielleicht, dass Sie genauso dafür verantwortlich waren, die Beziehung zu pflegen und aufrechtzuerhalten wie Ihr Freund/Ihre Freundin mit der BPS, und das mag wahr sein. Aber selbst, wenn Sie eine wichtige Rolle dabei gespielt haben, diese Person in Ihr Leben zu bringen, sind Sie ihr nicht für immer verpflichtet. Bedenken Sie die folgenden Punkte:

- ✔ Als Sie anfingen, sich mit dieser Person zu treffen, wussten Sie wahrscheinlich noch nicht, dass bei ihr eine BPS vorliegt. Selbst wenn Sie es gewusst hätten, konnten Sie wahrscheinlich nicht vorhersehen, welche mitunter zerstörerischen Auswirkungen diese Freundschaft auf Ihr Leben haben würde.

- ✔ Sie haben ein Recht auf Freundschaften, die Sie nicht in ständiger Sorge zurücklassen.
- ✔ Selbst wenn die Person mit einer BPS viele wunderbare Dinge für Sie getan hat, können Sie daraus nicht schließen, dass Sie dieser Person eine lebenslange Freundschaft schulden. Viele Menschen mit einer BPS sind in der Lage, sich ihren Freunden gegenüber außerordentlich zu engagieren, insbesondere zu Beginn von Beziehungen.
- ✔ Ihre Schuldgefühle können die Oberhand gewinnen, wenn die mit Ihnen befreundete Person mit Selbstverletzung oder Suizid droht, weil Sie versuchen, die Beziehung zu beenden. Bitte seien Sie sich bewusst, dass solche Drohungen einer emotionalen Erpressung gleichkommen. Sie können nicht für das selbstzerstörerische Verhalten eines anderen verantwortlich gemacht werden. Suchen Sie professionelle Hilfe, wenn Sie sich in Ihrer Beziehung überfordert fühlen oder wenn Sie sie beenden wollen. Lesen Sie auch den Abschnitt *Umgang mit gefährlichen Situationen* weiter vorne in diesem Kapitel.

Wir schlagen hier ausdrücklich nicht in jedem Fall vor, dass man eine Beziehung mit einem Menschen mit BPS beenden sollte. Viele dieser Freundschaften bieten ein vernünftiges Gleichgewicht zwischen guten und schlechten Eigenschaften, das es insgesamt wert ist, aufrechterhalten zu werden.

Die Beziehung zu einem Freund oder einer Freundin mit einer BPS aufrechterhalten

Wie wir in diesem Buch schon oft gesagt haben, können Menschen mit einer BPS zuweilen wirklich faszinierend, liebevoll, kreativ und interessant sein. Sie sind großartige Gefährten. Wenn Sie sich also aus diesen Gründen dafür entscheiden, die Freundschaft aufrechtzuerhalten, setzen Sie klare Grenzen und kennen Sie Ihre Belastungsgrenzen. Seien Sie sich bewusst, dass es sowohl Kosten als auch Nutzen gibt. Denken Sie schließlich daran, dass Menschen mit einer BPS sich mit einer wirksamen Behandlung bessern können. Die Beziehung kann das Warten und all Ihre Zeit und Mühe wert sein. Die Entscheidung liegt bei Ihnen.

IN DIESEM KAPITEL

Frühwarnzeichen einer BPS erkennen

Die Ursachen unter die Lupe nehmen

Sich die nötige Hilfe holen

Lieben und zugleich Grenzen setzen

Auf sich selbst und alle anderen achten

Kapitel 23
Kinder mit BPS-Risiko begleiten

Früher diskutierten Psychologen und Psychiater darüber, ob es angemessen ist, bei Jugendlichen eine Borderline-Persönlichkeitsstörung (BPS) und/oder andere Persönlichkeitsstörungen zu diagnostizieren. Die Forschung der letzten Jahre kam zu dem Schluss, dass eine solche Diagnose im Teenageralter gestellt werden kann, wenn die Symptome seit über einem Jahr chronisch und stabil sind. Einige Ärzte zögern jedoch nach wie vor, diese Diagnose im Jugendalter zu stellen.

Gegner der Diagnose argumentieren, dass die BPS aus einem Zusammenspiel von instabilen Beziehungen, Impulsivität und Stimmungsschwankungen besteht (wie in Kapitel 3 besprochen), die alle drei relativ häufige Verhaltensweisen bei Teenagern sind. Folglich gehören genau die Symptome, die auf die Störung hindeuten, zum normalen Verhalten von Teenagern. Darüber hinaus befinden sich Teenager noch in der Persönlichkeitsentwicklung und verändern sich im Laufe der Jahre ziemlich stark. Und schließlich wird eingewandt, dass die Diagnose BPS stigmatisierend sein kann.

Die Befürworter einer Diagnostizierung der BPS im Jugendalter argumentieren, dass sich die Behandlung der BPS im Jugendalter als wirksam erwiesen hat und der Zugang zu dieser Behandlung ohne Diagnosestellung erschwert wäre. Darüber hinaus handeln die meisten Teenager zwar manchmal unüberlegt, haben Beziehungsprobleme und kämpfen mit ihrer Identität, erfüllen aber in den meisten Fällen nicht die vollständigen Kriterien für eine BPS-Diagnose. Wenn sie jedoch die Kriterien erfüllen, ist es wichtig, dass sie behandelt werden.

In diesem Kapitel untersuchen wir die frühen Warnzeichen einer BPS. Wir besprechen Risikofaktoren, die Eltern kennen sollten, und geben Ratschläge, wie man Hilfe bekommt. Zum Schluss geben wir Eltern von Kindern und Jugendlichen, die möglicherweise eine BPS entwickeln könnten, einige Tipps.

Frühwarnzeichen beachten

Die Unterschiede zwischen einem 2-jährigen, einem 12-jährigen und einem 18-jährigen Kind sind enorm. Kinder wachsen, reifen und verändern sich schnell. Gleichzeitig gibt es einige Konstanten, die altersübergreifend auftreten. Beispielsweise beschreibt eine Mutter ihren 2-jährigen Sohn als furchtlos, weil er rennt statt zu gehen, auf alle möglichen Dinge klettert und viel Unfug anstellt. Derselbe Junge kann im Alter von 12 Jahren dieselbe Eigenschaft der Furchtlosigkeit aufweisen, aber sein Handlungsrepertoire hat sich wahrscheinlich erweitert und umfasst jetzt Klettern, Wasserski und lange Spaziergänge, die er allein unternimmt. Mit 18 Jahren interessiert er sich möglicherweise für Extremsportarten, zeigt keine Angst vor öffentlichen Reden und demonstriert ungewöhnliche Unabhängigkeit. Die Eigenschaft der Furchtlosigkeit setzt sich, wie viele Eigenschaften, im Laufe des Lebens des Jungen fort, zeigt sich jedoch in verschiedenen Altersstufen auf unterschiedliche Weise.

Ähnlich wie die Furchtlosigkeit im vorherigen Beispiel zeigen sich auch übermäßig reaktive Emotionen, ein Hauptsymptom der BPS, früh im Leben eines Kindes. Kleinkinder mit dieser Eigenschaft haben möglicherweise Schwierigkeiten, ohne Wutanfall ins Bett zu gehen, es fällt ihnen schwer, mit anderen Kindern zu teilen, und sie werden unter Umständen extrem emotional, wenn sie von ihren Bezugspersonen getrennt werden. Im Schulalter können Kinder mit emotionaler Instabilität übermäßig verärgert sein, wenn sie negatives Feedback erhalten. Sie streiten sich häufig mit Klassenkameraden, wenn sie anderer Meinung sind, und bei Frustration brechen sie zusammen. Jugendliche mit einer solchen emotionalen Instabilität neigen zu häufigen Angst- oder Wutanfällen. An diesen Beispielen können Sie erkennen, dass bestimmte Merkmale im Laufe der Kindheit, Jugend und des Erwachsenenalters weiterhin anhalten.

Allerdings bleiben nicht alle Merkmale über die Zeit stabil. So kann beispielsweise ein furchtloser Junge nach einem traumatischen Erlebnis zu einem ängstlichen Erwachsenen werden. Oder ein Mädchen, das sehr emotional reagiert, kann durch eine passende Erziehung oder eine erfolgreiche Psychotherapie ausreichende Kontrolle über seine Emotionen erlangen. Und Veränderungen sind während des gesamten Lebens möglich. Es gibt immer Hoffnung.

Problematische Verhaltensweisen

Selbst wenn Sie ein Experte für psychische Gesundheit sind, ist es nie eine gute Idee, eine Diagnose für Ihr eigenes Kind oder ein anderes Familienmitglied zu stellen!

Die folgende Liste enthält besorgniserregende Verhaltensweisen und Reaktionen, die von Zeit zu Zeit bei Kindern auftauchen können. Selbst wenn bei Ihrem Kind keine BPS diagnostiziert wurde, lohnt es sich, diese Symptome zu untersuchen und anzusprechen.

- ✔ **Starke emotionale Überreaktionen:** Diese Reaktionen treten schon bei der geringsten Frustration auf. Ihr Kind neigt beispielsweise zu Überreaktionen, wenn es den Bus verpasst, in einem Test die Note »Gut« statt »Sehr gut« erhält, seine Hausaufgaben vergisst oder abends nicht länger draußen bleiben darf. Die emotionale Reaktion auf solche Ereignisse kann Weinen, Schreien, Schaukeln, Wutanfälle oder Fluchen umfassen.

- **Abwehrhaltung als Reaktion auf vermeintliche Kränkungen:** Ihr Kind reagiert mitunter mit heftiger Wut, Wutausbrüchen oder Niedergeschlagenheit, wenn es nicht für ein Team oder eine Schulaufführung ausgewählt wird, wenn ein Freund es nicht zu einer Party einlädt, wenn ein Lehrer es kritisiert oder wenn es eine ähnliche Zurückweisung erfährt.

- **Paranoides Denken:** Wenn ein Teenager in die Schulkantine kommt und sieht, dass der Platz neben einem Freund nicht für ihn reserviert ist, reagiert er möglicherweise mit eifersüchtiger Empörung, dass sein Freund ihn absichtlich auf diese Weise ablehnt. Verhaltensweisen wie diese können auf einen paranoiden Denkstil hinweisen. Andere Beispiele für paranoide Reaktionen von Teenagern auf Situationen sind der Glaube, dass andere sich gegen sie verschworen haben, der Gedanke, dass die Lehrer es auf sie abgesehen haben, oder die Sorge, immer beobachtet zu werden.

- **Ritzen:** Wenn Sie jemals Narben, offene Wunden oder andere Anzeichen von Selbstverletzungen an den Armen, Beinen oder am Oberkörper Ihres Teenagers sehen, suchen Sie so schnell wie möglich eine psychologische Beratung auf. Die einzige Ausnahme ist, wenn Sie eine logische, plausible und zusammenhängende Geschichte hören, die erklärt, warum die Spuren am Körper Ihres Teenagers sind – und keine neuen hinzukommen.

- **Andere Selbstverletzungen:** Andere Anzeichen für selbstverletzendes Verhalten sind Verbrennungen, Nadelstiche und wiederholte »unbeabsichtigte« Handlungen, die zu Körperverletzungen führen. Sie müssen sich darüber im Klaren sein, dass Ihr Teenager wahrscheinlich nicht in der Lage sein wird, diese Verhaltensweisen einfach offenzulegen, und dass Sie möglicherweise angelogen werden, damit Sie nicht erfahren, was vor sich geht. In den meisten Fällen vertuschen Jugendliche selbstverletzendes Verhalten, um die starke Scham zu vermeiden, die sie empfinden, wenn sie mit ihren Eltern über ihre Probleme sprechen müssen.

- **Intensive, instabile Beziehungen:** Sicher, Teenager haben oft ziemlich instabile Beziehungen. Aber die meisten Kinder haben auch Freundschaften, die über Jahre halten. Wenn Ihnen bei Ihrem Kind auffällt, dass es sich regelmäßig Freunde sucht, eine ungewöhnlich intensive Beziehung zu diesen Freunden unterhält und sie dann aus unerklärlichen Gründen fallen lässt, sollten Sie mit Ihrem Teenager sprechen und ihn oder sie ermutigen, sich gemeinsam Hilfe zu suchen. Andere Teenager zeigen möglicherweise starke Ängste, von ihren Freunden oder Familienmitgliedern verlassen zu werden.

- **Starke Stimmungsschwankungen:** Teenager können ziemlich launisch sein. Das entsprechende BPS-Symptom bezieht sich jedoch auf den Wechsel von völliger Verzweiflung zu Euphorie oder Übermut. Die Stimmungen ändern sich schnell und heftig. Oft sind die Stimmungen unangemessen für das, was gerade vor sich geht.

- **Gewaltandrohungen:** Kinder sagen manchmal, dass sie ihre Eltern »hassen«. Gelegentlich schreien sie sogar, dass sie sie umbringen wollen. Wenn Ihr Kind jedoch anfängt, Eigentum zu zerstören, nach Ihnen zu schlagen oder Freunden oder Lehrern Gewalt anzudrohen, müssen Sie diese Drohungen ernst nehmen. Wir empfehlen Ihnen und Ihrem Kind dringend, sich dann an einen Psychologen oder eine Beratungsstelle zu wenden.

- **Instabiles Selbstbild und Identitätsgefühl:** Die meisten Teenager haben mit diesem Problem zu kämpfen. Wenn Kinder ihr Selbstbild jedoch ausschließlich auf die Meinungen von Gleichaltrigen gründen und andere Beweise außer Acht lassen, schwankt ihr Selbstbild stark. Die Identität dieser Kinder wird oft durch ein einziges »Gefällt mir« oder einen Kommentar in den sozialen Medien bedroht oder gesteigert. Diese Teenager haben manchmal auch mit schnellen Veränderungen der sexuellen Identität zu kämpfen. Es spielt keine Rolle, für welche sexuelle Identität sich ein Teenager entscheidet. Hinweise auf Verwirrung und emotionale Probleme sind jedoch schnelle, instabile Veränderungen.
- **Essstörungen:** Essstörungen (die oft zusammen mit einer BPS auftreten) reichen von übermäßiger Sorge um Gewichtszunahme über drastische Einschränkung der Nahrungsaufnahme bis hin zu Essanfällen (ungewöhnlich große Mengen an Nahrung auf einmal zu sich nehmen), Erbrechen (selbst herbeigeführtes Erbrechen oder übermäßiger Gebrauch von Abführmitteln) und exzessivem Sport, um das Gewicht zu kontrollieren. Wenn Sie diese oder andere Anzeichen von Essstörungen bei Ihrem Kind bemerken, nehmen Sie professionelle Hilfe in Anspruch, da diese Störungen tödlich enden können.
- **Impulsivität/Sensation Seeking:** Jugendliche und Impulsivität gehören zusammen wie Pommes und Ketchup. Die Art von Impulsivität, über die wir hier sprechen, ist jedoch extremer als das, was die meisten Jugendlichen tun. Viele Jugendliche experimentieren mit dem einen oder anderen Ladendiebstahl, aber wenn sie einmal erwischt werden, beenden sie ihre Experimente in der Regel für immer. Problematische Impulsivität bei Teenagern bezieht sich auf Verhaltensweisen wie wiederholte, schwere Ladendiebstähle, promiskuitives Sexualverhalten, ungewöhnlich rücksichtsloses Fahren (auch mit dem Fahrrad oder E-Scooter), unkontrollierte Ausgaben, starken Substanzmissbrauch (im Gegensatz zu Experimenten) und häufige Sachbeschädigung. Auch hier gilt: Viele Teenager fahren ab und zu einen Kotflügel an, aber Sie sollten sich Sorgen machen, wenn es zu Autounfällen aufgrund von wildem, rücksichtslosem Fahren kommt. Wenn Sie sich nicht sicher sind, ob das Verhalten Ihres Teenagers in diese Kategorie fällt, wenden Sie sich an eine Beratungsstelle.

Eine Diagnose einholen

Viele Kinder zeigen zeitweise solche emotionalen Reaktionen oder Verhaltensweisen. Kinder durchlaufen Phasen oder reagieren scheinbar extrem auf Stress. Darüber hinaus zeigen Teenager im Verlauf der Pubertät viele Symptome einer Borderline-Persönlichkeitsstörung. Welcher Teenager ist nicht zumindest gelegentlich impulsiv, dramatisch, emotional reaktiv und reizbar? Damit bei einem Teenager eine BPS-Diagnose gestellt werden kann, müssen die Symptome extrem und ungewöhnlich sein und über viele Situationen hinweg anhalten. Mit anderen Worten: Nur weil Ihr Kind rebellisch und mürrisch ist, heißt das nicht, dass es eine BPS hat.

Eltern wollen ihre Kinder verstehen und ihnen helfen. Allerdings lieben Eltern ihre Kinder so sehr, dass sie nicht in der Lage sind, sie völlig objektiv wahrzunehmen.

Wenn Ihr Kind oder Teenager einige der Warnzeichen aufweist, die wir im vorherigen Abschnitt beschrieben haben, sollten Sie sich an einen Psychologen wenden, der Erfahrung mit der Diagnose bei Kindern und Jugendlichen hat. Auch wenn erfahrene Psychologen es vermeiden werden, bei einem Kind oder Jugendlichen eine BPS zu diagnostizieren, sollten Sie wissen, dass eine Behandlung dennoch sinnvoll sein kann. Sprechen Sie mit dem Therapeuten über die verfügbaren Behandlungsmöglichkeiten.

Grundsätzlich sind Eltern- und Familienberatungsstellen immer eine gute erste Anlaufstelle, an die Sie sich bei Fragen und Problemen wenden können. Auch Ihre behandelnde Kinderarztpraxis wird Sie mit Ihren Sorgen und Anliegen beraten und im Zweifel an die richtige Stelle weitervermitteln können. Darüber hinaus sind Sozialpädiatrische Zentren eine gute Anlaufstelle, die umfassende Diagnostikmöglichkeiten haben und in denen viele verschiedene Berufsgruppen zusammenarbeiten. Oft sind dort auch Elterngruppen angebunden.

Ein Blick auf Risikofaktoren

Wir empfehlen Ihnen, Kapitel 4 zu lesen, um detaillierte Informationen über die verschiedenen Risikofaktoren für eine BPS zu erhalten, insbesondere wenn Ihr Kind einige der Warnzeichen aufweist, die wir im Abschnitt *Problematische Verhaltensweisen* in diesem Kapitel beschreiben. Wenn Ihr Kind nicht nur beunruhigende Verhaltensweisen zeigt, die denen einer BPS ähneln, sondern auch mehrere Risikofaktoren für die Entwicklung einer BPS vorliegen, sollten Sie besonders aufmerksam und vorsichtig sein. In diesem Fall ist es besser, früher als später professionelle Hilfe in Anspruch zu nehmen. Zu den Risikofaktoren, die besonders akut Anlass zur Sorge geben, gehören die folgenden:

- ✔ **Familiäre Probleme:** Scheidungen, schwere Ehekonflikte, finanzielle Schwierigkeiten und häufige Umzüge sind Beispiele für Stressfaktoren, die Familien – insbesondere Kinder – belasten können.
- ✔ **Genetik:** Wenn einer der nahen Verwandten Ihres Kindes an einer BPS oder einer anderen schweren psychischen Störung leidet, steigt das Risiko für Ihr Kind.
- ✔ **Missbrauch oder Trauma:** Wenn Ihr Kind von einem oder mehreren (zum Beispiel Elternteilen, Verwandten, Gleichaltrigen oder Lehrern) missbraucht wurde, steigt das Risiko, dass bei Ihrem Kind eine BPS auftritt.
- ✔ **Frühe Trennung oder Verlust:** Kinder, die den Verlust eines Elternteils, eines Geschwisterkindes oder eines nahen Verwandten erleben, vor allem wenn dies mehrmals geschieht, haben ein höheres Risiko, ein schwerwiegendes emotionales Problem wie eine BPS zu entwickeln.
- ✔ **Unzureichende Erziehung:** Manchmal wissen Eltern, die selbst sehr jung sind oder deren eigene Eltern schwierige Vorbilder waren, einfach nicht, wie sie ihre Kinder effektiv erziehen sollen. Eine unzureichende Erziehung erhöht auch das Risiko, dass bei Ihrem Kind eine BPS auftritt.

Beachten Sie, dass einige dieser Risikofaktoren direkt mit den Eltern in Zusammenhang stehen, sei es aufgrund von elterlichen Konflikten, unzureichender Erziehung oder Missbrauch. Bedeutet das, dass wir die Eltern für die BPS ihrer Kinder verantwortlich machen? Kurz gesagt: »Nein«. Aufgrund der zahlreichen Ursachen für die BPS ist es unmöglich, die spezifische Ursache für eine bestimmte Person herauszufinden.

Wir entlassen die Eltern jedoch auch nicht völlig aus der Verantwortung. Wenn Sie das Gefühl haben, öfter als gewünscht gegenüber Ihren Kindern die Beherrschung verloren zu haben, nicht zu wissen, wie Sie mit den herausfordernden Emotionen Ihrer Kinder umgehen sollen, und/oder in einer konfliktreichen Ehe leben, können Sie wahrscheinlich von der Beratung durch einen Psychologen profitieren. Kinder großzuziehen ist eine schwierige Aufgabe, und die meisten Eltern fühlen sich manchmal unzulänglich. Wenn Ihr Kind Anzeichen einer emotionalen Störung zeigt, wird die Aufgabe exponentiell schwieriger – unabhängig davon, ob Sie dazu beigetragen haben oder nicht.

Auch wenn Sie kein perfekter Elternteil waren (was auch immer das sein mag) und auch wenn Sie zu den Problemen Ihres Kindes beigetragen haben, ist es jetzt an der Zeit, sich der Verantwortung zu stellen. Seien Sie Teil der Lösung, nicht nur des Problems.

Die richtige Hilfe finden

Es gibt nur wenige Studien, die sich mit der Behandlung von Jugendlichen mit einer BPS befassen. Diese Studien legen nahe, dass die gleichen Behandlungsmethoden, die bei Erwachsenen funktionieren, mit einigen Anpassungen auch bei Teenagern erfolgreich sein könnten. Studien dazu gibt es jedoch nur wenige. Dafür gibt es mehrere Gründe. Erstens zögern Fachkräfte nach wie vor, bei Kindern unter 18 Jahren eine BPS zu diagnostizieren. Stattdessen stellen sie bei Kindern, die BPS-Symptome aufweisen, häufig andere, »kindgerechtere« Störungen fest. Es kann also sein, dass Ihr Kind BPS-Symptome aufweist, aber statt BPS eine andere Störung diagnostiziert wird. Und schließlich erscheinen Teenager mit Problemen nicht immer zur Therapie und bedürfen besonderer Motivation – allerdings sind Psychotherapeutinnen und Psychotherapeuten für Kinder und Jugendliche auch geschult darin. Sie sehen also, warum es so schwierig ist, zu untersuchen, was bei Teenagern wirkt.

Aufgrund der oben erwähnten Zurückhaltung, bei Jugendlichen eine BPS zu diagnostizieren, werden bei Borderline-ähnlichen Symptomen stattdessen häufig folgende Diagnosen gestellt:

- ✔ **Störung des Sozialverhaltens:** Diese Diagnose beschreibt ein Verhaltensmuster, das Sachbeschädigung, Aggression gegenüber Menschen oder Tieren, Regelverstöße und Täuschung umfasst. Sie kann um den Zusatz »mit oppositionellem, aufsässigen Verhalten« ergänzt werden, wenn es ausgeprägte Muster feindseligen Verhaltens gibt, darunter Streit mit Erwachsenen, leichte Erregbarkeit, Schuldzuweisungen und Empfindlichkeit oder Reizbarkeit.
- ✔ **Intermittierend explosives Verhalten:** Diese Diagnose umfasst häufige explosive verbale Aggressionen, Wutanfälle, Schreien oder Kämpfe, wobei es oft zu körperlicher Aggression kommt, die sich gegen Eigentum, Tiere oder Menschen richtet. Diese Ausbrüche sind impulsiv und stehen in keinem Verhältnis zum auslösenden Ereignis.

- **Emotionale Störungen des Kindesalters.** Diese Diagnosen umfassen zum Beispiel verschiedene Ängste (Trennungsangst, Phobien, soziale Ängstlichkeit).
- **Bipolare Störung:** Die bipolare Störung ist eine komplizierte Diagnose, die im Allgemeinen abwechselnd Manie (zum Beispiel Gefühl der Großartigkeit, Schlafstörungen oder zu schnelles Sprechen) und Depression umfasst. Weitere Informationen finden Sie in Kapitel 3. Diese Diagnose wird in der Regel erst im Jugendalter oder jungen Erwachsenenalter vergeben und ist bei Kindern eher sehr selten anzutreffen.
- **Aufmerksamkeitsdefizit-/Hyperaktivitätsstörung (ADHS):** ADHS umfasst starke Aufmerksamkeits- und Konzentrationsstörungen, starke Impulsivität und ausgeprägte körperliche Unruhe (Hyperaktivität).

Mehr als ein Drittel der Jugendlichen, die aus psychischen Gründen in ein Krankenhaus eingewiesen werden, weisen zumindest einige Merkmale einer Borderline-Persönlichkeitsstörung auf. Bei einer Minderheit dieser Kinder wird die Diagnose einer BPS in späteren Jahren gestellt, bei den meisten jedoch nicht. Dennoch können Sie dieselben Strategien anwenden, die Fachleute bei der Behandlung einer BPS anwenden, um viele der Symptome anderer Probleme anzugehen.

Es ist weniger wichtig, die richtige Diagnose zu stellen, als sich ein gutes Bild von den Symptomen zu machen, die Ihr Kind zeigt. Wenn Ihr Kind Symptome einer BPS aufweist, sollten Sie sich an einen Psychologen wenden, der sich mit den vorliegenden Problemen auskennt. Bei Problemen mit Substanzmissbrauch kann ein Programm oder ein Therapeut helfen, der auf Substanzmissbrauch bei Teenagern spezialisiert ist. Bei impulsivem Verhalten können Sie einen Psychologen zurate ziehen, der Ihrem Kind zum Beispiel bei der Entwicklung eines Verhaltensplans helfen kann, oder möglicherweise einen verschreibenden Arzt, der feststellen kann, ob Ihr Kind an ADHS oder einer anderen Art von Impulskontrollstörung leidet. Wenn Ihr Kind außerdem Symptome einer Depression aufweist, sollten Sie sich an einen Therapeuten wenden, der Erfahrung im Umgang mit Depressionen bei Jugendlichen hat.

Sonderpädagogische Förderung für Kinder mit einer BPS oder BPS-Symptomen

Kinder und Jugendliche mit Symptomen einer emotionalen Störung haben oft Probleme in der Schule. Wenn die emotionalen Probleme Ihres Kindes das Lernen beeinträchtigen, kann möglicherweise ein Schulpsychologe beziehungsweise eine Schulpsychologin helfen oder eine besondere Unterstützung im Rahmen einer sonderpädagogischen Förderung. Der Förderbedarf und die entsprechenden Maßnahmen werden individuell durch die entsprechenden Fachkräfte in Kita oder Schule und in Zusammenarbeit mit den Eltern festgelegt und können verschiedene Bereiche umfassen (Lernen, emotionale und soziale Entwicklung, Sprache). Derartige schulpsychologische Angebote unterscheiden sich nach Region und Einrichtung.

Liebevoll Halt geben und Grenzen setzen

Wenn eines Ihrer Kinder ernsthafte Symptome einer BPS zeigt, werden Sie vielleicht feststellen, dass dieses Kind leicht zum Mittelpunkt des Familienuniversums wird. Möglicherweise überlegen Sie vorher, wie sich jede Aktivität, Entscheidung oder jeder Plan auf Ihr emotional beeinträchtigtes Kind auswirkt. Wird es zustimmen oder wird Ihre Entscheidung einen Sturm der Rebellion auslösen? Wenn Sie abends ausgehen, ist Ihr Kind dann sicher? Wird es dem Baby etwas antun, wie es das schon ein paar Mal angedroht hat? Sie möchten das Richtige für alle Beteiligten tun – für Sie selbst, für Ihr emotional beeinträchtigtes Kind und für den Rest Ihrer Familie. Sie möchten Ihrem Kind Liebe und Unterstützung zeigen und gleichzeitig müssen Sie auch Grenzen setzen. Beides miteinander zu vereinbaren, ist nicht einfach.

Unterstützung ohne Förderung

Manche Eltern glauben, dass sie die emotionalen Probleme ihrer Kinder mit ausreichend Liebe lösen können. Sie haben Angst, das Selbstwertgefühl ihrer Kinder zu verletzen, wenn sie ihnen keine ausschließlich positive Zuwendung geben. Sie zögern, Missbilligung zu zeigen, weil sie befürchten, dass dies Wut, Selbstverletzungen oder gar einen Suizid auslösen könnte. Also loben sie, wann immer sie können, und entschuldigen die Unausstehlichkeit ihrer Kinder. Sie tänzeln um das Fehlverhalten ihrer Kinder herum. Solche Eltern verteidigen ihre Kinder gegen jegliche Kritik, die Lehrer, Trainer und die Eltern anderer Kinder an ihnen üben, und es fällt ihnen schwer, ihren Kindern eigene Grenzen und die Grenzen anderer aufzuzeigen.

Leider sind diese Bemühungen fehlgeleitet. Selbstverständlich sollte das Ziel sein, liebevoll in Kontakt zu bleiben und den Leidensdruck der betroffenen Kinder anzuerkennen – aber Kinder profitieren nicht davon, dass sie sich nie mit der Realität ihres Verhaltens auseinandersetzen müssen. Eltern, die ihre Kinder entschuldigen und übermäßig beschützen, verzögern nur die unvermeidlichen Konsequenzen – zerbrochene Beziehungen, Selbstverletzung, Substanzmissbrauch oder Konflikte mit dem Gesetz. Daher ist es viel wahrscheinlicher, dass Kinder, deren Eltern sie davor schützen, Verantwortung für ihr Handeln zu übernehmen, eines Tages vor dem Gericht des Lebens Rechenschaft ablegen müssen – vor Vorgesetzten, Freunden oder Richtern.

Viele Eltern haben Schwierigkeiten, ihre Kinder mit BPS-Symptomen zurechtzuweisen, weil sie den Konflikt mit ihrem Kind scheuen und die möglichen intensiven emotionalen Reaktionen sehr herausfordernd sein können. Da ist es naheliegend, auch aus Sorge, den vermeintlich »einfacheren« Weg des Vermeidens zu gehen. Wenn Kinder wütend sind, können sie (zumindest für eine Weile) in einen freundlichen und liebevollen Zustand wechseln, wenn man ihnen gibt, was sie wollen.

Psychologen nennen dieses Phänomen *negative Verstärkung*. Diese tritt auf, wenn man etwas Unangenehmes zurücknimmt, nachdem ein Verhalten aufgetreten ist. Nehmen wir zum Beispiel einen Teenager, der ausrastet, weil er das Familienauto benutzen will. Die Eltern wollen, dass der Lärm und das Theater aufhören. Frustriert werfen sie ihm die Autoschlüssel zu. Das Geschrei und

Gebrüll hört sofort auf und der Teenager geht grinsend davon. Das Ende des Geschreis und Gebrülls ist für die Eltern eine große Erleichterung, erhöht aber die Wahrscheinlichkeit, dass sich der Verhaltenszyklus wiederholt. So funktioniert negative Verstärkung. Fazit: Kinder mit BPS-Symptomen beruhigen sich oft, auf wundersame Weise, wenn man ihnen gibt, was sie wollen, und die Eltern fühlen sich dadurch bestärkt nachzugeben.

Ein solides Selbstwertgefühl basiert auf der Realität, nicht auf falschem Lob und Schmeichelei. Selbstvertrauen entsteht durch authentische Unterstützung, das Zeigen ehrlichen Interesses an den Gedanken und Gefühlen des Kindes, das angemessene Feiern von Erfolgen und das gemeinsame Durchstehen von Misserfolgen – und das bedeutet nicht selten auch harte Arbeit und Konsequenz. Kinder lernen keines dieser wichtigen Konzepte, wenn man ständig auf ihre Forderungen eingeht.

Es ist wichtig, Ihren Kindern zu vermitteln, dass Sie sie lieben, gerade wenn sie ausgeprägte BPS-Symptome zeigen. Sie müssen ihnen jedoch auch sagen, wenn ihr Verhalten inakzeptabel ist, wenn die Grenzen anderer verletzt werden oder die Sicherheit des Kindes in Gefahr ist. Diese Strategie wird als *Grenzen setzen* bezeichnet.

Grenzen setzen

Kinder mit Symptomen einer Borderline-Persönlichkeitsstörung bekommen leicht Wutanfälle, halten sich nicht an Regeln und hören nicht mehr auf ihre Eltern. Das wiederum macht die Eltern wütend und frustriert, wenn ihre Kinder sich weigern, ihren Bitten und Aufforderungen nachzukommen. Offensichtlich sind solche Situationen weder für Eltern noch für Kinder gut. Aber wie setzt man Grenzen, wenn man das bis zu diesem Zeitpunkt nicht konsequent getan hat?

Wir haben einige Vorschläge für den Umgang mit typischen Verhaltensweisen von Kindern mit einer BPS:

- **Um Hilfe bitten.** Wenn es Ihnen in der Vergangenheit nicht leichtgefallen ist, Grenzen zu setzen, bieten Therapeuten und andere Fachkräfte in Beratungsstellen wertvolle Unterstützung. Therapeuten können Sie beim Setzen von Grenzen für Ihr emotional beeinträchtigtes Kind anleiten und Ihnen objektives Feedback geben, wenn Sie unsicher sind, wie Sie Ihre und die Grenzen Ihres Kindes (und anderer Familienmitglieder) wahrnehmen und schützen können. Wir empfehlen insbesondere Therapeuten, die in *kognitiver Verhaltenstherapie* oder *Systemischer (Familien-)Therapie* geschult sind, die den Schwerpunkt auf die Vermittlung spezifischer neuer Denk- und Verhaltensweisen, das Setzen von Grenzen und die Festlegung von Konsequenzen für das Verhalten legt.

- **Konkret sein.** Vermitteln Sie Ihrem Kind genau, was es tun oder lassen soll. Sagen Sie beispielsweise nicht, dass es aufhören soll, sich schlecht zu benehmen, sondern dass Sie möchten, dass es in Gesprächen mit Ihnen auf Sarkasmus verzichtet. Erklären Sie in einer ruhigen Situation, warum Sie diese Regel (zum Beispiel »In unserer Familie sprechen wir respektvoll miteinander, auch wenn wir mal wütend sind.«) aufstellen und wie sie sich fühlen, wenn im sarkastischen Tonfall mit Ihnen gesprochen wird. Dadurch lernt Ihr Kind Ihre Perspektive besser kennen und erhält Feedback über sein eigenes Verhalten.

- ✔ **Konsequent sein.** Legen Sie explizite Konsequenzen für unangemessenes Verhalten und das Übertreten »roter Linien« und Familienregeln fest. Solche Konsequenzen können zum Beispiel im Einbehalten von Taschengeld oder dem Wegfall anderer Vergünstigungen bestehen, wichtig ist aber, dass das vorher klar kommuniziert wurde und damit vorhersehbar wird.

- ✔ **Standhaft bleiben.** Wenn Sie eine Regel aufgestellt haben, halten Sie sich auch daran. Nicht nachgeben – Nachgeben macht alles nur noch schlimmer. Machen Sie sich nicht die Mühe, eine Regel oder eine Konsequenz aufzustellen, die Sie nicht umsetzen können. Verbieten Sie beispielsweise nicht die Fernsehzeit vollständig, wenn Sie keine Möglichkeit haben, den Fernseher zu deaktivieren, wenn Ihr Kind alleine zu Hause ist.

- ✔ **Ruhe bewahren.** Wenn Sie wütend sind, verlassen Sie die Situation und befassen Sie sich damit, wenn Sie sich beruhigt haben. Menschen mit BPS-Symptomen müssen ein Vorbild dafür haben, wie man Ruhe bewahrt und mit schwierigen Emotionen umgehen kann. Schließlich wollen Sie kein BPS-Verhalten vorleben.

- ✔ **Argumentation zum richtigen Zeitpunkt.** Wenn Sie, am besten gemeinsam mit allen in der Familie/im Haushalt lebenden Personen eine Regel aufstellen, geben Sie auf jeden Fall einen Grund dafür an. Erklären Sie Ihre eigenen Grenzen, Gefühle, Sorgen und die Verantwortung, die Sie für Ihr Kind oder Ihre Kinder tragen. Hören Sie sich die Meinung dazu von allen Beteiligten an. Machen Sie das zu einem festgelegten Zeitpunkt, vereinbaren Sie zum Beispiel einen »Familienrat«. Lassen Sie sich nicht jedes Mal, wenn ein unangemessenes Verhalten auftritt, in einen emotionalen Dialog über Ihre Gründe verwickeln. Sie brauchen keine sich wiederholenden Vorträge zu halten – Ihr Kind kennt die Gründe. Verweisen Sie bestimmt auf die vereinbarten Regeln (zum Beispiel: »Ich sehe, dass Du wütend bist, weil ich dir nicht erlaube so lange auszugehen wie du willst. Gleichzeitig haben wir unsere Regel dazu und die gilt auch jetzt.«). Ein Neuverhandeln (zum Beispiel wenn plötzlich ein neues Argument kommt à la »das ist ungerecht, mein Bruder muss das aber nicht machen«) sollte auf einen späteren Zeitpunkt verlegt werden.

Die oben genannten Vorschläge sind als erste Ideen zu verstehen, da wir hier nicht alle möglichen Herangehensweisen für alle Familiensituationen darstellen können (und Familien können so unterschiedlich sein, wie die Charaktereigenschaften von Einzelpersonen oder von Joghurtmarken im Kühlregal). Wenn Sie gerne mehr über den Umgang mit herausfordernden Verhaltensweisen von emotional beeinträchtigten Kindern und Jugendlichen lesen möchten, empfehlen wir Ihnen zum Beispiel das Buch *Wenn Teenager leiden* von Dr. Nina Jordis. Darüber hinaus bieten die Bücher von Nora Imlau (*So viel Freude, so viel Wut*; *Meine Grenze ist dein Halt*; *Mein Familienkompass*) Anregungen für den Umgang mit Herausforderungen im Familienalltag, vor allem für jüngere Kinder bis ins Schulalter, und zum Beispiel das Buch *Pubertät – Wenn Erziehen nicht mehr geht* von Jesper Juul für die Teenagerjahre. Diese Bücher bieten Ihnen zahlreiche

Informationen darüber, wie Sie mit den Schwierigkeiten umgehen können, die Kinder und Jugendliche mit BPS-ähnlichem Verhalten (und ohne) mit sich bringen.

Sie fragen sich vielleicht, wie Sie standhaft bleiben können, wenn Ihr Kind eine Situation extrem eskaliert, indem es beispielsweise seinen Geschwistern mit körperlicher Gewalt droht – oder vielleicht mit Suizid.

Wir würden Ihnen gerne schnelle und einfache Lösungen für diese Probleme anbieten, aber die gibt es leider nicht. Kinder und Jugendliche mit einer Borderline-Persönlichkeitsstörung und ihre Eltern geraten oft in ausweglose Situationen, und die Erkrankung kann so eine schockierende Macht über alle Familienmitglieder erlangen. Gibt es etwas, das Sie tun können, um diesen gordischen Knoten zu durchtrennen? Auf diese Frage gehen wir im folgenden Abschnitt ein.

Gefährliche oder außer Kontrolle geratene Situationen mit Ihrem Kind bewältigen

Denken Sie nicht einmal daran, Probleme und Bedrohungen, die mit potenzieller Körperverletzung einhergehen, selbst zu lösen, ohne die Hilfe eines erfahrenen Therapeuten in Anspruch zu nehmen. Ihr Therapeut unterstützt Sie bei der Entwicklung eines Plans, der selbst für die schlimmsten Bedrohungen geeignet ist.

Wenn Ihr Kind zum ersten Mal eine dieser schwerwiegenden Drohungen äußert und Sie noch keinen Therapeuten hinzugezogen haben, sollten Sie in Erwägung ziehen, mit Ihrem Kind die Notaufnahme eines Krankenhauses aufzusuchen, um es dort untersuchen zu lassen. Mit einiger Sicherheit werden Sie längere Zeit warten müssen. Aber schon diese Wartezeit ist eine nützliche Konsequenz, der sich Ihr Kind stellen muss, weil es die Drohung ausgesprochen hat. Mit dieser Maßnahme verringern Sie die Wahrscheinlichkeit, dass Ihr Kind Sie erneut mit einer solchen Drohung zu manipulieren versucht. Wenn Ihr Kind seine Drohung ernst gemeint hat, sind Sie hier richtig, um eine sofortige Behandlung zu erhalten.

Ziehen Sie außerdem einige der folgenden Optionen in Betracht, um mit außer Kontrolle geratenen, gefährlichen Drohungen und Verhaltensweisen umzugehen:

- ✔ **112:** Wenn Sie Angst vor einer unmittelbaren Gefahr haben, rufen Sie 112 an.
- ✔ **Stationäre Behandlung:** In der Regel wird eine solche Behandlung von Ihrem Therapeuten oder der Notaufnahme veranlasst, um ein außer Kontrolle geratenes Kind zu stabilisieren und die nächste Behandlungsstufe zu organisieren. Psychologen und Psychiater raten in der Regel von wiederholten stationären Behandlungen ab.
- ✔ **Behandlung in einer Einrichtung:** Bei diesem selten angewandten Ansatz werden Kinder in eine kontrollierte, stationäre Einrichtung gebracht, in der Regel für einen längeren Zeitraum (meist für mindestens einen Monat). In diesen Einrichtungen erhalten die Kinder Einzeltherapie, Gruppentherapie, Training sozialer Kompetenzen, verschiedene Therapien, Bildung und strukturierte Konsequenzen für ihr Verhalten.

Dieser Ansatz wird nicht so oft empfohlen wie andere, vor allem wegen der hohen Kosten und der ungewissen Ergebnisse.

- **Behandlung in Pflegefamilien:** Bei diesem Ansatz geben Eltern vorübergehend das Sorgerecht für ihre Kinder ab, damit Pflegeeltern, die im Umgang mit schwerwiegenden emotionalen Problemen geschult sind, versuchen können, das Verhalten zu verbessern. Obwohl diese Strategie etwas radikal ist, kann sie in schweren, seltenen Fällen lebensrettend sein. Außerdem übernimmt das Jugendamt einen Teil der Kosten. Erkundigen Sie sich beim zuständigen Jugendamt über die Bedingungen und Kostenbeteiligung.
- **Therapeutische Internate:** Auch diese Strategie ist recht kostspielig. Die Kosten können mehrere Tausend Euro pro Monat betragen, daran beteiligen die Eltern sich einkommensabhängig. Den Großteil bezahlt der Staat. Allerdings sind diese Schulen darauf eingerichtet, mit komplizierten Verhaltens- und emotionalen Problemen umzugehen, sodass der Nutzen dieser Behandlungsform die Kosten unter Umständen überwiegt.
- **Andere Unterbringungen außerhalb des Elternhauses:** Es gibt in einigen Regionen in Deutschland die Möglichkeit therapeutischer Wohngruppen. Manchmal sind auch fürsorgliche Onkel/Tanten, Großeltern oder enge Freunde der Familie bereit, sich für eine Weile um Ihr emotional beeinträchtigtes Kind zu kümmern. Wenn Ihr Kind eine gute, solide Beziehung zu dieser Person hat und beide Parteien einverstanden sind, kann sich diese Option als nützlich erweisen.

Für welche Option Sie sich auch entscheiden, es geht darum, die Betreuung und Unterstützung zu finden, die es allen Familienmitgliedern ermöglicht, sich sicher zu fühlen. Sie dürfen nicht zulassen, dass ein Kind mit schweren BPS-Symptomen Sie oder Ihre anderen Kinder in Gefahr bringt.

Umgang mit Bildschirmzeit und sozialen Medien

Über 20 Prozent der 6- bis 9-jährigen Kinder in Deutschland besitzen bereits ein eigenes Smartphone. In der Altersgruppe der 10- bis 12-Jährigen sind es dann fast 90 Prozent, und bei den 13- bis 15-Jährigen dann fast alle. Bei der Smartphonenutzung nimmt die Dauer mit steigendem Alter demnach stark zu: Zwischen 6 und 9 Jahren sind es (Stand 2025) noch 37 Minuten, zwischen 10 und 12 Jahren schon 107 Minuten. Zwischen 13 und 15 Jahren wächst die durchschnittliche Smartphonezeit auf gut zweieinhalb Stunden (154 Minuten) pro Tag. Und die 16- bis 18-jährigen Smartphonenutzerinnen und -nutzer geben an, sogar mehr als drei Stunden täglich (201 Minuten) am Smartphone zu verbringen.

Kein Wunder, dass der Einfluss der Bildschirmzeit auf das emotionale Wohlbefinden infrage gestellt wird. Die Forschung scheint eindeutig zu sein: Je mehr Zeit Kinder oder Jugendliche vor Bildschirmen verbringen, desto mehr nehmen die folgenden Probleme zu:

- Schwierigkeiten, Aufgaben zu erledigen
- Schlechte Emotionskontrolle

- Verminderte Neugier auf das Leben
- Probleme, Freunde zu finden
- Streitlust
- Zunahme von Angstzuständen und Depressionen, insbesondere bei Teenagern
- Verminderte Fähigkeit, Belohnungen aufzuschieben
- Reduzierte Aufmerksamkeit

Natürlich hat die Bildschirmzeit auch zahlreiche Vorteile. Bildungsprogramme und Forschung sind überzeugende Beispiele. Die Möglichkeit für Menschen, weltweit zu kommunizieren und mit Freunden und Familie in Kontakt zu bleiben, ist für viele ein Glücksfall. Wir empfehlen daher nicht, Bildschirme und ihre Nutzung vollständig zu verbannen. Es sollte jedoch darauf geachtet werden, wie viel Zeit für diese Aktivität aufgewendet wird und wie gut diese genutzt wird.

Allgemein gelten die folgenden Empfehlungen

- Bei Kindern im Alter bis zu 2 Jahren sollte die Bildschirmzeit auf gelegentliche Videotelefonate mit Familienmitgliedern beschränkt bleiben.
- Drei- bis Sechsjährige sollten am Tag höchstens eine halbe Stunde vor einem Bildschirm verbringen.
- Bei Sieben- bis Zehnjährigen sollte die Bildschirmzeit eine Stunde nicht überschreiten.
- Bei Grundschülern und Jugendlichen sollte darauf geachtet werden, dass Schlaf, körperliche Bewegung, Zeit mit der Familie und andere wichtige Aktivitäten ohne Bildschirm nicht durch Medienkonsum eingeschränkt werden. Für die Bildschirmzeit gibt es keine klare Grenze, aber es sollte darauf geachtet werden, dass genügend Raum für positive Lebensgewohnheiten bleibt.
- Informieren Sie sich darüber, was ihr Kind anschaut oder spielt. Auf der Seite der Initiative klicksafe (`www.klicksafe.de`) finden Sie umfassende Informationen zu diversen digitalen Angeboten und auch ganz aktuelle Infos zu sogenannten »Internettrends« oder »TikTok-Challenges« et cetera. Außerdem gibt es dort ganz konkrete und praktische Tipps zur Medienerziehung für verschiedene Altersgruppen.

Kinder mit emotionalen Problemen sind besonders gefährdet, Opfer von Cybermobbing zu werden und generell zu viel Zeit am Bildschirm zu verbringen. Eltern sollten auf beide Probleme achten. Weitere Informationen zu Cybermobbing finden Sie ebenfalls auf der Seite `www.klicksafe.de`.

Sich um alle anderen kümmern – aber auch um sich selbst

Wir gehen davon aus, dass Sie für die Sicherheit Ihrer Familie und Ihres Kindes mit emotionalen Problemen gesorgt haben. Die körperliche Sicherheit steht an erster Stelle. Aber nachdem Sie die grundlegenden Sicherheitsvorkehrungen getroffen haben, müssen Sie sich um die Bedürfnisse aller Familienmitglieder kümmern, nicht nur um die Ihres Kindes mit BPS-Symptomen. Oftmals werden Ehen oder Partnerschaften durch den Stress, den ein Kind mit schweren BPS-Symptomen mit sich bringt, schwer belastet oder gehen in die Brüche.

Sie dürfen nicht zulassen, dass die Erkrankung Ihres emotional beeinträchtigten Kindes wie ein schwarzes Loch wirkt, das die gesamte Aufmerksamkeit und Konzentration auf sich zieht und die Familie auslaugt. Die Erziehung eines Kindes mit herausforderndem Verhalten und emotionalem Leidensdruck kostet Energie. Eine starke Partnerschaft und familiäre Bindung helfen Ihnen, neue Energie zu tanken. In diesem Sinne ist es wichtig, dass sich die Familie auch angenehme Erlebnisse und Aktivitäten gönnt – unabhängig davon, ob das Kind mit den BPS-Symptomen teilnimmt oder nicht.

Eltern von erwachsenen Kindern mit einer BPS

Wenn sie auf die Erziehungsjahre zurückblicken, können sich die meisten Menschen mit erwachsenen Kindern viele Dinge vorstellen, die sie ändern würden, wenn sie könnten. Das ist besonders schmerzhaft, wenn Ihr erwachsenes Kind eine BPS hat. Zweifellos fällt Ihnen eine lange Liste von Fehlern ein, die Sie gemacht haben.

Aber eines können Sie nicht tun: Ihre Fehler wiedergutmachen, indem Sie versuchen, das Leben Ihres erwachsenen Kindes in Ordnung zu bringen. Wenn Sie das versuchen, besteht die Gefahr, dass Sie alles nur noch schlimmer machen. Ihr Kind ist jetzt erwachsen und für sein eigenes Leben und seine Genesung selbst verantwortlich.

Dennoch wird Ihr erwachsenes Kind mit einer BPS wahrscheinlich versuchen, Sie um Hilfe zu bitten, sei es in Form von Geld, Ratschlägen oder Lösungen. Hier ist unser Rat an Sie:

- ✔ Stellen Sie sicher, dass Ihr Kind in Behandlung ist, bevor Sie Hilfe in Betracht ziehen (oder unterstützen Sie es bei der Suche).
- ✔ Unterscheiden Sie zwischen materiellen Hilfen und wertschätzendem Da-Sein.
- ✔ Wenn Sie sich entscheiden, Hilfe zu leisten, sollte diese Hilfe *begrenzt* und mit den Ärzten und Therapeuten besprochen sein, die an der Behandlung Ihres Kindes beteiligt sind.

Denken Sie daran, dass eine Begrenzung Ihrer Hilfe eigentlich im besten Interesse Ihres erwachsenen Kindes ist, denn Menschen mit einer BPS müssen selbst herausfinden, wie sie ihr Leben gestalten wollen. Eine anhaltende Abhängigkeit verstärkt lediglich ihre alten Muster.

✔ Versuchen Sie niemals, der Therapeut oder Berater Ihres Kindes zu sein.

Der Umgang mit einem erwachsenen Kind mit einer BPS – oder einem Kind mit einer BPS im Allgemeinen – ist mitunter äußerst schwierig und kann viel Energie kosten. Wenn Sie jedoch unsere Vorschläge befolgen und sich Unterstützung und Beratung einholen, können Sie die Fähigkeit Ihres Kindes zur Bewältigung der Situation verbessern. Sie ebnen damit den Weg für eine angemessene Behandlung Ihres Kindes. Und nicht zuletzt verbessern Sie die Atmosphäre für die ganze Familie, wenn Sie einen haltgebenden Rahmen für alle schaffen, damit die Probleme eines Kindes nicht die Oberhand gewinnen.

IN DIESEM KAPITEL

Trauer um die verlorene Kindheit

Grenzen setzen für einen Elternteil mit einer BPS

Unterstützung von anderen

Kapitel 24
Ratschläge für erwachsene Kinder von Eltern mit einer BPS

Die Erziehung gesunder Kinder erfordert Opferbereitschaft, Energie und Engagement. Eltern mit einer Borderline-Persönlichkeitsstörung fehlt es in der Regel an den nötigen Ressourcen, um ihren Kindern ein gesundes Umfeld zu bieten. Dieser Mangel bedeutet nicht, dass sie keine wunderbaren Eltern sein können – manchmal. Aber allzu oft werden sie von ihren eigenen emotionalen Problemen überwältigt und vernachlässigen ihre Kinder oder misshandeln sie im schlimmsten Fall. Dieses Risiko besteht noch stärker, wenn der betroffene Elternteil keine Behandlung und Unterstützung wahrnimmt oder erhält.

Wenn ein Elternteil eine BPS hat, haben Sie als erwachsenes Kind wahrscheinlich mehr als genug mit schwierigen Erinnerungen zu kämpfen. Sie erinnern sich vielleicht an Zeiten, in denen Sie sich verlassen fühlten oder übermäßige Verantwortung übernehmen mussten. Vielleicht denken Sie auch an aufregende Abenteuer oder an Zeiten, in denen Ihre Eltern Sie auf ein Podest gestellt haben. Neben den Höhen erlebt man als Kind eines Elternteils mit BPS aber auch die tiefsten Tiefen – eine Kindheit mit einem Elternteil mit BPS kann eine ganz schöne Achterbahnfahrt sein.

Wir raten davon ab, bei einem Familienmitglied eine BPS oder eine andere emotionale Störung zu diagnostizieren. Obwohl wir Ihnen in Kapitel 3 Informationen über die Symptome der BPS geben, ist die bloße Zuordnung des Verhaltens Ihrer Eltern zu diesen Symptomen nicht mit einer Diagnose zu verwechseln. Selbst die Beschreibung Ihrer Eltern gegenüber Fachleuten kann nicht zu einer formellen Diagnose führen, da diese keine Diagnose stellen können, ohne die Person zu sehen. Dennoch kann dieses Kapitel für erwachsene Kinder nützlich sein, die wissen, dass ihre Eltern BPS-ähnliche Merkmale aufweisen, oder für diejenigen, die wissen, dass bei ihren Eltern eine solche Diagnose gestellt wurde.

Wenn Sie erwachsen sind, müssen Sie sich mit Ihren Kindheitserinnerungen und allen anhaltenden Problemen mit Ihren Eltern auseinandersetzen. In diesem Kapitel zeigen wir Ihnen, wie man das Geschehene akzeptiert und die Vergangenheit hinter sich lässt, wenn ein Elternteil eine BPS hat oder hatte. Wir beschreiben, wie man einen Elternteil mit einer BPS begreift und realistische Erwartungen an die Beziehung zu diesem Elternteil entwickelt. Wir geben Ihnen auch Anregungen, wie Sie Grenzen setzen können, damit Sie ein Leben ohne Chaos führen können. Sie werden auch einige Ratschläge finden, wie Sie Unterstützung erhalten, um sich besser zu fühlen. Schließlich geben wir Ihnen einige Tipps, wie Sie Ihre eigene emotionale Belastbarkeit steigern.

In diesem Kapitel verwenden wir den Begriff *Elternteil* anstelle von *Eltern*, da es weitaus häufiger vorkommt, dass nur ein Elternteil von einer BPS betroffen ist als beide. Natürlich gibt es von Zeit zu Zeit Ausnahmen von dieser Regel.

Trauer um die »nicht so perfekte« Kindheit

Im Fernsehen oder im Kino werden oft Geschichten von wunderbaren, fast idyllischen Familien erzählt – Eltern und Kinder spielen gemeinsam, reden miteinander, lösen Probleme gemeinsam und begegnen sich mit Wärme und Liebe. Vielleicht fühlen Sie sich um eine solche Familienatmosphäre betrogen, weil Ihre Familie im Gegensatz zu diesen Fernsehfamilien instabil und voller Konflikte war. Die Familien im Fernsehen und in den Filmen haben allerdings nicht viel mit der Realität zu tun. Die meisten Familien durchleben Höhen und Tiefen und haben Stärken und Schwächen.

Wenn Sie jedoch in einer Familie mit einem Elternteil mit einer BPS aufgewachsen sind, waren Ihre Höhen vielleicht höher und Ihre Tiefen ganz sicher tiefer als bei den meisten anderen. Die Atmosphäre war wahrscheinlich oft von Chaos und Stress geprägt. Sie haben guten Grund zu glauben, dass Sie etwas verpasst haben. Die folgenden Abschnitte sollen Ihnen helfen, die Auswirkungen zu verstehen, die Ihr Elternteil mit der BPS auf Sie gehabt haben könnte. Nicht jeder wird die gleiche Erfahrung gemacht haben, da BPS-Symptome von Person zu Person unterschiedlich sind. Durch die Auseinandersetzung mit den Auswirkungen der BPS auf Ihre Kindheit können Sie Ihre Vergangenheit besser verstehen und in der Gegenwart ein besseres Leben für sich selbst gestalten.

Die Auswirkungen einer BPS auf Kinder

Kinder, die von einem Elternteil mit einer BPS aufgezogen werden, tragen ein höheres Risiko für Depressionen, Substanzmissbrauch, Verhaltensprobleme und andere emotionale Störungen als Kinder, die von Eltern ohne Persönlichkeitsstörung aufgezogen werden. Das ist insofern nachvollziehbar, als die BPS-Symptome des Elternteils sie wahrscheinlich während ihrer gesamten Kindheit chronischen Konflikten, Gewaltandrohungen, Substanzmissbrauch und unvorhersehbaren Emotionen aussetzen. Die problematischen Interaktionen zwischen Müttern oder Vätern mit einer BPS und ihren Kindern wirken sich negativ auf die normale Entwicklung aus. Tabelle 24.1 listet einige gängige problematische Verhaltensweisen von Elternteilen mit einer BPS zusammen mit einigen der Auswirkungen auf, die solche Verhaltensweisen auf ihre Kinder haben können.

Verhaltensweisen des BPS-Elternteils	Mögliche Auswirkungen auf Kinder
Auf und ab in der Beziehung: Ein Elternteil mit einer BPS wechselt unter Umständen mehrmals den Partner.	Diese Unberechenbarkeit kann zu einem Gefühl intensiver Unsicherheit, Angst und Sorge sowie zu Ängsten vor dem Verlassenwerden führen.
Explosivität: Elternteile mit einer BPS streiten oft heftig, neigen zu Wutausbrüchen und sogar zu Gewalt oder Misshandlung.	Dieses elterliche Modell kann Kinder daran hindern, zu lernen, wie sie ihre eigenen Emotionen regulieren können. Kinder werden extrem aggressiv, ängstlich oder depressiv.
Wechselhaftigkeit: Elternteile mit einer BPS überschütten ihre Kinder an einem Tag mit Lob und Liebe und bombardieren sie am nächsten Tag mit Schuldzuweisungen, Kritik und Verachtung.	Wechselhaftigkeit kann bei Kindern zu einem instabilen Selbstwertgefühl führen – sie fühlen sich manchmal anderen überlegen und manchmal unzulänglich.
Probleme, andere zu verstehen: Elternteile mit einer BPS sind nicht unbedingt in der Lage, ihre Kinder zu »lesen« und zu verstehen. Es mangelt ihnen daher möglicherweise an Empathie.	Kinder haben Schwierigkeiten, ihre eigenen Emotionen und die anderer zu verstehen.
Dissoziation: Elternteile mit einer BPS leben mitunter in einer anderen Welt und sind nicht in der Lage, auf die Bedürfnisse ihrer Kinder einzugehen.	Kinder fühlen sich vernachlässigt und entwickeln möglicherweise ein Gefühl emotionaler Entbehrung oder überkompensieren dies manchmal durch übertriebene Anspruchshaltung.
Impulsivität: Elternteile mit einer BPS können anfällig für Substanzmissbrauch, Glücksspiel, Promiskuität oder andere impulsive Verhaltensweisen sein.	Kinder leiden möglicherweise unter überwältigenden Sorgen oder zeigen selbst ähnliche Verhaltensweisen.
Selbstverletzung: Einige Elternteile mit einer BPS zeigen Selbstverletzung durch Suizidversuche, tatsächliche Suizide oder Selbstverstümmelung.	Kinder können depressiv werden oder ähnliche Verhaltensweisen entwickeln.
Bedürftigkeit: Elternteile mit einer BPS sind möglicherweise nicht in der Lage, ihren eigenen täglichen Verpflichtungen nachzukommen, und wenden sich daher an ihre Kinder und bürden ihnen übermäßige Verantwortung auf.	Solche Kinder können Angstzustände oder sogar Zwangsstörungen entwickeln. Sie neigen auch zu Verbitterung und Wut.
Grenzverletzungen: Elternteile mit einer BPS verletzen die Grenzen zwischen Eltern und Kind, indem sie verlangen, dass ihre Kinder ihre besten Freunde werden oder sogar mehr für die emotionalen Bedürfnisse der Eltern sorgen als für ihre eigenen.	Solche Kinder können sich übermäßig auf die Bedürfnisse anderer Menschen konzentrieren oder so sehr über ihre eigenen Rollen verwirrt sein, dass sie Schwierigkeiten haben, gut mit Gleichaltrigen zu interagieren.

Tabelle 24.1: Mögliche Auswirkungen auf Kinder von Elternteilen mit einer BPS

Menschen leiden aus verschiedenen Gründen, darunter biologische, soziale und psychologische Faktoren, an einer BPS. (Weitere Informationen zu den Ursachen einer BPS finden Sie in Kapitel 4.) Die meisten Menschen möchten als Elternteil gesunde Kinder großziehen, aber eine Persönlichkeitsstörung wie die BPS steht dem oft im Weg. Wir präsentieren diese Tabelle, damit Sie besser verstehen können, wie Sie von Ihrem psychisch belasteten Elternteil beeinflusst wurden, und nicht, um Ihrem Elternteil Vorwürfe zu machen.

Sie werden vielleicht feststellen, dass viele der in Tabelle 24.1 gezeigten Auswirkungen auf Kinder mit den aufkommenden BPS-Symptomen übereinstimmen. Diese Tendenz leuchtet ein, denn wenn ein Elternteil eine BPS hat, erhöht sich die Wahrscheinlichkeit, dass die Kinder ebenfalls eine BPS entwickeln (auch wenn hierbei natürlich keine Zwangsläufigkeit besteht – siehe Kapitel 4). Das Risiko für die meisten anderen emotionalen Störungen, wie Angst und Depression, steigt ebenfalls.

Gleichzeitig müssen Kinder trotz eines Elternteils mit einer BPS keine größeren emotionalen Probleme entwickeln. Die BPS hat viele Ursachen. Daher ist es unmöglich, allein aufgrund von Verwandtschaftsgraden vorherzusagen, wer die Störung bekommen wird. Möglicherweise haben Sie die relevanten Gene nicht geerbt oder es gab andere positive Einflüsse, die die Wahrscheinlichkeit einer Erkrankung verringert haben (denn Gene verhalten sich unterschiedlich in Abhängigkeit von den Lebensbedingungen eines Menschen).

Die Beziehung zu dem Elternteil überprüfen

Der vorherige Abschnitt zeigt, wie sich eine BPS bei einem Elternteil auf verschiedene Weise auf Kinder auswirken kann. Noch wichtiger ist es jedoch zu verstehen, wie genau *Ihr* Elternteil mit einer BPS (oder BPS-ähnlichen Merkmalen) *Sie* und *Ihre* Kindheit beeinflusst hat. Höchstwahrscheinlich haben Sie entweder schon einmal Trauer wegen dieser Auswirkungen empfunden oder werden dies irgendwann in der Zukunft tun. Schließlich kann ein Elternteil mit einer BPS bedeuten, dass Sie möglicherweise etwas sehr Wichtiges verloren haben – insbesondere die Kindheit, die sich alle Kinder wünschen.

Und wenn Sie bei diesem Problem keine professionelle Hilfe in Anspruch genommen haben, kann es sein, dass dieser Trauerprozess noch nicht begonnen hat.

Trauerbewältigung durch Fragen zur Trauerverarbeitung

Sie können beginnen, Ihre Trauer zu bewältigen, indem Sie alle Facetten der Beziehung, die Sie zu Ihrem BPS-Elternteil hatten oder noch haben, Revue passieren lassen. Beantworten Sie die folgenden Fragen zur Verarbeitung der Trauer wegen dieser Beziehung:

- ✔ Wie war Ihre Kindheit mit diesem Elternteil?
- ✔ Was schätzten Sie an Ihrem Elternteil und was war problematisch für Sie?
- ✔ Was haben Sie von Ihrem Elternteil gelernt (sowohl Gutes als auch Schlechtes)?
- ✔ Welche Ressentiments tragen Sie heute aus Ihrer Beziehung zu diesem Elternteil mit sich herum?

- Für welche Eigenschaften dieses Elternteils sind Sie dankbar?
- Inwieweit würde Ihr Leben heute (sowohl im Guten als auch im Schlechten) anders aussehen, wenn Ihr Elternteil keine BPS gehabt hätte?
- Was konnte Ihr Elternteil Ihnen nicht bieten? Und was haben Sie stattdessen von jemand anderem (zum Beispiel von Ihrem anderen Elternteil, einem Freund, einem Verwandten oder einem Lehrer) erhalten?

Wenn Sie sich Erinnerungen aus der Vergangenheit, wie alte Fotoalben, Schulzeugnisse, Briefe oder längst vergessene Tagebücher, genauer ansehen, kann Ihnen das die Rückschau erleichtern.

Nehmen Sie sich Zeit, um über Ihre Antworten auf diese Fragen nachzudenken. Achten Sie dabei auf Ihre Gefühle. Es kann sein, dass Sie beim Nachdenken über diese Themen Angst oder Schmerz empfinden. Es ist vielleicht hilfreich, Ihre Antworten und Gefühle mit einem sehr vertrauten Freund oder vielleicht mit Ihren Geschwistern (wenn Sie sich ihnen nahe fühlen) zu besprechen. Wenn Ihre Gefühle besonders schmerzhaft oder schwierig sind, sollten Sie in Erwägung ziehen, professionelle Hilfe in Anspruch zu nehmen, um sie zu überwinden.

Der Sinn der Trauerarbeit besteht darin, die Bedeutung Ihrer Beziehung zu einem problematischen Elternteil voll und ganz zu würdigen. Wenn Sie diese Beziehung verstehen – das Gute und das Schlechte– können Sie vielleicht besser loslassen und weiterleben. Groll und Wut mit sich herumzutragen, schadet Ihnen nur– das Festhalten an diesen Emotionen ändert weder Ihre Vergangenheit noch Ihre Zukunft.

Gefühle zum Ausdruck bringen

Nachdem Sie Ihre Beziehung während der Kindheit gründlich verarbeitet haben, sollten Sie in Erwägung ziehen, einen Brief an Ihren Elternteil mit einer BPS zu schreiben. Wir empfehlen im Allgemeinen nicht, den Brief tatsächlich an Ihren Elternteil zu schicken, da es nicht darum geht, eine Änderung herbeizuführen oder eine Entschuldigung zu erzwingen. Vielmehr geht es darum, Ihnen ein Ventil zu bieten, durch das Sie Ihre Gefühle ausdrücken können. Wenn Sie jedoch mit einem Therapeuten zusammenarbeiten, der Ihnen empfiehlt, einen solchen Brief zu schreiben, kann dies für Sie von Nutzen sein.

Das folgende Beispiel von Ella, die heute 32 Jahre alt ist, zeigt, was passieren kann, wenn ein erwachsenes Kind aktiv über seine Kindheit mit einer Mutter nachdenkt, die eine BPS hat.

> **Ella** erinnert sich daran, wie sie ihren zwölften Geburtstag in der Notaufnahme eines Krankenhauses feierte. Ihre Mutter hatte wieder eine Überdosis Medikamente genommen und die Wartezeit an einem Samstagabend war lang. Während ihre Mutter auf einer Trage immer wieder bewusstlos wurde, erfuhren einige der Krankenschwestern von ihrem Geburtstag und kauften ihr Süßigkeiten aus dem Automaten. Sie fanden ein paar gebrauchte Geburtstagskerzen auf der Schwesternstation und sangen ihr gegen zwei Uhr morgens ein Geburtstagsständchen. Bei Ellas Mutter war eine Borderline-Persönlichkeitsstörung diagnostiziert worden, und dies war ihr vierter Krankenhausaufenthalt nach einem Suizidversuch.

Jahre und viele Therapiesitzungen später macht sich Ella immer noch Sorgen um ihre Mutter. Aber jetzt fühlt sie sich bereit, sich von dem Groll und der Wut zu lösen, die ihr Leben vergiftet haben. Nachdem sie ihre Antworten auf die Fragen zur Trauerverarbeitung durchgesehen hat, schreibt sie diesen Brief an ihre Mutter:

Liebe Mama,

ich hoffe, es geht dir gut. Ich weiß, dass ich dich nicht sehr oft anrufe, und wenn ich deinen Namen auf meiner Anruferanzeige sehe, hebe ich nicht ab. Das verletzt dich wahrscheinlich sehr, und das tut mir leid.

Ich erinnere mich an all die Familientherapien, die wir hatten, als ich ein Teenager war. Irgendwie haben wir es nie geschafft, Zeit miteinander zu verbringen, ohne dass einer von uns wütend wurde. Ich habe viele Jahre lang meine Wut und meinen Groll auf dich nicht überwinden können.

Aber in letzter Zeit geht es mir besser, und ich wollte mir ein paar Dinge von der Seele reden. Erstens gibt es für ein Kind nichts Schlimmeres, als wenn die Mutter versucht, sich umzubringen. Ich kann dir gar nicht sagen, wie viel Angst ich hatte. Gleichzeitig war ich wütend auf dich, auf die Ärzte, die scheinbar nicht halfen, und auf alle anderen auf der Welt. Ich war einfach so wütend und verängstigt. So habe ich mich gefühlt – die ganze Zeit.

Ich habe nie daran gedacht, wie sehr du auch gelitten haben musst. Und ich habe mir die Schuld dafür gegeben, dass ich dir nicht helfen konnte. Jetzt verstehe ich, dass ich nicht helfen oder verstehen konnte; ich war zu jung. Ich habe viel über die Borderline-Persönlichkeitsstörung gelernt und jetzt sehe ich, dass du wahrscheinlich dein Bestes gegeben hast und dass ich nichts tun konnte, damit es dir besser geht. Ich erinnere mich daran, wie viel Spaß man mit dir haben konnte, wenn du dich gut gefühlt hast. Ich weiß, dass du es versucht hast. Und ein paar Mal warst du für mich da. Vielleicht versuche ich irgendwann mal wieder, dich von Zeit zu Zeit anzurufen. Aber im Moment brauche ich etwas Abstand.

Alles Liebe, Ella

Obwohl Ella sich bereit fühlte, diesen Brief an ihre Mutter zu schreiben, schickte sie ihn nicht ab, weil ihre Mutter weiterhin instabil war. Ella fühlte sich besser, nachdem sie den Brief an ihre Mutter geschrieben hatte, auch wenn sich dadurch nichts änderte, denn so konnte sie etwas von ihrer Verbitterung und ihrem Groll loslassen. Ihre Trauer über den Verlust ihrer Kindheit ließ langsam nach.

Mit dem Leben weitermachen

Sie können Ihre Vergangenheit nicht ungeschehen machen, aber Sie könnten für immer darin gefangen bleiben, wenn Sie nicht herausfinden, wie man vergibt und loslässt. Zu vergeben bedeutet nicht, zu vergessen oder zu sagen, dass das, was passiert ist, in Ordnung war. Stattdessen bedeutet Vergebung, sich selbst zu erlauben, nach vorne zu schauen.

Was nun? Sie sind erwachsen und müssen Ihr eigenes Leben führen. Wenn Ihr Elternteil mit einer BPS immer noch Ärger und Unruhe in Ihnen auslöst, haben Sie noch einiges an Arbeit vor sich. Sie müssen Ihrem Elternteil gegenüber bessere Grenzen setzen, um sich selbst und das Leben, das Sie jetzt führen, zu schützen, sei es in Bezug auf Freunde, Arbeit, einen Partner, einen Ehepartner und/oder eigene Kinder.

Grenzen setzen

Grenzen sind die Grenzen, die Menschen um sich und ihr Leben ziehen, um sich vor ständigen Einmischungen zu schützen. Wenn Sie sich über Ihre Grenzen im Klaren sind, werden diese in der Regel von anderen respektiert. Wir zum Beispiel haben Grenzen in Bezug auf Telefonanrufe – wir gehen in der Regel nach 22:00 Uhr nicht mehr ans Telefon, es sei denn, die Anrufer-ID zeigt einen engen Freund oder ein Familienmitglied an. Dann heben wir ab, weil diese Freunde und Familienmitglieder wissen, dass wir nicht gerne spät ans Telefon gehen, es sei denn, es ist etwas sehr Wichtiges oder Dringendes. Unsere Freunde und Familie respektieren diese Grenze, die wir uns gesetzt haben.

Menschen setzen sich in vielen Bereichen Grenzen, etwa bei ihren Bedürfnissen nach Raum, Zeit für sich allein, Privatsphäre und Intimität. Menschen mit einer BPS fehlt oft das Verständnis für zwischenmenschliche Grenzen oder die Notwendigkeit, sie zu respektieren. Sie werden daher Ihre Grenzen für Elternteile mit einer BPS wahrscheinlich sehr deutlich und mit Nachdruck formulieren.

Um einem Elternteil mit einer BPS Grenzen aufzuzeigen, sollten Sie die folgenden Punkte berücksichtigen:

- ✔ **Entscheiden Sie, was wichtig ist.** Fragen Sie sich, wo Sie Grenzen setzen möchten. Manche Menschen betrachten ihre persönliche Zeit als vorrangig. Für andere ist ihre Privatsphäre entscheidend. Manche entscheiden vielleicht, dass jeglicher Kontakt mit ihrem Elternteil übermäßig toxisch wäre. Denken Sie daran, dass *nur Sie* entscheiden können, was Ihnen wichtig ist.

- ✔ **Erkennen Sie Ihre Rechte.** Dieses Thema ist für erwachsene Kinder oft schwer zu verstehen. Als Erwachsener haben Sie das uneingeschränkte Recht, Ihr eigenes Leben zu führen. Nur Sie selbst können beurteilen, was Sie brauchen und wollen. Ihre Freunde, Ihr anderer Elternteil, Ihre Geschwister oder andere Personen setzen Sie möglicherweise unter Druck, Ihren Elternteil mit einer BPS zu retten. Sie haben diesen Weg wahrscheinlich schon oft beschritten und sind dabei nur in Sackgassen gelandet. Sie müssen also selbst entscheiden, was für Sie funktioniert. Machen Sie *Ihr eigenes* Leben zu Ihrer Priorität.

- ✔ **Sprechen Sie die Dinge offen an.** Ungenauigkeiten, Zweideutigkeiten und mangelnde Klarheit helfen Ihnen nicht dabei, eindeutige Grenzen zu setzen. Sie müssen Ihre Botschaft so klar wie möglich formulieren und dürfen sich nicht zurückhalten. Sie müssen aber auch nicht gemein oder nachtragend sein. Sie können dem Elternteil beispielsweise sagen: »Ich nehme deine Anrufe bei der Arbeit nicht mehr entgegen – wenn es sein muss, lege ich auf. Meine Arbeit darf einfach nicht unterbrochen werden.« Oder Sie sagen zu Ihrem Elternteil: »Du darfst auf den Geburtstagsfeiern meiner Kinder nicht trinken. Wenn du mit Alkoholfahne auftauchst, bestehe ich darauf, dass du gehst. Ich werde ein Auto bestellen und dich nicht fahren lassen. Ich meine es ernst.« Sie können Ihrem Elternteil auch sagen: »Ich werde nicht länger mit dir über meine Ehe sprechen.«

Und Sie müssen nicht erklären, warum Sie diese oder andere Grenzen setzen. Wir sagen Ihnen nicht, welche Grenzen Sie setzen sollen, aber wir möchten, dass Sie sie klar und deutlich machen, wie in den vorangegangenen Beispielen.

- **Setzen Sie sich mit den emotionalen Folgen auseinander.** Sie können nicht erwarten, dass Ihre Eltern von Ihren neuen Grenzen begeistert sind. Ihr Elternteil mit der BPS wird sich wahrscheinlich beleidigt oder zurückgewiesen fühlen. Ihr anderer Elternteil könnte versuchen, Sie mit Schuldgefühlen zu erpressen. Lassen Sie sich von niemandem dazu überreden, Ihre Meinung zu ändern. Wenn Sie die Tür einen Spalt weit öffnen, ermutigen Sie Ihr Gegenüber, sich mit Gewalt Zutritt zu verschaffen, mit dem Ergebnis, dass Sie sich niedergeschlagen und verletzt fühlen.
- **Passen Sie Ihre Grenzen nach Bedarf an.** Das Setzen von Grenzen gegenüber einem problematischen Elternteil ist keine einmalige Angelegenheit. Möglicherweise haben Sie das Bedürfnis, mehr Barrieren zu errichten, wenn sich Ihr Elternteil besonders schlecht benimmt. In einigen Fällen kann sich ein Elternteil mit der Zeit bessern, sodass Sie die Grenzen etwas lockern können. In anderen Fällen ändern sich Ihre Bedürfnisse, was dazu führt, dass Sie entweder höhere oder niedrigere Barrieren errichten.

Es kann eine Herausforderung sein, zum ersten Mal klare Grenzen zu setzen. Im nächsten Abschnitt finden Sie Anregungen, wie Sie Unterstützung für Ihre Bemühungen erhalten können.

Es gibt wirksame Behandlungsmöglichkeiten für eine BPS. Wenn Ihr Elternteil nicht erfolgreich behandelt wurde, sollten Sie sich ein wenig Zeit nehmen, um herauszufinden, welche anderen Ansätze helfen können. Präsentieren Sie Ihre Ergebnisse Ihrem Elternteil, aber nur einmal. Es liegt nicht in Ihrer Verantwortung, dafür zu sorgen, dass Ihr Elternteil die Behandlung auch durchführt. Wie man so schön sagt: Man kann ein Pferd zwar zur Tränke führen, aber man kann es nicht zum Trinken zwingen.

Unterstützung finden

Es ist sehr schwierig, mit jemandem zusammenzuleben, der eine BPS hat. Das Kind eines Menschen mit einer BPS zu sein, ist äußerst schmerzhaft. Stellen Sie sich ein kleines Kind vor, das seinem Elternteil nach einer absichtlichen Selbstverletzung einen Verband anlegt. Die Gefühle der Hilflosigkeit und des Schreckens müssen überwältigend sein. Es ist nicht verwunderlich, dass erwachsene Kinder von Eltern mit einer BPS einem höheren Risiko ausgesetzt sind, selbst emotionale Probleme zu haben.

Wenn Sie leiden, sollten Sie wissen, dass Sie nicht allein sind. Andere sind den gleichen Weg gegangen und haben ihn überstanden. Holen Sie sich Hilfe. Hier sind einige Möglichkeiten:

- ✔ Machen Sie eine Therapie bei einem Experten, der Erfahrung im Umgang mit der BPS hat.
- ✔ Schließen Sie sich Selbsthilfegruppen an und erfahren Sie mehr über die Störung, die Ihr Leben durcheinandergebracht hat.

Im Anhang finden Sie weitere Ressourcen.

Widerstandsfähigkeit entwickeln

Ihr Ziel sollte nicht darin bestehen, ein perfektes Leben zu führen. Das gibt es nicht. Widerstandsfähige Menschen haben mehr als genug Rückschläge erlebt. Wenn sie jedoch mit schwierigen Zeiten konfrontiert sind, haben sie die Fähigkeit und Entschlossenheit, tief in sich hineinzuhören und weiterzumachen. Selbst nach mehreren Rückschlägen oder Misserfolgen arbeiten sie daran, aus solchen Erfahrungen zu lernen und stärker zu werden. Es ist gut zu wissen, dass sich die meisten Menschen mit einer schwierigen Kindheit gut entwickeln: Sie sind widerstandsfähig (manche nennen das auch »Resilienz«).

Machen Sie sich bewusst, dass eine schwierige Kindheit sogar Vorteile haben kann. Der Umgang mit einem Elternteil mit einer BPS kann Ihnen helfen, andere zu verstehen und Mitgefühl für sie zu empfinden. Manchmal ebnet dies sogar den Weg zu emotionaler Stärke. Der Schlüssel liegt darin, sich nicht als hilfloses Opfer zu fühlen und zu erkennen, dass man aus schwierigen Verhältnissen viel über den Umgang mit Widrigkeiten lernen kann.

IN DIESEM KAPITEL

- Frühe Anzeichen einer BPS erkennen
- Das Ego loslassen und sich auf den Klienten konzentrieren
- Strikte Grenzen setzen – und sich daran halten
- Auf sich selbst achten

Kapitel 25
Ratschläge für Therapeuten von Personen mit einer BPS

Die Komplexität der Borderline-Persönlichkeitsstörung (BPS) jagt manchen Psychotherapeuten einen Schauer über den Rücken. Klienten mit einer BPS sind mit mehreren Problemen beladen, darunter impulsives Verhalten, Beziehungsprobleme, Substanzmissbrauch, emotionale Dysregulation und ein hohes Suizidrisiko. Tatsächlich begehen zehn Prozent der Menschen mit einer BPS irgendwann Suizid. Behandelnde Psychotherapeuten empfinden tiefe Trauer und Schmerz, wenn das Leben eines Klienten durch einen Suizid endet.

Kein Wunder, dass sich viele Therapeuten den Herausforderungen eines Klienten mit einer BPS nicht gewachsen fühlen. Andere Therapeuten nehmen unwissentlich Menschen mit einer BPS in ihre Praxis auf und verstricken sich in eine verwickelte, komplexe Beziehung, die schließlich außer Kontrolle gerät. Es kann vorkommen, dass sie ungewöhnlich viel Hilfe leisten, besondere Rücksicht nehmen oder wütend und verärgert auf ihre BPS-Klienten sind, ohne zu wissen, warum.

Auf der anderen Seite kann die Behandlung von Menschen mit BPS aber auch sehr erfüllend sein. Veränderungen mögen langsamer eintreten als in anderen Fällen, und Hindernisse können entmutigender erscheinen. Aber wenn man durchhält und jemandem mit einer BPS die Werkzeuge und Fähigkeiten vermittelt, die für ein besseres Leben erforderlich sind, hat man als Therapeut die Möglichkeit, all seine Talente und seine Ausbildung einzusetzen. Und nichts ist befriedigender, als zu sehen, wie sich das Leben eines Menschen mit Ihrer Hilfe zum Besseren wendet.

In diesem Kapitel geben wir Ihnen Orientierungshilfen an die Hand, um eine BPS bei Ihren Klienten frühzeitig zu erkennen. Wir besprechen, wie Sie am besten mit Ihren eigenen

Gedanken und Gefühlen umgehen und wie Sie verhindern können, dass Ihre Therapie dadurch beeinträchtigt wird. Wir weisen auch darauf hin, wie wichtig es ist, bei allen Ihren Klienten, auch solchen mit einer BPS, vernünftige Grenzen zu setzen. Und schließlich empfehlen wir verschiedene Möglichkeiten, wie Sie auf sich selbst achten können. Therapeuten müssen sicherstellen, dass sie ihre eigenen Bedürfnisse auf verschiedene Weise erfüllen, wenn sie die benötigte Energie und die Reserven haben wollen, um mit herausfordernden Klienten arbeiten zu können.

Eine BPS in den frühen Phasen der Therapie erkennen

Je früher Sie wissen, dass ein neuer Klient eine BPS hat, desto wahrscheinlicher ist es, dass Sie die damit verbundene therapeutische Komplexität bewältigen können. Viele Klienten mit einer BPS bemühen sich jedoch nach Kräften, ihre Therapeuten über ihre Störung im Dunkeln zu lassen. Die Gründe für dieses Verhalten sind von Person zu Person unterschiedlich, aber zum Teil fürchten BPS-Klienten eine mögliche Ablehnung durch Sie, ihre neue Therapeutin oder ihren neuen Therapeuten. Diese Angst ist nicht völlig unbegründet, da einige Therapeuten und Therapeutinnen es vorziehen, nicht mit BPS-Klienten zu arbeiten. Einige BPS-Klienten berichten durchaus, dass sie in der Vergangenheit von mehreren Therapeuten abgelehnt wurden.

Wenn Sie sich nicht wohl dabei fühlen, eine Borderline-Persönlichkeitsstörung zu behandeln, versuchen Sie, die betreffende Person weiterzuüberweisen, bevor Sie eine therapeutische Beziehung eingehen. Tun Sie das nicht, kann das Ihrem Klienten unnötigen Schaden zufügen, indem es seine Angst vor dem Verlassenwerden verstärkt. In der Regel kann ein Telefoninterview oder eine Vereinbarung über eine Evaluierungssitzung vor Beginn der Therapie verhindern, dass Sie jemanden annehmen, den Sie nicht annehmen sollten.

Unsere Empfehlung, eine BPS frühzeitig in der Therapie zu erkennen, hat weniger damit zu tun, dass Sie die Arbeit mit BPS-Klienten vermeiden müssten (oder wollen), sondern vielmehr damit, dass Sie sich darüber im Klaren sind, welche *heiklen Reizthemen* für Ihren Klienten möglicherweise problematisch sein könnten. Mit Reizthemen sind Kernprobleme wie die folgenden gemeint:

- ✔ Angst vor dem Verlassenwerden
- ✔ Sehr instabiles Selbstwertgefühl
- ✔ Probleme mit der Identität
- ✔ Gefühle innerer Leere
- ✔ Bedürfnis nach ständiger Stimulation
- ✔ Substanzmissbrauch
- ✔ Probleme mit persönlichen Grenzen

- ✔ Wut
- ✔ Anspruchsdenken
- ✔ Unkontrollierte Emotionen
- ✔ Neigung zu Selbstverletzungen
- ✔ Beziehungsprobleme
- ✔ Dissoziation

Weitere Informationen zu den Symptomen einer BPS finden Sie in Kapitel 3. Wenn Sie wissen, dass Ihre BPS-Klienten möglicherweise eine ausgeprägte Sensibilität für eines dieser Probleme aufweisen, können Sie in Ihren therapeutischen Gesprächen mit ihnen vorsichtiger vorgehen. Zu wissen, was Sie in Ihren Gesprächen mit BPS-Klienten vermeiden und was Sie ansprechen sollten, hilft, Brüche im therapeutischen Prozess zu vermeiden.

Wir empfehlen Ihnen, die Möglichkeit in Betracht zu ziehen, dass Klienten eine BPS *haben könnten*, wenn sie insbesondere in den ersten Sitzungen folgende Verhaltensweisen zeigen:

- ✔ Sie berichten, dass frühere Therapeuten sie nicht verstanden haben.
- ✔ Sie erwähnen eine lange Liste früherer, unzulänglicher Therapeuten.
- ✔ Sie sagen, dass ihre Probleme zu groß sind, um bewältigt werden zu können.
- ✔ Sie verpassen, stornieren oder ändern Termine, insbesondere in letzter Minute.
- ✔ Sie wünschen sich besonderes Entgegenkommen, etwa Termine außerhalb der üblicherweise angebotenen Zeiten.
- ✔ Sie versuchen, die Sitzungen über die vorgesehene Zeit hinaus zu verlängern.
- ✔ Sie idealisieren Sie – den neuen Therapeuten – oder einen früheren Therapeuten (manchmal einschließlich subtiler oder offensichtlicher verführerischer Verhaltensweisen).
- ✔ Sie behandeln Sie, den neuen Therapeuten, als besonderen Freund oder sprechen in diesem Zusammenhang über einen früheren Therapeuten.
- ✔ Sie reagieren übermäßig sensibel auf Ihre Stimmungen oder Ihren Gesundheitszustand.
- ✔ Sie stellen scheinbar harmlose Fragen zu Ihrer Familie.
- ✔ Sie versuchen, außerhalb der Therapie eine Verbindung herzustellen, durch »zufälliges« Aufeinandertreffen in Geschäften oder bei lokalen Veranstaltungen.
- ✔ Sie wissen Dinge über Sie, die nicht allgemein bekannt sind.
- ✔ Sie berichten über frühere suizidale Verhaltensweisen und Drohungen.

Die obigen Punkte stellen natürlich keine diagnostische Checkliste für eine BPS dar, denn wir gehen davon aus, dass Sie die Grundlagen der BPS-Diagnose bereits kennen. Wenn Sie sich jedoch bei der Diagnose eines besonders komplexen Falls unsicher sind, sollten Sie professionelle Unterstützung und Beratung in Anspruch nehmen. Sie können den Klienten möglicherweise an einen auf Beurteilungen spezialisierten Psychologen überweisen, um eine vollständige psychologische Bewertung zu erhalten, bevor Sie mit der Behandlung fortfahren.

Zusätzlich zur Beobachtung Ihrer Klienten auf diese Anzeichen sollten Sie auch auf Ihre eigenen Gefühle achten. Womöglich geben Sie persönliche Informationen preis, ohne zu wissen, warum. Oder Sie fühlen sich zu manchen Klienten mit BPS-Symptomen hingezogen oder empfinden einfach nur Sympathie. Vielleicht verzeihen Sie auch kurzfristige Absagen und Sonderwünsche. Sie müssen sich Ihrer Gedanken und Gefühle bewusst sein, insbesondere solcher, die den hier genannten ähneln. Natürlich sind Ihnen Ihre Klienten wichtig, aber Sie müssen aufmerksam sein, wenn Sie etwas Ungewöhnliches verspüren.

Wenn Sie Ihre Gefühle nicht im Auge behalten, könnten Sie leicht in eine unangemessene Beziehung verstrickt werden.

Die Arbeit als Psychotherapeut kann einsam sein, besonders wenn Sie eine Privatpraxis führen. Aus rechtlichen und ethischen Gründen können Sie nicht nach Hause gehen und Ihrer Familie von Ihrem Tag erzählen. Sie müssen Ihre täglichen Erfahrungen für sich behalten. Das ist manchmal eine schwierige Aufgabe. Wir empfehlen allen Psychotherapeuten, entweder Intervision oder Supervision in der Gruppe (mit Kollegen) oder regelmäßige Konsultationen mit anderen Fachleuten in Anspruch zu nehmen. Dies ist ein wichtiger Bestandteil der Einhaltung bewährter Verfahren, aber besonders wichtig, wenn man mit BPS-Klienten arbeitet – in den Behandlungsleitlinien gilt das Einholen kollegialer Unterstützung sogar als Standardelement der Therapie.

Objektivität bewahren

Wie die meisten Therapeuten für psychische Erkrankungen sind auch wir auf Klienten gestoßen, die um Hilfe bitten und dann im selben Atemzug sagen, dass ihnen nicht zu helfen ist. Menschen mit einer BPS zeigen häufig solche Widersprüche. Die ersten Sitzungen laufen in etwa wie folgt ab:

- ✔ Retten Sie mich – das können Sie nicht.
- ✔ Helfen Sie mir – mir ist nicht zu helfen.
- ✔ Ich kann Ihnen mehr vertrauen als jedem anderen auf der Welt – ich werde Ihnen nicht sagen, wie ich mich fühle.
- ✔ Geben Sie mir Hilfsmittel – und ich werde sie zerbrechen.
- ✔ Gewähren Sie mir Unterstützung – ich werde Wege finden, Sie auf die Probe zu stellen.

- ✔ Verlassen Sie mich nie – ich hasse Sie.
- ✔ Seien Sie nett zu mir – ich werde Sie zerstören.
- ✔ Sie können mir nicht helfen – Sie sind meine einzige Chance.
- ✔ Ich werde alles für Sie tun – ich werde mich umbringen.

Kommt Ihnen eines dieser Szenarien bekannt vor? Haben Sie ein flaues Gefühl im Magen? Da sind Sie nicht allein. Die Therapie von Menschen mit einer BPS kann sich sehr schwierig gestalten.

Wer sich vor derartigen Problemen fürchtet, sollte sich in Therapie und/oder Supervision begeben, denn es ist nahezu unmöglich, in seiner Praxis keine BPS-Klienten zu haben. Nicht umsonst wird in verschiedenen Studien geschätzt, dass ein gewisser Prozentsatz aller ambulanten Klienten eine BPS aufweisen. Und die Realität sieht so aus, dass fast jeder vierte Therapeut irgendwann einmal einen oder mehrere Klienten durch Suizid verliert. Bei Psychiatern, die in der Regel viel mehr Klienten betreuen, sogar noch häufiger.

Falls diese Statistiken bei Ihnen zu überwältigender Angst führen, sollten Sie vielleicht einen anderen Beruf in Betracht ziehen. Wenn Sie jedoch daran interessiert sind, auch schwierige Klienten mit einer BPS zu behandeln (schließlich lesen Sie dieses Buch), müssen Sie einige Punkte berücksichtigen. Erstens begehen über 90 Prozent aller Menschen mit einer BPS keinen Suizid (insbesondere nicht die, die eine Therapie aufsuchen und dort auch hart mitarbeiten). Zweitens hilft eine Therapie Menschen mit einer BPS, ebenso wie der Faktor Zeit. Drittens hat das Ergebnis bei jedem Klienten, mit oder ohne BPS-Diagnose, letztlich genauso viel mit den Bemühungen des Klienten zu tun wie mit denen des Therapeuten. Die nächsten beiden Abschnitte sollen Ihnen helfen, die Objektivität zu bewahren, die so wichtig ist, wenn Sie es mit schwierigen Klienten zu tun haben.

Das Therapeuten-Ego im Zaum halten

Therapeuten helfen Menschen im Großen und Ganzen nur allzu gerne. Das ist einer der Hauptgründe, warum sie Therapeuten sind! Sie finden ihre Erfüllung darin, Menschen die benötigte Fürsorge, Unterstützung und therapeutische Beratung zu bieten, um ihre Not zu lindern, und ihnen zu helfen, ihr Leben erfüllter und sinnvoller zu gestalten.

Bei all dem darf es jedoch nicht darum gehen, das eigene Ego zu stärken. Ja, Sie möchten sich bei dem, was Sie tun, gut fühlen, und ja, Sie fühlen sich wahrscheinlich besser, wenn sich Ihre harte Arbeit bei einem Klienten auszahlt. Aber Sie können Ihren eigenen Wert nicht daran messen, wie gut ein Klient in der Therapie vorankommt.

Psychotherapie ist keine Einbahnstraße. Als Therapeut können Sie nur die optimalen Bedingungen schaffen, um die Wahrscheinlichkeit zu erhöhen, dass Ihre Klienten nützliche Veränderungen in ihrem Leben vornehmen. Wenn jemand Ihre Hilfe nicht in Anspruch nimmt, sollten Sie wissen, dass Sie kein schlechter Therapeut oder unwürdiger Mensch sind.

Mit anderen Worten: Wenn Sie zulassen, dass Ihr Ego in die Beziehung zu Ihren BPS-Klienten einfließt, verlieren Sie vermutlich die Objektivität, die Sie als effektiver Therapeut benötigen. Wenn Ihre persönlichen Gefühle die Oberhand gewinnen, verwischen unter Umständen die Grenzen, während Sie sich zunehmend frustriert, genervt und verärgert über Ihren schwierigen Klienten fühlen.

Wenn man seine Gefühle über objektive Gedanken siegen lässt, macht man am Ende womöglich genau das, was BPS-Klienten am meisten fürchten (und gleichzeitig erwarten) – man lässt sie aufgrund der eigenen emotionalen Probleme plötzlich im Stich. Oder man lässt zu, dass man sich in eine unangemessene, unethische Beziehung verstrickt, die von einer engen Freundschaft bis hin zu einer sexuellen Liaison reichen kann. Beide Beziehungen erweisen sich letztendlich als schädlich für jeden Klienten – insbesondere für diejenigen mit einer BPS. Wenn Sie an der Richtigkeit dieser Aussage zweifeln, fragen Sie Kollegen, die Erfahrung in der Behandlung schwerer Persönlichkeitsstörungen haben, nach ihrer Meinung zu diesem Thema.

Wenn Sie ein effektiver Therapeut sein wollen, müssen Sie nicht nur Ihr Ego und Ihre Gefühle im Zaum halten, sondern auch genau verstehen, was Sie von einer therapeutischen Beziehung erwarten dürfen. Wir befassen uns mit diesem Thema im nächsten Abschnitt.

Die Erwartungen als Therapeut in Grenzen halten

Jeder Therapeut muss verstehen, was er von einer Karriere als psychischer Gesundheitsexperte erwarten kann. Zu den Vorteilen, die Sie von einer solchen Karriere erwarten können, gehören eine recht gute Bezahlung, ein gewisses Maß an Autonomie bei der Gestaltung Ihres Arbeitsplans, Respekt in der Gemeinschaft, intellektuelle Anregung und eine Vielzahl interessanter Kollegen, mit denen Sie zusammenarbeiten können. Wichtiger als all das ist jedoch die große Zufriedenheit, die Therapeuten in der Regel empfinden, wenn sie dazu beigetragen haben, das Leben ihrer Klienten zu verbessern.

Andererseits können Sie in diesem Beruf keine Fürsorge, Unterstützung, Freundschaft oder große Dankbarkeit von Ihren Klienten erwarten. Viele Klienten sind Ihnen vielleicht dankbar, aber sie drücken dieses Gefühl oft nicht explizit aus. Einige Klienten verlassen Sie nach ein paar Sitzungen und lassen nichts mehr von sich hören. Bei anderen Klienten setzen Sie etwas in Gang, das vielleicht erst Jahre nach Abschluss Ihrer Arbeit Früchte trägt. Tatsächlich kommt es vor, dass viele Klienten Ihre Anregungen einige Wochen oder Monate später Ihnen gegenüber wiederholen und sie ihren eigenen Erkenntnissen zuschreiben – das ist wunderbar, denn es bedeutet, dass sie Fortschritte machen!

Grenzen verstehen

Psychotherapeuten brauchen Grenzen, sonst verlieren sie womöglich die Kontrolle über einige ihrer Beziehungen zu Klienten. Im Allgemeinen sollten Sie mit neuen Klienten eine Reihe von Themen und Grenzen besprechen und ihnen ein Formular zur Unterzeichnung vorlegen, in dem sie bestätigen, dass sie diese Grenzen verstehen und ihnen zustimmen. Die Einzelheiten dieser Grenzen variieren von Therapeut zu Therapeut, aber Ihre Liste sollte im Allgemeinen eine Überprüfung der folgenden Punkte enthalten:

- ✔ **Pünktlichkeit:** Sie sollten mit jedem neuen Klienten Ihre Erwartungen in Bezug auf pünktliches Erscheinen besprechen. Natürlich kann es gelegentlich zu Verkehrsstaus oder anderen unerwarteten Verzögerungen kommen, aber diese Probleme können Sie von Fall zu Fall lösen.

- ✔ **Richtlinien für »Ausfallhonorar«:** Therapeuten gehen unterschiedlich mit diesem Problem um, aber Sie müssen die Einzelheiten Ihrer eigenen Richtlinie zu Beginn der Therapie darlegen und erklären, dass Sie von Ihrem neuen Klienten erwarten, dass er sich an diese Richtlinie hält.

- ✔ **Erreichbarkeit außerhalb der Geschäftszeiten:** Dieses Thema ist im Bereich der psychischen Gesundheit besonders umstritten, und die Praktiker diskutieren darüber, wie man damit umgehen soll. Wir haben keine eindeutige Antwort für Sie, aber wie auch immer Ihre Richtlinie aussieht, Sie müssen sie jedem neuen Klienten klarmachen. Alle Klienten müssen wissen, was im Notfall zu tun ist, also stellen Sie sicher, dass Ihre Richtlinie solche Fälle einschließt.

- ✔ **Doppelbeziehungen:** In der Berufsordnung für Psychotherapeuten regelt das sogenannte *Abstinenzgebot* die Grenzen der Beziehungsgestaltung zwischen Therapeuten und Klienten. Das Thema kann jedoch recht subtil und verwirrend sein. Als Faustregel gilt, dass Sie außerhalb der Therapie keine Beziehungen zu Ihren Klienten haben sollten, die finanzielle Transaktionen, Freundschaften, sexuelle Beziehungen, den Austausch anderer Dienstleistungen oder Gefälligkeiten beinhalten.

- ✔ **Selbstoffenlegung:** Ein weiterer kontroverser Bereich ist die Frage, was Therapeuten ihren Klienten über sich selbst mitteilen möchten – und ob sie überhaupt etwas preisgeben möchten. Wir empfehlen Therapeuten, sich in dieser Angelegenheit von Kollegen beraten und supervidieren zu lassen. Wenn Sie sich dazu entschließen, einige persönliche Geschichten oder Anekdoten mit Bedacht preiszugeben, achten Sie darauf, dass es nicht zu viele sind. Erzählen Sie persönliche Geschichten außerdem nur aus triftigen therapeutischen Gründen – niemals »einfach so« oder aus Eigeninteresse.

- ✔ **Geschenke:** Klienten sind ihren Therapeuten oft sehr dankbar. Manchmal möchten sie ihre Dankbarkeit mit kleinen Geschenken ausdrücken. Oft sind selbst gemachte Leckereien (Kekse und Ähnliches), eine kleine Schachtel Pralinen, oder eine Karte akzeptabel, wenn sie einen geringfügigen Wert nicht überschreiten. Sie sollten jedoch klarstellen, dass Sie keine teuren Geschenke annehmen dürfen, egal wie gut sie gemeint sind. Mehr Klarheit haben Sie, wenn Sie von vornherein vereinbaren, dass Sie keine Geschenke annehmen werden, egal wie viel diese wert sind.

Darüber hinaus müssen Therapeuten oder die Einrichtungen, für die sie arbeiten, jedem neuen Klienten eine Einwilligungserklärung aushändigen, in der angemessene Erwartungen an die Therapie, entsprechende therapeutische Ziele, Vertraulichkeitsfragen, Rechte der Klienten und die Verpflichtungen der Fachkräfte gegenüber ihren Klienten besprochen werden.

Grenzen, Regeln und Abgrenzungen mögen auf dem Papier recht einfach und unkompliziert klingen. In der Praxis erweisen sich diese Themen jedoch schnell als sehr komplex und verwirrend. Einige Ihrer Klienten werden die Dinge mit Sicherheit irgendwann verkomplizieren. Ein Beispiel für einen subtilen Versuch, Grenzen zu überschreiten, finden Sie in der Geschichte von Linda und ihrem Therapeuten Jonas im Abschnitt »Umgang mit Grenzen«.

Unser bester Rat an Sie ist, alle Probleme im Zusammenhang mit Grenzen zu dokumentieren, sich weiterzubilden und beraten zu lassen und vorsichtig zu sein. Darüber hinaus empfehlen wir Ihnen dringend, sich mit den Regeln Ihrer Berufsordnung auseinanderzusetzen und gegebenenfalls bei Problemen Beratung und Unterstützung (zum Beispiel bei den Psychotherapeutenkammern) einzuholen.

Grenzen in der Praxis

Therapeuten geraten manchmal in ein Netz aus Negativität oder werden von Klienten wegen Grenzüberschreitungen zurechtgewiesen. In beiden Fällen kann die Behandlung zu einem Kräftemessen werden, anstatt eine helfende Beziehung zu sein. Alle Therapeuten geraten von Zeit zu Zeit in die Gefahr, in diese Fallen zu tappen, aber Sie sollten Ihr Bestes tun, um sie auf verschiedene Weise zu minimieren, indem Sie unter anderem die folgenden Aspekte berücksichtigen:

- **Gehen Sie nicht in die Defensive.** Sie könnten in den Augen Ihres Klienten zum Symbol für alles werden, was in der psychischen Gesundheitsversorgung schiefläuft. Oder Sie werden zum Äquivalent der Mutter, des Vaters, des Ex-Partners, des Lehrers oder einer anderen Bezugsperson des Klienten, die erhebliche Angst oder Enttäuschung verursacht hat. In jedem Fall werden Klienten Sie von Zeit zu Zeit kritisieren, manchmal sehr aggressiv. Sie müssen sich darüber im Klaren sein, dass sich die Kritik in den meisten Fällen nicht auf Sie bezieht, und wenn doch, müssen Sie offen dafür sein, sie anzuhören. Möglicherweise können Sie aus dem Wutanfall Ihres Klienten etwas lernen. Ein defensiver Gegenangriff Ihrerseits führt schnell zu einem therapeutischen Bruch, den Sie unter Umständen nicht mehr beheben können.

- **Suchen Sie nach etwas, dem Sie zustimmen können.** Fast jede Kritik enthält einen Funken Wahrheit. Konzentrieren Sie sich darauf, den Teil der Kritik zu finden, dem Sie zustimmen können. Suchen Sie nach Gründen, warum sich Ihr Klient selbstzerstörerisch verhält, sei es Ihnen oder anderen gegenüber. In der Regel gibt es einen Grund, und dieser Grund ist nicht völlig irrational!

- **Zeigen Sie Empathie.** Selbst wenn Sie sich verärgert oder genervt fühlen, lässt sich wahrscheinlich etwas an Ihrem Klienten oder seinen Worten finden, für das Sie Empathie empfinden können. Drücken Sie Ihrem Klienten gegenüber dieses Mitgefühl und Verständnis aus.

- **Bitten Sie Ihren Klienten um weitere Informationen.** Selbst wenn Sie sich angegriffen fühlen, bitten Sie um eine Klarstellung. Die meisten Menschen beruhigen sich, wenn Sie aufrichtig daran interessiert zu sein scheinen, ihre Bedenken vollständig zu verstehen.

- ✔ **Hören Sie auf Ihren Instinkt.** Wenn Sie sich unwohl, dünnhäutig, überfordert oder schikaniert fühlen, sollten Sie einen Gang zurückschalten, sich etwas zurückziehen und nachdenken. Ihre Gefühle versuchen, Ihnen etwas zu sagen – finden Sie heraus, was das ist. Lassen Sie sich nicht auf einen Schlagabtausch ein, der außer Kontrolle zu geraten droht.

- ✔ **Legen Sie ein Thema für eine Weile auf Eis.** Manchmal kann ein Thema so brisant sein, dass Ihr Klient noch nicht bereit ist, alles zu hören, was Sie zu sagen haben. In solchen Fällen ist es durchaus akzeptabel, etwas wie das Folgende zu sagen: »Ich verstehe, wie Sie sich gerade fühlen. Wären Sie bereit, dieses Thema in einer zukünftigen Sitzung noch einmal zu betrachten? Ich habe das Gefühl, dass wir im Moment ein wenig feststecken.«

Therapeuten sind Menschen und als solche nicht perfekt. Wenn Sie sich verwirrt oder verärgert fühlen, nehmen Sie es erst mal nicht persönlich, treten Sie einen Schritt zurück und bitten Sie den Klienten um weitere Erläuterungen. Ihre Anleitung und Antworten müssen nicht sofort erfolgen.

Das folgende Beispiel von Jonas, einem erfahrenen Therapeuten, veranschaulicht einige der Grenzkonflikte, mit denen ein Therapeut bei seinen Klienten konfrontiert sein kann. Jonas gerät in einen Streit mit seiner Klientin Linda. Er drückt auch Gefühle der Freundschaft aus, ohne überhaupt zu verstehen, warum. Er bittet seinen Klinikleiter um Hilfe, der um eine Aufzeichnung der Therapiesitzung bittet.

Manchmal möchten Therapeuten vielleicht einen Supervisor hinzuziehen, um einen bestimmten Klienten besser zu verstehen und zu erfahren, wie sie diesem Klienten helfen können. Sie können diese Supervision durch Video- oder Audioaufnahmen von Sitzungen unterstützen. Die meisten Patienten oder Klienten sind mit der Aufnahme einverstanden, sofern sie nur für die klinische Supervision verwendet wird. Im Laufe der Sitzung vergisst der Klient schnell, dass die Kamera oder der Rekorder überhaupt vorhanden ist.

Hier ist ein Auszug aus einem Gespräch zwischen Jonas B. und Linda M., das nicht gerade optimal gelaufen ist.

Jonas B. (der Therapeut): Hallo Frau M., schön, dass Sie heute kommen konnten. Ich habe gehört, dass Sie am Wochenende in der Notaufnahme waren, weil Sie sich geritzt hatten. Zum Glück mussten Sie nicht aufgenommen werden.

Linda M. (die Klientin): Sie können froh sein, dass ich noch lebe. Das verdanke ich weder Ihnen noch Ihrem blöden Krankenhaus. Ich musste vier Stunden warten, bis sich jemand um mich kümmerte. Als ich endlich mit dem Arzt sprechen konnte, war ich so müde, dass ich nur noch nach Hause und ins Bett wollte.

Jonas: Nun, wir haben schon einmal darüber gesprochen, Frau M. Manchmal kann es sicherer sein, eine Weile zu warten, bis die überwältigenden Gefühle nachlassen. Sie müssen nicht immer eingewiesen werden.

Linda: Wissen Sie was, Herr B.? Sie sind nur eine Marionette der Versicherungsgesellschaft, die versucht, die Kosten niedrig zu halten, indem sie psychisch Kranke abweisen.

Jonas: Das stimmt nicht, Frau M. Wir tun, was für unsere Klienten richtig ist. Meine Pflicht ist es, für Ihre Sicherheit zu sorgen, und nicht, Geld zu sparen.

Linda: Reden Sie nicht so herablassend zu mir. Ich bin schon lange auf der Welt. Früher konnte ich in Ihrem Krankenhaus ein Bett und ein paar Tage Ruhe bekommen. Jetzt ist es voller obdachloser Krimineller. Die Menschen, die wirklich Hilfe brauchen, werden nach Hause geschickt.

Jonas: Frau M., das ist nicht fair mir gegenüber. Sie wissen doch, dass ich versuche, Ihnen zu helfen.

Linda: Nicht fair. Ich komme seit Jahren hierher, und das ist die Behandlung, die ich von Ihnen bekomme?

Jonas: Okay, Frau M., können wir hier aufhören? Ich denke, wir sollten beide einen Schritt zurücktreten und herausfinden, was los ist.

Linda: Oh, ich verstehe, Sie haben endlich genug von mir und wollen mich als Klientin loswerden. Richtig?

Jonas: Nein, nein, überhaupt nicht. Ich mag Sie wirklich. Wirklich. Aber Sie hören mir nicht zu oder merken nicht, dass ich mich wirklich bemühe, Ihnen zu helfen.

Linda: Sie mögen mich wirklich? Ich wette, Sie würden nicht einmal eine Tasse Kaffee mit mir trinken, wenn Sie mir auf dem Bürgersteig begegnen würden, oder?

Jonas: Das stimmt nicht. Natürlich würde ich das. Sie sind mir wirklich wichtig.

Linda: Das ist beruhigend.

Jonas Vorgesetzter hört sich diesen Teil der Aufzeichnung an. Er fragt Jonas, wo das Gespräch seiner Meinung zum ersten Mal aus dem Ruder lief. Im Nachhinein wird Jonas klar, dass er seinen ersten Fehler machte, als Linda ihm sagte, dass sie vier Stunden warten musste und von der Tortur erschöpft war. Da Jonas sich in der Defensive fühlte, versäumte er es, Empathie für ihre Notlage zu zeigen. Als sie ihn dann eine »Marionette der Versicherungsgesellschaft« nannte, stritt er mit ihr. Er hätte ihr vielleicht besser zugestimmt, dass Versicherungen frustrierend sein können.

Jonas geriet noch weiter aus der Bahn, als er direkt mit seiner Klientin stritt und ihr sagte, dass das, was sie meine, unwahr und unfair ihm gegenüber sei. Sein Fehler gab Linda die Gelegenheit zu fragen, ob sein Interesse weit genug ging, um irgendwann einmal mit ihr Kaffee zu trinken. Zu diesem Zeitpunkt war Jonas völlig durcheinander und wollte die Situation nicht weiter verschärfen. Deshalb stimmte er ihrer vagen Bitte zu, einen Grenzverstoß in Betracht zu ziehen.

Jonas und sein Vorgesetzter besprechen alternative Ansätze (die wir am Anfang dieses Abschnitts erwähnen), die er in zukünftigen Sitzungen mit Linda anwenden kann.

Sein Vorgesetzter weist darauf hin, dass diese Ansätze nicht immer funktionieren, aber dass sie Jonas helfen werden, angemessene Grenzen zu wahren. Selbst wenn Jonas und Linda ihre therapeutische Beziehung nicht wiederherstellen können, werden die alternativen Ansätze, die Jonas anwenden möchte, Linda eine angemessenere Botschaft vermitteln, die ihr bei einer zukünftigen Therapie helfen kann, wenn sie sich dafür entscheidet. Können sie ihre therapeutische Beziehung wiederherstellen, umso besser. Hier ist ein Teilprotokoll der nächsten Sitzung.

Jonas: Wenn es in Ihrem Leben nichts Dringendes gibt, mit dem wir uns sofort befassen müssen, würde ich vorschlagen, dass wir ein wenig über unsere Sitzung von letzter Woche sprechen. Wäre das in Ordnung für Sie?

Linda: Es tut mir leid, dass ich Sie wegen der Notaufnahme kritisiert und Sie eine Marionette genannt habe. Ich weiß, dass ich Ihnen wichtig bin.

Jonas: Frau M., mir ist klar, dass ich in die Defensive gegangen bin, und das hätte ich nicht tun sollen. Sie haben das Recht, Ihre Meinung zu äußern, egal ob sie negativ oder positiv ist.

Linda: Ich mag es, wenn ein Mann Fehler eingestehen kann.

Jonas: Lassen Sie mich das erklären. Ich habe einen falschen Weg eingeschlagen, der unsere therapeutische Beziehung hätte beeinträchtigen können. Ich fühlte mich unwohl dabei, mit Ihnen zu streiten, also bin ich ein wenig in die andere Richtung gegangen.

Linda: Oh nein, Herr B. Ich kann Ihnen jetzt wirklich vertrauen. Ich weiß, dass Sie sich auf besondere Weise um mich kümmern. Ich bin für Sie mehr als nur eine gewöhnliche Klientin.

Jonas: Frau M., ich kümmere mich um Sie auf die gleiche Weise, wie ich mich um alle meine Klienten kümmere. Ich möchte Ihnen helfen, sich selbst zu helfen. Es tut mir leid, dass ich etwas Falsches gesagt habe.

Linda: Was meinen Sie mit »etwas Falsches«?

Jonas: Nun, als ich Ihnen zugestimmt habe, dass ich vielleicht einen Kaffee mit Ihnen trinken gehe, wenn ich Sie irgendwo treffe, habe ich nicht nachgedacht. Tatsächlich würde ich damit eine Grenze überschreiten, und das halte ich nicht für eine gute Idee.

Linda: Was? Ich habe Sie nicht gebeten, eine Affäre mit mir zu haben. Es geht nur um einen Kaffee, um Himmels willen!

Jonas: Ich verstehe, dass Kaffee sehr unschuldig und trivial klingt. Ich habe mir nur zur Regel gemacht, mit meinen Klienten außerhalb der Therapie in keiner Weise zu verkehren. Sie sind mir wichtig, aber die Therapie findet im Büro statt.

Linda: Mensch, Sie sind ja unglaublich verklemmt.

Jonas: Ich weiß, das klingt ein wenig starr. Vielleicht ist es das, aber ich habe festgestellt, dass es für mich so besser funktioniert.

Linda: Soll das heißen, dass Sie mich nicht für besonders halten?

Jonas: Jeder Mensch ist besonders, Frau M. Und das sind Sie auch.

Linda: Das klingt für mich nach Larifari.

Jonas: Das verstehe ich. Aber glauben Sie, dass Sie akzeptieren können, was ich sage, und dass Sie weiterhin mit mir zusammenarbeiten können?

Linda: Ich denke schon. Aber ich werde darüber nachdenken und es Sie wissen lassen.

Bei Jonas nächster Supervision lobt sein Vorgesetzter ihn für seine Arbeit. Er merkt an, dass Jonas die Ruhe bewahrt, nach Möglichkeiten gesucht hat, Lindas Aussagen zuzustimmen, ohne alles zu befürworten, und seine Grenzen klar abgesteckt hat. Er sagt Jonas, dass er glaubt, dass die Beziehung bald wieder auf Kurs sein könnte, dass man aber abwarten muss.

Wenn Sie Ihre Grenzen klar und ehrlich kommunizieren, können die meisten Klienten die Botschaft verstehen. Können Klienten nicht akzeptieren, was Sie ihnen sagen, wird sich die Situation nur verschlimmern, wenn Sie Ihre Grenzen aufgeben.

Auf sich selbst achten

Sie können keine Fürsorge für andere Menschen übernehmen, wenn Sie nicht auf sich selbst und Ihre eigene Selbstfürsorge achten. Zu viele Therapeuten lassen zu, dass ihr Leben aus dem Gleichgewicht gerät. Sie sorgen sich übermäßig um ihre Klienten, arbeiten zu unmenschlichen Zeiten und setzen sich selbst herab, wenn sich der Zustand ihrer Klienten nicht so verbessert, wie sie es für richtig halten. Für Menschen, die einen Großteil ihres Lebens damit verbringen, sich auf die Bedürfnisse anderer Menschen zu konzentrieren (mit anderen Worten: Sie!), ist es nicht immer so einfach, auf sich selbst zu achten und ihre eigenen Bedürfnisse zu erfüllen. Hier sind ein paar Vorschläge, von Therapeuten zu Therapeuten, wie Sie auf sich selbst achten können:

- ✔ **Sozialen Rückhalt suchen.** Nehmen Sie sich Zeit für Freunde und Familie.
- ✔ **Hobbys und Aktivitäten nachgehen.** Probieren Sie neue Aktivitäten aus, wie Wandern, Reisen oder Handarbeiten.
- ✔ **Sport treiben.** Sie sagen Ihren Klienten doch auch, dass sie Sport treiben sollen, oder? Und was ist mit Ihnen? Probieren Sie verschiedene Optionen aus, bis Sie Aktivitäten finden, die Ihnen Spaß machen.
- ✔ **Neues lernen.** Nehmen Sie an Kursen für Erwachsenenbildung teil.
- ✔ **Neue Bücher lesen.** Natürlich lesen Sie Fachbücher und -artikel. Aber lesen Sie auch außerhalb Ihres Fachgebiets und zum Vergnügen.
- ✔ **Gesundheit zur Priorität machen.** Um gesund zu bleiben, braucht man etwas Energie, Zeit und Engagement. Üben Sie Selbstbeherrschung.

Das Besondere an der Arbeit mit Menschen mit einer BPS

Die Therapiearbeit mit Klienten, die an einer BPS leiden, ist oft sehr erfüllend. Menschen mit einer BPS sind häufig intelligent, intuitiv und haben eine gute Auffassungsgabe. Sie führen oft ein interessantes Leben. Die Therapiesitzungen können lebhaft und fachlich anspruchsvoll sein.

Wenn Sie sich für die Arbeit mit Menschen mit einer BPS entscheiden, empfehlen wir Ihnen dringend, eine evidenzbasierte Therapie anzuwenden. Beispiele finden Sie in Kapitel 11. Lesen Sie unbedingt verschiedene Bücher und Artikel über die von Ihnen gewählte Therapie und bilden Sie sich weiter, um Ihre Fertigkeiten zu verbessern. Darüber hinaus ist es sehr wichtig, sich zu Beginn der Arbeit mit einer neuen Art von Klienten oder einer neuen therapeutischen Methode betreuen zu lassen. Die gute Nachricht ist, dass die erlernten Fertigkeiten bei Bedarf auch auf andere psychische Probleme angewendet werden können.

Schließlich ist es eine große Genugtuung, bei diesen schwierigen Fällen eine Besserung zu sehen. Langfristiges Durchhaltevermögen führt wahrscheinlich zu einer Verbesserung der Symptome und zu mehr Stabilität. Es geht voran.

Teil VI
Der Top-Ten-Teil

Der Top-Ten-Teil

web Extras

Besuchen Sie uns auch auf www.facebook.de/fuerdummies!

IN DIESEM TEIL ...

Üben Sie auf zehn verschiedene Weisen, sich zu beruhigen.

Finden Sie den Mut, sich zu entschuldigen und es ernst zu meinen.

Hüten Sie sich vor ineffektiver oder fehlgeleiteter Hilfe.

IN DIESEM KAPITEL

Sich mithilfe der Sinne selbst beruhigen

Emotionen durch verschiedene Aktivitäten unterbrechen

Szenenwechsel zur Verbesserung der Stimmung

Kapitel 26
Zehn Methoden, sich schnell zu beruhigen

Menschen mit einer Borderline-Persönlichkeitsstörung (BPS) werden häufig sehr emotional. Sie reagieren auf kleine Stressfaktoren, wie etwa das Anstehen in einer Schlange im Supermarkt, das Warten im Stau oder negatives Feedback, mit starken Emotionen. Auf die BPS zugeschnittene Psychotherapien helfen den Patienten, indem sie ihnen beibringen, wie sie negative Emotionen regulieren können. Mithilfe der folgenden Tipps können Sie starke emotionale Ausschläge wieder auf ein normales Niveau bringen. Wählen Sie ein paar Tipps aus und probieren Sie sie aus.

Die meisten Menschen brauchen viel Übung, bevor einige dieser Methoden Wirkung zeigen. Am besten üben Sie sie, wenn Sie sich nicht in einer emotionalen Ausnahmesituation befinden.

Den Stress wegatmen

Tiefes Atmen beruhigt. In Stresssituationen atmen wir schnell, aber flach. In Kapitel 16 besprechen wir die Atemmeditation, eine gute Methode, um sich zu beruhigen. Um vom Meditieren optimal zu profitieren, muss man jedoch regelmäßig üben.

Einfacher und schneller ist die folgende Atemübung, die Ihnen helfen kann, Stress abzubauen. Sie können diese Methode überall und jederzeit anwenden.

1. **Leeren Sie Ihre Lungen, indem Sie ausatmen.**
2. **Atmen Sie tief ein; spüren Sie, wie die Luft durch die Nase einströmt, dann in die Brust strömt und schließlich den Bauch ausfüllt.**

3. **Halten Sie den Atem für ein paar Sekunden an.**
4. **Atmen Sie sehr langsam durch den Mund aus – versuchen Sie, die gesamte Luft herauszudrücken.**
5. **Wiederholen Sie die Schritte 1 bis 4 zehnmal.**

Heiße Emotionen abkühlen

Haben Sie manchmal das Gefühl, dass Sie »chillen« müssen, wie man so schön sagt? Wenn Sie Ihren Körper abkühlen, können Sie gleichzeitig Ihre feurigen, heißen Gefühle dämpfen. Probieren Sie doch einmal Folgendes aus:

1. **Nehmen Sie einen Eiswürfel aus dem Gefrierfach.**
2. **Halten Sie ihn mit einer Hand und drücken Sie ihn gegen Ihr Handgelenk.**
3. **Wenn Ihre Hand oder Ihr Handgelenk zu schmerzen beginnt, wechseln Sie die Hand und halten Sie den Eiswürfel an Ihr anderes Handgelenk.**
4. **Wiederholen Sie die Schritte 1 bis 3, bis der Eiswürfel geschmolzen ist.**
5. **Wenn Sie immer noch aufgewühlt sind, können Sie den Vorgang mit einem weiteren Würfel wiederholen, aber normalerweise reicht einer aus.**

Beachten Sie hierbei, es nicht zu übertreiben und sich keine echten Erfrierungen zuzuziehen (was allerdings bei obigem Vorgehen mit 1 Eiswürfel, oder wenn Sie die Handgelenke unter kaltes Wasser halten, nicht passieren sollte)!

Schneller werden

Diese Methode, zur Ruhe zu kommen, erfordert ein wenig Bewegung. Wenn Sie gesundheitliche Bedenken haben oder eine Weile nicht trainiert haben, sollten Sie mit Ihrem Arzt sprechen, um sicherzustellen, dass diese Strategie für Sie in Ordnung ist.

1. **Kaufen Sie ein Springseil oder basteln Sie sich eines.**
2. **Stellen Sie einen Timer auf 45 Sekunden ein.**
3. **Springen Sie nun 45 Sekunden lang Seil. Wenn Sie in guter Form sind, springen Sie 2 Minuten lang.**
4. **Zählen Sie Ihre Sprünge, um sich von anderen Dingen abzulenken.**

Wenn Sie fertig sind, werden Sie nicht mehr an das denken, was Sie umtreibt (oder sollten wir sagen: »umtrieb«?). Sie werden nach Luft schnappen!

Den Blues wegmassieren

Die Massagetherapie ist seit vielen Jahrhunderten eine anerkannte medizinische Behandlungsmethode. In den letzten Jahrzehnten hat sie als Entspannungsmethode an Beliebtheit gewonnen. Einst ein Vergnügen für die Reichen, profitieren heute die unterschiedlichsten Menschen von den physischen und psychischen Vorteilen der Massagetherapie.

Normalerweise werden Massagen von professionellen Therapeuten durchgeführt. Wenn Sie jedoch nicht die Zeit oder das Geld haben, einen Profi zu bezahlen, können Sie sich stattdessen selbst eine kleine Massage gönnen. Nehmen Sie etwas Lotion oder Öl und reiben Sie es in Ihre Füße und Knöchel ein. Achten Sie darauf, jeden Zeh und auch beide Fersen zu kneten. Machen Sie dasselbe mit Ihren Schultern, Ellbogen und Händen. Ahhhh, spüren Sie die Entspannung.

Es gibt übrigens auch Instrumente (zum Beispiel sogenannte »Massagepistolen«), die von Sportlern eingesetzt werden und auch für Nichtsportler interessant sein können.

Ablenkung durch Surfen

Wenn Sie Ihren Arbeitstag hauptsächlich vor dem Computer sitzend verbringen, ist diese Methode vielleicht nicht die beste. Für viele Menschen kann es jedoch sehr unterhaltsam sein, 30 Minuten im Internet zu surfen. Suchen Sie nach einem Thema, das Sie interessiert, etwa Urlaubsziele, Finanzplanung, Immobilien in Ihrer Nachbarschaft oder exotische Haustiere, und schon steht Ihnen eine faszinierende Fülle an Informationen zur Verfügung. Wenn Sie Ihre Gedanken auf etwas Unbeschwertes oder Interessantes lenken, können Sie sich besser beruhigen.

Die kreative Ader in sich entdecken

Es gibt zahlreiche wissenschaftliche Befunde, dass Singen, Tanzen, Musizieren, Malen, Basteln, Kochen und vieles andere dieser Art mehr nicht nur (mehr oder weniger) schöne kreative Produkte ergeben, sondern auch ausgesprochen gut für das eigene seelische Gleichgewicht sind.

Ein gutes Buch lesen (oder hören)

Lesen kann Sie von Ihren Sorgen ablenken und Sie in eine andere Welt versetzen. Wenn Sie gerne lesen, sollten Sie immer ein paar Bücher griffbereit haben. Für die meisten Menschen erfordert das Lesen mehr Konzentration als Fernsehen. Daher lenken Bücher den Geist effektiver ab als Fernsehsendungen. Außerdem gibt es in Büchern keine Werbung. Wir persönlich bevorzugen ein Sachbuch für den frühen Abend und einen guten Krimi oder Roman für die späten Stunden.

Bei einem Film die Seele baumeln lassen

Auch Filme können Sie an einen anderen Ort entführen. Sie können einen Film kaufen, ausleihen, im Fernsehen anschauen oder streamen. Egal, auf welche Weise Sie sich Ihren Film beschaffen, machen Sie sich auf jeden Fall etwas Popcorn dazu – fettarm, ohne Butter. Das knuspert so schön.

Spielend die Stimmung verbessern

Wenn Sie Kinder oder Enkelkinder haben, nehmen Sie sich etwas Zeit zum Spielen. Gehen Sie in einen Park oder spielen Sie ein Brettspiel. Ihre Kinder werden begeistert sein, Zeit mit Ihnen zu verbringen, und auch Ihre Stimmung kann vom Spielen profitieren. Schließlich ist es ziemlich schwierig, bei »Himmel und Hölle« oder »Fischer, Fischer, wie tief ist das Wasser?« schlechte Laune zu haben! Rufen Sie Ihre jungen Nichten, Neffen oder Cousins an und bieten Sie an, ein paar Stunden auf sie aufzupassen, damit ihre Eltern eine Pause machen können. Wenn Sie keine Kinder in der Nähe haben, spielen Sie mit Ihrem Hund oder einem anderen Haustier. Hunde spielen für ihr Leben gern. Wenn Sie kein Haustier haben, können Sie sich im örtlichen Tierheim als Hundeausführer melden. Oder Sie können vorübergehend einen Hund bei sich aufnehmen, der auf ein neues Zuhause wartet. Hunde können Sie jederzeit von Ihrer schlechten Laune abbringen.

Raus an die frische Luft

Ein Spaziergang im Freien oder eine andere Aktivität draußen kann erwiesenermaßen die Stimmung verbessern. Machen Sie einen Spaziergang in einem schönen Park oder entlang einer Straße mit interessanten Häusern. Gehen Sie in einen Hundepark und beobachten Sie die herumtollenden Hunde. Besuchen Sie eine Sportveranstaltung im Freien. Was auch immer Sie tun, gehen Sie einfach nach draußen.

IN DIESEM KAPITEL

Einem geliebten Menschen gegenüber Gefühle zum Ausdruck bringen

Ein durchdachtes Geschenk machen, um zu zeigen, dass man sich sorgt

Jemanden ehren, indem man für einen wohltätigen Zweck spendet

Kapitel 27

Zehn Arten, sich zu entschuldigen

Wir haben großes Mitgefühl für Menschen mit einer Borderline-Persönlichkeitsstörung (BPS). Wir wissen, dass ihr Leben voller schmerzhafter Emotionen ist. Schuldgefühle und Reue sind zwei besonders starke Emotionen, die Menschen mit BPS oft plagen.

Wir wissen auch, dass sich die Partner und Familien von Menschen mit einer BPS oft schrecklich verletzt und verwirrt fühlen. Einige sind unerschütterlich optimistisch, dass es ihren Angehörigen mit BPS besser gehen wird. Andere geben auf und schließen damit ab. So oder so fühlen sich Menschen mit BPS besser, wenn sie persönliche Verantwortung für die Verletzungen übernehmen, die sie anderen Menschen zugefügt haben, die ihnen wichtig sind. Es gehört zur Genesung dazu, dass man den Menschen, die man verletzt hat, sagen kann: »Es tut mir leid.« In diesem Kapitel finden Sie zehn Möglichkeiten, wie Sie Ihren Liebsten sagen können, dass es Ihnen leid tut.

Die Worte laut aussprechen

Eine einfache, aber manchmal quälend schwierige Art, Reue auszudrücken, ist, die Worte laut auszusprechen. Für manche Menschen scheint es fast unmöglich, sich zu entschuldigen. Wenn Sie sich damit überfordert fühlen, sprechen Sie mit Ihrem Therapeuten oder

Ihrer Therapeutin darüber. Versuchen Sie es in einer Ihrer Sitzungen mit einem Rollenspiel. Stellen Sie sich dann die folgenden Fragen:

- ✔ Was sagt es über mich als Person aus, wenn ich sage, dass es mir leid tut?
- ✔ Wie kann es mir und meinem Gegenüber helfen, wenn ich sage, dass es mir leid tut?

Wenn man sich entschuldigt, zeigt das, dass man mutig ist und zu seinen Fehlern steht. Eine Entschuldigung kann sowohl demjenigen, den man verletzt hat, als auch einem selbst helfen. Eine Entschuldigung macht vergangene Fehler zwar nicht ungeschehen, ist aber ein Schritt in die richtige Richtung – vor allem, wenn man bereit ist, sich kontinuierlich weiterzuentwickeln.

Um Vergebung bitten

Sich zu entschuldigen ist nur die halbe Miete. Der andere Teil ist, um Vergebung zu bitten. Klingt ziemlich einfach, oder? »Bitte verzeih mir.«

Menschen, die von Menschen mit BPS verletzt wurden, haben »Es tut mir leid« oder »Bitte verzeih mir« wahrscheinlich mehr als einmal gehört. Um Vergebung zu bitten, muss mit dem ausgesprochenen oder unausgesprochenen Versprechen einhergehen, daran zu arbeiten, das Leben für Sie und die Person, die Sie verletzt haben, zum Besseren zu wenden. Mit anderen Worten: Wenn Menschen mit BPD um Vergebung bitten, müssen sie eine Behandlung beginnen oder erhalten und die Fähigkeiten erlernen, die ihre Beziehungen verbessern. Schließlich ist das Bitten um Vergebung ein Versprechen, daran zu arbeiten, den Schmerz zu lindern.

Etwas für eine andere Person erledigen

Sie kennen den Ausdruck »Taten sagen mehr als Worte.« Als Autoren sind wir zwar nicht ganz sicher, ob wir dem zu 100 Prozent zustimmen, aber wenn Sie Wiedergutmachung leisten möchten, müssen Sie über dieses Motto gründlich nachdenken.

Erwägen Sie zum Beispiel, eine Besorgung für jemanden zu machen, der Ihnen wichtig ist und dem Sie mit Ihrem von der BPS geprägten Verhalten möglicherweise wehgetan haben. Diese Besorgung kann darin bestehen, Lebensmittel einzukaufen, den Tank aufzufüllen, zur Post zu gehen, die Kinder von der Schule abzuholen oder die Steuerformulare zum Steuerberater zu bringen. Die Aufgabe muss nicht schwierig sein, aber es sollte etwas sein, das Ihr Partner, Familienmitglied oder Freund normalerweise selbst erledigt.

Blumen überreichen

Fast jeder mag Blumen. Es ist einfach ein schönes Gefühl, Blumen von jemandem zu bekommen, für den man etwas empfindet. Dafür muss man kein Vermögen ausgeben. Ein kleiner Strauß aus dem Supermarkt kann die Stimmung heben und Ihre Botschaft vermitteln. Wenn Sie sich keinen ganzen Strauß leisten können, kaufen Sie eine einzelne Blume.

Eine Karte schicken

Eine schöne Karte kann auch eine einfühlsame Art sein, Ihre Gefühle auszudrücken, sei es, dass Sie um Verzeihung bitten, sich entschuldigen oder jemandem sagen möchten, wie besonders er oder sie ist. Sie können eine Papierkarte kaufen oder online nach einer E-Card suchen. Nehmen Sie sich bitte Zeit, die Karte anzusehen und zu lesen, bevor Sie sie versenden.

Eine Pflicht übernehmen

Auch hier muss die Pflicht keine große Sache sein. Achten Sie nur darauf, dass es sich um etwas handelt, das die Person normalerweise tun muss, der Sie etwas Gutes tun möchten. Sie können beispielsweise die Garage aufräumen, ein besonderes Abendessen zubereiten, ein Rezept abholen, das Auto und das Haus putzen oder das Altglas wegbringen. Was auch immer Sie für eine Person tun, die Ihnen am Herzen liegt, tun Sie es, ohne sich zu beschweren oder damit zu prahlen.

Ihre Gedanken aufschreiben

Eine der sinnvollsten Möglichkeiten, Ihre Gefühle zu zeigen und zu erklären, kann darin bestehen, Ihre Gedanken aufzuschreiben. Die Person, die Ihnen nahesteht, wird es zu schätzen wissen, dass Sie Zeit damit verbracht haben, an sie zu denken. Hier sind ein paar Hinweise:

- ✔ Geben Sie nie ein Schriftstück aus der Hand, das Sie mitten in der Nacht geschrieben haben, ohne es am Morgen noch einmal zu lesen.
- ✔ Schicken Sie keinen Brief, mit dem Sie sich im Grunde nur verteidigen und rechtfertigen.
- ✔ Schreiben Sie Ihren Brief nicht, nachdem Sie getrunken oder Drogen genommen haben.
- ✔ Denken Sie daran, dass der Empfänger alles, was Sie schreiben, für immer aufbewahren kann.

Ein Gedicht aussuchen

Manchmal findet man nicht die Worte, mit denen man seine Gefühle oder Leidenschaften vollständig beschreiben kann. Poesie verleiht einer Botschaft eine besondere Note. Wenn Sie seit der Schulzeit keine Gedichte mehr gelesen haben (und das gilt für etwa 90 Prozent der Bevölkerung), gehen Sie in Ihre örtliche Bibliothek oder Buchhandlung und stöbern Sie in Ruhe. Ob Sie alles verstehen, was Sie lesen, oder nicht, es wird sicherlich einige Gedichte geben, die Sie inspirieren.

Leihen Sie sich das Buch in der Bibliothek aus oder kaufen Sie es im Buchladen. Schreiben Sie das Gedicht in Ihrer schönsten Handschrift oder tippen Sie es am Computer ab.

Schreiben Sie ein paar Zeilen dazu, welche Bedeutung das Gedicht für Sie hat und was Sie über die Person denken, der Sie es schenken. Schicken Sie das Gedicht und Ihre Gedanken an die Person, deren Gefühle Sie vielleicht verletzt haben.

Ein kleines Geschenk schicken

Kleine Geschenke sind eine weitere Möglichkeit, Ihre Gefühle auszudrücken. In vielerlei Hinsicht ist klein wirklich besser als groß. Große Geschenke sind in der Regel mit unausgesprochenen Erwartungen verbunden, ob Sie dies beabsichtigen oder nicht. Kleine Geschenke, insbesondere Geschenke, die für die Person, der Sie Unrecht getan haben, eine besondere Bedeutung haben, haben viel mehr Wirkung und sind dennoch unverbindlich.

Wenn Sie Ihrem Therapeuten gegenüber Ihr Bedauern oder Ihre Trauer zum Ausdruck bringen möchten, empfehlen wir generell, Geschenke zu vermeiden, egal ob klein oder groß. Es gibt übrigens für Therapeuten auch eine Berufsordnung, nach der die Annahme großer Geschenke verboten ist und auch bei kleineren Geschenken gut zu überlegen ist, was es bedeutet, wenn man diese als Therapeut annimmt. Drücken Sie Ihre Gefühle einfach mündlich oder schriftlich aus.

Wiedergutmachung leisten: Spenden oder Freiwilligenarbeit

Manchmal wird man von Schuldgefühlen und Reue für etwas geplagt, das man vor langer Zeit begangen hat. Oft ist die Person, der man Leid zugefügt hat, weggezogen, gestorben oder einfach nicht verfügbar, um direkt Wiedergutmachung zu leisten. In solchen Fällen kann es sinnvoll sein, einen anderen Plan für die Wiedergutmachung zu entwerfen.

Solche Pläne können darin bestehen, einen Beitrag für andere zu leisten. Dieser Beitrag kann darin bestehen, Geld zu spenden, Zeit zu opfern oder eine qualifizierte Dienstleistung für jemanden oder eine Gruppe von Menschen zu erbringen, die Hilfe benötigen. Zu unseren bevorzugten gemeinnützigen Aktivitäten gehören: Gassi gehen mit Hunden als ehrenamtlicher Mitarbeiter einer Tierschutzorganisation, Mitarbeit bei einer örtlichen Tafel, Nachhilfeunterricht für Menschen, die Deutsch lernen möchten, und die Teilnahme an kommunalen Müllsammelaktionen. Sie können auch Geld an eine Gruppe spenden, die Ihnen oder der Person, bei der Sie etwas gutzumachen haben, wichtig ist. Weitere Möglichkeiten zum Thema Spenden an gemeinnützige Organisationen erfahren Sie zum Beispiel bei Aktion Deutschland hilft (`https://www.aktion-deutschland-hilft.de`). Sie können die Vergangenheit nicht ungeschehen machen, aber Sie können sich besser fühlen, wenn Sie anderen helfen.

Es ist nur dann sinnvoll, sich zu entschuldigen, um Vergebung zu bitten und Wiedergutmachung zu leisten, wenn Sie dies mit dem Versprechen verbinden, es künftig besser zu machen – nicht mit dem Versprechen, perfekt zu sein, sondern mit dem aufrichtigen Bemühen.

IN DIESEM KAPITEL

Zu schnell zu viel erwarten

Nicht alle Optionen in Betracht ziehen

Die falschen Bewältigungsstrategien wählen

Kapitel 28
Zehn Dinge, die Sie unterlassen sollten

In den ersten 27 Kapiteln dieses Buches haben Sie erfahren, was Sie tun können, wenn Sie oder jemand, den Sie kennen, an einer Borderline-Persönlichkeitsstörung (BPS) leidet. Nachdem wir nun fast am Ende des Buches angelangt sind, haben wir noch ein wenig Platz für einige Tipps, was Sie bei einer BPS nicht tun sollten. Einige dieser Dinge sind recht harmlos und können ein wenig Linderung bei Schmerzen, Depressionen oder Unwohlsein verschaffen. Es gibt jedoch keine Forschungsergebnisse, die belegen, dass eine der folgenden Techniken umfassend genug ist, um eine Borderline-Persönlichkeitsstörung zu bewältigen.

Die Borderline-Persönlichkeitsstörung ist eine schwere emotionale Störung. Es ist wichtig, angemessene Hilfe in Anspruch zu nehmen. In Kapitel 11 finden Sie Informationen über die verschiedenen Behandlungsmöglichkeiten und Fachleute, die sich mit der Borderline-Persönlichkeitsstörung befassen. In Teil IV erfahren Sie mehr über verschiedene Behandlungsansätze.

Schnelle Lösungen erwarten

Es tut uns leid, wenn Sie erwartet haben, dieses Buch zu lesen und von Ihrer BPS geheilt zu werden. Die wirksame Behandlung einer BPS braucht Zeit. In den meisten Fällen dauert die Behandlung mindestens ein Jahr und oft länger. Die BPS ist eine komplexe Störung, die konsequente intensive Arbeit erfordert. Lassen Sie sich nicht von jemandem täuschen, der eine schnelle Lösung verspricht. Es gibt keine zehntägigen Wunderheilungen für die BPS – zumindest keine, die tatsächlich funktionieren.

Andererseits können Menschen mit BPS, die bereit sind, sich all ihre Symptome ehrlich anzusehen und sich intensiv um eine Besserung zu bemühen, relativ schnell deutliche Verbesserungen erzielen. Es dürfte jedoch niemanden überraschen, dass es in der Regel viel Zeit in Anspruch nimmt, alte Gewohnheiten abzulegen und dauerhaft neue, bessere Lebensweisen zu erlernen.

Auf der Stelle treten

Wenn Menschen mit BPS uns erzählen, dass sie alles versucht haben, um gesund zu werden, und nichts funktioniert hat, wissen wir, dass sie nicht weiterkommen. Da im Laufe der Jahre so viele Behandlungsmöglichkeiten entwickelt wurden, haben nur wenige Personen, wenn überhaupt jemand, tatsächlich alle ausprobiert. Deshalb sagen wir unseren Klienten, dass Nichtstun im Grunde bedeutet, sich dafür zu entscheiden, so zu bleiben, wie man ist.

Wir haben noch nie jemanden mit einer BPS kennengelernt, der seine Störung liebt. Wenn Sie an einer BPS leiden, gibt es Programme, die Ihnen helfen können. Wenn Sie an einem Ort leben, an dem es keine Therapeuten gibt, die in der Behandlung von BPS geschult sind, können Sie einen Therapeuten vor Ort bitten, eine Supervision von jemandem anzufordern, der über Kenntnisse und Erfahrung mit der Störung verfügt, damit Sie die Hilfe erhalten, die Sie benötigen. Zusammengefasst: Sie können eine Behandlung für Ihre BPS finden und sich besser fühlen.

Eine fragwürdige Behandlung wählen

Sie sollten nicht die nächstbeste Behandlung wählen, die Ihnen über den Weg läuft, denn es gibt da draußen eine Menge an Angeboten, die sich zwischen »nicht wissenschaftlich belegt« und »unseriös« bewegen. Zum Beispiel muss hinter viele heilpraktische Methoden ein großes Fragezeichen gesetzt werden, zum Beispiel Homöopathie, Bachblütentherapie und Ähnliche, und auch die »Psychotherapie«, die von Heilpraktikern angeboten wird, ist nicht für die Behandlung von BPS geeignet.

Ein Beispiel: Die meisten Chiropraktiker glauben, dass die Wirbelsäule und die allgemeine Gesundheit zusammenhängen. Menschen, die einen Chiropraktiker aufsuchen, berichten über die Linderung von Kopf-, Rücken- und Nackenschmerzen sowie anderer Muskel- und Skelettbeschwerden. Diese Behandlungen werden von manchen Krankenversicherungen übernommen und haben im Laufe der Zeit an Popularität gewonnen. Einige Chiropraktiker versprechen jedoch weit mehr als nur die Linderung körperlicher Schmerzen – sie stellen auch eine Verbesserung der psychischen Gesundheit in Aussicht. Die Chiropraktik hat ihren Platz in der Behandlung vieler Gesundheitsprobleme; es gibt jedoch keine Forschungsergebnisse, die sie als Behandlung für die BPS legitimieren. Es steht Ihnen also frei, Ihre körperlichen Beschwerden chiropraktisch behandeln zu lassen, aber erwarten Sie nicht, dass Ihre BPS dadurch geheilt wird.

Einen Life Coach finden

Wir mögen Coaches. Coaches können Ihnen helfen, sich auf Ihre Ziele zu konzentrieren und Sie bei Ihren Bemühungen unterstützen. Die BPS ist jedoch eine ernsthafte psychische Störung. Die Behandlung erfordert hoch qualifizierte Fachkräfte, die in spezifischen Therapien zur Behandlung der BPS geschult sind.

Wir empfehlen Ihnen, sich erst dann einen Life Coach zu suchen, wenn eine professionelle psychotherapeutische Behandlung bei Ihnen angeschlagen hat. Wenn Sie sich zu diesem Zeitpunkt für einen Coach entscheiden, sollten Sie unbedingt zuerst mit Ihrem Therapeuten darüber sprechen.

Die Leere mit Essen oder Trinken füllen

Ein Symptom der BPS ist ein ausgeprägtes Gefühl innerer Leere. Wenn Sie unter diesem Symptom leiden, haben Sie das Gefühl, dass Ihnen etwas Wichtiges fehlt. (Weitere Informationen zu diesem speziellen Symptom der BPS finden Sie in Kapitel 7. In Kapitel 17 erfahren Sie, wie Sie es behandeln können.) Oft hoffen Menschen, die diese Leere verspüren, dass Essen oder Trinken die Lücke füllen. Das ist leider nicht der Fall. Zudem kommen bei Menschen mit einer BPS nach übermäßigem Essen oder Trinken noch Schuldgefühle und Gewissensbisse zu ihren negativen Gefühlen hinzu.

Dieses weitverbreitete Gefühl der Leere ist kein körperlicher Hunger, sondern ein seelischer. Der Hunger wird gestillt, indem man daran arbeitet, die eigene Situation zu verbessern, Beziehungen zu festigen und ein sinnvolles Leben zu führen – nicht durch Essen oder Trinken.

Zu viel auf einmal wollen

Die meisten Menschen kommen mit großen Erwartungen und Hoffnungen zur Therapie. Bereits das erste Betreten der Praxis, um Hilfe zu erhalten, kann Gefühle von Optimismus und Hoffnung auslösen. Diese positiven Gefühle können sehr stark sein. Wir wünschten, wir hätten einen Zauberstab, der die Menschen, die zu uns kommen, sofort heilen könnte, aber alte Gewohnheiten abzulegen und neue zu erlernen braucht Zeit – da hilft auch keine Magie.

Um das Beste aus Ihrer Therapie herauszuholen, müssen Sie lernen zu akzeptieren, wo Sie sich gegenwärtig befinden und wo Sie hinwollen, und dann auf dem Weg zu Ihrem Ziel eine Balance zwischen beiden Positionen anstreben. Wenn Sie zu schnell zu viel wollen, verzögert sich Ihr Fortschritt nur.

Finden Sie Ihr Tempo. Geben Sie sich selbst den Raum, Ihre Probleme zu bewältigen. Denken Sie an die Fabel aus dem Altertum, in der die Schildkröte das Rennen gegen jemand eigentlich viel Schnelleren durch Ausdauer und harte Arbeit gewonnen hat – seien Sie die Schildkröte.

In die Kristallkugel blicken

Manche Menschen glauben, dass sie in die Zukunft sehen, Verbrechen aufklären und Menschen heilen können, indem sie in eine Kristallkugel blicken. Einige Hellseher werben damit, dass sie Depressionen besiegen und Alltagsstress lindern können. Nach etwa einer Stunde im Internet wussten wir viel mehr über die Kräfte von Kristallkugeln, als wir jemals wissen wollten. Anscheinend haben verschiedene Kristalle unterschiedliche Kräfte. Auf einer Website wurde vorgeschlagen, einen bestimmten Kristall über Nacht in ein Glas Wasser zu legen und das Wasser dann am nächsten Tag als Stärkungsmittel zu trinken.

Wenn Sie sich also gerne glitzernde Steine ansehen, nur zu. Aber bitte hoffen Sie nicht, dass Sie mit Kristallen eine Borderline-Persönlichkeitsstörung heilen können. Dafür gibt es einfach keine Beweise.

Die falsche Therapie wählen

In diesem Buch empfehlen wir, bei einer BPS eine Psychotherapie in Anspruch zu nehmen. Die von uns untersuchten Behandlungen sind bei Weitem die besten Möglichkeiten, eine Besserung zu erzielen. Einige psychotherapeutische Ansätze scheinen jedoch nicht wirksam zu sein oder wurden noch nicht ausreichend für die Behandlung der BPS erforscht. Wir empfehlen Ihnen, einen Therapeuten zu wählen, der evidenzbasierte Behandlungen durchführt, die speziell auf die BPS abzielen.

Wir sagen nicht, dass einige dieser anderen Behandlungen keinen Nutzen haben, aber wir sagen, dass wir nicht genug Informationen haben, um sagen zu können, dass sie es tun. Würden Sie einen neuen Ofentyp kaufen, um Ihr Haus zu heizen, wenn er noch nie im Labor getestet wurde? Oder ein Auto, das noch nie auf der Straße getestet wurde? Dasselbe gilt für Therapien.

Fragen Sie potenzielle Therapeuten, wie sie die BPS behandeln und welche Therapie sie anwenden. Wenn Sie auf diese Fragen keine Antwort erhalten, suchen Sie sich jemand anderen. Ein Therapeut sollte zumindest einen oder mehrere der Behandlungsansätze erwähnen, die wir in Kapitel 11 besprechen.

Darauf hoffen, dass die BPS durch Medikamente geheilt wird

Die Forschung entwickelt ständig neue Medikamente. Derzeit gibt es jedoch kein Medikament, das bei einer BPS deutliche Linderung schafft. Manchmal werden Medikamente erfolgreich zur Behandlung bestimmter Symptome eingesetzt, aber Medikamente sollten stets nur in Verbindung mit einer Psychotherapie verabreicht werden.

Sich in sozialen Medien verlieren

Das Internet und vor allem Social Media bieten viele Möglichkeiten – aber leider auch viel Gefahrenpotenzial. Es gibt zunehmend Hinweise darauf, dass es Betroffenen nicht besser, sondern eher schlechter geht, wenn sie zig TikTok-Clips oder Insta-Posts zu psychischen Befindlichkeiten konsumieren, auch wenn dort »Selbsthilfe« draufstehen sollte. Zum einen fehlt die fachliche Einordnung oder wissenschaftliche Grundlage für die dargestellten Inhalte. Zum anderen fehlt die echte (über die Chatfunktion hinausgehende) zwischenmenschliche Begleitung und der Austausch darüber, was das Gesehene in Ihren eigenen Gefühlen und Gedanken auslöst. So kann zum Beispiel ein Video einer betroffenen Person, in dem sie über ihr Leiden spricht, ein Zugehörigkeitsgefühl (»Ich bin nicht alleine damit«) auslösen – es kann jedoch auch einen Strudel negativer Gefühle verursachen, mit denen Sie dann allein bleiben.

Stichwortverzeichnis

C

D

E

N

O

P

R

S

T

Diese Bücher könnten Sie auch interessieren

G. Galen und B. Aguirre

DBT für Dummies

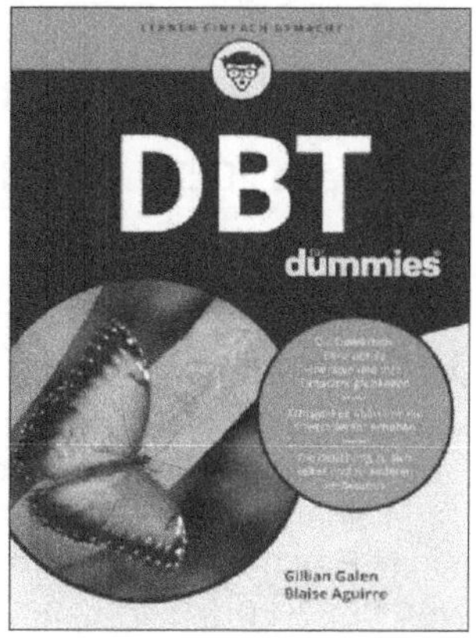

1. Auflage 2022 **ISBN:** 978-3-527-71940-2
356 Seiten
Format: 176 mm x 240 mm
Ladenpreis: 25,- €*

Die Dialektisch-Behaviorale Therapie (DBT) verspricht Hilfe, wenn Sie unter negativen Emotionen oder Denkmustern leiden. Dieser Leitfaden vermittelt leicht verständlich die Grundlagen der DBT und zeigt, wie Sie sich mit Achtsamkeit und Selbstakzeptanz das Leben leichter machen.

R. Branch und R. Willson

Kognitive Verhaltenstherapie für Dummies

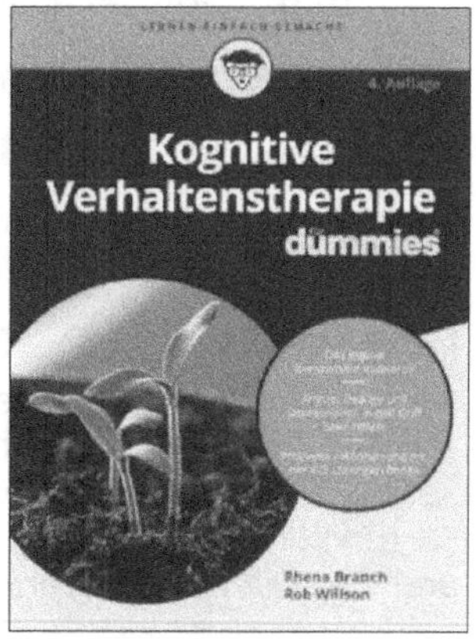

4. Auflage 2023 **ISBN:** 978-3-527-71998-3
416 Seiten
Format: 176 mm x 240 mm
Ladenpreis: 25,- €*

»Kognitive Verhaltenstherapie für Dummies« betrachtet Gedanken und Verhaltensmuster, die unser Empfinden beeinträchtigen, und zeigt ganz praktische Wege zu einer neuen Sicht der Dinge auf. Wer lernt, seine Denkweise zu verändern, wird sich bald besser fühlen.

M.-C. Dekoj und A. Ilmberger

Umdenken lernen mit ACT für Dummies

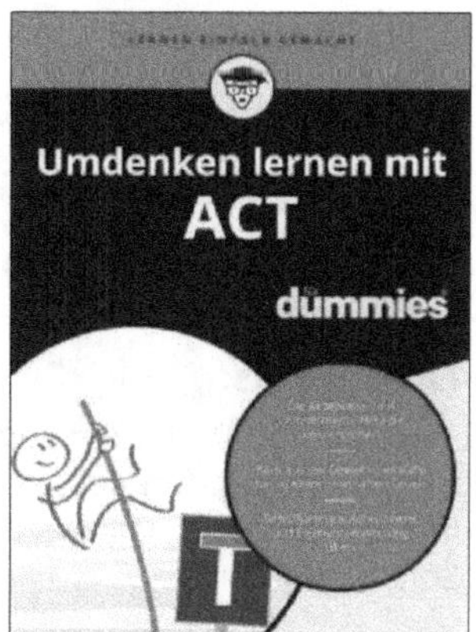

1. Auflage 2024 **ISBN:** 978-3-527-72087-3
224 Seiten
Format: 140 mm x 216 mm
Ladenpreis: 20,- €*

Möchten Sie raus aus der Gewohnheitsfalle hin zu einem sinnhaften Leben? Die Akzeptanz- und Commitment-Therapie kann Ihnen helfen, Dinge zu akzeptieren, eine neue Perspektive auf Ihr Leben zu entwickeln, herauszufinden, was Ihnen wichtig ist, und Ihre Ziele engagiert zu verfolgen.

*Der €-Preis gilt nur für Deutschland. Preisänderungen und Irrtümer vorbehalten.

Diese Bücher könnten Sie auch interessieren

A. Urban

Psychotherapie für Dummies

2. Auflage 2025 **ISBN:** 978-3-527-72310-2

368 Seiten

Format: 176 mm x 240 mm

Ladenpreis: 22,- €*

Adrian Urban beschreibt in diesem Buch die Hintergründe von seelischen Schwierigkeiten und stellt Ihnen die wichtigsten Behandlungsansätze vor. Zudem erläutert er den Ablauf einer Psychotherapie, gibt Hilfestellung bei der Beantragung und erklärt die rechtlichen Hintergründe.

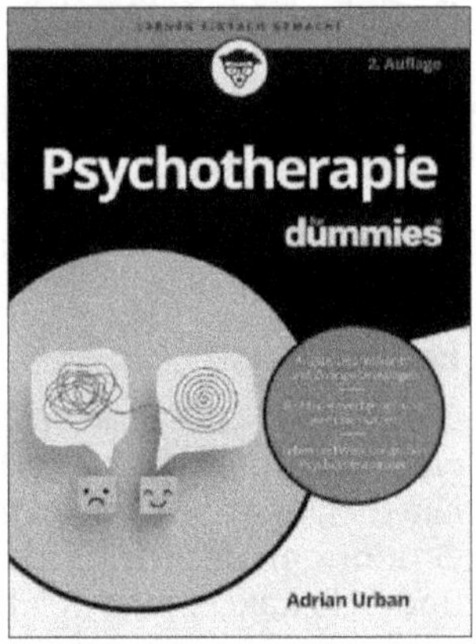

L. L. Smith und C. H. Elliott

Depressionen überwinden für Dummies

3. Auflage 2021 **ISBN:** 978-3-527-71870-2

400 Seiten

Format: 176 mm x 240 mm

Ladenpreis: 18,- €*

Sie wollen einen Weg finden, Ihre Depressionen zu überwinden? Charles Elliott und Laura Smith zeigen Ihnen mit Schritt-für-Schritt-Anleitungen, Selbsttests und Übungen, was Sie tun können, um Ihre dunklen Gedanken zu vertreiben und die Welt mit anderen Augen zu betrachten.

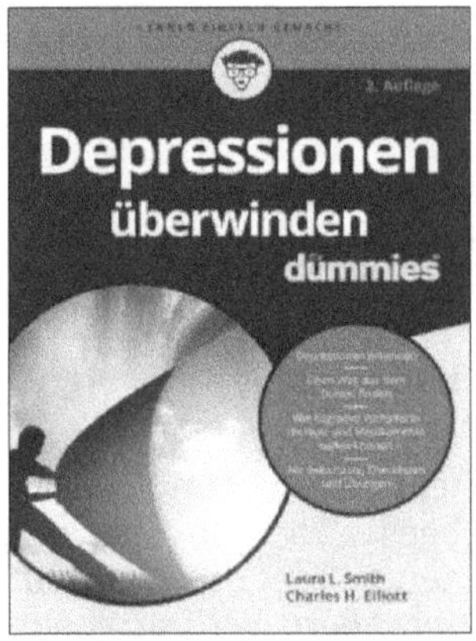

C. H. Elliott und L. L. Smith

Angstfrei leben für Dummies

3. Auflage 2022 **ISBN:** 978-3-527-72021-7

352 Seiten

Format: 176 mm x 240 mm

Ladenpreis: 18,- €*

Sie möchten Ihr Leben selbst in die Hand nehmen und nicht von Ihren Ängsten bestimmen lassen? Dieses Buch zeigt Ihnen einen Ausweg aus dem Teufelskreis aus Ängsten und Sorgen auf.

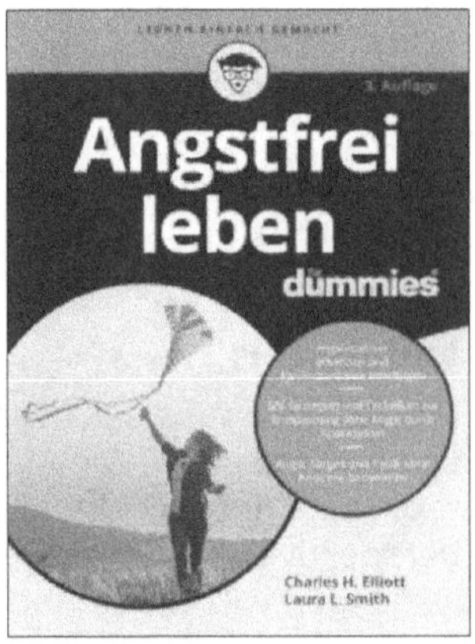

*Der €-Preis gilt nur für Deutschland. Preisänderungen und Irrtümer vorbehalten.